实用临床医学影像诊断

主　编　郑　娜　姜　波　崔文超　肖　昆
　　　　张志强　李玉清　黎洪芳　西永忠

U0190256

中国海洋大学出版社
·青岛·

图书在版编目(CIP)数据

实用临床医学影像诊断 / 郑娜等主编. —青岛：
中国海洋大学出版社,2020.5
ISBN 978-7-5670-2492-2

Ⅰ.①实… Ⅱ.①郑… Ⅲ.①影像诊断 Ⅳ.
①R445

中国版本图书馆 CIP 数据核字(2020)第 072337 号

出版发行	中国海洋大学出版社			
社　　址	青岛市香港东路 23 号		邮政编码	266071
出 版 人	杨立敏			
网　　址	http://pub.ouc.edu.cn			
电子信箱	369839221@qq.com			
订购电话	0532—82032573(传真)			
策划编辑	韩玉堂			
责任编辑	赵　冲　矫　燕		电　　话	0532—85902349
印　　制	北京虎彩文化传播有限公司			
版　　次	2020 年 5 月第 1 版			
印　　次	2020 年 5 月第 1 次印刷			
成品尺寸	185 mm×260 mm			
印　　张	22.25			
字　　数	543 千			
印　　数	1～1000			
定　　价	130.00 元			

《实用临床医学影像诊断》编委会

主　编　郑　娜　　德州市妇幼保健院
　　　　姜　波　　安顺市人民医院
　　　　崔文超　　胜利油田中心医院
　　　　肖　昆　　贵阳市第三人民医院
　　　　张志强　　中国人民解放军总医院第七医学中心附属八一脑科医院
　　　　李玉清　　烟台业达医院
　　　　黎洪芳　　贵州省德江县人民医院
　　　　西永忠　　甘肃省武威肿瘤医院

副主编　李继亮　　忻州市第二人民医院
　　　　高海婷　　山东省惠民县人民医院
　　　　杨　鹏　　长治医学院附属和济医院
　　　　余莹莹　　新疆医科大学第三临床医学院
　　　　王明中　　河南省商丘市柘城中医院
　　　　臧加英　　南京市高淳人民医院
　　　　杜　莉　　山东青岛解放军第 971 医院
　　　　付　蕾　　贵州医科大学附属医院
　　　　于　峣　　联勤保障部队解放军第 987 医院
　　　　黄会平　　宁波市第九医院
　　　　毛　宇　　呼和浩特市第一医院
　　　　赵鹏翔　　内蒙古赤峰市翁牛特旗医院
　　　　张彩云　　石河子大学医学院第一附属医院

编　委　薛　婷　　安顺市人民医院
　　　　姚茂银　　黔东南州人民医院
　　　　李海娜　　呼和浩特市第一医院
　　　　刘翠翠　　山东省德州市武城县疾病预防控制中心

前　言

　　近年来,随着医学影像学设备的不断更新,影像学检查技术的发展日新月异,各类疾病的影像学检查技术也在不断地发生着变化。为了适应医学影像技术的发展和广大医学影像专业学生与医务人员的需要,本书对影像学技术做了一些简要的总结,着重描述了临床医学影像技术的原理和应用以及各系统器官疾病的影像特征。本书可作为医学影像学专业学生、从事影像学专业的医师及相关临床医师的参考用书。

　　本书在编写内容上,力求与临床实际工作相结合,简明实用,便于读者学习掌握。由于我们水平有限,书中难免存在疏漏之处,敬请广大读者提出批评意见。

编者

2020 年 1 月

目　录

第一章 脑血管疾病的超声诊断

第一节 超声在脑血管疾病中的应用

在美国,每年有 70 多万人患脑卒中,是一种沉重的社会和医疗负担。脑卒中是造成永久性残疾的首位原因,每年患者、医院及社会要付出高达 510 亿美元的费用。人们应用脑血管超声研究脑卒中的危险因子和机制,筛选药物、手术和导管介入治疗患者,监测导致脑卒中的动脉病变。超声是一种快捷、方便、无创、可重复操作及费用低廉的血管诊断技术。

(1)颅外动脉(特别是颈动脉分叉处)粥样硬化和闭塞性疾病的早期检测及量化。

(2)近端动脉闭塞对远端大脑血管系统的影响。

(3)心脏、主动脉疾病以及颈动脉外科处理(或抗血小板治疗的反应),进行微栓子检测。

(4)镰状红细胞患儿进行血液移植时,采用超声筛选患儿,可有效防止脑卒中。

(5)急性动脉闭塞引起的超急性脑卒中的病程发展及治疗反应。

(6)蛛网膜下隙出血导致脑血管痉挛的病程和可逆性。

一、短暂性脑缺血发作和脑卒中定义

短暂性脑缺血发作(transient ischemic attack,TIA)是急症,如果处理及时、合适,可预防脑卒中发作。脑卒中和 TIA 的区别在于局灶性大脑缺血症状在 24 h 内是否能完全消除。大部分 TIA,数分钟内恢复,神经影像学研究表明症状持续时间较长者可能是脑弃中,TIA 预后较我们先前的认识要更严重。TIA 发作后,约有 10% 患者将在 3 个月内发生脑卒中,其中近一半脑卒中发生在 2 d 内。TIA 是脑卒中的高危险信号,因此当怀疑患者患 TIA 时,必须对患者进行及时综合评价。病史、神经系统症状、及时脑部影像学检查,是基本评价内容。

根据国家神经系统疾病与脑卒中研究所(NINDS)rt-PA 脑卒中研究的数据,可以帮助我们理解 TIA 与脑卒中之间的关系。本试验主要是研究急性缺血性脑卒中患者溶栓治疗。一半的急性局灶性脑缺血症状发作患者接受安慰剂治疗,他们的神经系统症状持续至少 1 h。在发病后 24 h,接受安慰剂患者仅有 2.6% 完全恢复。因此,从临床角度来看,症状持续 1 h 以上的患者,患脑卒中的概率将达 97%,应该进行紧急检查评价。目前,应用组织型纤维蛋白溶酶原激活剂(tPA)治疗,应该在症状发作后 3 h 内。然而,大部分脑卒中患者到达医院时,已超过这一时间点。尽管这样,对于症状持续超过 3 h 的患者,应当急诊检查,因为有效处理可预防脑卒中复发,并依赖我们对脑卒中发病机制的认识。

二、选择性脑动脉超声检测

(一)颈动脉疾病筛查

1.缺血性脑卒中或 TIA 的典型神经系统表现

大脑中动脉和大脑前动脉为颈动脉分支,其供血不足造成前循环症状,如半身无力(上肢

多于下肢)、失语症(识字或理解困难)、偏盲(视野部分缺失)、黑矇症(短暂性单眼失明)。

椎动脉汇合形成基底动脉,为脑干、小脑、中脑和视皮质供血,即后循环。后循环症状包括偏身无力、发音困难(言语不清)、眩晕、共济失调(运动协调能力紊乱)、意识丧失和皮质性失明。

虽然识别脑卒中症状相对容易,但对缺血区域定位却颇具挑战性。即使对于神经内科专科医师亦是如此,因为前循环症状和后循环症状可能相似。患者入院时,可进行颅脑 CT 检查,鉴别是出血(出血性脑卒中)还是缺血。一般应用颅脑 MRI 来协助脑卒中临床定位,MRI 显示缺血区域较 CT 清楚。

2.缺血性脑卒中或 TIA 的机制

神经内科医师一般使用 TOAST 分类法,划分脑卒中发病机制。

(1)大血管粥样硬化-血栓形成性脑卒中。

(2)心脏-栓子性脑卒中。

(3)空洞性脑卒中。

(4)其他(动脉夹层、凝血功能紊乱、矛盾栓塞等)。

(5)未明确者。

对于大血管粥样硬化-血栓形成性脑卒中患者,影像学则显示斑块或血栓性血管狭窄,直径狭窄率>50%。脑卒中发作可能由于严重近端颈内动脉(ICA)狭窄,侧支循环建立不良,脑血流灌注不足所致。也可能由于颈动脉狭窄,斑块表面血栓形成,血栓脱落导致动脉栓塞。约90%缺血性脑卒中由颈动脉病变所致,这些患者是颈动脉超声筛查人群。

心源性脑卒中由心腔内血栓引起。由于心房颤动(心律不齐)极易导致左心房血栓形成,血栓脱落造成脑血管栓塞。服用华法林抗凝作用可降低危险性。心房颤动患者可能伴有颈动脉斑块和狭窄。

所谓空洞性脑卒中是指脑内小交通动脉闭塞性疾病,现阶段超声仪还无法检查。尽管如此,对于这些小血管病变导致的脑卒中患者,仍然需要系统检查,以排除是否为大血管动脉粥样硬化病变所致。

上述三种原因所致脑卒中占所有脑卒中的 30%、35% 和 10%,而"其他"类型脑卒中约占10%。另有约 15% 脑卒中,临床、影像和其他检查手段未发现明确病因,脑卒中发病机制仍不清楚。

总的来说,颈动脉超声检查适应证包括:①颈动脉供血区的脑卒中或 TIA 症状;②颈动脉杂音;③其他影像学检查怀疑颈动脉狭窄,如磁共振血管成像;④颈动脉狭窄术前检查;⑤心血管病高风险人群评价。

(二)颈动脉内膜切除术试验

颈动脉内膜切除术(carotid endarterectomy,CEA)试验的目的,是寻找颈动脉粥样硬化患者脑卒中有效预防方法。试验协作组建立了 ICA 狭窄患者手术治疗入选标准,这些 ICA 狭窄患者均有脑卒中或 TIA 既往史;ICA 直径狭窄率>70%,手术治疗有益。ICA 直径狭窄率50%~69%,手术可能优于抗血小板治疗;ICA 直径狭窄率<50%,药物治疗优于外科手术。随颅外 ICA 狭窄程度增高,脑卒中发生危险性升高,而 CEA 治疗后脑卒中风险性降低。对侧ICA 闭塞和管腔内血栓形成所致的脑白质广泛缺血患者,围手术期发生脑卒中和死亡的风险较高。然而,外科治疗对这些患者仍然有益,ICA 直径狭窄率 50%~69% 的患者受益较小,有

些患者进行 CEA 甚至有害,例如女性患者、短暂性单眼失明患者。最后,患有严重冠状动脉疾病、慢性阻塞性肺部疾病和肾功能不全患者,是 CEA 高危人群,这些患者 CEA 手术期间发生脑卒中和死亡的风险很高。

对于 ICA 直径狭窄率＞60％的无症状患者中,CEA 治疗后发生脑卒中的绝对危险性从每年 2％减至 1％。可以这样理解,对 83 位患者施行 CEA,2 年内可预防发生一次脑卒中。此外,如果统计 5 年生存率,那么这个手术无任何益处。在安全性方面,对照组优于手术组。对无症状患者进行 CEA 治疗,围手术期风险超过其所带来的益处。然而,对于无症状颈动脉狭窄患者,如果灰阶超声发现高危险性斑块、频繁发生远端栓塞或经颅多普勒显示血管舒缩功能受损,可以进行 CEA 治疗。这些次级标准建立在较小样本研究结果上,下面将进一步讨论。

虽然 CEA 是一种一劳永逸性治疗方法,但对于某些人群来讲围手术期风险太大,因此患者入选条件恰当至关重要。临床一般先采用超声检查和磁共振血管成像检查颈动脉狭窄,这样,与数字减影血管造影相比,颈动脉狭窄程度判断错误率较低。但是,如果要避免严重狭窄漏诊,仍需采用数字减影血管造影,特别是磁共振血管成像和超声诊断有异时。

采用颈动脉介入治疗方法预防脑卒中,正成为 CEA 的替代方法,如血管成形术和支架置入术。CEA 围手术期风险高的患者(例如合并有冠状动脉疾病、肺疾病或肾疾病),或颈动脉斑块延伸较远超过外科手术所能达到范围的患者,可以采用颈动脉支架治疗。关于支架置入术的安全性和有效性,目前正在进行随机对照临床研究。在不久的将来,CEA 和支架置入术的适应证将被重新定义。

将临床协作组研究结果应用于临床实践,以最大限度减小 CEA 风险性,是非常重要的。步骤包括:风险因子评估、应用特殊的颈动脉狭窄测量方法选择手术患者。应该根据颈动脉内膜切除试验中颈动脉狭窄程度分级方法,对自己应用的颈动脉狭窄超声诊断标准进行验证。这些随机临床试验使用数字减影血管造影作为诊断方法测量颈动脉狭窄程度,采用严格特殊的方法测量血管直径减小百分率。在应用这种方法测量狭窄时,要选择残余管腔最窄的造影图像,将残余管径(d)与正常管径(n)进行比较,计算公式如下:ICA 直径狭窄率＝$(1-d/n) \times 100\%$。这里,d 和 n 为在 X 线胶片上测量的直径,单位 mm。

北美(N)方法或称为"远段"狭窄程度:无症状颈动脉粥样硬化研究(ACAS)和北美有症状颈动脉内膜切除术试验(NASCET)采用此方法计算 ICA 狭窄程度。在这些试验中,分母 n 指远段 ICA 直径,其测量方法:在 ICA 颈动脉窦以远、狭窄后扩张段以远、动脉管壁平整处,戴上钟表匠目镜,用卡钳测量。

欧洲(E)方法或称为"局部"狭窄程度:欧洲颈动脉外科试验(ECST)应用此方法计算 ICA 狭窄程度。这种计算方法要求画出想象中的 ICA 球部外界,以估测最狭窄处平面血管正常内径。虽然根据血管造影图像并不能客观识别正常血管壁的确切位置,但有经验观察者之间重复性很好,而且,与北美方法相比,欧洲方法计算的狭窄程度更接近于解剖学狭窄。例如,北美方法 70％直径狭窄率相当于欧洲方法 84％直径狭窄率和 90％面积狭窄率。这主要是因为在正常血管中,ICA 球部直径大于狭窄远段的 ICA 内径。

这些颈动脉狭窄测量方法反映的仅是一个"指标",而不是病变严重程度的精确测值,因为仅是在某一角度血管影像照片上测量的血管直径减少程度。在颈动脉狭窄测量、脑卒中风险预测、CEA 患者选择以及超声检查准确性评价方面,北美方法是应用最广泛的方法。超声医师学会组织了多专业专家会议,针对北美方法颈动脉狭窄分级,发表了颈动脉狭窄超声诊断标准共识。这个专门小组确定了一个最适于近段 ICA 局限性狭窄的超声诊断标准。如果一个实验室新成立,需要超声诊断标准,推荐应用此标准。如果实验室已经制订了自己的一套标准,验证此标准,临床继续应用,没必要去改变诊断标准。

CEA 术后,使用无创性超声随访、检查颈动脉。如果患者无症状,每年随访一次即可。如果患者 CEA 术前有双侧颈动脉病变,随访可提前至术后 3～6 个月,以评价 CEA 治疗侧对侧颈动脉狭窄程度。CEA 术后任何时候出现症状,应再次颈动脉超声检查,以识别可能存在的血栓(造成症状早期再现)或再狭窄。

(三)高危颈动脉斑块

只有 14%～21% 脑卒中患者有严重颈动脉狭窄,并因人种不同而异。大部分脑卒中患者为轻度到中度颈动脉狭窄。有些斑块可引起缺血症状,并可能进一步发展、破裂和血栓形成。在症状出现前,灰阶超声显像可直接显示斑块和其特征,并可能早期预测高危险性斑块。临床研究表明,下列无症状性颈动脉斑块预示脑缺血病变发作的风险较高。

(1)低回声斑块。

(2)无回声斑块(均质性无回声和无回声占 50% 以上)特别是无回声区与管腔相邻。

(3)非均质斑块。

灰阶超声在检查颈动脉斑块中的作用,是描述斑块位置、长度、构成和表面情况。除了颈动脉狭窄测量,灰阶超声提供斑块范围信息,对于有症状患者外科手术有帮助。对于无症状患者,斑块分类可以筛选出适于手术的高风险患者。如果经颅多普勒(TCD)检测到栓子,说明斑块表面易形成血栓,这些斑块预示着大脑缺血的风险性较高。

一般来说,颈动脉超声是 CEA 术前唯一的筛查手段,特别是在超声检查水平比较高的单位。然而,为外科手术筛选患者,只是脑血管超声的几个重要应用之一,缺血性脑病患者可能有双侧病变,串状颈动脉病变、颈动脉远段和颅内动脉病变,同时侧支循环和血管舒缩反应储备不同。神经内科医师根据这些额外信息可判断脑卒中发生机制,除手术之外,可选择其他治疗措施预防脑卒中。休斯敦得克萨斯大学脑卒中研究中心,对所有入院脑卒中或 TIA 患者进行常规颈动脉超声、椎动脉超声和 TCD 检查,以鉴别脑卒中可能机制。

(四)颅外超声检查的其他作用

超声可检查脑卒中患者是否存在动脉粥样硬化以外的颈动脉病变。例如,颈动脉血栓栓塞、纤维肌发育不良及放射性损伤。这些病变的灰阶超声特征不同,它们的血流动力学意义,需要采用多普勒频谱进行评价。当发现这些病变是脑卒中原因而不是大血管粥样硬化时,这一发现将改变脑卒中的治疗方法。

颅外超声检查的另一作用,是检查后颅循环供血血管——椎动脉有无病变。多普勒超声评价椎间段椎动脉血流,并观察椎动脉起始段。对于后颅循环的脑卒中或 TIA 患者,应评价椎动脉全程。多普勒超声可以检测一下椎动脉病变的频谱。

(1)椎动脉狭窄(起始处、V_2、V_3 和 V_4 段)。

(2)先天性未发育(congenital aplasia)所致的椎动脉闭塞或无血流。

(3)椎动脉发育不全(hypoplastic vertebral artery)。

(4)锁骨下动脉盗血。

如果超声显示显著性椎动脉狭窄(>50%)或闭塞,并伴有斑块形成,这提示大脑缺血症状可能由大血管动脉粥样硬化性疾病所致。偶尔,超声可发现椎动脉夹层,这时应进一步检查,明确它是孤立性椎动脉夹层还是由主动脉弓延伸而来。还应进一步考虑夹层是自发性还是外伤所致。

最后,锁骨下动脉盗血是最常见的无害性血流动力学现象,它提示锁骨下动脉粥样硬化导致狭窄或闭塞。偶尔,锁骨下动脉盗血可产生症状,与基底动脉短暂性缺血有关。

(五)颅内疾病的筛查

在华法林、阿司匹林颅内疾病(WASID)协作试验中,对于有症状的颅内动脉狭窄≥50%患者,华法林可导致严重出血并发症,并且其预防脑卒中复发的效果并不比阿司匹林好,WASID试验因此终止。然而,人们已经认识到颅内疾病也是脑卒中的独立危险因子,并在继续探索抗凝治疗之外的其他治疗措施。

对大脑中动脉、颈内动脉远段和基底动脉来说,采用经颅多普勒(transcranial Doppler,TCD)检测颅内血管狭窄最可靠。为诊断有明显意义的颅内血管狭窄,已有不同的血流速度诊断标准。那些有症状、>50%大脑中动脉(MCA)狭窄患者,每年脑卒中复发率为7%。因此我们已校正了诊断标准以优化TCD检查,筛选出这些病变。用平均血流速度(MFV)≥100 cm/s或狭窄处和狭窄前的流速比值>2作为MCA直径狭窄率≥50%的诊断标准。其他研究组也建立了自己的经颅彩色多普勒超声和TCD速度标准。当应用这些发表的标准时,了解研究者血管造影时怎样测量直径狭窄率和彩色多普勒超声检查时是否进行角度校正,非常重要。

TCD不仅只对MCA做出评价。研究表明,在中国有症状颅内血管狭窄超过6条的患者,在随访过程中均发生了脑卒中,说明随着颅内血管狭窄数目增加,脑卒中发生危险性呈直线升高。

TCD作为一种费用低廉的随访方法,可用来证明进行抗血小板和抗凝治疗,但动脉栓塞仍持续发生,以及应用了包括血管紧张素转化酶(ACE)抑制药和抑制素在内的综合治疗后,狭窄严重程度仍进展的现象。如果TCD显示栓塞复发和(或)颅内狭窄程度加重,尽管采用了最好的临床治疗,仍伴有波动性神经症状或再发,一般认为这些患者可以进行试验性颅内血管成形术和支架置入术。

(六)分流及栓子检测

超声能实时检测、量化及定位栓塞,在TCD检查大脑血管中,这一点已研究得特别透彻。用TCD检测血栓是基于国际大脑血流动力学协会对微栓子信号(MES)的定义。在多普勒频谱分析上MES有如下特征。

(1)在心动周期中随机出现。

(2)持续时间短(一般<0.1 s)。

(3)强度高(比背景高出3 dB)。

(4)主要为单向信号(如果使用快速傅立叶转换技术)。

(5)可闻及杂音。

能量M型多普勒(能量M-型)在栓子检测中增加了额外"维"数。它能在时间和空间上显示栓子轨迹,并能在栓子通过不同血管时对其进行实时评定,从而增加应用单一探头检出栓子的效率。实际上,所有通过TCD检测到的MES均无症状,因为产生这些信号的粒子一般和大脑毛细血管直径大小差不多,甚至更小。然而,它们的累积与心肺转流术后神经症状出现和CEA后脑卒中发作有关。此外,MES的意义在于,MES是脑卒中的危险因子,也是血小板抑制效应显现的标志。

　　TCD诊断微栓子时,必须严格依据标准。确定MES的金标准依然是对录像或数字设备记录的血流信号进行在线或离线分析。如果采集TCD频谱,则应把增益调至最低限度,以固定角度接收声波,并把取样容积调小(<10 mm)。在监测自发性栓塞形成的过程中,探头应固定于固定装置,监测至少0.5h。延长检测时间、双通频同时检测、使用能量M-型多普勒,可提高栓子检测效率。使用目前的软件,已经可以鉴别栓子信号和伪像。

　　当考虑脑卒中或TIA由矛盾栓塞引起时,检测右向左分流是重要步骤。虽然TCD不能定位分流位置,如卵圆孔未闭或房间隔缺损等,但它是经食管超声心动图的有益补充。比如,TCD"气泡"实验可在床旁进行,几分钟就能完成,患者无明显不适。对功能性卵圆孔未闭,TCD检测分流结果的精确性,可与超声心动图相等,甚至经食管超声心动图结果为阴性时,TCD也可检测到分流,例如,在肺动静脉畸形时,以及患者进行经食管超声心动图检查过程不能进行Valsalva动作时。

　　为了提高TCD检测右向左分流的性能,应遵守以下检查方案。

　　(1)患者仰卧位,18 G针穿入肘静脉。

　　(2)一个三通管连接2个10 mL注射器,连在静脉通路上。

　　(3)9 mL生理盐水与1 mL空气充分混合。

　　(4)可抽取不到1 mL患者血液入注射器,搅动后,更好地形成气泡。

　　(5)用TCD监测至少一条MCA。

　　(6)在患者平静呼吸状态进行第一次团注。

　　(7)第二次团注准备相同,并在团注5 s后进行10 s的Valsalva动作。

　　(8)如果结果阴性,延长TCD监测至1 min,以检测有无迟到的来自肺分流的气泡。

　　国际统一标准提出了4级分类:①没有检测到微栓子信号("气泡"实验阴性);②检测到1~10个MES("气泡"实验阳性);③MES超过10个,但没有信号"幕";④检测到信号"幕"(提示存在大的功能性分流)。

　　报告应对静息状态或Valsalva动作时是否检测到MES或气泡进行描述。如果休息时检测到很少单个气泡,而Valsalva动作时出现信号"幕",也必须写在报告中。

　　临床对TCD检测分流实验的兴趣正在增加。除了矛盾性栓塞可致脑卒中外,在高海拔低气压情况下,或全髋置换的患者,或有先兆偏头痛患者,功能性卵圆孔未闭可能是一个重要致病因素。无创分流检测、功能性评价以及经导管卵圆孔关闭术为这些患者开辟了新天地。

(七)血管舒缩反应测试

　　评价大脑血管的血管舒缩反应性(VMR)主要是为了识别脑卒中高风险患者。VMR在颈动脉狭窄或闭塞中的应用已经进行了广泛研究。许多试验利用VMR现象来评价颅内血流动力学,包括TCD测试CO_2反应性、TCD乙酰唑胺测试、大脑血流检查技术以及屏气指数(BHI)。如果患者配合并能屏气30 s,BHI是最简单的激发VMR方法。

　　患者应该自主屏气至少24 s,能屏气30 s最好。以下步骤能帮助患者完成这项任务:首先,向患者详细说明需要做些什么,在屏气开始和结束时,胸部不要起伏太大,并自己示范。因为呼吸太大影响胸腔容积,将改变胸廓内压力,可能影响到血流速度及搏动性,其次,屏气开始后,每隔10 s报一声时间,这可让患者有信心完成这项检查。在患者恢复呼吸后4 s开始测量平均速度(全屏显示,优化频谱信号,频谱移动速度设置:4~5 s显示完全部频谱)。

对于严重的无症状 ICA 狭窄、有症状 ICA 闭塞患者,屏气指数低于 0.69 预示有脑卒中风险。对于无症状患者,如果其 ICA 近端直径狭窄率≥70%,并且 BHI<0.69,那么他(她)发生脑卒中的风险是血管舒缩反应性正常的相似患者的 3 倍以上。综合这些信息以及其他一些表现,如 MCA 波形钝圆、斑块形态及栓子形成等,能把脑卒中高风险患者鉴别出来,这些患者较适于手术治疗。

屏气不需要什么通气监测设备或静脉注射。虽然患者主观努力程度有异,也不知血液中气体浓度,其可靠性可能受到影响,但前瞻性研究已证实 BHI 能预测 ICA 狭窄或闭塞患者临床预后。BHI 可作为一种简单的筛选手段应用于门诊,筛查血管舒缩反应性受损患者。在血管舒缩反应储备检查基础上,进一步临床检查,确定患者是否需要做外科分流手术,特别是慢性 ICA 闭塞患者。

三、床旁检查

(一)蛛网膜下隙出血

蛛网膜下隙出血(subarachnoid hemorrhage,SAH)最常见的原因是大脑动脉瘤自发性破裂出血。血管痉挛是 SAH 的常见并发症,可引起迟发的神经系统缺血症状。血管痉挛是指大脑动脉迟发性、持续性收缩,蛛网膜下隙出血后血液产物与大脑血管壁接触,可诱发血管痉挛。SAH 也见于头部外伤和神经系统病变外科手术后。

现在,已经越来越清晰认识到,外伤后血管痉挛可能导致严重临床后果。Martin 和他同事建议,严重外伤后蛛网膜下隙出血患者,应该用 TCD 多次随访,检查是否存在血管痉挛,以及大脑受伤后灌注不足或过度灌注问题。

大多数非外伤性蛛网膜下隙出血患者也有血管痉挛,并会导致一定程度的血管狭窄。用 Hunt-Hess 分级法或 Glasgow 昏迷分级法评价 SAH 严重性,就像 CT 血凝负荷和脑积水表现、TCD 血流速度改变一样,可预测血管痉挛发生和发展,以及迟发性神经系统病变的发生。然而,在多数 SAH 患者血管痉挛并不会达到血流明显减少而引起缺血的程度。大部分患者有轻至中度血管痉挛,并自行恢复,不会带来严重神经系统后果。严重血管痉挛可引起明显血管狭窄,血流减少,可引起缺血症状,发展为迟发性缺血性神经系统病变。

检测 SAH 后大脑血管痉挛,是 TCD 最早临床上应用领域之一,虽然并不能以 TCD 所测血流速度测量大脑血流量,但 TCD 仍可用于以下方面。

(1)检测无症状血管痉挛的发作。

(2)随访痉挛进展和协助高血压-血液稀释-高血容量疗法。

(3)鉴别严重血管痉挛患者,筛选适于血管成形术/罂粟碱治疗患者。

(4)监测药物治疗和介入治疗效果。

(5)检测痉挛缓解。

SAH 患者入院后、介入性血管造影术和动脉瘤外科手术后,都应该对其进行 TCD 测量,作为基础检查以便于以后参考。在住院期间应该经常检查 TCD(每日或隔日 1 次)。Lindegaard 及其同事的研究表明,MCA 痉挛时血流速度一般超过 120 cm/s,而且流速与管腔直径呈负相关。他们的研究也提示,速度超过 200 cm/s 提示残存管腔直径<1 mm(正常 MCA 直径约 3 mm)。

TCD 所测流速变化与血管造影所测管腔狭窄程度相关,在 MCA 相关性最好。Sloan 及其同事评价了 TCD 检测 MCA 和椎-基底动脉系统痉挛的特异性和敏感性。用同一个 2 MHz 探头检测 MCA 和颅外 ICA 流速,计算出 Lindegaard 比(平均 MCA 流速/平均 ICA 流速),有助于判断痉挛的严重程度,并了解充血或高血压－血液稀释－高血容量治疗的疗效。

SAH 后典型的近端血管痉挛影响到 MCA 和末端 ICA,而后是双侧大脑前动脉 A1 和基底动脉干痉挛。Newell 等研究表明,少部分患者血管痉挛可能仅限于远侧血管树,而 TCD 检查漏诊。虽然 TCD 检测远段血管痉挛不敏感(即 MCA 的 M3 分支),但却可检测到 MCA 远段痉挛对近端 M2 段的影响。在蛛网膜下隙出血后随即做 CT 扫描,一般可通过更远段区域血流分布,预期远段血管痉挛。

虽然血管成形术后早期,对无症状患者进行 TCD 监测以期预防迟发性缺血性神经系统病变,目前尚存争议。但是球囊血管成形术,联合应用或不用罂粟碱,依然是最常用大脑血管痉挛治疗方法。在 2000 年,有两个研究结果同样表明,TCD 和其他指标可用于监测高血压－血液稀释－高血容量治疗,并可预测蛛网膜下隙出血预后。

(二)大脑循环骤停

大脑水肿或肿块可使颅内压升高,压迫颅内大小血管,最终导致大脑循环骤停。大脑无血流灌注,则基底动脉内血流呈振荡样(回荡)(oscillating)血流波形、收缩期峰高耸或无血流信号。振荡样血流指收缩期血流向颅内推进,舒张期退出大脑。根据大脑循环骤停状态,可做出脑死亡临床诊断。在有经验的单位,通过 TCD 明确脑循环骤停可确诊脑死亡,TCD 是可靠的脑死亡证实工具,其精确度接近 100%。

根据既往报道和我们自己的临床经验,我们已建立了如下检查规范,来检查大脑循环骤停可疑患者。

(1)TCD 检查时,记录动脉血压。

(2)如果大脑中动脉或基底动脉舒张末期存在前向(朝向大脑)血流,说明无大脑循环骤停。

(3)舒张末期无血流标志着大脑循环骤停尚不确定(太早或太晚)。

(4)舒张末期少量反向血流标志着可能有大脑循环骤停(继续监测)。

(5)振荡样血流标志着大脑循环骤停诊断基本成立(在双侧 MCA 50～60 mm 处和基底动脉 80～90 mm 处采集频谱证实。监测 30 min,结束)。

脑死亡是一临床诊断,不能仅仅依靠经颅多普勒检查诊断脑死亡。在儿童和成人(小于 6 个月的婴儿除外),TCD 可作为一种可靠工具印证大脑循环骤停。大脑循环骤停之前,可应用 TCD 监测血流变化情况。一旦发现回荡血流信号,应该监测双侧大脑中动脉和基底动脉至少 30 min,以避免假阳性诊断。同样,也要注意动脉分叉处的声波特征,例如在 MCA 和大脑前动脉,血流方向、回荡血流信号可能被掩盖,出现舒张末期前向血流假象。

经颅多普勒也可以指导什么时候进行其他确诊检查(如在器官摘取运输时减少放射性核素脑血流检查需要)、与患者家属讨论一些善后问题。

(三)急性缺血性脑卒中

当前,静脉用组织型纤维蛋白溶酶原激活剂(tPA)是美国 FDA(食品和药品监督管理局)批准治疗缺血性脑卒中的唯一药物。但 tPA 必须在症状发作 3 h 以内应用。CT 平扫是鉴别脑出血和脑缺血事件的首选影像学检查方法。根据临床和 CT 检查结果,不需要确认动脉闭塞,即可应用 tPA。然而,这种未确认动脉闭塞情况下就进行治疗的策略,已经受到批评。目前,许多单位正尝试应用血管影像技术来印证闭塞或再闭塞存在,因为闭塞存在与预后差相关,可能需要进一步(实验性)进行动脉内介入治疗。多种检查方法可以达到此目的,包括数字减影血管造影、磁共振血管成像、CT 血管成像和超声等。超声快速、价廉,可在床旁应用,可评价血管是否通畅,也可用于监测。

对于经常发作的急性脑卒中患者,应用经颅超声关键是进行"快速追踪"检查。根据医师临床评价,有经验的超声医/技师可以在几分钟内确定是否有颅内血管闭塞及其位置。床旁评价应首先使用 TCD,因为导致大脑缺血的急性动脉闭塞几乎都在颅内。一旦完成之后,就应用彩色多普勒超声迅速评价一下颈动脉和椎动脉,作为 TCD 检查的补充,观察颅外动脉有无≥50%狭窄、有无血栓,血栓脱落是导致动脉栓塞或血流灌注不足的常见原因。在急诊科,由有经验的超声医/技师进行颅内及颅外超声检查,与急症导管血管造影相比,其检测病灶的精确度达 100%。

(四)急性动脉闭塞经颅多普勒诊断标准

以往诊断颅内闭塞的标准,主要是在怀疑血栓位置检测不到血流信号,或双侧相对应部位血流速度不对称(几乎都是 MCA)。实际上,在动脉完全闭塞部位应该检测不到血流信号,同时闭塞动脉近端血管内多普勒波形变小。颅外段 ICA 闭塞时超声表现如此。然而,在急性颅内动脉闭塞时,由于血栓形状不规则、血栓成分相对较软以及收缩压增高使动脉管壁扩张等因素,可能有残腔而有血流穿过,或于血栓边缘绕过。因此,急性动脉闭塞时这些残余血流可能表现为多种波形。

目前,已采用血管造影建立了心肌梗死溶栓血流分级系统,来评价冠脉残存血流情况。因为 tPA 与血栓表面纤维蛋白结合的量与其血浆浓度、残存血流成正比,故残存血流量可以预测冠脉和颅内血管溶栓治疗的效果。残余血流量增加,能给血栓带去更多的 tPA。我们已经建立了大脑缺血溶栓治疗(TIBI)血流分级系统,这是一种无创评价残存血流方法,能实时监测血栓溶解情况。

在充填血栓的动脉干内有相对微弱的血流信号,检查者应认真检查这些异常血流波形,TIBI 血流分级系统扩展了过去的急性动脉闭塞定义。TIBI 血流分级系统与脑卒中严重程度、病死率有关,也与血管再通概率、临床症状改善有关。最近,有人提出了基于颅内血管动脉造影的分类方法,称为脑梗死溶栓治疗(TICI)系统。

急性颅内动脉闭塞是一个动态的过程,其能增长、碎裂,也可在数秒或数分钟内重新形成,从而改变动脉阻塞程度,并影响超声和血管造影之间对照。当超声诊断"急性闭塞",意味着有血流动力学上有意义的阻塞,而且,如果行紧急血管造影,可能发现需要介入治疗病变存在,可能呈完全性阻塞(TIMI 分级 0~1 级)或部分性阻塞(对应于 TIMI 分级 2 级),TCD 检查发现有大血管闭塞,必须有其征象印证,如血流流向分支或侧支血管形成。

此外,超声还能提示多发闭塞病变,例如 ICA 和 MCA 的联合病变。当主干道血管有侧支循环形成征象(例如前或后交通支动脉,眼动脉血流反向),提示 MCA 内 TIBI 血流分级异常,或超声检查提示颅外颈动脉另有病变,则提示存在联合病变。

急性大脑缺血患者,进行床旁超声有助于:①确认血栓存在;②明确血栓位置;③评价侧支血供;④发现最微弱的残存血流信号;⑤监测血管再通和再闭塞。

(五)经颅多普勒监测和超声增强溶栓治疗

如果急性缺血性脑卒中患者体温正常,经颅多普勒就可以作为安全监测手段:在我们的前瞻性研究中,使用 FDA 批准的设备,探头和检测深度固定,使用最大功率,TCD 监测 2 h,出血率低于"国立神经病及中风研究所(NINDS)rt-PA 脑卒中"研究的发生率,使用 TCD 或经颅彩色多普勒超声检查,能实时追踪 MCA 闭塞进展情况,并且能监测血管再通过程。早期再通,促使脑卒中临床恢复。正如超声能识别持续性动脉闭塞或再通患者一样,超声也能识别溶栓治疗早期反应。不仅如此,超声作用于残存血流与血栓的交界面,能进一步增强 tPA 的治疗活性。

体内和体外实验表明,用 kHz 级频率至低 MHz 级频率范围的超声持续辐照血栓,能增强 tPA 活性。超声增强溶栓治疗的几个机制已经阐明,包括以下几方面。

(1)非交叉链接纤维蛋白可逆性解聚。

(2)血栓浅层的空化作用。

(3)增加 tPA 酶转移。

(4)进入纤维蛋白凝血块的血浆增加。

超声的这些作用,提高了 tPA 对血栓的穿透性,提高与血栓有效结合的 tPA 总量。

利用人尸头颅模型进行研究,超声能缩短再通时间:仅使用 tPA,29 min;tPA 结合 1 MHz 商用 TCD,17 min;tPA 结合 185 kHz 脉冲超声,14 min(P<0.01)。接受 185 kHz 超声 10 min,血流明显增多,与用 1 MHz 超声相比再灌注更快(早),虽然 kHz 级频率超声能更好地穿透颅骨,能较 MHz 级频率超声更好地促进 tPA 诱导血栓溶解,但是我们关注的是 kHz 级频率超声的波长较长,机械能量大,使血栓和周围组织产生振动和拉伸。在低—中频 kHz 级超声增强系统性 tPA 治疗试验(THRUMBI)进行到临床 Ⅱ 期时,因有症状性出血发病率太高而停止。相反,MHz 级频率超声波长较短,穿透距离较短,压力波能聚集于血栓和残余血流交界面,而不会对脑组织造成损伤。

基于我们实验性临床研究,我们设计了 CLOTBUST 试验(经颅多普勒和系统性 tPA 结合大脑缺血性血栓溶栓试验)。经过多中心临床 Ⅱ 期随机试验,我们统计接受 tPA 溶栓和 TCD 综合治疗患者的完全再通和症状早期明显恢复概率,以及症状性颅内出血发生率,并与仅进行系统 tPA 溶栓而不用超声连续监测的患者比较。tPA 灌注结合 2 h TCD 监测,>19% 患者出现完全性再通或症状明显好转。此试验证实 2 MHz 诊断性超声对系统性溶栓治疗具有生物学活性促进作用。

第二节　正常脑血管解剖及侧支通路

无论是解剖学还是生理学,人的脑血管系统与身体其他器官都有明显不同。虽然人脑质量仅占身体质量的 2%,但在基础状态下,其血流量却占心排血量的 15%,耗氧量占全身氧供的 20%。不像其他动脉,脑动脉很少受交感神经影响,它对血液中化学成分改变却非常敏感。

阻塞性疾病能影响脑血管系统,可产生多种多样的甚至模棱两可的症状。临床医师必须设法确定病变所在位置,但由于脑血管系统的个体差异,病变定位常常很困难。临床症状的严重程度完全取决于维持脑血流灌注的侧支循环开放能力。因此,了解正常脑血管和侧支循环的解剖结构和脑血流机制,是诊断脑血管系统阻塞性疾病的基础。

目前,常使用血管成形术和支架植入术治疗颅内动脉粥样硬化疾病、动脉瘤和脑卒中,对脑血管解剖结构必须非常熟悉。掌握脑血管的正常解剖、先天性变异和侧支血管通路,对采用新技术治疗颅内、外疾病非常重要。

一、血管解剖

脑组织由 4 条血管供血:2 条颈内动脉和 2 条椎动脉,任何关于脑血管系统的讨论,一定要从这些血管的起始端开始,因为这些血管的任何部位出现阻塞性疾病、狭窄、溃疡性斑块、动脉瘤等异常都可产生脑卒中或脑供血不足症状。

中枢神经系统的血供来源于无名动脉、左颈总动脉和左锁骨下动脉,这 3 根大血管均发自上纵隔的主动脉弓。无名动脉长为 4～5 cm,自主动脉弓发出后,向上偏后走行,在右胸锁关节上缘分为右颈总动脉和右锁骨下动脉。左颈总动脉从主动脉弓发出后上行,经过左胸锁关节后方。两条颈总动脉均无侧支血管,均在颈总动脉甲状软骨上缘水平分为颈内动脉和颈外动脉。

颈内动脉供应大脑前循环的大部分,颈内动脉在颈部没有分支,在向颅底走行过程中,颈内动脉可以相对平直,也可以迂曲走行。进入颅内以后,颈内动脉在岩骨水平分出颈鼓支,在海绵窦部位分出脑膜垂体干,出海绵窦后立即分出眼动脉。在前床突后 8 mm 处硬脑膜内,颈内动脉发出后交通动脉,与同侧大脑后动脉相连。进一步向上方走行,颈内动脉分为大脑中动脉、大脑前动脉,并向后方发出脉络丛前动脉。

正常情况下,颈外动脉不向大脑供血。但是,如果颈内动脉或椎动脉发生闭塞,颈外动脉的一些分支可变成重要的侧支通路。颈外动脉的分支有:咽升动脉、甲状腺上动脉、舌动脉、上颌外动脉、枕动脉、面动脉、耳后动脉、上颌内动脉、面横动脉和颞浅动脉。颈外动脉最重要的交通支是与眼动脉相交通的动脉、连接枕动脉肌支与椎动脉之间的血管。

大脑后部血循环主要由锁骨下动脉分支椎动脉供应。椎动脉在颈部走行于颈椎横突孔内,在寰椎水平向前弯曲走行,在延髓两侧进入蛛网膜下隙。双侧椎动脉向头侧、前方弯曲走行,在脑桥延髓交界水平,双侧椎动脉汇合成基底动脉。基底动脉向上走行,发出 4 根分支,而后分为 2 条大脑后动脉。基底动脉的分支供应整个脑桥、小脑前部和上部。椎动脉分支供应延髓和小脑内侧面。

在大脑基底部有一个动脉环称为大脑动脉环(Willis 环),大脑动脉环将颈内动脉和椎动脉分支连接在一起,该吻合(Willis 环)是最重要的颅内侧支循环,也是动脉瘤好发部位。前交通动脉和后交通动脉将大脑前动脉、大脑中动脉及大脑后动脉连接在一起,构成了一个六边形的大脑动脉环。

正常循环情况下,没有血液通过交通动脉。但是,当颈动脉或椎-基底动脉系统发生闭塞时,大脑动脉环开放,作为重要侧支循环发挥作用(见后),组成大脑动脉环的动脉管径可以变异很大,而且动脉环结构至少有 9 种先天性变异。最常见的变异为一侧或双侧交通动脉发育不全或阙如。大脑后动脉起源异常(发自一侧或双侧颈内动脉)也很常见。动脉环前部变异并不多,其中大脑前动脉的交通前段(即大脑前动脉近段,位于颈内动脉与前交通动脉之间)发育不全或阙如比较常见。在这些变异中,临床意义最大的,即影响侧支循环潜能发挥的,是前交通动脉或后交通动脉阙如或闭锁,这种变异将大脑前循环与后循环隔开,或将左、右大脑半球供血隔开。

二、脑部血流动力学

脑血管侧支循环非常重要,在讨论侧支循环通路之前,需要认真复习脑血流动力学知识。

尽管在全身血供中,脑血供量占相当大一部分(占心排血量的15%),但是脑组织代谢率高,脑部几乎没有什么循环储备,也没有多少氧或葡萄糖储备,完全依靠循环血供维持其正常功能。这就是脑血流短暂中断可导致脑功能障碍,以及脑血流中断3~8 min会引起脑细胞死亡的原因。

脑血流随有效动脉灌注压变化而变化。正常脑灌注依赖于全身血压、心排出量和血容量。这些外部因素在正常范围内波动,一些内在因素通过调节脑血管来维持脑血流量,这些内在因素包括颅内压、动脉氧分压、二氧化碳分压、血液黏稠度和血管张力。虽然脑血管均受神经支配,但神经对脑血流量仅有微弱的调节作用,除此之外,神经没有其他作用。在脑血管系统阻力调节中,氧和二氧化碳浓度发挥着重要作用,其中二氧化碳浓度是最重要的因素。

在血压波动范围较大时,脑部血气浓度发挥调节作用,使脑血流保持稳定,并根据不同区域血供需求进行局部调节。例如,如果脑组织氧需求大于氧供应,将产生更多的二氧化碳。血液中二氧化碳浓度增加可导致血管扩张和血流量增加,直到为脑组织提供充足的氧促使血液中二氧化碳浓度降低。这种调节可以是全脑的,也可以是局部性的。

当人突然直立位时,脑部有效灌注压下降,脑血管代偿性扩张是保持脑血流量稳定的一个重要机制。但是,如果存在动脉粥样硬化性疾病时,代偿将不充分,则会导致局部或弥散性脑组织低氧或缺氧症状。

三、侧支循环

一个多世纪以前,人们已经认识到侧支循环在脑血管阻塞时的重要作用。随着颅内、外疾病治疗日益普遍,发生脑血管阻塞性疾病时,侧支循环已经成为医师必须考虑的重要因素。血管造影术应用提高了我们对脑血管疾病治疗的认识,近年来其他诊断技术,如多普勒超声、主动脉弓部选择性颅内血管造影和磁共振血管成像,都使我们对侧支循环通路及其重要性有了更多了解。

当临床医师准备为脑供血不足或其他疾病患者实施介入治疗时,必须清楚侧支循环通路是否通畅(或缺乏侧支循环)。例如,进行颈动脉支架植入术时要考虑到栓塞防止问题,必须考虑到对侧颈内动脉条件及其对颅内循环的影响。当对侧颈内动脉闭塞时,术中应该采用相应的保护性装置,保证治疗过程中同侧脑组织血供不中断。

过去人们认为脑动脉是终末动脉,但现在已经认识到毛细血管和前毛细血管吻合非常广泛。为了更好地理解这些侧支循环通路,我们应该注意到脑组织供应有两类动脉分支。从中枢神经系统的功能和营养角度来看,比较重要的一类是穿支动脉系统。另一类是浅表动脉系统,它通过侧支循环分布于整个大脑半球、脑干和脊髓表面。浅表动脉系统包括大脑动脉环和主要动脉的主干。

大脑动脉颅内侧支循环通路可以分为三类:颅内大动脉间的交通、颅内外吻合支和颅内小动脉交通支。大脑动脉环是主要的通路,它为两侧颈动脉之间、基底动脉与右侧或左侧颈动脉之间提供通路。如前所述,正常情况下动脉环解剖结构变异无关紧要,但某根脑血管发生阻塞,需要侧支循环通路供血时,侧支循环非常重要。

　　复杂的颅内外吻合，或称大脑动脉环前吻合，是另外一个重要的侧支循环通路，其重要性仅次于大脑动脉环。对于大脑动脉环前吻合，人们了解最多的是颈内动脉和颈外动脉之间通过眶动脉和眼动脉形成的侧支通路。其他的颈内、外动脉侧支通路包括脑膜垂体干和颈鼓支。另外，临床上见到的一些重要大脑动脉环前的吻合有：①颈外动脉枕支与椎动脉窦椎支之间的交通；②锁骨下动脉的颈深支、颈升支与椎动脉近段分支、椎动脉上段窦椎支、颈内动脉枕支之间的交通；③两侧颈外动脉之间跨越中线的交通。大脑动脉环前吻合中，还包括一种奇妙的吻合，此吻合穿越硬脑膜下腔，将硬脑膜动脉和大脑表面的动脉连接起来。软脑膜侧支动脉在分水岭区形成动脉网，其重要性相对较小，在分水岭区此动脉网将脑供血的皮质终末支连接起来。虽然不是主要的侧支循环通路，但如果它发展较为充分，就能影响脑供血不足的诊断。实际上，即使有动脉闭塞，如果软脑膜吻合支能为闭塞动脉供血区域提供充足的血流灌注，那么动脉闭塞可以不引起症状。同样，如果栓塞皮质动脉周围有良好的侧支循环，神经缺损症状可能迅速消失，会使临床医师误认为病变是颅外动脉闭塞所致。

　　应注意，在相邻的脑动脉分支、深穿支、脑动脉浅表支、脑动脉深部分支之间存在着一些无效吻合通路。

　　侧支循环通路的开放主要依赖个体年龄和血管闭塞时间的长短。老龄患者，侧支循环可能增生硬化或者动脉粥样硬化。即使侧支血管内径足够大，有时也不能很快地适应突发的闭塞，例如急性动脉栓塞。然而，在缓慢发展的动脉粥样硬化闭塞患者，就有机会建立充分侧支循环。当存在多发动脉粥样硬化病变时，侧支循环通路的有效性将大大减弱。要建立有效的侧支循环，需要多条侧支通路而非单条通路，另外尚受血管病变情况影响，病变血管的扩张能力降低。

　　在颅外，有很多颈部—颅内侧支通路。当一侧颈内动脉闭塞时，通过颈外动脉分支到眼动脉，形成一个侧支循环到颈内动脉虹吸弯。同时，对侧大脑前动脉、大脑后动脉分别通过前交通动脉和后交通动脉，向患侧大脑前动脉和大脑中动脉供血。当一侧椎动脉起始处闭塞时，血液分流到甲状颈干和肋颈干，同时对侧椎动脉代偿性扩张。主动脉弓大分支发生闭塞时，侧支循环通过以下途径建立：肋间动脉和内乳动脉至锁骨下动脉，然后通过甲状颈干和肋颈干的分支到椎动脉和颈动脉。

　　过去有许多方法用于评价侧支循环。最简单的评估颅内侧支循环储备能力的方法是5 min 颈总动脉压迫试验。今天有了动脉造影术和磁共振血管成像，这些方法已经很少使用。确实，我们能观察到病理状态下侧支血流状况并为介入治疗绘制出一个"线路图"，已经改变了疾病的诊断和治疗思路。

第三节　颈动脉超声正常表现及检查技术

一、颈动脉壁正常结构

　　所有动脉壁都由三层结构构成：最内层为内膜，或动脉内皮层；中间层为中膜，或称肌层，此层决定动脉的硬度、弹性及强度；外层为外膜，由疏松结缔组织组成。超声能显示这三层。内膜和外膜为线样回声，并相互平行，二者之间的无回声区为中膜。请注意内膜回声仅仅代表反射，此反射回声厚度超过内膜实际厚度。组织学研究表明，在超声图像上测量中膜和内膜总厚度更为准确。

内膜回声应该是菲薄直线状，并与外膜平行。内膜明显欠平滑和增厚，提示有斑块形成或纤维肌增生（少见）。动脉内膜切除术后，手术部位的内膜回声消失，因为该部位的内膜和斑块被一并切除。超声并不能显示手术部位新生长的内膜。

在纵切面观察血管内膜时，要确保超声切面通过血管的中轴（最大直径）。同样，在横切面上观察血管内膜，也要确保超声切面与血管的中轴垂直。偏离血管中位轴观察动脉壁时，有动脉壁增厚伪像。

颈动脉窦是颈总动脉远端和颈内动脉（ICA）近端的膨大部分。因此，颈动脉窦并非仅仅位于颈内动脉，而是跨越颈内动脉和颈总动脉（CCA）连接处。颈动脉窦增宽程度因人而异。通常情况下只是略增宽，但有些人颈动脉窦较宽，即使是有较大斑块，也不会引起颈动脉明显狭窄。

二、正常血流特征

在相对平直的正常动脉，血流为层流，血细胞平行流动。层流方式有时能在彩色多普勒血流图像上显示，近血管壁处流速较慢，而血管中心流速较快，它们呈现不同颜色。我们要认识到，在正常血管中，血流并非总是层流。由于血管迂曲、扭结（急性成角）或分叉，可使层流状态发生改变，产生血流紊乱。在彩色多普勒血流图像上，这种正常生理状态中的"血流紊乱"显示为彩色混叠，在多普勒频谱上显示为频带增宽。正常颈动脉分叉处的血流紊乱最明显，颈动脉窦部（位于 CCA 和 ICA）出现涡流。涡流范围与解剖因素有关，如动脉管径、ICA 与颈外动脉（ECA）之间夹角等。

正常 CCA、ICA、ECA 多普勒频谱的搏动性特征，具有重要诊断价值，应该密切观察。可用动脉搏动性来区分 ICA 和 ECA。而且，颈动脉搏动性改变是诊断颈动脉闭塞性疾病的重要指征。有时，搏动性改变是颈动脉病变的唯一表现。

CCA、ICA 和 ECA 的正常流速范围还有待于进一步研究，且不同个体生理状态不同，流速也有差异。关于 CCA 收缩期峰值流速正常值，尚待进一步研究，但临床经验提示速度超过 100 cm/s 是异常的。应该注意，从颈动脉分叉处向近端（朝向主动脉弓）测量 CCA 收缩期峰值流速，流速在不断增加，大约每向主动脉弓靠近 1 cm，流速就增高 9 cm/s。这个观测结果很重要，因为在颈动脉分叉处近心端方向不同距离处测量 CCA 流速，计算的收缩期峰值流速比不同。一般建议在距颈总动脉分叉向下的某一标准距离测量 CCA 流速。我们在颈动脉分叉处下方 4 cm 处测量，因我们使用的超声探头宽 4 cm，以 4 cm 为标准，超声探头就是一种方便的测量工具。

据报道，正常成人 ICA 收缩期峰值流速为 54～88 cm/s（人群平均数值）。这一数值是颈内动脉窦后区的流速值。在 ICA 窦部测量的流速值较低，该处可能出现特殊的双向频谱波形。据报道，有些正常人 ICA 收缩期峰值流速可高达 120 cm/s，但这些都是特例。如果 ICA 收缩期峰值流速超过 100 cm/s，就应该考虑可能异常。

据报道，正常人 ECA 收缩期峰值流速平均为 77 cm/s，最大不超过 115 cm/s。不同个体

ECA搏动性有较大差异,因此正常人ECA流速差异也较大(有些人收缩期波峰高尖,有些人收缩期波峰较钝)。此外,当同侧或对侧ICA狭窄,ECA作为侧支循环通路时,ECA流速将增高。所以在没有ECA狭窄时,有时会遇见ECA流速增高现象。

三、血管鉴别

正确鉴别ECA和ICA具有重要意义,因为血管鉴别错误会引起误诊。ICA为低阻型血流特征,而ECA为高阻型血流。如果不能确认,应该打开多普勒功能在分支血管之间来回移动取样容积,如果一支血管是ECA,另一支血管是ICA,那么2条血管的多普勒频谱形态和频谱声音不同。如果2根血管中多普勒波形表现和频谱声音一样,那么这2根血管很可能是ECA分支,而ICA可能已经闭塞。此时敲击耳前的颞浅动脉是最有价值的鉴别方法,敲击颞浅动脉的同时采集ECA多普勒频谱,会出现锯齿样切迹。因为颞浅动脉不是ICA的分支,所以敲击耳前颞浅动脉并不会影响ICA频谱。当尝试完所有鉴别方法,仍不能鉴别分叉处分支血管,千万不要猜测。应向上级医师说明你不能确认你所看到2根血管是ECA和ICA,还是ECA的2个分支。这种情况往往是ICA闭塞。承认不能明确诊断总比误诊要好,如漏诊ICA闭塞。

ECA和ICA的搏动性差异也可在彩色多普勒血流图上显现出来。在整个心动周期,CCA和ICA内有连续的血流通过,尽管从舒张期到收缩期彩色血流信号的亮度会有所波动,但彩色一直存在,而ECA内血流在舒张期明显减少或消失,因此血管内彩色呈现时隐时现状态。

四、检查方案

每个血管实验室都应该确立自己的检查方案,以确保颈动脉超声检查的连贯性、完整性和准确性。具体操作技术可以根据患者具体情况或各个血管检查实验室的特点加以修正。但不能低于美国超声医学研究所、美国血管实验室认证委员会(ICAVL)或美国放射学会制订的标准。从实质上讲,这几套标准是相同的。

五、仪器设备

颈动脉超声检查应该使用合适的超声仪。按现在的美国标准,需配备如下装置:①高频探头,短聚焦以适应近场显像;②彩色血流成像;③脉冲多普勒,可显示血流方向并测量血流速度;④频谱分析。现在,很多超声仪具有上述功能。

六、患者体位

颈动脉超声检查时,患者仰卧位,检查者坐在患者头侧。有些血管超声医/技师习惯坐在患者侧方。在有些医院,患者坐在有头托的靠背椅上进行颈动脉超声检查,例如牙科椅。无论采用何种体位,都应该使患者检查侧的肩膀尽可能下垂(让患者伸手向髋部),以最大限度地暴露颈部,患者头部向对侧倾斜和旋转也有利于暴露颈部。检查过程中,应根据情况随时改变患者头颈位置,以便于观察血管。

七、探头位置

颈动脉长轴检查时,探头可放在多个位置,一般说来,后侧位和超后侧位是显示颈总动脉分叉及ICA的最佳位置。但在有些病例中,前位或侧位的检查效果最佳。颈动脉短轴切面

（横切面）观察，可根据具体情况采用前位、侧位或后侧位，以血管显示效果最佳为准。

采用超后侧位观察 ICA 远段效果最佳。为了效果更好，应嘱咐患者将头尽可能转向对侧，将探头置于胸锁乳突肌后缘。新手常感到观察 ICA 困难，就是因为不会使用较后方的位置来探查。

八、颈动脉和颈静脉

CCA 紧贴颈静脉，但这 2 支血管很容易鉴别：首先，颈动脉血流方向朝向头部，呈搏动性；相反，颈静脉血流方向朝向足部，并具有典型的静脉血流特征（低流速、波动性、吹风样声音）。其次，颈动脉管径相对固定；而颈静脉管径可随呼吸时相变化而呈现较大变化。再者，颈动脉管壁较厚，超声图像可清晰显示内膜；颈静脉管壁较薄（不可见），探头轻轻加压，管腔即塌陷。

九、图像方位

采用国际上通用标准，纵切面时图像左侧为患者头端，横切面时图像左侧为患者右侧，如同从患者足部向上看。我们对横切面方位要求不严格，但是要准确标记血管。

十、记录

过去，我们常规应用录像带记录全部颈动脉超声检查过程，但研究录像资料比较麻烦。目前硬盘存储图像技术大大提高，不再使用录像带记录。很多超声仪器与数字图像采集系统连接起来，可以获取短段动态图像。这些动态图像可以显示颈动脉超声检查动态信息，很有意义。在西方国家，普遍采用数字图像采集系统记录颈动脉超声检查，但透明胶片或彩色打印（纸）也在广泛使用。

无论采用哪一种记录方式，都要按照固定顺序进行颈动脉超声检查。我们从右侧颈动脉分叉处开始，再到左侧。先检查 CCA，再检查 ICA，最后检查 ECA，每部分检查结果都按顺序记录下来。按照这种固定顺序检查，图像依次存储在硬盘上，超声医师阅片、出报告时很方便，而且不易把各条血管或多普勒频谱搞错，从而减少误诊。

除了硬盘存储外，我们还常规填写一份表格，记录一些重要信息，包括病史、血流速度数据（频谱测量）、斑块部位及其程度。这份表格由血管检查室永久存档。出一份打印报告，放在医院病历里，并传真给开单临床医师。

十一、检查顺序

根据我们试验室检查方案，按以下步骤检查颈动脉。

第一步：确定图像方位，调整探头位置，以使颈动脉长轴图像最清晰。一般来讲，超后侧位显示最佳。

第二步：记录 CCA 血流速度频谱。在无病变颈总动脉处记录频谱，而且要注意以下几点：①测量点应在颈动脉分叉下方 4 cm 处（原因前文已阐述）；②取样容积应完全置于血管轴心线上；③调整多普勒角度（以 $30°\sim60°$ 最佳），以便精确测量收缩期峰值流速。这些非常重要，如果 CCA 血流取样不正确，将会人为造成收缩期峰值流速增加或减小，计算收缩期峰值流速比评价 ICA 狭窄时出现误差。如果存在临床意义的颈动脉狭窄，可导致错误诊断。

第三步：使用彩色血流成像观察颈动脉分叉处。从锁骨上窝开始，以纵切面向上扫查颈总动脉，直至颈动脉分叉、ECA 和 ICA。然后以横切面重复扫查一次。目的是确定动脉的通畅性,确认有无斑块、斑块位置及相应异常血流情况,探查 ECA 和 ICA 连接处(以便准确定位斑块位置)。

第四步:根据多普勒频谱特征、解剖学特征和颞浅动脉敲击试验确认 ICA 和 ECA。必须鉴别 ICA 和 ECA,因为 ECA 狭窄不需要治疗,而严重 ICA 狭窄需要治疗。

第五步:观察完毕并准确辨认出 ECA 和 ICA 后,接下来要仔细检查斑块明显区域,把斑块厚度、管腔减小程度和其他斑块特征记录在硬盘上。要在血管横切面图像上估测斑块厚度和管腔狭窄程度。在斑块特征显示方面,二维灰阶图像优于彩色血流成像。

使用一个切面同时显示 ECA 和 ICA,对斑块定位非常有用,遗憾的是,不能经常采集到这种图像(由于颈动脉分叉解剖走行变化)。作为一种变通方法,可以在颈动脉分叉处来回移动探头,并标记出 ECA 和 ICA 汇合处,以此来确定斑块位置。可用视频片段把操作过程记录下来。

第六步:如果存在狭窄,则记录狭窄处血流速度频谱(多普勒角度校正),能说明狭窄位置和长度的彩色血流图以及狭窄处和狭窄后的血流紊乱情况。如果可能,采集横断切面图像显示管腔狭窄程度。彩色血流和频谱视频片段,能为超声医师分析超声图像提供动态信息。

第七步:评价椎动脉血流,记录每条椎动脉的椎间段图像一帧、代表性多普勒频谱,同时测量收缩期峰值流速。

第八步:评价锁骨下动脉血流,了解有无狭窄或闭塞。把探头置于锁骨上窝或经胸部采用长轴切面扫查每条锁骨下动脉。可在同侧颈动脉检查开始时扫查锁骨下动脉,也可在结束后进行。每侧记录一个特征性多普勒频谱。正常锁骨下动脉血流频谱特征应为高阻力血流并具有轻微搏动性。低阻力或圆钝波形、没有搏动性,则提示近心端血管有狭窄或闭塞。有些患者,超声可以直接显示到锁骨下动脉狭窄情况,这时,应该记录狭窄处彩色多普勒成像,测量狭窄处及狭窄远段的多普勒频谱。测量方法同颈动脉狭窄。

第四节　颈动脉斑块超声评价

颈动脉超声检查是临床上判断颈动脉粥样硬化斑块性质的一种便捷方式。尽管 MRI 也可评估斑块性质,但目前只有一些研究单位配备这些特殊的高分辨率仪器。尽管很多超声仪都可用于评价斑块,但很少有检查者将颈动脉斑块评价列为基本检查项目,而且在研究领域中,对斑块评价褒贬不一,有人肯定它,有人则认为它没有任何价值。争议根源在于超声评价斑块的准确性,发现颈动脉斑块的临床价值不详。多年以来,文献报道了斑块超声评价的可能价值,但这种潜在价值在临床上应用却很渺茫。然而过去 10 年中,超声仪器有了长足的进步,超声评价颈动脉斑块的潜在价值可能很快展现在我们面前。因此,有必要在此讨论一下这个问题。

一、斑块检测

动脉粥样硬化斑块最初表现为内膜和中层共同增厚,而后突向管腔。Homa 及其同事发现,40～100 岁人群中颈总动脉正常内中膜厚度(无斑块处测量)随年龄呈线性增加,40 岁时平均厚度为 0.48 mm,100 岁时平均厚度 1.02 mm,可按照公式(0.009×年龄)+0.116 计算。内中膜厚度增加,除与年龄相关外,也受到早期斑块形成影响。因此,内中膜厚度测量可以作为临床评价心血管疾病风险的指标。大多数情况下,内中膜厚度测量应用于研究工作,但也可以作为临床评价心血管病风险的指标。根据文献报道,可在颈总动脉、颈总动脉膨隆处和颈内动脉近端测量内中膜厚度。通常,长轴切面可以清楚地显示内膜和中层回声,不同研究报道的正常人群和异常人群内中膜厚度各有所异,因此很难建立一个统一的"标准"来诊断异常。而且也必须考虑到内中膜厚度随年龄变化,前面已经阐述。然而,如果把内中膜厚度≥0.9 mm作为异常的标准,可能较合理,并且超声可能同时会观察到斑块。应注意,以前的研究一般在能看到斑块的区域测量内中膜厚度,现在已不再提倡这种测量方法。不应该在可见斑块处测量内中膜厚度。

内中膜增厚提示潜在斑块形成。当然,只有斑块突入颈动脉管腔的体积足够大时,超声才可以观察到。在年龄≥50 岁人群,颈动脉小斑块很常见,而且斑块发病率随年龄增加而升高。在 80～100 岁男性中,发病率可高达 80%(女性发病率略低)。由于颈动脉小斑块相当常见,其临床意义尚不明确。有潜在危险的大斑块并不常见,大规模人群研究表明,在＞50 岁人群(含男性及女性)中,其发病率≤2%。

有研究报道,检查者之间检测斑块的重复性较好,从良好到优秀不等。检查者之间存在差异的原因包括检查者技术水平、超声图像质量、是否检查了同一部位血管、缺乏统一斑块诊断标准。随着超声仪和检查方法进步,检查者之间差异有望逐渐改善。但要保证斑块检测准确性,必须进行技术培训,并进行质量控制。

二、斑块范围、严重程度和随访

检测到颈动脉斑块后,我们面临的问题是如何准确描述它的范围和严重程度。在临床和科研工作中,为了评估斑块随时间演变的情况,需要在纵切面和横切面上清晰显示斑块范围和厚度。在这方面,三维超声技术可能是更佳方法。在日常常规颈动脉超声检查中,例如在大多数社区医院,没有必要对斑块进行如此详细的描述,对斑块范围和严重程度进行总体描述已经足够。撰写超声报告时,对斑块范围和严重程度分别进行描述。所谓范围,指的是斑块累及血管的长度(长轴面),在超声报告中使用描述性语言报告斑块范围(如"斑块从颈总动脉远端向颈内动脉近端延伸")。所谓严重程度,指的是斑块厚度。因为不同部位斑块厚度各有不同,超声检查很难确定斑块的厚度,所以有学者将斑块最厚处的厚度作为斑块厚度。

评估颈动脉斑块厚度,最好在横切面(短轴面),一般都可以准确显示斑块厚度的最大值和管腔狭窄程度。在纵切面上,很容易高估或低估斑块严重程度。在报告斑块严重程度时,通常使用轻度、中等和重度之类的词语。如果需要更精确的描述时,那么以毫米为单位记录斑块厚度,并注明斑块是偏心性还是环形(即环绕管腔内壁的斑块)。在我们血管实验室,一般不把对斑块本身的测量作为患者随访的基础,而是每隔一段时间,应用多普勒对狭窄程度进行随访评估。实际上,无论是测量斑块还是狭窄程度,都是一回事,因为狭窄严重程度间接地反映了斑块严重程度。

三、斑块的发病机制

目前的理论认为动脉粥样硬化是对损伤的一种反应,这种反应由动脉内皮细胞介导。斑块形成过程包括 3 个病理变化过程。①血液中脂质积聚在内皮下;②巨噬细胞吞噬脂类物质形成泡沫细胞,之所以称为泡沫细胞是因为它在显微镜下呈泡沫状;③平滑肌细胞从肌层迁移至内皮下,转化为成纤维细胞。这样就形成了斑块内胶原(纤维)基质,同时在斑块管腔面内膜下形成一个纤维帽,此阶段,斑块结构稳定。

越来越多证据表明,在斑块形成过程中炎症是重要的致病因素。早在泡沫细胞形成阶段,炎症反应已经很明显。炎症进一步发展导致了泡沫细胞和斑块内其他成分崩解,并炎性碎片堆积。炎症反应破坏了斑块结构,削弱了纤维帽,并向内膜发展。这些年也有证据表明,细菌感染在斑块形成过程中也起着一定作用。目前,感染的作用、感染和炎症反应的关系尚存争议。

在动脉粥样硬化研究中有着许多振奋人心的时刻。斑块形成机制研究中诸多激动人心的进展,炎症和细菌感染研究就是其中的两个。也许我们最终接近斑块的本质,并因此寻找到有效的动脉粥样硬化预防和治疗方法。

正如前文所述,可以将动脉粥样硬化斑块分为两大类:单纯型和复合型。单纯型斑块,或称稳定型斑块,斑块的大部分结构成分均一,表面内膜下覆盖有纤维帽。复合型斑块的内部结构不均质。炎症诱导的变性可破坏斑块结构,导致斑块坏死、内出血、钙化、纤维帽变薄或断裂、内皮层断裂和斑块溃疡。

在前面所述变性改变中,纤维帽和内皮层断裂最重要,因为斑块内容物脱落入血,可直接造成栓塞。栓塞的另一个原因是血小板黏附于裸露的斑块表面或斑块表面血栓形成,随后脱落入血,若运行至大脑,可能阻塞大脑动脉,导致脑缺血或脑梗死。

目前,关于斑块演变过程的主要观点认为,稳定的单纯性斑块在慢性炎症、斑块坏死和出血等损伤过程中,可能会转化为复合型斑块。此外,似乎许多斑块都会出现反复损伤和修复过程。因此,在组织学上,大斑块常为复合型斑块,而小斑块则一般是单纯型斑块,正因如此,大斑块易于造成栓塞,而小斑块则很少如此。大斑块造成狭窄,而小斑块则否。重度颈动脉狭窄表明有大斑块存在,而这些大斑块常常是复合型斑块,容易造成栓塞。通过直接观察重度颈动脉狭窄斑块的并发症,包括纤维帽断裂和溃疡,已经从组织学和超声影像学证实这一点。

虽然大多数血管实验室通过评估狭窄严重程度来间接判断斑块严重程度,但必须注意,有一些患者虽然颈动脉斑块很大,但斑块造成的狭窄相对来说却可能很小。这种情况多发生于颈总动脉远端和颈内动脉近端膨隆处异常宽大时。宽大的颈动脉窦可以藏匿体积较大的斑块,可能是复合型斑块,有临床危险性,但该处血流速度却无明显增高。因此,超声检查时观察颈动脉斑块大小也很重要,如同狭窄严重程度。有学者认为,超声检查发现大斑块,即使没有造成明显狭窄,也应该在报告中明确表述,供临床医师参考。

四、斑块特征

如前所述,颈动脉超声检查的主要作用是探查和评估颈动脉狭窄。而超声在评价斑块构成方面已有很大进步,因此超声检查者应该熟悉斑块特征,这有重要临床意义。一般可把斑块分为低回声、等回声和强回声型,或是均质型和不均质型。超声特征与组织学的相关关系如下。

(一)低回声斑块

含有大量脂类物质的纤维脂肪斑块,表现为低回声。这种斑块回声略低于周围胸锁乳突肌。有些情况下，纤维脂肪斑块回声很低，超声很难显示。如果超声显示困难，可以通过彩色血流和 B 型血流图像加以识别，即使斑块不能清晰显示，也可观察到局部血流充盈缺损。低回声斑块的细胞数量少于回声较强斑块，它与血清低密度脂蛋白水平升高、斑块溃疡有关，并且脑缺血风险高。

（二）等回声斑块

相对于脂质成分，斑块的胶原蛋白和细胞含量增加时，超声回声也随之增加。因此，以胶原蛋白为主要组成成分的纤维斑块常表现为等回声。超声很容易观察到纤维斑块，其回声等于或超过胸锁乳突肌回声，但是比动脉外膜回声低。等回声斑块与脑缺血症状的关系不如弥散性低回声斑块或不均质回声斑块那样密切，后面将继续讨论。

（三）强回声斑块

斑块内出现退行性钙化时，钙化处表现为强回声，后方伴声影，这种回声强度等于甚至超过超声图像中其他任何结构的回声。高分辨力超声显示钙化的敏感性非常高，可以探测到直径在 1 mm 左右的钙化灶。斑块钙化可为局限性，也可呈弥散性，较大钙化灶后方有声影，可使动脉腔显示不清而影响超声诊断。尽管人们推测钙化是一种斑块并发症（如前所述），斑块钙化与脑神经症状学的相关性尚未明确，钙化区域代表已修复或静息病灶，似乎不会对纤维帽和上皮构成危险。

（四）均质回声和非均质回声

很早就有人提出，从超声角度来说有些斑块表现为均质回声，而有些斑块则为非均质回声。钙化是造成斑块回声不均匀的原因之一，但是正如前文阐述，尚无证据表明它与神经症状之间有相关性，文献广泛报道了另外两种非均质回声斑块，局限性低回声斑块和弥散性低回声斑块。文献报道，非均质回声斑块患者出现大脑半球神经系统症状（包括暂时性脑缺血发作和脑卒中）较均质性斑块和等回声（纤维）斑块多见，临床对此很感兴趣。理论上，斑块局限性或弥散性不均质性与复合性斑块病理有关，并可能有纤维帽和上皮层退变。因此，如前所述，斑块不均质性伴有栓塞风险增加。因此，人们认为斑块不均质性是大脑半球神经系统症状的先兆。

评价斑块回声/均质性的主要方法是目测法，简单易行。除了高分辨率超声仪器外，不需要其他特殊设备。Gray-Weale 及其同事、Geroulakos 及其同事提出了一种目测方法，将斑块简单地分为 5 类，此方法广泛应用。尽管这是一种简单易行的斑块评价方法，不同检查者进行斑块分类时依然存在差异。这种差异的来源包括：超声仪本身差异、仪器设置差异及检查者经验差异。但无论如何，只要认真观察超声图像细节，目测评估斑块也可以获得满意结果。

评价斑块时，由于检查者之间存在差异，人们研究开发受主观因素影响相对较小的斑块评估方法。ElAtrozy 等首先报道了相关研究，随后其他人将之逐步完善。这些方法测量斑块超声密度或视觉密度，用整个斑块灰阶/密度水平的中位数（称为灰阶中位数），或整个斑块密度最高值与最低值的差异来表示。这些方法用定量数据客观地来描述斑块回声，消除了目测法的主观性，同时有证据显示这些技术可以减少检查者之间差异，特别是在超声仪器设置标准化后。

根据已有报道得出的数据，灰阶中位数与症状学之间具有良好的相关性。这种方法的不足在于不能在超声仪器上直接测量实时完成，需要使用"工作站"分析斑块灰阶密度或视觉密度水平，需要花费大量时间。目前，只有科研时才配备这些设备。当然，今后很可能开发出斑块回声测量系统,固化在超声仪或于图像存储系统中,临床应用方便。

(五)争议点

最早在 20 世纪 70 年代晚期,人们就开始探索应用超声评价斑块,但至今仍存争议,争议的主要原因在于,斑块超声评价结果与内膜切除术后病理组织学结果不一致。人们广泛接受斑块回声与组成成分之间具有相关性的观点,也就是说低回声斑块内主要是脂肪成分,等回声斑块则纤维成分更多一些。然而特殊的斑块特征与斑块回声之间的相关性不好,如坏死、出血和脂质沉淀等。多数关于超声一组织学相关性的报道从"尚可"到"良好"不等,但很少相关性"非常好"者。更重要的是,最近学界发表的一些研究结果也提示:斑块超声评价结果和组织学结果之间相关性很差,甚至没有相关性。

与"组织学和超声评价结果之间的相关性"相比,症状学与斑块超声特征之间的相关性(回顾性研究或前瞻性研究)更可靠。反过来,内膜切除术中,在有症状患者中此类斑块更多,而无症状者中此类斑块较少。然而在这方面,斑块超声评价也受到了质疑,有几篇研究(其中一些研究使用了最先进的设备)显示,超声评价结果与大脑半球症状发生率之间没有相关性。

超声评价斑块的研究报道各有所异,但原因尚不清楚。但是,有学者坚信我们应该在该领域继续深入研究,这很重要。随着超声仪器功能不断改善,将来在临床患者诊疗过程中,超声评价斑块必将占有一席之地。但是,目前有学者并不十分赞成仅根据斑块组成特点决定实施临床治疗措施。

五、斑块的表面特征

众所周知,引起脑卒中的主要原因是颅内动脉栓塞,而不是颈动脉狭窄或闭塞引起的瞬时血流动力学改变。而造成脑卒中和其他神经症状的栓子,主要来源于颈动脉斑块表面裸露区和溃疡区。因此,超声诊断斑块表面特征显得尤为重要。遗憾的是,超声对斑块表面溃疡评价效果不尽人意。少数大规模研究结果显示,超声可以诊断斑块表面溃疡。而其他经组织学证实的研究显示,超声诊断斑块溃疡与组织学之间不具相关性,或效果很差(敏感性33%~67%,特异性 31%~84%)。超声不能分辨斑块表面的溃疡凹陷和其他不规则形状,似乎是造成这种结果的原因。即使使用血管造影判断斑块表面有无溃疡,也不可靠,在 NASCET 实验中曾有动脉造影观察溃疡这项内容,后来又删掉了这项检查参数。

有学者认为,关于超声检测斑块溃疡研究方面,有些研究的效果很差,原因在于研究者试图发现所有的溃疡。如果超声能检测出所有溃疡当然是件好事,但受技术所限,目前不太可能实现。然而我们相信,超声完全可以诊断出边界清晰锐利的体积较大的凹陷性溃疡。诊断溃疡前,必须要清楚以下几点:①凹陷部分确实在斑块内;②凹陷部分边缘锐利(或者有突出的边缘);③凹陷部分有血流信号,无论是使用彩色血流成像还是 B-Flow 检查。前两点有利于排除邻近斑块造成的假性溃疡,第三点有助于排除类似溃疡的局灶性低回声区(如斑块出血)。我们认为,应用目前的标准超声仪并不能准确诊断小溃疡。将来通过三维超声,重建管腔内斑块表面图像,也许可以实现。

第五节 颈动脉狭窄超声诊断

一、技术要点

在颈动脉超声检查前，首先了解并记录患者检查原因。听诊颈动脉和锁骨下动脉区域有无杂音，触诊双侧颈动脉和桡动脉，测量两上肢收缩压和舒张压。血管实验室认证委员会认为，颈动脉超声检查包括双侧颈动脉和椎动脉检查。同时检查双侧颈动脉很重要，因为一侧颈动脉的血流状态可能会明显受另一侧颈动脉血流状态的影响。一侧颈总或颈内动脉重度狭窄或闭塞会导致对侧颈动脉血流代偿性增加，血流速度增高，从而导致颈动脉狭窄程度高估。

颈动脉超声检查应该包括纵切面和横切面扫查。在血管横切面上测量血管内径、目测狭窄程度、评价斑块。而在血管纵切面上采集多普勒频谱。二维灰阶图像可显示动脉壁有无斑块形成，而彩色血流成像时血流色彩改变则提示动脉管腔狭窄。

常规临床超声检查中，是否详细描述颈动脉斑块特征仍有争议。超声技术不断发展，更有利于颈动脉斑块的观察和评价。而目前，还不能根据斑块超声特征，明确建议相应的治疗方案。

颈动脉狭窄诊断标准主要建立在多普勒频谱基础上。多普勒取样容积放置不当和角度校正不正确会导致严重诊断错误。采集多普勒频谱时多普勒取样线与血流方向之间的角度不应超过 $60°$，尽可能接近 $60°$。如果入射角度 $>60°$，即使进行了角度校正，测量结果也不准确。在有学者所在超声科，常规采集以下部位多普勒频谱：颈下部颈总动脉（CCA），紧邻颈动脉分叉处的 CCA；颈内动脉（ICA）近段、中段及远段，颈外动脉（ECA）起始部。如果灰阶或彩色血流图像观察到可疑狭窄，那么在可疑狭窄处采集多普勒频谱测量血流速度。检查 CCA 时，要尽可能在探头可探及的最近心端的平直管段采集多普勒频谱。为了计算收缩期峰值流速之比，应该在距颈内外动脉分叉处一定距离处测量颈总动脉收缩期峰值流速（PSV）。我们也在颈动脉窦部横切面上检测多普勒频谱，验证血流正常与否。在近颈动脉分叉的分隔处，可观察到沿分隔（血管壁）向前流动的单向血流。在血流中心附近和分隔对面血管壁处，收缩期有一短暂性反向血流，分隔对面血管壁处舒张末期血流速度可降至 0。如果颈动脉窦部没有明显斑块，同时血流模式正常，诊断颈动脉窦部正常。

常规测量颈部 ICA 近端、中段和远段血流速度。正常 ICA 血流模式应该是典型低阻血流。颈动脉窦部正常的血流紊乱状态，可以延伸至 ICA 中段，可在该处多普勒频谱上反映出来。ICA 远段指距颈动脉分叉向上 3 cm 以上的管段。颈内动脉粥样硬化一般位于距分叉 2 cm 以内的范围内，很少累及远端部分。但是在少数情况下，如纤维肌发育不良，尽管 ICA 近端没有斑块，远端也可有流速增高。

二、狭窄的探查和评估

多普勒频谱检查颈动脉狭窄，重点包括三个区域：狭窄前、狭窄处和狭窄后段。尽管狭窄处多普勒频谱检查最重要，但狭窄前和狭窄后段多普勒频谱检查也具有重要诊断价值。

（一）CCA 多普勒波形

正常 CCA 多普勒频谱波形特点为低阻血流，舒张末期流速（EDV）应该高于 0.80% 的

CCA 血流注入 ICA。在颈部同一水平,双侧 CCA 舒张末期血流速度相近。

大多数颈动脉狭窄或闭塞发生在 ICA 近端。CCA 受其影响,表现为典型的狭窄前多普勒频谱波形。如果 ICA 重度狭窄或闭塞,大多数 CCA 血流注入高阻的 ECA 循环。在这种情况下,CCA 多普勒频谱波形与 ECA 相似,呈高阻型血流波形,舒张末期血流速度为 0 或接近 0。此外,因为颈动脉内血流减少,收缩期峰值流速及总的血流速度可能会低于正常水平。如观察到 CCA 的这些变化,检查者就可以预测 ICA 重度狭窄或闭塞。因为这些原因及下文将要阐述的原因,在颈动脉超声检查过程中应该对比分析双侧 CCA 多普勒频谱波形。

一侧 ICA 狭窄或闭塞时,另一侧 CCA 血流速度可能会增加,尤其是舒张末期血流速度升高更明显。这些变化说明未闭塞侧 ICA 血流代偿性增加,以适应脑血流灌注减少的变化。这种代偿性血流动力学变化具有一定意义,一侧颈动脉狭窄或闭塞会影响另一侧颈动脉血流速度,使血流量代偿性增加,流速增高。下面将继续讨论这个问题。

CCA 起始部或右侧头臂干存在严重狭窄时,与对侧 CCA 多普勒频谱波形相比,同侧 CCA 多普勒频谱波形变小、低钝,总体血流速度降低、收缩期峰值流速上升缓慢。在这种情况下,颈部 CCA 代表的是狭窄远段区域,而 ICA 狭窄时 CCA 代表的是狭窄前区域。注意到近端动脉狭窄引起的 CCA 多普勒频谱波形变化非常重要,因为有些颈动脉近端阻塞性疾病可以医治,有临床意义,而这种波形改变可能是诊断的唯一线索。

近端动脉狭窄导致 CCA 血流变化,对同侧颈内动脉狭窄诊断也具有重要意义,因为总体血流速度下降会使同侧 ICA 狭窄处的流速降低,从而导致狭窄程度被低估。在一些 CCA 近端或无名动脉狭窄患者,同侧颈部下段颈总动脉多普勒频谱呈狭窄后血流紊乱波形,代表狭窄远段的湍流。

CCA 内看到低速、低搏动性多普勒波形时,检查者应该检查是单侧还是双侧病变。如果为单侧病变,如前所述,主要原因是 CCA 起始部或头臂干狭窄。如果是双侧病变,那么病因可能来源于心脏,要么有严重主动脉瓣狭窄,要么为心肌功能严重下降导致射血分数降低。

(二)狭窄处多普勒频谱彩色血流图像

可以快速鉴别颈部血管,并且易于发现动脉狭窄处的异常血流。它比灰阶超声能更准确地确认 ICA 闭塞,是鉴别 ICA 闭塞和 ICA 重度狭窄不可缺少的方法。如果出现色彩变化,提示有高速血流,而彩色马赛克则提示狭窄后湍流,这些表现可帮助寻找病变部位可能区域,指导脉冲多普勒检查。

尽管彩色血流成像和灰阶超声对于识别狭窄和准确放置取样容积具有重要作用,但是只有多普勒频谱分析才能对狭窄程度进行血流动力学量化分析。要对狭窄程度进行血流动力学量化分析,需要测量 PSV、EDV 及收缩期峰值流速比。当动脉出现狭窄时,狭窄处 PSV 最先升高,因此 PSV 是衡量狭窄程度的主要指标。相对而言,舒张末期血流速度在狭窄早期升高不如收缩期峰值流速升高明显,但是随着狭窄程度加重(直径狭窄率≥60%),EDV 会迅速升高。所以,EDV 是评价重度狭窄的重要指标。在异常的高速血流或低速血流状态时,收缩期峰值血流速度和舒张末期血流速度向上或向下偏移,收缩期峰值流速比就成为评估狭窄程度的重要指标,后面我们会继续讨论这个问题。

为了准确测量血流速度,取样容积必须放在狭窄最严重处,即将取样容积放在血管中央以减小频带增宽。但是,研究显示彩色血流显示的狭窄处血液射流方向通常不在血管长轴上。这个研究发现引发以下争论:如何在狭窄处采集多普勒频谱、准确测量血流速度。在轻度至中度狭窄处,推荐多普勒取样线与血管长轴保持 60°。如果狭窄更重和(或)血管壁异常,一定要以彩色血流显示的狭窄处血液射流方向长轴为准,多普勒角度校正为 60°。取样容积应该尽可能的小,通常为 1.5 mm,以探测血流速度的微小变化。这一点非常重要,因为在狭窄处血流速中,最高速血流速度在很小的范围内。在实际操作中,检查者发现狭窄后,应该缓慢移动取样容积,直到测到最高流速。

尽管彩色多普勒超声不是测量颈动脉狭窄程度的主要手段,但它是防止误诊的重要保证。在所有颈动脉狭窄检查中,多普勒频谱和彩色血流成像应相互核对,检查是否相互矛盾。如果这两种方法检查结果不一致(如彩色多普勒提示重度狭窄而血流速度却中度升高),就应该重新检查,明确差异存在的原因。这种差异通常是由于血流量过高或过低造成,在前面阐述 CCA 波形时已经讨论过这种现象。

(三)狭窄远段的多普勒表现

当颈动脉狭窄程度重、血流减少时,狭窄远段的多普勒频谱波形变小、低钝。前边讨论颈总动脉起始端狭窄时曾谈及这个问题。颈内动脉接近闭塞时,狭窄远段多普勒频谱波形明显变小。

最常见的颈动脉狭窄远段多普勒频谱异常是频带增宽,这是由血流紊乱或明显湍流造成。虽然狭窄即后段血流紊乱只能对动脉狭窄进行定性测量,但具有重要意义。多普勒频谱频窗充填通常提示颈动脉狭窄程度至少为 50%。但是在非狭窄动脉疾病中,偶尔也可见到这种血流紊乱。最明显的狭窄即后段血流紊乱同时产生前向和反向多普勒频谱信号,频谱上半部边缘模糊。这种血流紊乱提示颈动脉有严重狭窄,不应该忽略。当患者颈动脉斑块明显钙化时,斑块远端的明显血流紊乱,可能是此显著狭窄的唯一实际证据。

如果取样容积太大,会将血管内许多点的血流合并在一起,采集多普勒频谱时,可产生血流紊乱假象,可能将正常血管误诊为中度狭窄。如果把多普勒频带增宽作为正常动脉和轻、中度动脉狭窄的参数时,这一点尤为重要。当用频带增宽来评价颈动脉狭窄程度时,也要特别注意增益的调节。如果增益过高,可产生频带增宽伪像。

三、颈动脉狭窄分级

颈动脉斑块的临床意义取决于许多因素,包括斑块成分、出血、溃疡、斑块表面纤维帽状态及管腔狭窄程度。这些因素中,只有狭窄程度是唯一被明确证明可以作为脑卒中的预测指标。彩色多普勒超声可以对颈动脉狭窄进行准确分级,这使彩色多普勒超声成为评价颈动脉疾病的首要方法。

多普勒超声对颈动脉狭窄的量化诊断标准,是在多普勒频谱分析和动脉造影对照研究中建立起来的。超声不能像动脉造影那样可以区分细微的狭窄程度差异,超声对狭窄程度的分级间隔相对较宽。多普勒频谱分析诊断 50%～99% 或更重颈内动脉狭窄的敏感性和特异性在 90%～99%。因此,准确测量颈内动脉狭窄的血流速度,具有非常重要的临床意义。

有很多 ICA 狭窄程度多普勒频谱标准。有些采用颈内动脉狭窄程度分级法,而有些则根据颈内动脉狭窄程度阈值法(根据颈动脉内膜切除试验中狭窄率分级法)。华盛顿大学 Eugene Strandness 博士所建立的颈内动脉狭窄分级法标准,是最广泛被接受的 ICA 狭窄分级诊断标准。这些标准在颈动脉粥样硬化进展研究和临床实践中都有重要意义。在华盛顿大学分级体系中,用流速波形分析和频谱标准进行 ICA 狭窄程度(对应于血管造影诊断法)分级,将狭窄程度分为正常、1%～15%、16%～49%、50%～79%,80%～99%和闭塞。经前瞻性研究验证,与颈动脉造影比较,此标准诊断的准确性为82%,识别正常动脉的能力(特异性)为84%,检测颈动脉疾病的敏感性为99%。

(一)颈动脉内膜切除术试验

所有诊断性检查,包括颈动脉超声检查,都必须不断地重新评定、改进,以适应临床发展。关于颈动脉内膜切除术(CEA)疗效的前瞻性随机试验(如北美有症状颈动脉内膜切除试验(NASCET)和无症状颈动脉粥样硬化研究(ACAS)),对于颈动脉分叉处动脉粥样硬化患者CEA手术适应证产生了深远影响。因此,试验结果改变颈动脉超声检查本身和报告方式。

在NASCET试验中,把ICA直径狭窄率为70%～90%同时伴有症状的患者,划分为两个治疗组,一组同时接受药物和CEA治疗,另一组仅给予药物治疗,随访18个月,前者同侧致死性或非致死性脑卒中发病率为7.0%,而后者为24%,差异具有统计学意义($P<0.001$)。说明手术治疗后,脑卒中的绝对危险性减少了17%,相对危险性减少71%。说明术后18个月时,药物与手术结合治疗的效果优于单独药物治疗。

NASCET也研究了ICA直径狭窄率50%～69%、同时伴有症状的患者,药物和CEA综合治疗组5年脑卒中率为15.7%,而单独药物治疗组则为22%,对于有症状、直径减少<50%的ICA狭窄患者,CEA效果不明显。总的来说,对于有症状的ICA狭窄患者,狭窄程度在70%～90%时,CEA治疗指数最高,而50%～69%狭窄,治疗指数中等。

对ICA直径狭窄率60%～99%的高风险无症状患者,ACAS进行了治疗性研究以明确CEA的预防性疗效,在这项研究中,与单独药物治疗组相比,药物与手术综合治疗组患者绝对风险减少5.9%,相对风险减少53%。平均随访期2.7年后,单独药物治疗组5年累计同侧脑卒中率为11%,而药物和CEA综合治疗组为5.1%。换而言之,如果CEA治疗19例患者,5年内可避免1例脑卒中发作。因此,对于无症状颈动脉狭窄患者,手术疗效并不显著,即使重度狭窄,其治疗指数也很小。

NASCET和ACAS试验都是通过动脉造影测量ICA狭窄程度,具体通过比较最小残余管径与狭窄远段ICA管径(病灶不计算在内)。华盛顿大学ICA多普勒诊断标准建立于CEA试验之前,也是通过超声和动脉造影对比研究建立的。根据华盛顿大学诊断标准估算ICA狭窄,是通过最狭窄处残余管径与ICA窦处的正常管径(假设无动脉粥样硬化病灶)比较。因为颈动脉窦处管径大于ICA远端管径,所以,即使同一病变,两种方法所得狭窄程度亦不同。动脉造影时,将ICA远端管径作为参照所计算的狭窄程度要低于将颈动脉窦部作为参照时。对于中度以上狭窄,这种差异更明显。

对1 001条ICA造影回顾性研究表明,如果以ICA窦部作为比较参照,34% ICA狭窄程度达到了70%～99%,而如果以狭窄远端ICA作为比较参照,仅有16% ICA狭窄程度达到了70%～99%。以ICA远端为参照计算ICA狭窄程度时,99%以上患者ICA狭窄率都小于以窦部为参照所算结果。华盛顿大学以窦部作为参照的超声诊断标准,不能直接应用于NASCET和ACAS试验结果。此外,许多超声诊断标准,包括华盛顿大学标准,没有ACAS和NASCET中专门提出的60%和70% ICA狭窄率的超声诊断标准。

(二)以NASCET/ACAS为基础的ICA狭窄诊断标准

CEA随机试验结束后,针对NASCET和ACAS试验,已经建立了新的ICA狭窄超声诊断标准。华盛顿大学标准可以对颈动脉窦处动脉粥样硬化进行精确量化诊断,新标准不应该完全取代它。当然,新标准对于患者选择 CEA 非常有帮助,因为他们直接针对 NASCET 和 ACAS 试验提出的颈动脉狭窄率水平,建立了相应的诊断标准。

Oregon Health&Science 大学最早对这个问题进行了研究。300 多条 ICA 超声诊断与动脉造影进行比较,动脉造影时 ICA 直径狭窄率测量方法按照 NASCET 和 ACAS 采用的方法。利用受试者工作特征(ROC)曲线和超声变量分析,收缩期峰值流速比(ICA 最大收缩期峰值流速/近端 CCA 最大收缩期峰值流速)≥4.0,诊断 70%～99%(NASCET 采用)ICA 狭窄的精确性最高。有学者所在实验室和华盛顿大学的前瞻性超声和动脉造影对比研究,进一步确认了此结果。在这项研究中,对比分析了 158 条 ICA 的超声和动脉造影检查结果。按照 NASCET 计算方法,42% ICA 动脉造影诊断狭窄率在 70%～99%,利用收缩期峰值流速比≥4.0 进行诊断,敏感性 91%,特异性 90%,总准确性为 90%。

针对 ACAS(针对无症状 ICA 患者的试验)中应用的≥60% ICA 直径狭窄率,Oregon Health&Science 大学研究了无症状患者 ICA 狭窄超声速度标准,对比分析了 ICA 动脉造影和超声检查结果。ROC 曲线应用许多超声参数,收缩期峰值流速≥260 cm/s 并且舒张末期血流速度≥70 cm/s,诊断 60%～99% ICA 狭窄的准确性最高(敏感性 84%,特异性 94%,阳性预测值为 92%,总准确性为 90%)。利用收缩期流速比≥3.2 诊断,结果相似。对于无症状患者,如果超声诊断 ICA 直径狭窄率 60%～99%,那么需进一步动脉造影检查或进行手术。但是无症状患者 CEA 疗效一般,所以在许多临床情况下无症状患者 ICA 狭窄超声诊断标准的阳性预测值,以高于有症状患者为佳。如果以 ICA 收缩期峰值流速≥290 cm/s 并且舒张末期血流速度>80 cm/s 为标准分析上述数据,超声诊断 70%～99% ICA 狭窄的阳性预测值达 95%。在有学者所在实验室,为了尽可能向临床医师提供相关信息,对于 ICA 狭窄程度在 60%～99% 的无症状患者和狭窄程度在 70%～99% 或>99% 的有症状患者,同时报告采用华盛顿大学标准和新标准诊断的 ICA 狭窄程度。

如果采用不同超声仪器测量仿真模型血流速度,不同超声仪之间存在差异。Fillinger 及其同事们对一些单位的资料仔细分析后发现,各单位患者构成不同,并且不同厂家超声仪测量的流速有细微差异,进一步印证了上述问题。显然,没有任何一种超声诊断标准的敏感性和特异性可以达到 100%。分析颈动脉超声检查结果时应该认识到,流速会因超声仪器不同而有差异,任何流速标准都存在假阳性和假阴性问题。

(三)共识委员会 ICA 狭窄诊断标准

ACAS 和 NASCET 试验揭示了不同程度 ICA 狭窄(采用动脉造影法),CEA 治疗效果不同,治疗指数不同。而不同单位超声诊断标准中,狭窄程度划分法与(ACAS 和 NASCET 中)ICA 狭窄程度治疗界值不同。因此,来自不同医学领域的一些专家组成了一个委员会,共同回顾研究颈动脉超声检查文献。这个委员会组建于 2002 年,主要是为了 ICA 动脉粥样硬化性狭窄(未经治疗)问题。在颈动脉超声检查主要内容方面,委员会达成了共识,并建立了合理的 ICA 狭窄分级诊断标准。

共识委员会建议,所有颈动脉超声检查都应包括灰阶成像、彩色多普勒和频谱多普勒检查。血管超声检查医/技师应该取得资质认证机构的上岗证书。采集多普勒频谱时,多普勒角度尽可能接近 60°,但不能超过 60°,而且取样容积应该放在最狭窄部位。委员会同时注意到,不同实验室报告 ICA 狭窄程度时存在差异,同一实验室不同医师之间也不同,甚至同一个人也存在这种差异。专家们建议实验室应该根据多普勒测量建立 ICA 狭窄分级标准,标准一旦建立,实验室每位医师都应该遵行。考虑到超声判断某一狭窄是高于还是低于某一狭窄水平(如,直径狭窄 60%或狭窄 70%)时最为准确,委员会建议超声检查继续使用分级法诊断 ICA 狭窄。委员会也认识到,对<50%的 ICA 狭窄,多普勒进一步分级诊断时准确性相对较低,建议将<50%的狭窄统一为一类。他们认为无须对轻度狭窄进行再分级。

对许多文献进行广泛讨论和分析后,根据多普勒超声和灰阶超声,共识委员会将 ICA 狭窄程度分为以下几级:正常(灰阶超声和血流动力学检查,证实无动脉粥样硬化);狭窄程度<50%;狭窄程度在 50%～69%;狭窄≥70%但未接近闭塞。诊断接近闭塞和闭塞时,需要建立在多普勒速度测量、灰阶超声和彩色多普勒超声结果基础上。由于许多外科医师手术时使用 50%和 70%的狭窄阈值,所以他们选择了 50%和 70%狭窄界值。

专家们认识到多种多普勒参数评估 ICA 狭窄,包括 ICA 收缩期峰值流速、ICA 舒张末期血流速度、ICA/CCA 收缩期峰值流速比和 ICA/CCA 舒张末期血流速度比。委员会推荐使用 ICA 收缩期峰值流速、灰阶和(或)彩色多普勒血流成像观察斑块,作为 ICA 狭窄诊断和分级的主要参数。

ICA 收缩期峰值流速易于测量,应该具有可重复性,但是,研究资料表明收缩期峰值流速的可重复性很差,即使有经验的血管医/技师之间重复性也很差,所以在临床颈动脉超声检查中不应继续把 PSV 作为诊断参数。根据 ICA 收缩期峰值流速估测的狭窄程度,应该与灰阶和彩色多普勒成像观察的 ICA 管腔狭窄程度相吻合。此外,ICA/CCA 收缩期峰值流速比和 ICA 舒张末期血流速度等附加参数,应该作为核实参数,特别是 ICA 收缩期峰值流速不能反映病变程度时。这些情况包括:多发狭窄、对侧动脉重度狭窄、斑块目测法和 ICA 收缩期峰值流速估测狭窄程度之间存在差异、CCA 流速增高、心脏处于高动力状态及心排血量降低时。

共识委员会推荐使用以下分级标准诊断颈动脉狭窄。这些标准尚未经过回顾性或前瞻性评估验证,也不代表任何实验室或任何研究的结果。

1.正常的 ICA

ICA 收缩期峰值流速<125 cm/s,没有斑块和内膜增厚。同时,ICA/CCA 收缩期峰值流速比<2.0,ICA 舒张末期血流速度<40 cm/s。

2.ICA 狭窄<50%

ICA 收缩期峰值流速<125 cm/s,可以观察到斑块或内膜增厚。同时,ICA/CCA 收缩期峰值流速比<2.0,ICA 舒张末期血流速度<40 cm/s。

3.ICA 狭窄 50%～69%

ICA 收缩期峰值流速在 125～230 cm/s,有明显斑块。同时,ICA/CCA 收缩期峰值流速比值在 2.0～4.0,ICA 舒张末期血流速度在 40～100 cm/s。

4.ICA 狭窄≥70%,但尚未接近闭塞

ICA 收缩期峰值流速≥230 cm/s,灰阶超声和彩色多普勒可以观察到斑块,并伴有管腔狭窄(PSV 越高,严重病变的可能性(阳性预测值)越大)。同时,伴有 ICA/CCA 收缩期峰值流速比值>4.0,ICA 舒张末期血流速度>100 cm/s。

5.ICA 接近闭塞

此时血流参数不适于诊断。接近闭塞病变处流速或高、或低或探测不到。因此诊断主要依靠彩色多普勒显示管腔明显狭窄。有时,利用彩色多普勒可以鉴别接近闭塞和完全闭塞,接近闭塞时有一股纤细彩色血流通过接近闭塞的管腔。

6. ICA 完全闭塞

灰阶超声探查不到管腔,频谱、彩色或能量多普勒均无明显血流信号。如果只用灰阶超声和频谱多普勒检查,有可能将接近闭塞误诊为完全闭塞。

四、颈动脉超声检查其他相关事宜

(一)无症状颈动脉狭窄的追踪观察

我们对 300 多位患者回顾性分析发现,在首次超声检查中 ICA 直径狭窄率<60%、收缩期峰值流速≥175 cm/s 的有症状患者,较 ICA 收缩期峰值流速<175 cm/s 的无症状患者,发展为 60%~99% ICA 狭窄的概率高。基于这个发现,我们对 407 位患者进行了前瞻性研究,共包括 640 条直径狭窄率<60%的未手术治疗的 ICA。在这组患者中,有症状 ICA 狭窄病灶有进展的并不多见。只有 3 位患者发生了大脑半球神经系统症状(均为短暂性脑缺血发作),平均时间为 21 个月,同侧动脉粥样硬化加重。此外,一条 ICA 在 54 个月后发展至完全闭塞,患者出现短暂性脑缺血发作。同侧 ICA 狭窄没有加重的患者未出现神经系统症状。

患者初次超声检查后,平均随访 18 个月,则 10%患者或者 7% ICA 发生无症状性进展,ICA 狭窄程度发展至 60%~99%。那些斑块(或狭窄)进展者,在初次超声检查时平均收缩期峰值流速、平均舒张末期血流速度和平均 ICA/CCA 收缩期峰值流速比高于那些斑块稳定者。ICA 狭窄无症状性发展至 60%~99%的患者,初次超声检查 ICA 收缩期峰值流速<175 cm/s 的占 4%,而 ICA 收缩期峰值流速≥175 cm/s 的则占 26%(P<0.0001)。初次超声检查 ICA 收缩期峰值流速<175 cm/s 者进展至 60%~99%或>99%狭窄的平均时间为(21 ± 10)个月,而初次超声检查 ICA 收缩期峰值流速≥175 cm/s 者进展至 60%~99%或>99%狭窄的平均时间则为(14 ± 9)个月。通过对生存表分析,初次超声检查 ICA 收缩期峰值流速<175 cm/s 的狭窄,进展至 60%~99%狭窄的概率,小于初次超声检查 ICA 收缩期峰值流速≥175 cm/s 的狭窄。

因此,对于 ICA 收缩期峰值流速<175 cm/s 的 ICA 直径狭窄率<60%的无临床症状患者(未曾做动脉内膜切除术),进行每年一次超声随访即可,患者 ICA 狭窄<60%,而初次超声检查 ICA 收缩期峰值流速≥175 cm/s,狭窄很可能发生无症状性进展至 60%~99%,这组患者每 6 个月超声随访一次,经常可见到狭窄进展者。

(二)颈动脉再狭窄

超声不仅可以诊断原发性颈动脉狭窄和闭塞,还可以诊断或排除颈动脉内膜切除术(CEA)、补丁移植、旁路移植术、颈动脉支架置入术后的颈动脉再狭窄。目前认为 CEA 术后有三种再狭窄:CEA 术后 1 个月内发现的狭窄,可能为残余病灶或手术技术原因所致,早期再狭窄是指成功 CEA 术后 2 年内发生的再狭窄,通常见于术后 12 个月内,主要是由于内一中膜增生所致;晚期再狭窄是指 CEA 手术 2 年后发生的再狭窄,主要是动脉粥样硬化复发所致。

在过去的 30 年里,发表了 160 多篇关于颈动脉 CEA 术后再狭窄问题的研究论文,这些研究包括了 62 000 多例颈动脉内膜切除术,颈动脉再狭窄发生率平均为 6%(0~50%)。通过无创性检查发现,颈动脉无症状再狭窄的平均发生率为 9%,有症状再狭窄的平均发生率为 2%,前者为后者的 4 倍多。

近些年,许多外科医师常规采取补丁血管成形术,降低了颈动脉再狭窄发生率。手术切除颈动脉内膜后直接缝合血管壁,再狭窄平均发生率为 12%,而缝合血管壁时增加一块补丁(扩大血管腔），再狭窄平均发生率仅为 5％。总的来说，大概 20％颈动脉再狭窄是由于术中对狭窄清理不彻底所致；50％颈动脉再狭窄发生于术后 2 年内，另有 30％再狭窄发生于手术 2 年以后。不足 25％的颈动脉再狭窄有临床症状，约 7％的颈动脉再狭窄甚至会发生脑卒中。一研究对 380 例患者随访 16 年以上，≥50％颈动脉再狭窄总体发生率为 10.8％，术后第 1、3、5 年和第 10 年的发生率分别为 5.8％，9.9％，13.9％和 23.8％，只有 2.1％患者进展为严重再狭窄（＞80％）。

有几个研究探索了颈动脉内膜切除术后超声随访时间和频率问题，以检查颈动脉再狭窄和对侧动脉粥样硬化进展。对 380 例 CEA 手术回顾性研究显示，对于术中血管造影或超声检查（或两者同时应用）正常患者，术后早期超声随访价值不高。CEA 术后 ICA 超声随访，95.8％患者正常。没有严重 ICA 再狭窄。在术后 6 个月内，仅 0.5％患者发生中度再狭窄。这项研究表明，如果术中影像学检查正常，那么术后 6 个月内超声随访价值有限。

最新研究发现，CEA 术后对侧颈动脉粥样硬化进展问题比患侧颈动脉再狭窄更为重要。一研究报道了 221 例 CEA 患者，平均随访 7.4 个月，对侧颈动脉病变进展比患侧再狭窄常见，有些患者对侧颈动脉病变需要临床干预。超声随访发现，在 221 例 CEA 患者中，仅 2.7％患者出现无症状性≥50％ ICA 再狭窄，仅有 1 例 ICA 再狭窄＞75％（直径狭窄率，需要再次手术）。CEA 术后，患侧 ICA 监测阳性率不足 1％，而 12％对侧颈动脉病灶发生进展，其中 7 例患者 ICA 狭窄较重需要 CEA 治疗。更重要的是，ICA 狭窄＞75％者病灶进展发生率为 ICA 狭窄＞50％的 5 倍。只有 1 例患者，初次检查时对侧 ICA 狭窄＞50％，由于病灶进展而需要内膜切除术治疗。最后有学者总结：如果 CEA 手术成功，对侧颈动脉狭窄不重（直径狭窄率＜50％），那么 CEA 术后每 1～2 年超声随访一次比较合适。

上述资料提示，CEA 术后发生明显颈动脉再狭窄、需要再次手术的概率非常低。如果，仅那些有症状性再狭窄和部分无症状性重度再狭窄才考虑再次手术治疗，那么超声随访频率主要根据对侧未手术颈动脉情况或神经系统症状出现情况而定。如果 CEA 术中检查表明手术成功，对侧颈动脉狭窄＜50％，每年超声随访 1 次即可。如果 CEA 手术效果欠佳或对侧未手术 ICA 的狭窄程度＞50％，超声随访每 6 个月 1 次。

（三）双侧颈动脉重度狭窄

由于侧支循环代偿机制，一侧 ICA 闭塞或重度狭窄时，另一侧 ICA 血流速度代偿性增高，多普勒超声估测的狭窄程度要高于动脉造影所测量狭窄程度。几个研究人员发现，如果对侧颈动脉闭塞时，应用多普勒诊断标准，会导致狭窄程度被高估。对侧颈动脉伴有重度狭窄或闭塞时，应用"以 ACAS 为基础建立的"多普勒标准诊断 ICA 狭窄程度，并可以根据该结果确定 CEA 方案，目前还没有这方面的研究报道。如果把超声作为 CEA 术前唯一狭窄评估手段，这方面的资料非常重要。

有学者所在实验室进行了一项为期 8 年的研究，患者均有双侧颈动脉狭窄，一侧进行了 CEA 手术，超声观察 CEA 手术对未手术的对侧 ICA 的影响。460 位患者 ICA 直径狭窄率为 60％～99％，进行了 CEA 手术。有 107 例患者对侧无症状性 ICA 狭窄 50％～99％，根据标准的多普勒诊断标准（PSV＞125 cm/s）和术前超声检查多普勒指标，其中 38 例患者可诊断为 60％～99％ ICA 狭窄。CEA 术后随访发现：未手术侧无症状 ICA 狭窄的收缩期峰值流速平均下降了 48 cm/s（10.1％），舒张末期血流速度平均下降了 36 cm/s（19.3％），在上述 38 例患者中，有 8 例患者（21.1％）未手术侧 ICA 直径狭窄率＜60％。在对侧颈动脉 CEA 术前，有

69 位患者未手术侧 ICA 无症状性狭窄程度没有达到 60％～99％,但在术后第一次超声检查时发现,其中 6 例达到 60％～99％ 的狭窄标准,这 6 例患者术前多普勒检查结果接近阈值(60％～99％狭窄诊断阈值)。如果 CEA 术前仅使用超声一种影像学手段,那么,对于双侧颈动脉严重狭窄患者,CEA 术后必须再次进行超声检查,以重新评估未手术侧 ICA 狭窄程度及是否需要手术治疗。

关于双侧 ICA 狭窄,我们的上述研究结果与 Busuttil 及其同事们的研究结果一致。Busuttil 发现与动脉造影相比,约有 27％ 患者,超声高估了其 ICA 狭窄程度(患者对侧 ICA 有重度狭窄)。他们发现对侧颈动脉 CEA 后,该侧 ICA 收缩期峰值频率平均下降了 1 175 Hz(约 36 cm/s),舒张末期频率平均下降了 475 Hz(约 15 cm/s)。总的来说,在对侧颈动脉 CEA后,根据多普勒标准评价 ICA 狭窄程度,51％患者未手术侧 ICA 狭窄程度下降了一个等级。Fujitani 和同事们进一步研究表明,对于较轻的 ICA 狭窄,超声高估的情况更多(与重度 ICA 狭窄相比)。

第六节　颈动脉闭塞、罕见颈动脉病变

一、颈动脉闭塞

超声诊断颈动脉闭塞,通过如下特征:①动脉搏动消失;②动脉管腔内充填回声物质;③血流信号缺失(彩色血流或多普勒频谱);④管径变小(慢性闭塞)。

表面上看,颈动脉闭塞的诊断很容易,但在下列情况下,可能出现假阳性:声影遮掩;图像不清楚,多普勒信号微弱,特别是由于血管接近闭塞仅有涓涓细流时,后者有极重要的临床意义,因为血管闭塞无法再进行治疗,而接近闭塞的血管只要狭窄比较局限,远端管腔正常,就可能进行内膜切除术治疗。在动脉造影时,接近闭塞的颈内动脉(ICA)呈现“线样征”。但是,“线样征”所提示的细小管径实际上是假象,是由于患者仰卧位时造影剂沿动脉后壁缓慢流淌所致。实际上管腔很宽,并不像“线样征”所示那样窄,仅在 ICA 起始端存在严重狭窄。

在彩色多普勒应用于临床前,超声鉴别诊断颈动脉高度狭窄和闭塞很困难。现在,通过彩色和能量多普勒超声,能够准确鉴别狭窄和闭塞。

因为能量多普勒对低速血流比较敏感,倍受重视。最近研究报道,彩色或能量多普勒诊断接近闭塞的颈内动脉狭窄,敏感性和特异性几乎接近 100％。但是,要达到如此高的准确性,必须注意以下几个技术细节。

首先,调节仪器使其能检测到最低流速。脉冲重复频率应尽可能低,低频滤波调至最小使低频信号不被滤掉。

第二,尽量使血管显示清晰,仔细寻找管腔内任何微弱血流信号。选取最佳多普勒角度观察彩色多普勒血流信号。有学者喜欢使用能量多普勒,但有时彩色多普勒可能效果会更好,特别有相邻脏器运动产生伪像时。

第三,在显示的颈动脉段采集多普勒频谱,信号可能非常微弱,因此常需要把“增益”调大。

要记住,对于缓慢或低速血流,脉冲多普勒比彩色多普勒更敏感。不要把搏动性非常低的动脉血流信号误认为是静脉血流信号(注意血流方向)。最后,从不同位置观察"闭塞"血管,包括横断面观察,确实没有血流,才下闭塞定论。

颈动脉闭塞最常见病因是动脉粥样硬化,但纤维肌发育不良和颈动脉夹层(将在后面讨论)也能造成颈动脉闭塞。颈内动脉闭塞最常见,但颈总动脉和颈外动脉也可发生闭塞。颈总动脉闭塞发病率大约是颈内动脉的1/10,颈总动脉闭塞发病率这么高,一般社区血管诊所偶然也可能遇到。颈总动脉闭塞常有脑卒中或其他神经症状,但有时也没有神经症状。尽管颈总动脉闭塞了,但颈内动脉仍然可能保持开放,由颈外动脉分支构成的侧支循环供应颈内动脉。在颈外动脉分支血流呈反向,而颈内动脉血流正向,仍然流向头部。

二、颈动脉夹层

颈动脉夹层是指血液进入动脉管壁,将动脉壁分离,形成有血流的假腔。血液要进入管壁并引起壁分离,内膜上必须有裂隙,这些裂隙可能由于剧烈创伤、医源性创伤或潜在肌层薄弱所致。管壁分层位置不定。

在某些患者,仅有动脉壁内膜掀起,而另外一些患者,可能有部分内膜、全部中膜或外膜掀起,所以真、假腔之间膜的厚度不同。在外膜分层时,可在动脉附近形成假性动脉瘤。

动脉夹层产生一个假腔,远端可以是盲端也可以与真腔相通。盲端假腔时会形成血栓(闭塞)并凸向真腔,造成狭窄或闭塞。如果假腔远端与真腔相通,那么在假腔中有持续性血流。夹层、栓塞或血流减少都可导致颅内血管血栓形成和大脑损害。夹层延伸至颈动脉浆膜层是比较少见的情况,可形成假性动脉瘤。

颈动脉夹层一般起源于主动脉弓并仅延伸到颈总动脉分叉处,但夹层可以延伸至颈内动脉,3%～7%的主动脉弓夹层可并发脑卒中或短暂性脑缺血发作。颈总动脉夹层最常并发于升主动脉夹层(主动脉夹层 Stanford A 型),这种类型的主动脉夹层通常与年龄有关,也可能与弹力组织退行性变有关,如 Marfan's 和 Ehlers-Danlos 综合征。主动脉夹层 Stanford B 型发生在主动脉弓以远,通常不影响颈动脉。由主动脉弓夹层延伸而来的颈动脉夹层常常没有神经症状,颈动脉超声检查时这种夹层偶有发现。

颈动脉夹层也可能起源于 ICA,通常起始于颅底,并向下延伸至颈动脉分叉处。这种夹层可能为自发性,或发生于创伤后。有些"自发性"夹层可能并非真正意义上的自发,实际上可能由非暴力性创伤引起,如过伸运动、颈部快速运动等。有时患者未重视或没记住这种致病性的创伤。动脉疾病也可能导致无创伤性 ICA 夹层,包括纤维肌发育不良、Marfan 综合征、囊性中膜坏死、Ehlers-Danlos 综合征。与 CCA 夹层不同,ICA 夹层的假腔几乎总是形成血栓而闭塞。

70%自发性 ICA 夹层或轻微创伤后夹层一般发生于 30～50 岁,男女发生率相同。一般认为高血压是易患因素,1/3 患者有原发性高血压。临床表现为头痛、颈部和面部疼痛、半球缺血症状、脑神经麻痹。70%患者 ICA 夹层好转后没有或仅有轻微神经病变后遗症,25%患者有神经性病变后遗症,5%患者死亡。许多 ICA 高度狭窄或闭塞患者假腔内血栓再通,ICA 血流自发性恢复,缓解了对真腔的压力。一般来说,颈动脉夹层唯一的治疗方法是抗血栓和抗高血压药物治疗。

由于剧烈外伤所致的颈动脉夹层多系颈内动脉直接受损,颈动脉越过颈椎结构处受拉伸,或受颈椎体或下颌骨直接压迫所致。创伤造成内膜破裂、致使管壁结构脆弱,形成夹层。与非外伤性夹层相比,外伤性颈动脉夹层的严重神经并发症多见。

当颈动脉夹层内膜从管壁分离,随心动周期在血流中摆动时,超声能轻而易举地发现。内膜随血流来回摆动,可造成严重血流紊乱。然而,如果真假腔之间的组织较厚,隔膜较硬,那么颈动脉夹层表现为双腔征。

典型 ICA 夹层,超声表现为 ICA 狭窄平滑、逐渐变细,患者较年轻(年龄≤50 岁),与动脉粥样硬化性狭窄不同。即使不考虑年龄,任何患者颈内动脉出现平滑、逐渐变细性狭窄,但没有粥样硬化斑块,均应考虑到动脉夹层。另外,有一些 ICA 夹层患者超声表现不明显而易漏诊。如果夹层起始于颅底而未延伸至超声所能观察的部位,颈动脉分叉处上方 ICA 可能正常,这时远端 ICA 闭塞所致多普勒频谱阻力增高是唯一异常所见,并可能造成血流速度降低。在某些情况下,由于彩色多普勒"溢出"伪像,超声并不能发现菲薄内膜。即彩色多普勒覆盖了菲薄漂浮内膜,仅可见血流紊乱。关掉彩色多普勒,改用灰阶超声观察,就能更好地显示内膜。另外,有些患者 ICA 闭塞无明显原因,如果没有动脉粥样斑块或者患者较年轻,应该考虑动脉夹层诊断。

发现颈动脉夹层后,超声检查者应该尽可能进行如下检查:首先,应查明夹层累及长度,可能会发现夹层起始于主动脉弓或是 ICA;其次,应该记录真、假腔内有无血流、血流方向及其特征;第三,检查 ECA 和 ICA 是否开放,仔细检查 2 条血管的多普勒波形,以评价 ICA 血液循环状态及 ECA 侧支循环建立情况。最后,如果夹层引起狭窄,应从目测(彩色多普勒血流图像)及多普勒速度测量两方面评价狭窄程度。一般需要进行血管造影、MRI 血管成像或 CT 血管成像检查,进一步评价夹层累及范围。

三、颈动脉假性动脉瘤

假性动脉瘤实际上是一种软组织血肿,血液由动脉壁破口流出所致。真性动脉瘤系动脉壁扩展所致,动脉管壁完整。颈动脉假性动脉瘤多源于暴力创伤(通常是贯穿伤),但也发生于经皮颈静脉导管置入术或诊断/治疗性动脉造影。其他原因还有:颈动脉夹层、引起动脉壁薄弱的病变,如血管炎、纤维肌发育不良(FMD),Marfan 综合征和 Ehlers-Danlos 综合征。

医源性和创伤后假性动脉瘤常伴有明显瘀斑或其他创伤相关表现。非穿透性创伤、动脉疾病或导管置入术所致假性动脉瘤,可能有包块、颈部疼痛或脑神经麻痹,可能仅可触及并有搏动性。据报道,40%病例可出现各种神经系统症状,包括大脑缺血/脑卒中,影像学资料显示这些患者可能有大脑梗死。颈动脉假性动脉瘤最严重的后果可能是瘤体破裂和致命性软组织血肿,但很少见。直到现在,颈动脉假性动脉瘤主要采用外科手术治疗,如果病情稳定,现在也可以采用支架治疗。颈动脉假性动脉瘤超声表现为类圆形团块状病灶,可见血流从颈动脉进入其中。

病灶大小各异,视动脉瘤内血栓与血流比例而异。有些假性动脉瘤大部分为血栓,仅少量血流。另外一些假性动脉瘤可能表现为大范围涡流状血流和小范围血栓。然而,多普勒频谱检查时,所有假性动脉瘤的颈部均能看到双向血流。假性动脉瘤距颈动脉的距离也各有长短,连接这二者的"颈部"长短也各不相同。"颈部"直径同样多变。从临床来说,"颈部"短粗并且动脉开口较大的假性动脉瘤可能较"颈部"细长者更加危险,但此假说尚无充足证据。

超声评价颈动脉或其他位置假性动脉瘤时,应注意以下方面:①病灶大小和位置;②"颈部"是否存在双向血流,确认是否为假性动脉瘤;③"颈部"长度和直径;④血栓和血流比例。后两条尤为重要,影响着治疗方法的选择。"颈部"细长、血流少的小假性动脉瘤,可能自发闭塞,安全而无需治疗。可用多普勒超声进行随访,评价假性动脉瘤是血栓化还是发展增大。

四、颈动静脉瘘

瘘是指连接两个上皮样结构的通道,动静脉瘘(AVF)是连接于动脉和静脉之间的通道。动静脉瘘通常由暴力或医源性创伤所致。最常发生于股动脉和股静脉之间,因为这是动脉插管常用部位。但 AVF 也能发生于其他部位,包括颈动脉。在颈部可能由钝器伤、穿透性创伤或颈静脉置管引起。从病理改变角度,可能有假性动脉瘤与 AVF 并存。因为颈动脉和颈内静脉并行排列,这 2 条血管之间易于形成 AVF,但颈动脉与颈部其他静脉之间也可能形成瘘。颈动脉 AVF 临床表现包括:肉眼可见的颈部创伤、瘀斑;可触及的血肿;可触及或听诊的震颤,以及高血流状态的扩张引流静脉。较大 AVF 可能会引起高心输出量性心力衰竭。可采用外科手术或导管介入治疗 AVF。介入治疗时,将支架放在动脉内覆盖瘘口。

AVF 超声表现特征是湍流,在部分病例静脉血流呈搏动性。大多数 AVF 湍流明显、有力,采用彩色多普勒血流图像观察,在静脉附近可见"可视彩色杂音"(visible color bruit),这是由于周围软组织振动所致。如果没有明显静脉湍流,那么 AVF 诊断值得商榷。AVF 较大时静脉血流量增高,多普勒测量血流速度增高。有些病例,超声可以显示瘘道。有时瘘道较细,或湍流明显掩盖瘘道时,超声可能难以显示瘘道。尽管如此,可根据上述静脉多普勒表现确诊 AVF。AVF 其他表现包括软组织积液(瘀斑)、血肿或假性动脉瘤。

第七节 椎动脉超声检查

颈动脉粥样硬化与脑血管缺血单侧症状(如短暂性脑缺血发作、一过性黑矇及脑卒中等)之间的关系已经得到充分证实。并且,对于有适应证患者,颈动脉内膜切除治疗有效。尽管如此,部分短暂性脑缺血发作患者呈非局灶性症状,临床表现复杂、模糊,如视物模糊、共济失调、眩晕、昏厥或四肢无力等,对于这些患者还没有公认的、很好的诊断和治疗技术。确定症状的病因很困难,可能源于颈动脉血栓性疾病、颈动脉/椎-基底动脉闭塞性疾病(或两者都有)导致的广泛缺血、一些与脑血管不直接相关的因素(如心脏病)致后循环缺血症状复杂多变,而且椎-基底动脉供血不足的潜在影响很难评估。虽然可对椎动脉进行成功的相对安全的外科重建,但是诊断具有不确定性(如上所述),并且颈动脉内膜切除或颈动脉重建术后循环缺血症状常常改善,因此在选择患者进行后循环重建术时可能面临困惑。

可以根据患者临床病史资料进行血管造影检查。动脉造影一直用来确诊椎-基底动脉阻塞性疾病。超声作为椎-基底动脉供血不足初级诊断方法,价值有限。根据血管实验室认证委员会和其他认证组织要求,评价颅外脑血管系统必须常规检查椎动脉,但是这种评估常常仅限于有无血流和血流方向。尽管椎-基底动脉系统负责颅内 20%～30% 供血,但是标准教科书中关于椎动脉的阐述有限。

超声已经成为一种有效、无创的颅外段椎动脉检查技术。对于98％以上患者,超声可以显示颅外椎动脉中段的部分血管图像,并可用脉冲多普勒测量血流速度。超声可以显示80％以上右侧椎动脉起始端、约2/3左侧椎动脉起始端,可用脉冲多普勒测量血流速度。下面我们将介绍超声评价技术、定性及定量数据测定并分析其临床意义。

一、检查技术

大多数有显著血流动力学意义的椎动脉病变发生于起始段 V_1 区(自椎动脉起始处至其入横突孔口的管段,约90％椎动脉在第6颈椎水平入横突孔),因此,似乎应该从这里开始进行超声检查。然而,从解剖学角度分析,由于椎动脉起始部位置深,同时锁骨影响探头置放,在约1/3患者,检查面临技术困难。另外,作为锁骨下动脉的第一个主要分支,椎动脉起始段可能明显迂曲,很难进行恰当角度校正来准确测量血流速度,最后,椎动脉起始部及其近段易与其他起源于近端锁骨下动脉的大分支混淆,如甲状颈干。

从椎动脉中段(或称 V_2 区,自第6至第2颈椎横突孔的椎动脉)开始评价椎动脉,是更可靠的办法,这段血管特点:非常平直,仅有很小弯曲;没有任何明显变细或内径改变,除椎静脉外,没有毗邻血管;没有影响血流速度稳定性的大分支。此外,椎动脉 V_2 区很少有动脉粥样硬化闭塞性疾病。要检查更远端椎动脉,可以采用枕骨下途径和经颅多普勒技术。颅外脑血管彩色多普勒超声检查时,一般很难探查到椎动脉 V_3 区(从枢椎上缘至脊椎管颅外侧入口处)和 V_4 区(从硬脑膜破口处至基底动脉起始处)。

检查椎动脉 V_2 区,首先在第3至第4颈椎水平清晰显示颈总动脉中段纵切图,然后探头稍稍向外侧摆动即可显示椎动脉。颈椎横突是识别椎动脉的重要解剖标志,表现为强回声线,后方伴声影,深部组织显示不清。在矩形无回声区(声影)之间,灰阶超声可见一个无回声带,即椎动脉。彩色多普勒血流成像有助于鉴别椎动脉,显示无回声带内有彩色血流搏动,它也可将椎动脉与毗邻椎静脉区分开。但根据典型灰阶图像,结合解剖学标志,就足以识别椎动脉。找到椎动脉后,即可将频谱多普勒取样容积放于血管中央,采集定性和定量数据评价局部血流动力学。如果这些数据表现不正常,就要尽可能向椎动脉起始段扫查,综合应用灰阶成像及彩色多普勒成像评价动脉起始端血流动力学状况。

二、椎动脉血流动力学:定性分析

(一)正常表现

椎动脉多普勒频谱看似颈内动脉频谱的缩小版,因为两者都直接供给低阻力的颅内血管床。频谱收缩峰边界清楚,整个舒张期存在持续血流。正常人椎动脉收缩期峰值流速绝对值变化很大,可以从20 cm/s到60 cm/s,1/3～1/2患者拥有优势椎动脉,它较对侧椎动脉内径粗,并且流速更高。在这些患者,内径较细的非优势椎动脉血流阻力较高,收缩期峰值流速和整个舒张期流速均较低。

(二)血流缺失

通过对多普勒流速波形和数据分析,可很容易发现椎动脉血流动力学异常。如果椎动脉显示清晰,而无法检查到血流信号,就可以诊断椎动脉闭塞,与其他血管相同。如果闭塞位于典型的部位——动脉起始部,那么可能仅有一段血管闭塞。要检查这一段血管是否有闭塞,应该尽可能向近心端追查椎动脉,越接近椎动脉起始端越好。

（三）血流反向

椎动脉血流反向是很常见的现象，或称为锁骨下动脉盗血。当椎动脉内有反向血流时，多普勒超声很容易观察到并做出诊断。椎动脉血流反向时，必须仔细检查，不要将之与椎静脉血流混淆，因为椎静脉血流有一定波动。90％患者椎动脉反向血流（由于锁骨下动脉盗血所致）出现在左侧。在右侧发现椎动脉血流反向时，重点要明确盗血原因，如果是锁骨下动脉所致，那么仅影响椎动脉血流，如果是无名动脉狭窄所致，可对右侧颈总动脉和椎动脉均产生明显影响。在受累锁骨下动脉远段可以采集到异常流速波形，这是锁骨下动脉盗血的间接表现，一般来讲，锁骨下动脉盗血患者两侧上肢动脉收缩压相差在 15 mmHg 以上。锁骨下动脉盗血的另一个间接征象是对侧椎动脉内径和血流增加。但如前所述，正常椎动脉内径和流速波动很大，因此不能单凭这些征象进行诊断。

在一些锁骨下动脉盗血患者，锁骨下动脉起始部狭窄并不十分严重，尚不足以引起同侧椎动脉完全反流。由于心动周期中血管内压力平衡不断变化，引起椎动脉收缩期血流速度降低，如果情况严重，那么出现明显双向血流。在心脏收缩期，锁骨下动脉狭窄处呈高速喷射样血流，狭窄处后压力明显降低，而对侧椎动脉和基底动脉收缩压正常，这样，锁骨下动脉狭窄侧椎动脉从远心端到近心端存在一个压力梯度，导致椎动脉收缩期血流速度降低甚至出现短暂反向血流。在舒张期，通过锁骨下动脉狭窄处的血流速度下降，狭窄两端没有显著压差，因此在舒张期锁骨下动脉狭窄侧椎动脉内压力梯度基本正常，仍呈正向血流，但血流速度较低。

当椎动脉呈双向血流时，血流有时前向有时反向，因此净血流量很少，也可能每分钟仅几毫升，这些血流量可能是正向的，也可能是反向的。血管造影时，由于血流率很小，椎动脉可能不显影，类似于椎动脉闭塞。

（四）流速增加

许多血流动力学状态可导致椎动脉血流速度明显异常增高。最常见的情况是优势椎动脉，以左侧多见。当单侧或双侧椎动脉成为脑血管系统阻塞性病变的代偿血管时，其内血流速度也明显增快。如颈内动脉闭塞或接近闭塞、对侧椎动脉闭塞或接近闭塞、对侧锁骨下动脉盗血时，即属这种情况。椎动脉发育较细时，血管内径小，血流阻力高，舒张期流速比较低。在有些患者，颈椎挤压椎动脉（多与头部或颈部位置改变有关），椎动脉中段可出现高速湍流频谱，这种情况罕见。也有些患者椎动脉中段有动脉粥样硬化斑块，造成狭窄，出现高速湍流频谱，但这种情况更罕见。

三、椎动脉血流动力学：定量分析

除了定性评价椎动脉血流动力学外，超声尚可对椎-基底动脉进行血流量定量分析。大多数颈动脉供血区短暂性症状系血栓栓塞所致，后循环症状则不同，大多数系缺血所致，因此对某些患者来说，椎-基底动脉血流定量分析可能有其临床价值。从技术角度讲，大多数多普勒超声仪都可以测量椎动脉血流量。计算血流量需要多普勒频谱流速数据（即测量一个完整心动周期内时间平均流速）和管腔直径（可计算出管腔横截面积），通过这两个测量数据，即可计算出血流量（mL/min）。如椎动脉中段血管比较直、管径均匀，无明显分支，血流量测量标准差可达±10％。

我们的经验表明，在 99％（1 491/1 500，连续患者，即一定时间内检查的所有患者）以上患者，椎动脉血流量在技术上可行。就像收缩期峰值流速一样，正常生理条件下，患者椎动脉血流量变化也很大,从<75 mL/min 到>150 mL/min。如果同时考虑到双侧推动脉,那么两侧椎动脉血流量之和(右侧加左侧)接近 200 mL/min,也可更高。那些神经系统症状弥散可能为后循环缺血的患者,比无症状患者或单侧神经系统症状患者,出现双侧椎动脉血流减少(<200 mL/min)的可能性更大。在颈动脉系统仅有轻微病变或者无病变时更是如此。因此,可以把椎-基底动脉血流动力学异常所致的、可能是真正的后循环供血不足患者鉴别出来。

椎-基底动脉血流量降低的临床意义取决于血流减少原因以及能否治疗。血流减少原因可能有:双侧椎动脉发育不全,不能提供更多血液;心排血量降低,颅内椎动脉远端或基底动脉闭塞。定性分析椎动脉多普勒频谱可诊断椎动脉远端或基底动脉闭塞,因为远端阻力增高,椎动脉收缩期和舒张期血流速度绝对值明显下降,尽管波形基本正常。由于技术进步,基底动脉血管扩张成形术和支架置入术成为可能,如果怀疑椎动脉多普勒波形变小是由于颅内血管阻塞性病变所致,可以进行血管造影确诊。

椎动脉近端严重阻塞性病变也可造成椎-基底动脉系统血流减少和脑血管症状。这类患者多普勒频谱呈低速低搏动性,典型"小慢波"波形(即收缩峰圆钝、边界不清,加速时间延长,舒张期正向血流弱,整个心动周期中血流速度明显降低)。

如果椎动脉多普勒波形呈低速低搏动性,应仔细检查其起始端和近段,检查是否存在阻塞性病变、病变部位及严重程度。在椎动脉狭窄处,可见彩色血流束变窄、彩色混叠并伴狭窄即后段五彩镶嵌样血流。确诊有赖于多普勒频谱测量血流速度增高。目前尚无椎动脉狭窄程度多普勒流速诊断标准。但收缩期峰值流速一般远远高于正常范围(至少增加 3 倍),正常范围上限为 60 cm/s。因为椎动脉近心段 1~2 cm 处常有迂曲,使椎动脉起始部狭窄超声诊断复杂化。由于椎动脉近心段血管走行迂曲,即使无狭窄,也常常出现血流紊乱,而血管扭折时可使血流速度增快。另外,血管迂曲,使用角度校正功能测量的多普勒血流速度亦不可靠。考虑到这些因素,超声评价椎动脉起始部狭窄,应视为定性评价。如果狭窄远端血流呈低速低搏动性,那么可确认此病变有血流动力学意义。另外,如果超声所见高度支持病变有血流动力学意义,应该进行血管造影以确诊。正确诊断非常重要,现代外科和介入治疗技术已经可以成功地治疗大多数椎动脉近心段狭窄。

四、多普勒超声与磁共振血管成像

在大多数颈动脉粥样硬化诊断和颈动脉内膜切除术病例选择方面,多普勒超声已经替代传统血管造影术,成为常规评价方法,但临床常常进行磁共振血管成像(MRA)检查以印证超声诊断。由于 MRA 技术和造影剂不断发展,磁共振在椎动脉评价方面也不断发展。MRA 很容易诊断椎动脉狭窄以及 V_2 和 V_3 区椎动脉外在骨性压迫。特别是造影剂增强 MRA 和三维 MRA 图像重建的使用,椎动脉显示较普通二维时间飞跃法 MRA 有明显提高。此外,时相增强 MRA 可以测量椎动脉实际血流,直接评价椎动脉血流动力学。从成本和效益角度来看,多普勒超声仍然是评价椎动脉首选。但是,当超声诊断可疑时,增强三维 MRA 成为最佳选择。特别是多普勒超声提示椎动脉某处可能存在阻塞性疾病,但又不能直接扫查到病变区域时(例如,难以扫查到的椎动脉起始部;高阻血流频谱提示椎动脉远端(V_3 或 V_4 段)病变),微创 MRA 可以显示这些区域。椎动脉夹层(多发生于 V_4 区)少见,椎动脉瘤更少见,对于这些疾病,超声检查可发现异常征象提示可能为相应疾病,但最好申请 MRA 检查来确诊。MRA 在椎动脉检查方面的局限性与颈动脉系统相同。有些患者体内有金属材料,有些患者不能配合检查等,所以并非所有患者都能够进行磁共振检查。年龄越大,不能进行磁共振检查的患者越多,而椎-基底动脉系统脑血管病发病率也增加。在严重湍流区域(比如狭窄后)或流速非常缓慢区域(椎动脉发育不全时)磁共振信号缺失,也限制了 MRA 在这些疾病的诊断价值。

第八节　颅内动脉超声评价

一、概述

1965 年,Miyazaki 和 Kato 首先报道了使用连续波多普勒超声评价颅内血管。尽管超声技术在其他领域应用发展迅速,但直到 1982 年才用于颅内血管检查,当时,Aaslid 等发明了一种经颅多普勒(TCD)装置,可发出 2 MHz 脉冲超声波,能穿透颅骨,并能精确测量 Willis 环动脉血流速度。TCD 可以直接记录颅内血流速度,使 TCD 成为评价颅内血管血流动力学和颅内血管疾病的重要手段。在过去 20 年,超声技术不断发展和改进,为 TCD 技术临床应用奠定了扎实基础。1990 年经颅彩色多普勒超声(TCCS)应用于临床,使经颅超声又向前迈进一步。该技术结合了灰阶超声成像、频率彩色编码以及多普勒超声技术,使直接显示颅底动脉、血流方向成为可能,可以通过角度校正法测量一定深度内动脉的血流速度。随着能量多普勒和三维 TCCS 以及超声造影剂的引入,颅内血管超声诊断能力进一步提高。超声造影技术为心内右向左分流的检测和基于示踪剂稀释原理的脑实质灌注研究提供了可能。用 TCD 检测微血栓信号(MESs),可无创测定和评价通过颅内动脉循环的微血栓,成为该技术发展的又一里程碑。超声辅助溶栓技术(超声溶栓术)是最激动人心的经颅超声进展之一,开辟了超声治疗新领域。

二、检查方法

(一)常规准备

TCD 检查前,必须注意两点:①明确了解颅外动脉状况;②患者充分休息好,以避免二氧化碳分压波动和运动干扰。此外,检查者必须了解以下两个解剖结构。①超声束需穿透的颅骨"声窗"。超声束能穿透的颅骨部位(声窗)有限且不易确认。②颅底部动脉在管径、走行、发育和探查位置等方面存在很大差异。关于颅骨的超声穿透性,确实是个问题,已经进行了深入研究。颅骨由三层结构组成,每层都以不同方式阻碍超声传播。Grolimund 进行了大量体外实验研究,在不同颅骨部位和个体之间,声能衰减差异很大,颅骨后声能均低于发射声能的35%。进一步研究表明,颅骨有声透镜作用,声折射更多依赖于颅骨厚度而非入射角度。

(二)TCD 和 TCCS 仪器

经颅超声仪器设计时,首先要考虑的问题是信噪比良好。因此,与其他多普勒超声仪器相比,经颅超声仪器的带宽较窄,取样容积较大、定位性差。大多数市售 TCD 系统采用 2 MHz 频率,采用脉冲多普勒系统,检查深度可调,可识别血流方向。TCCS 使用 1.8~3.6 MHz 相控阵探头,相应配置:①发射能量 10~100 mW/(cm·s);②多普勒取样深度可调;③脉冲重复频率可高达 20 kHz;④声束聚焦深度为 20～60 mm;⑤通过多普勒频谱分析,实时显示平均流速和收缩期峰值流速。许多市售 TCD 配有特制的头套或头盔,可进行连续监测。

(三)声窗

观察颅内动脉的声窗主要有 4 个:颞窗、眶窗、枕骨下窗(枕骨大孔)和颌下窗。描述颅内动脉各段,人们使用各种术语。

1. 颞窗

探头置于颞部颧弓上方,紧贴耳屏,在耳屏前上方,此为最佳检查部位,为第一声窗。后颞窗位于第一声窗后上方,在一少部分患者,此声窗应用较多,特别是显示大脑后动脉(PCA)P_2 段时。在某些患者,常使用更靠前的前颞窗。通过以上颞窗,加上前后摆动探头,声束可以扫描颅内不同部位。探头声束向前倾斜,可以显示大脑中动脉(MCA)M_1 和 M_2、颈内动脉虹吸弯(CS)C_1、大脑前动脉(ACA)A_1 段以及前交通动脉。声束向后倾斜可以显示 PCA 的 P_1 和 P_2 段、基底动脉(BA)末端和后交通动脉。

2. 眶窗

眼睛闭合,将探头置于眼睑上可以探测颅内循环前半部分。为避免损伤眼睛屈光晶体,入射超声能量较低。正常情况下,在 45～50 mm 深度处可探及眼动脉,而 CS 膝部即 C_3 段深度为 60～65 mm。稍增加扫描深度至 70～75 mm 时,可显示背向探头的 C_2 段血流(方向向下)和朝向探头的 C_4 段血流(方向向上),上述血流方向是在声束近于矢状面(稍向内斜)通过眶上或眶下裂入颅,检查相应血管时的血流方向。与颞窗和枕窗比较,眶窗使用较少而且效果欠佳。

3. 枕窗

枕窗(或枕骨大孔窗)是探查椎动脉(VA)和基底动脉(BA)全程的基本途径。探头置于枕骨大孔后缘与第 1 颈椎棘突之间,声束指向鼻梁。探查深度设置为 65 mm,检查时逐渐减小扫描深度(从 50 mm 直到 35 mm),可以追踪左右椎动脉至枕骨大孔处。随着探测深度变小,声束越来越偏向头的侧方。寰椎弓后方硬膜外椎动脉段也可以追及,此段血流朝向探头。从 VA 汇合处向头顶方向追踪,可显示 BA,BA 远端深度为 95～125 mm,正常 VA 血流背离探头。

4. 颌下窗

在颌下窗可以检查颈内动脉(ICA)下颌后部位以及更远处的硬膜外段(C_5～C_6 段)。它是颅外段超声检查的有益补充,有利于发现 ICA 夹层及慢性 ICA 阻塞时颈外—颅内动脉之间的侧支循环。声束稍向内后方倾斜,可完整追踪 ICA 至深度为 80～85 mm 处,在此处 ICA 向内前弯曲形成 CS。

(四)诊断方法

1. 常规 TCD 检查

一般情况下,先从颞窗检查最方便,在深度为 50～55 mm 处检测到同侧 MCA,然后调整声束方向,一步一步地追踪观察同侧动脉网,血流信号的连续性对识别 MCA 非常重要。对于其他颅底动脉也是如此,血流信号的连续性是指对 MCA(及其他动脉)由浅(35 mm)至深(55 mm)逐步追踪观察时,血流频谱形态特征和血流方向不变。由浅至深追踪 MCA 至较深位置(65～70 mm)时,血流方向突然发生变化(背离探头,而不是朝向探头),提示探及 ACA 的 A_1 段。在此深度探测到的朝向探头的血流信号,一般为 CS 延续为 MCA 的部位。

在颞窗,将声束向后倾斜,在 $65\sim70$ mm 深度,几乎总可以探及 PCA 的 P_1 段,继续追踪 PCA 可见 BA(深 75 mm),自此可追踪至对侧 PCA,不进行加压试验时,有两个信号连续性方面的标准(追踪 PCA 至其与 BA 连接处(BA 分叉处)血流呈双向,对侧 PCA 的血流方向不同)对识别两侧 PCA 极为重要。

完成双侧颞窗检查后,可以通过眶窗、枕窗及颌下窗获取更多信息。前面已对这些位置可探及的血管、血管识别方法进行阐述。

2. 经颅彩色多普勒超声(TCCS)检查

TCCS 是很好的无创检查技术,可直接显示颅内血管结构。因此,可迅速、可靠识别颅内血管,精确放置取样容积,缩短检查时间。近几年来,TCCS 技术飞速发展,不仅可以显示颅内血管,还可以显示脑实质。TCCS 检查常使用颞窗和枕窗。关于颌下窗和眶窗,尚无系统报道资料。经颞窗检查时,探头沿眼眶线水平面扫查,在 $6\sim8$ cm 深处可见中脑,呈蝴蝶形的低回声区,以此可以作为解剖标志,在此切面很容易显示 Willis 环。经枕窗入路时,呈低回声的枕骨大孔和高回声的斜坡可以作为解剖标志,双侧椎动脉分别位于它们左右两边。对于多数患者,一般在 $75\sim95$ mm 深处可显示 BA 起始部。总而言之,血管深度可以参考前面的 TCD 探查深度。TCCS 也可显示颅内静脉窦和大的颅底静脉,但尚未作为临床常规检查内容。

3. 颅内血管识别

颅内动脉 TCD 主要识别参数。

(1)探查深度。

(2)一定探测深度的血流方向。

(3)血流速度(包括平均血流速度、收缩期或舒张期峰值流速)。

(4)探查路径(颞窗、眶窗、枕窗、颌下窗)。

(5)声束方向(向前、向后、足侧、头侧)。

(6)信号连续性(血管的可追踪性)。

常规已不使用颅外动脉加压试验识别颅内血管,因该方法有导致脑栓塞危险。尽管发生率较低,但确有发生。TCCS 与超声造影剂联合应用,在多数情况下,不用加压试验也可显示颅内主要动脉及其侧支通路,对于颅外动脉粥样硬化患者,更应避免使用颈动脉加压试验。

4. 血流速度测量

不同作者报道的健康成人颅内动脉血流速度差异很小。MCA 或 ACA 的血流速度总是最高。PCA 和 BA 的血流速度较 MCA 低。然而,关于颅内动脉血流量(单位 cm^3/s)的研究报道,并没有类似发现。关于流速与流量测值差异,有以下两种解释:测量位置可能不同,或者更可能是由于血管大小不同,为了保持一致的血流量,代偿机制使血流速度不同。所以,在大血管中血流速度较慢,在小血管中血流速度较快。TCCS 检查时,如果使用角度校正测量血流速度,那么所测血流速度较 TCD 测量流速稍微增高。TCD 所测量血流速度随年龄增大而降低,这一发现与颅内动脉血流量随年龄变化而变化相吻合,同时印证了 TCD 和 TCCS 作为颅内血管血流量半定量方法具有可靠性和敏感性。

5. 血管储备功能测试

经颅多普勒可以实时测量颅内血管流速变化,监测颅内血流灌注瞬间波动变化,为颅内血流灌注的理想监测方法。颅内血管储备功能评价是利用各种刺激条件,如低碳酸或高碳酸血症、增加或降低血压、缺氧等,评价颅内血管的储备代偿能力。二氧化碳(CO_2)可扩张外周动脉血管床,对皮质小动脉作用尤其明显,改变 CO_2 浓度时,假设其对近心端大动脉管径没有直接影响,那么颅内大动脉的血流速度和血流量之间呈线性关系。MCA 血流速度随着 CO_2 浓度变化而变化,呈 S 形曲线。

血管舒缩储备功能完好是指当灌注压下降时通过皮质动脉扩张可维持皮质血流量灌注供应。脑部阻力血管因血管灌注压降低已经扩张到极限,则储备耗竭,这时阻力血管对任何刺激都不敏感,高碳酸血症不能再引起血流量增加。这种状态很危险,因为不论什么原因使脑灌注压进一步降低时,将导致脑缺血性损伤。在评价颈动脉阻塞性疾病对颅内动脉的血流动力学影响时,脑血管舒缩储备功能测定有临床价值。

搏动指数可反映外周血管床阻力,已建议把它作为反映舒张期血流的敏感参数——随着外周血管扩张,舒张期血流增加,搏动指数减低。然而,在大多数颈动脉闭塞患者,搏动指数在预测评价颅内动脉血流动力学状态方面,不如血管舒缩储备。

第二章 心肌病的超声诊断

2008年，欧洲心脏病学会(ESC)发布了最新的心肌病定义和分类方法，将心肌病定义为非冠状动脉粥样硬化性心脏病(冠心病)、高血压、瓣膜病和先天性心脏病等原因导致的心肌结构及功能异常。

根据心室的形态和功能表型分为5型，肥厚型心肌病、扩张型心肌病、限制型心肌病、致心律失常性右心室心肌病、未分类型心肌病[左心室致密化不全(LVNC)、tako-tsubo心肌病等]，每一型又进一步划分为家族性和非家族性，该分类不再对原发性和继发性心肌病进行区分。

第一节 扩张型心肌病

扩张型心肌病(dilated cardiomyopathy,DCM)是指左心室扩张并存在左心室收缩功能障碍的疾病，伴或不伴右心室扩张和功能障碍，但不包括引起整体收缩功能障碍的异常负荷因素(如高血压、瓣膜病)及冠状动脉疾病。

一、病理解剖与病理生理

典型变化是肉眼观两侧心室肥大，四腔扩张，呈钝圆形(离心性肥大)。心腔扩张较轻者，心室壁稍增厚，随着病变发展，扩张加重，心室壁相对变薄，右心室壁常轻度增厚。室壁可见纤维化瘢痕，心腔内可见附壁血栓。组织学检查示心肌细胞数量减少，心肌细胞过度伸长，早期细胞以纤维化、变性及凋亡改变为主，晚期心肌细胞可有大量坏死。

扩张型心肌病心腔明显扩张，而心室壁增厚不明显，心室壁软弱，收缩无力，射血分数下降，排出量减少，心腔内残余血量增多，心室舒张末期压力增高，左心房压及肺静脉压随之升高和(或)右心房及体静脉压升高，最终导致左、右心力衰竭或全心力衰竭。由于左右心室增大，使房室瓣环增大，瓣环周围心房肌和心室肌收缩功能异常，引起相对性二尖瓣、三尖瓣关闭不全。血流反复冲击致房室瓣膜轻度增厚，心肌病变可累及心内膜，可致心内膜斑状纤维性增厚。由于心腔扩大，心肌收缩无力，血流缓慢，心腔内可致血栓形成，因而动脉栓塞常见。由于心肌纤维化可累及起搏及传导系统，易引起心律失常，且由于心房压力高，心房肌损伤、张力高，部分患者出现房颤。

二、超声心动图诊断

(一)M型超声心动图

(1)室壁运动弥散性减低，室壁收缩期增厚率明显减低，一般<30%。

(2)全心扩大，以左心室增大为著。

(3)室间隔及左心室后壁厚度正常或稍增厚，晚期相对变薄，以室间隔为著。

(4)二尖瓣前后叶开放幅度减小，形成"大心腔、小开口"，呈"菱形"或"钻石样"改变，二尖瓣前瓣开放顶点（即 E 峰）距室间隔距离（E-point septal separation，EPSS）增大，一般＞10 mm。

(5)左心室流出道内径增宽。

(6)左心室射血分数(EF)减低，多数≤30%，短轴缩短率(FS)明显减低，一般≤20%。

(7)左心射血前期与射血期时间比值(PEP/ET)增大。

(8)主动脉前、后壁运动幅度及主动脉瓣口开放幅度均减小。

(二)二维超声心动图

(1)左右心均可有不同程度扩大，以左心室扩大明显。室间隔向右心室凸出，左心室后壁后移，左心室腔呈"球形"改变。美国心脏协会提出的诊断标准为：左心室舒张末期内径≥60 mm，左心室舒张末期容积≥80 mL/m²，心脏总容量增加≥200 mL/m²。

(2)多切面观察见室壁运动弥散性减低，部分患者亦可出现节段性室壁运动异常。

(3)左心室壁厚度正常或与扩大的心腔比较相对变薄。

(4)有时可在左心室心尖部见附壁血栓形成。

(5)二尖瓣和主动脉瓣瓣口开放幅度减小，主动脉运动幅度减弱。

(三)多普勒超声心动图

(1)彩色多普勒示心腔内血流显色暗淡或不显色，有时只在房室瓣环、瓣口附近局部显色，这是由于血流速度减慢造成的。

(2)彩色多普勒示多瓣膜反流，这是由于心腔扩大，房、室环扩张，二尖瓣、三尖瓣相对关闭不全所造成，其中二尖瓣反流发生率几乎 100%，主动脉瓣反流较少见。

(3)频谱多普勒示二尖瓣口舒张期血流频谱随疾病发展程度而变化：病变早期常见 E 峰减低，A 峰增高，E/A＜1；随着疾病的进展，E 峰可增高或正常，A 峰减低，E/A＞1，呈"假性正常化"；到了终末期，发生严重心力衰竭时，常出现"限制性充盈"，由于舒张早期过瓣血流速度明显增快，E 峰明显增高，而舒张晚期心房收缩无力，A 峰减低或消失，E/A＞2。

三、诊断要点与鉴别诊断

(一)诊断要点

(1)心脏扩大，以左心室扩大明显。

(2)室壁运动普遍减弱，左心室射血分数减低。

(3)室壁厚度可正常、增厚或变薄。

(4)房室瓣可发生相对关闭不全。

(5)二尖瓣口开放幅度相对变小，形成"大心腔、小开口"，呈"菱形"或"钻石样"改变。

(二)鉴别诊断

1.与冠心病的鉴别

与冠心病的鉴别要点在于冠心病心力衰竭时虽有左心房左心室增大，但很少有右心增大，心脏呈不规则圆锥形，主动脉内径常有增宽，而且左心室后壁与室间隔可出现节段运动异常，缺血部位室壁局限性变薄，二尖瓣位置正常，EF 斜率常较缓慢；DCM 则表现为全心增大，呈较规则球形，主动脉内径正常或偏小，室间隔与左心室后壁运动弥散性减弱，室壁厚度较均匀，二尖瓣位置后移，开放幅度低，EF 斜率可正常。冠状动脉造影是确诊冠心病，排除 DCM 的最可靠的依据。

2.与风湿性心脏病鉴别

风湿性心脏病多有明显的风湿热病史,急性期有发热,血沉增快,抗"O"增高,二尖瓣和主动脉瓣最先受累,很少出现四个瓣膜均受累以及四个心腔均扩大,超声可发现受累瓣膜增厚、粘连和钙化、回声增强,而 DCM 瓣膜的粘连和钙化极为少见。

另外,围生期心肌病、酒精性心肌病超声表现均可有心腔扩大,室壁运动弥散性减弱,左心室射血分数减低,二尖瓣、三尖瓣不同程度反流,心室内可有附壁血栓,可伴有心包积液。此两者均为扩张型心肌病的特殊类型,区别在于特殊病史,围生期心肌病发病于妊娠最后 3 个月或产后 5 个月内,除外其他心血管疾病。酒精性心肌病则常见于 20～50 岁的男性,有长期大量饮酒史(乙醇摄入量 125 mL/d,持续 10 年或更长),经严格戒酒后病情可逆转。

第二节　肥厚型心肌病

肥厚型心肌病(hypertrophic cardiomyopathy,HCM):指无导致心肌异常的负荷因素(高血压、瓣膜病)而发生的心室壁增厚或质量增加。非高血压和瓣膜病引起的左心室肥厚发生率约为 1/500,多为家族性常染色体显性遗传,由编码心肌肌原纤维不同蛋白的基因变异所致,且多表现为不对称性心肌肥厚(尤其是室间隔部位)以及肌细胞排列紊乱。

一、病理解剖与病理生理

以心室肥厚为主,肉眼观,两侧心室壁显著肥大,心腔缩小呈新月形。主要累及左心室,室间隔与左心室后壁绝大多数为非对称性增厚,通常室间隔厚度为左心室后壁 1.3 倍以上。肥厚也可为局限性,可累及心基底部(主动脉瓣下)、室间隔中部或心尖区。心力衰竭发生之前,左心室一般不扩张。组织学检查可见心肌细胞显著肥大,细胞排列紊乱,细胞内肌原纤维向各个方向、互相交错排列,常有间质纤维化灶形成,但以心内膜纤维化,尤其位于主动脉瓣下区的内膜纤维化为突出。主要的病理生理学变化为心室壁肥厚,心腔变小,心肌顺应性下降,左心室舒张末期压力升高,致左心房代偿性增大,可导致肺淤血等舒张功能不全表现,射血分数可正常;肥厚的室间隔在收缩早期突向左心室流出道,致左心室流出道(LVOT,left ventricular outflow tract)变窄,收缩中晚期 LVOT 血液速度加快,产生 Venturi 效应,拖曳二尖瓣前叶移向间隔部,即二尖瓣前叶收缩期前向运动(systolic anterior motion,SAM),致 LVOT 狭窄加重,造成相对性二尖瓣关闭不全。左心室流出道梗阻,致左心室流出道与流入道形成压力阶差。根据左心室流出道有无梗阻现象可分为肥厚型梗阻性心肌病和肥厚型非梗阻性心肌病两型。由于心肌肥厚、心肌供血供需失衡及血管收缩舒张功能异常等因素,可引起心肌缺血。

二、超声心动图诊断

(一)M 型超声心动图

1.肥厚型梗阻性心肌病

(1)左心室壁增厚,以室间隔为著,一般舒张末期室间隔厚度 ≥ 15 mm,通常在

19～30 mm，甚至可达 40 mm；左心室后壁正常或稍厚，即为非对称性肥厚，前者与后者比例常≥1.3：1。

(2)二尖瓣收缩期前向运动(systolic anterior motion，SAM)，E 峰贴近室间隔，EF 斜率下降，二尖瓣前叶收缩期 CD 段靠向室间隔呈弓背样隆起，提示有左心室流出道梗阻，正常左心室流出道内径为 20～40 mm，梗阻时＜20 mm。

(3)室间隔收缩速度及幅度减低，收缩期室间隔增厚率亦减低，＜30％。左心室后壁运动幅度正常或稍减低。晚期射血分数减低。左心室收缩内径减小。

(4)主动脉瓣收缩中期提前关闭，心底波群 M 型曲线可示主动脉瓣出现收缩期半关闭切迹，右冠瓣呈"M"型。

2.肥厚型非梗阻性心肌病

(1)无二尖瓣收缩期前向运动，即无 SAM 现象。

(2)无左心室流出道狭窄，左心室流出道内径多为 20～25 mm。

(3)其余与肥厚型梗阻性心肌病表现相似。

(二)二维超声心动图

1.肥厚型梗阻性心肌病

(1)肥厚的心肌回声增强、紊乱、不均匀，常呈斑点颗粒状或毛玻璃样改变。

(2)左心室壁非对称性肥厚，室间隔增厚，左心室流出道狭窄，二尖瓣收缩期前向运动。

(3)乳头肌回声增强，位置前移。

(4)左心室腔减小，收缩期心室可近完全闭塞；常见左心房扩大。

(5)右心房室收缩运动相对稍增强。

2.肥厚型非梗阻性心肌病

室间隔起始段至心尖部呈梭形增厚，无二尖瓣收缩期前向运动。

(三)多普勒超声心动图

肥厚型梗阻性心肌病

(1)彩色多普勒：左心室流出道血流呈五彩镶嵌色，流速增快，亮度增加，可有二尖瓣反流。

(2)频谱多普勒：左心室流出道狭窄，收缩期峰值流速增高，频谱峰值后移，呈"匕首征"，左心室流出道压力阶差≥30 mmHg[①] 时即可提示有梗阻；二尖瓣口血流 E/A＜1，舒张功能降低。

肥厚型非梗阻性心肌病：左心室流出道血流增快，但一般不超过 1.5 m/s，频谱形态呈对称的"圆顶状"。

(四)超声心动图在肥厚型梗阻性心肌病经皮间隔化学消融术中的应用

(1)使用多普勒超声心动图测量出患者左心室流出道压力阶差＞50 mmHg，可作为外科手术或化学消融的指征。

(2)心肌内冠状动脉血流显像作为一种无创性检查方法，不仅可以显示冠状动脉主要分支内的血流，还可以显示心肌内间隔支的血流，更为直观和详细地观察与选择靶血管，指导手术、观察消融术后冠脉血管、冠脉侧支的血流动力学变化。

---

①临床上仍习惯用毫米汞柱(mmHg)作为压力单位，1 kPa＝7.5 mmHg。全书同。

三、诊断要点与鉴别诊断

（一）肥厚型梗阻性心肌病的超声表现

（1）心室壁、特别是室间隔增厚，从室间隔起始段增厚，室间隔厚度与左心室后壁厚度之比＞1.3。

（2）二尖瓣前叶收缩期向前运动，即 SAM 征阳性，EF 斜率明显减低。

（3）左心室流出道狭窄。

（4）左心室腔减小，收缩期心室几乎闭塞。

（5）增厚心肌回声紊乱、颗粒粗糙。

（6）左心室流出道血流流速增快，频谱峰值后移，呈"匕首征"。

（二）肥厚型非梗阻性心肌病超声表现

室间隔起始段至心尖部梭形增厚，左心室流出道狭窄不明显，无 SAM 现象及梗阻现象。

（三）鉴别诊断

肥厚型心肌病需要与高血压性心脏病（高心病）相鉴别：肥厚型心肌病患者有家族史，高心病患者有高血压病史，年龄偏大；超声心动图示肥厚型心肌病心肌回声紊乱，高心病回声多正常；肥厚型心肌病可有"SAM 征"，高心病无。

肥厚型心肌病多为非对称性增厚，肥厚心肌多不均匀，高心病为对称性增厚，心肌增厚多均匀；肥厚型心肌病多有左心室流出道狭窄，高心病左心室流出道多无狭窄。还要注意与主动脉瓣重度狭窄相鉴别。

四、心尖肥厚型心肌病

心尖肥厚型心肌病（apical hypertrophic cardiomyopathy，AHC）是肥厚型心肌病的一种类型。

心尖肥厚型心肌病主要局限于左心室乳头肌水平以下的心尖部心肌肥厚，常不伴有左心室流出道梗阻和压力阶差。

（一）心电图表现

胸前导联巨大 T 波倒置；ST 段压低可达 0.5 mv 以上；左心室高电压，不出现异常 Q 波；Q-T、Q-Tc 时间延长。

（二）超声心动图主要特点

（1）左心室长轴切面均表现为左心室近心尖部位的间隔和左心室后下壁肥厚，厚度多≥13 mm，最厚处可达 20～28 mm，而乳头肌水平以上的室间隔中上部多无增厚，常≤12 mm。

（2）心尖部心室腔狭小，收缩期心尖部内腔几乎完全闭塞。

（3）增厚的心肌回声强度增加，并呈毛玻璃样或粗细不均斑点状回声。

（4）左心室流出道多无梗阻和压力阶差。

此外，应注意与高血压性心脏病和主动脉瓣狭窄引起的左心室心肌肥厚相鉴别。后两者虽也表现为左心室心肌肥厚，但多为对称性，心尖部无肥厚心肌，且心肌回声多正常；心尖肥厚型心肌病患者心肌回声紊乱，肥厚心肌多局限于心尖部。

第三节 限制型心肌病

限制型心肌病(restrictive cardiomyopathy,RCM)是指在收缩容积正常或降低(单/双心室)、舒张容积正常或降低以及室壁厚度正常的情况下发生的限制性左心室生理学异常。该病也称闭塞性心肌病,是以心内膜及心内膜下心肌纤维化并增厚,引起舒张期难于舒展及充盈受限,心脏舒张功能严重受损,而收缩功能保持正常或极轻度受损的心脏疾病。

一、病理解剖与病理生理

根据嗜酸性粒细胞是否增多可将限制型心肌病进一步分为 2 个亚组:伴嗜酸性粒细胞增多的心内膜心肌病(现归类于嗜酸性粒细胞增多综合征)和无嗜酸性粒细胞增多的心内膜心肌病。

其病理改变为心脏外形轻度或中度增大,心室内膜及心内膜下有数毫米的纤维性增厚,以心室流入道及心尖为著,可累及乳头肌、瓣叶及腱索,纤维化可深入心肌内,附壁血栓易形成,心室腔缩小,甚至闭塞。心肌心内膜也可有钙化。

病理生理上心内膜与心肌纤维化使心室僵硬,顺应性下降,心室舒张末期压力增高,充盈受限,心房压显著增高,随着病变进展,可出现肺循环和体循环淤血。可伴有不等程度的收缩功能障碍。房室瓣受累时可以出现二尖瓣或三尖瓣关闭不全。

二、临床表现与辅助检查

起病较慢,早期可无症状,随病情进展可有发热、乏力、头晕、气急等症状。以后逐渐以心力衰竭症状为主,如心悸、呼吸困难、水肿、肝大、腹腔积液、咳嗽、咯血等。查体可见消瘦,脉搏细速,奇脉,颈静脉怒张,肝颈静脉回流征,听诊肺基底部有啰音,心脏搏动常减弱,浊音界轻度增大,心音低,心率快,可有舒张期奔马律及各种心律失常,肺动脉瓣区第二心音亢进,可有心包积液、胸腔积液和腹腔积液。

X线检查示心影轻度或中度扩大,可能见到心内膜心肌钙化的阴影。心电图检查示低电压,心房扩大或心室肥厚,ST-T 改变,窦性心动过缓、心房颤动、束支传导阻滞等各种心律失常。心室造影见心室壁增厚,心室腔缩小。心导管检查示舒张期心室压力曲线呈现早期下陷、晚期高原波形,与缩窄性心包炎的表现相类似。心肌心内膜活组织检查可见心内膜增厚和心内膜下心肌细胞损害和纤维化,也可能发现浸润性病变。

三、超声心动图诊断

(一)M 型超声心动图

(1)左心室心内膜回声增强,多呈对称性增厚。

(2)室壁运动幅度减低。

(3)左心室后壁活动出现舒张中晚期平台。

(二)二维超声心动图

(1)心内膜增厚、回声增强,可出现收缩期心尖部闭塞。

(2)一侧或双侧心房明显扩大,以右心房更为多见。

(3)心室腔减小或正常,心室变形,长径缩短,横径可正常。

（4）左心室室间隔及后壁常呈对称性增厚,室壁心肌内可呈浓密的点状回声。

（5）室壁舒张受限,运动幅度减低,可有僵硬感。

（6）舒张功能明显减低,早期收缩功能可正常,晚期可发展为收缩功能减低和衰竭。

（7）受累房室瓣可增厚、变形、回声增强,固定于开放位置,可为一侧或双侧,多见于三尖瓣。

（8）可有附壁血栓形成及不同程度心包积液。

（三）多普勒超声心动图

（1）彩色多普勒示受累房室瓣反流。

（2）脉冲多普勒示假性正常或限制性二尖瓣血流频谱充盈。

（3）肺动脉压通常不超过 50 mmHg。

（4）肺静脉逆向血流速度增高,>35 cm/s,时间延长。

四、诊断要点

心内膜增厚,心尖部心室腔闭塞,双心房扩大,心肌心内膜结构超声回声密度异常,室壁运动减弱,假性正常或限制性二尖瓣血流频谱充盈。

第四节　致心律失常性右心室心肌病

一、概述

致心律失常性右心室心肌病(arrhythmogenic right ventricular cardiomyopathy,ARVC)指右心室功能障碍(局部或整体),伴或不伴左心室疾病,同时有组织学证据和(或)符合相应标准的心电图异常表现,常表现为快速室性心律失常。ARVC 是青年或竞技性运动员心源性猝死的主要原因之一。多数 ARVC 为基因编码 plakophilin-2 和其他心肌细胞桥粒蛋白变异的常染色体显性遗传,但也有一些病例确认为常染色体隐性遗传。

ARVC 肉眼观右心室腔扩大,右心室游离壁肥厚,扩张的部分心肌亦可有某种程度变薄。组织学表现为右心室心肌被脂肪和纤维组织逐步取代。病变主要累及右心室前壁漏斗部、心尖部及后基底部,三者构成"发育不良三角",偶可累及左心室及室间隔。

ARVC 发病较为隐匿,不易被早期诊断,并且无特异的临床症状,轻者可仅有心悸,重者可反复出现昏厥,甚至猝死,心力衰竭较为少见。部分患者可无症状而以猝死为首发表现。

心电图特征表现有右束支传导阻滞、右胸导联($V_1 \sim V_3$)T 波倒置及出现 S 波增宽(>55 ms)。多数患者在 24 h 动态心电图检查有频发室性期前收缩,伴有持续性室性心动过速,多呈左束支传导阻滞形态,但并非特异性表现。心室颤动多发生于无症状中青年患者,尤其是运动员。

心脏磁共振(CMR)可以描述形态及功能的异常,可发现心肌脂肪浸润。

心肌内膜活检:常取材于室间隔及右心室游离壁,可见心肌被脂肪组织或纤维脂肪组织所替代。可确诊,但假阴性比例高。

二、超声心动图表现

超声心动图检查可有下列表现。

(1)不同程度的右心室扩大。

(2)右心室流出道增宽。

(3)右心室局部运动减低或无运动,可形成室壁瘤。

(4)室间隔运动异常,主要表现为与左心室后壁运动不同步。

(5)右心室射血分数减低。

(6)右心室调节束结构改变及肌小梁排列紊乱。

(7)三尖瓣、肺动脉瓣前向血流速度均减慢,可见三尖瓣反流、肺动脉瓣反流。

在二维超声检查右心室时应采用胸骨旁、剑下标准切面及非标准切面,以充分显示右心室及右心室流出道,尤其是右心室室壁的运动情况应仔细观察,以免漏掉局限的室壁运动异常。值得注意的是,右心室心肌病的上述超声特征,其特异性并不强,应与特发性流出道室性心动过速、先天性疾病所致的右心增大(如房间隔缺损、三尖瓣下移畸形、原发性肺动脉高压、部分或完全性肺静脉异位引流等)、扩张型心肌病、右心室梗死、冠心病等相鉴别,并给予排除。

第五节　未分类心肌病

左心室致密化不全(left ventricular no-compaction,LVNC)特点为左心室具有明显的肌小梁和深部小梁间隐窝。目前尚不能明确 LVNC 是否为一种单独的心肌病。临床上比较少见,但不罕见,据统计,发病率约为 0.014%。LVNC 通常为家族性疾病,至少 25% 无症状亲属有不同程度的超声心动图异常。

一、病理解剖与病理生理

正常人胚胎发育至 5～6 周,从心外膜到心内膜,从基底部到心尖部,心肌逐渐致密化。LVNC 是胚胎期正常致密化过程失败导致心腔内隐窝的持续存在,肌小梁发育异常增大,而相应区域的致密化心肌减少所致。组织学上就形成了海绵状外观。

病理生理改变主要是心力衰竭、心律失常和血栓形成。由于心肌致密化不全,心室肌弹性下降,舒张严重受限,肥厚的心肌致使心室壁的硬度增加,有效收缩心肌减少,因此易于发生心力衰竭;而心肌肌束不规则的分支和连接、室壁张力增加、组织损伤等会引起心脏生物电传导通路的改变或短路而导致心律失常;而隐窝中血流缓慢,血流淤滞,以及心律失常时的房颤会引起血栓形成。

二、临床表现与辅助检查

本病发病男性多于女性,临床表现多样,主要表现为程度不一的心力衰竭、心律失常(可引起致命的室性心律失常)和体循环血栓形成及栓塞。

心电图表现有偶发室性或房性期前收缩、短阵房速、短阵室速、ST-T 改变等。

MRI 主要表现为非致密化心肌增厚,致密化心肌变薄,心尖区高强度显影,病变区域室壁运动减低。

三、超声心动图表现与鉴别诊断

(一)超声心动图表现

(1)心腔内多发过度隆起的肌小梁和深陷其间的隐窝,形成网状结构,以近心尖部 1/3 室壁节段最为明显,可波及室壁中段,一般不累及基底段室壁。

(2)病变区域室壁外层的致密心肌明显变薄呈中低回声,局部运动减低;而内层的非致密化心肌疏松增厚呈强回声,肌小梁组织丰富。

(3)胸骨旁短轴切面示:心室收缩末期成人心内膜下非致密化心肌与心外膜下致密化心肌厚度比>2.0,幼儿>1.4。

(4)晚期心腔扩大,运动减弱,心肌收缩及舒张功能均减低。

(5)彩色多普勒示肌小梁间深陷隐窝内见低速血流信号充填,并与心腔相通,但不与冠状动脉循环交通。

(6)病变可累及乳头肌,造成乳头肌基底疏松,从而导致房室瓣脱垂,可引起不同程度的瓣膜反流。

(7)部分患者可并发其他心脏畸形,如 Ebstein 畸形、室间隔缺损、房间隔缺损、法洛四联症、大动脉转位等。

(8)心腔内可见血栓形成。

(二)鉴别诊断

1.扩张型心肌病

左心室致密化不全与扩张型心肌病的超声表现均可有心脏扩大、心肌运动弥散性减低、EF 值降低、二尖瓣反流、左心室内附壁血栓形成。但扩张型心肌病室壁多均匀变薄,内膜光滑,多无明显增多、增粗肌小梁;而左心室致密化不全的致密心肌变薄,非致密化心肌增厚,内膜不光滑,隐窝特别明显,心内膜呈网状、蜂窝状或海绵状结构。

2.肥厚型心肌病

肥厚型心肌病超声检查可有粗大的肌小梁,但心肌增厚且无典型深陷的隐窝,可与左心室致密化不全相鉴别。

3.心室负荷增高引起的心脏病变

心室负荷增高引起的心脏病变的病变区域由于心脏负荷增加会引起肌小梁增粗,同时致密心肌也增厚,但左心室致密化不全为非致密心肌取代致密心肌的心肌病变,病变区域的致密心肌变薄。

第三章　先天性心脏病的超声诊断

先天性心脏病(congenital heart disease)广义上指在胎胚发育过程就已经存在的心脏畸形,大多数先天性心脏病包括大体结构异常以及其他的血流动力学紊乱。超声心动图可以无创地评价心脏的结构及功能,是先天性心脏病诊断及指导治疗的最重要的方法。

第一节　先天性心脏病的分段分析法

复杂型先天性心脏病均伴有多种心血管畸形,诊断命名及分类易引起混淆。1964 年 Van Praagh等人首先提出先天性心脏病分段诊断的概念,即将心脏分成心房、心室及大动脉三段进行分析诊断。从胚胎发育角度强调内脏、心房位置及心球心室襻两个有重要影响的部分。虽然在先天性心脏病的顺序分段、诊断的命名方面还存在一些学术上的争论,但分段诊断的概念已被普遍接受。

近年来,二维超声心动图的检查也能达到先天性心脏病顺序分段诊断的目的。顺序分段诊断的方法在复杂性先天性心脏病诊断中特别重要,即使对单纯型先天性心脏病患者也不应该忽视确定心房、心室位置等诊断步骤。例如室间隔缺损伴房室连接一致或房室连接不一致,其手术治疗方法及预后完全不同。完整的先天性心脏病顺序分段诊断包括:心房位置、心室位置、房室连接、大动脉位置、心室大动脉连接,以及心脏位置及合并畸形的诊断等。

一、心房和内脏位置的诊断

左、右侧的内脏与左心房、右心房保持同侧的关系。右心房与右侧肺(三叶)、右侧支气管、肝在右侧。左心房与左肺(二叶)、左支气管、胃、脾在左侧。

(一)心房正位(situs solitus,S)

绝大部分正常人的右侧胸、腹腔器官在右侧,左侧器官在左侧。解剖右心房在右侧,解剖左心房在左侧,称为心房正常位。

(二)心房反位(situs inversis,I)

少部分(<1/6 000)人的内脏器官呈镜像反位。解剖右心房及肝等右侧的器官在左侧,解剖左心房及胃等左侧器官在右侧,称为心房反位。

(三)心房不定位(Situs ambiguus,A)

先天性心脏病患者中有 2%～4%的患者的胸腔、腹腔器官呈对称分布,此时二侧心房的形态特点相似,称为心房不定位。若与解剖右心房相似,称为右心房对称位(right atrial isomerism),与解剖左心房相似称为左心房对称位(left atrial isomerism)。左心房、右心房的诊断和命名不依据位置而定,而是根据解剖形态的特点。

(四)左心房、右心房的解剖特点

右心房内光滑,部分与右心耳间有明显突出的肌肉嵴,房隔面上有卵圆窝边缘,右心耳呈粗短的三角形,与右心房连接处较宽。左心房中不存在肌肉嵴,房隔面上有卵圆窝膜,左心耳

呈手指状,与左心房连接处较窄。右心房及左心房分别与腔静脉及肺静脉连接。

二、心室位置诊断

(一)心室襻

在胚胎发育正常的情况下,心管向右弯曲、扭转,右心室转向右侧,左心室位于左侧,称为心室右襻(D-loop)。异常情况下,心管向左侧弯曲、扭转,使右心室位于左心室的左侧,称为心室左襻(L-loop)。心室右襻属于正常的心脏位置排列,心室左襻为心室反位,即右心室位于左侧,左心室位于右侧。襻不定位罕见,心室可以呈上下或者左右并列关系。

(二)心室的定位

确认右心室及左心室必须以解剖形态特点为依据。解剖左心室的特点:流入口为二尖瓣,瓣体附着室间隔的部位离心尖较高。二尖瓣与主动脉瓣呈纤维连接,心尖小梁结构较细,排列整齐,室隔面光滑无腱束附着等。解剖右心室的特点:流入口为三尖瓣,附着室隔部位离心尖较低;三尖瓣与肺动脉瓣之间为漏斗部肌肉组织;心尖小梁结构粗糙,有调节束;室隔面有三尖瓣隔叶腱束附着等。由于心室的流入道及流出道变化很多,所以心室小梁部结构的特点是确认左、右心室的重要依据。

三、房室连接诊断

当心房及心室的解剖性质及位置确定后。房室的连接关系即可确定,根据心房位置及心室襻类型相应确定房室连接一致和不一致。心房正常位,心室右襻者为房室连接一致;心房正常位,心室左襻者为房室连接不一致。

(一)房室连接类型

1.房室连接一致

解剖右心房通过三尖瓣和解剖右心室相连,解剖左心房通过二尖瓣与解剖左心室连接。

2.房室连接不一致

房室连接不一致也有称为心室反位,解剖右心房与解剖左心室连接,而解剖左心房与解剖右心室连接。

3.不定的(ambiguous)房室连接

心房对称位时房室连接一致或不一致均不能反映实际的连接类型。

4.单心室(univentricular)房室连接

心房与一个心室连接。有两种类型。

(1)双流入道心室,二侧心房与唯一的心室连接,或心室腔连接本身的流入道外,尚连接另一侧流入道>50%的口径。

(2)一侧房室连接阙如。单心室连接可见于心房正常位、反位或对称位时。

(二)房室连接方式

房室连接方式是描述房室交界处瓣膜、瓣环的解剖特点。

(1)两侧开放的房室瓣,存在左、右心室时,分别为二尖瓣、三尖瓣。若为单心室时,称左侧房室瓣或右侧房室瓣为宜。

(2)共同房室瓣,心房和心室仅通过一组共同的房室瓣相连。

(3)闭锁的房室瓣,房室瓣膜形成而不开放时称为闭锁的房室瓣,此时房室连接关系仍然存在(连接一致或不一致等)。房室交界处呈肌性结构,而未形成瓣膜者称为房室连接阙如。

(4)房室瓣骑跨,当一部分房室瓣腱束装置跨越室间隔附着于室间隔另一侧或心腔时称为房室瓣骑跨(straddling)。房室孔骑跨可单独存在,也可合并房室瓣骑跨。

四、大动脉位置诊断

心室发出主动脉及肺动脉,或共同动脉干。动脉性质的确认没有确认心房或心室困难,其分支特点是确认大动脉性质的主要依据。主动脉在起始部分出冠状动脉,以后在弓部分出头臂动脉。肺动脉在离开心室后很快分出左肺动脉及右肺动脉,共同动脉干的分支有冠状动脉、肺动脉及主动脉。二维超声心动图的胸骨旁长轴、短轴切面及剑下长轴切面均可观察分支特点而确认大动脉的性质。

五、心室大动脉连接诊断

心室大动脉连接有四种类型。

(一)连接一致

主动脉与左心室连接,肺动脉与右心室连接。

(二)连接不一致

主动脉与右心室连接,肺动脉与左心室连接。

(三)双流出道

主动脉、肺动脉均与同一心室腔相连接,为右心室或左心室、或不定形单心室、或残留心腔。主动脉及肺动脉可完全起始于同一心室腔。

(四)单流出道

可为共同动脉干,或一侧心室大动脉连接阙如(主动脉或肺动脉闭锁)。单一的动脉可完全起始于右心室、或左心室、或不定型心室腔。更多见的是骑跨在室间隔之上。

心室与大动脉连接的关系直接影响临床表现,正确诊断至关重要。心血管造影、二维超声心动图及磁共振显像等均能显示心室与大动脉的连接,有助于诊断。

六、心脏位置

心脏在胸腔中的位置与心脏发育有关,但不能根据心脏位置推测心脏各段的关系。特别是在异常情况下,需要描述心脏位置和心尖指向。心脏的主要部分在左侧胸腔,心尖指向左侧称为左位心(levocardia),通常心房位置正常。房室连接一致(右襻心室)的心脏呈左位心。心房反位,房室连接一致(左襻心室)的心脏则其主要部分位于右侧胸腔,心尖指向右侧,称为右位心(dextrocardia)。当右侧肺发育不良或左侧气胸时也可使心脏移至右侧胸腔,但心尖仍指向左侧。因此,右位心并不等于心房反位。右位心伴左手型右心室(左襻心室)远较右手型右心室(右襻心室)常见,而心室大动脉连接关系中以大动脉转位(完全性或矫正性)最常见,其次为心室大动脉连接一致,右心室双出口。心脏位于胸腔中部,心尖指向中线时称为中位心(mesocardia),可见于心房正常位、反位或对称位。很多复杂型先天性心脏病可呈中位心。

第二节 房间隔缺损

房间隔缺损(ASD)为常见的心脏先天性畸形,约占先天性心脏病的26%,较多见于女性,由于胚胎期构成心房间隔的有关组织发育不全所形成。按胚胎学来源可分为继发孔型和原发孔型,前者占95%,后者较为少见。

一、病理解剖及分型

从心房间隔的生长发育过程可以看到:继发孔型心房间隔缺损是由于继发隔或卵圆瓣发育不全所造成。原发孔型心房间隔缺损是由于心内膜垫发育不全,未能与原发隔完全融合。单心房是由于心房间隔组织不发育或缺失所引起。根据病理解剖部位不同继发孔型房间隔缺损分为以下4类。

1.中央型

中央型又称为卵圆孔型,在继发孔型房间隔缺损病例中约占76%。缺损位于心房间隔的中央部分,一般呈椭圆形或圆形,缺损面积较大,直径大多为2~4 cm。大多数病例呈单个巨大缺孔,少数呈筛孔样。

2.下腔型

下腔型约占10%,缺损位于房间隔的后下方,与下腔静脉的入口相延续,缺损没有完整的房间隔边缘,心房后壁构成缺损后缘。

3.静脉窦型房间隔缺损

静脉窦型房间隔缺损又称上腔静脉型缺损,在心房间隔缺损中约占5%。缺损位于上腔静脉开口与右心房连接的部位。缺损下缘为房间隔组织。缺损面积一般不大,直径很少超过2 cm。该型常伴有右上肺静脉异位引流。

4.冠状窦型房间隔缺损

此型很少见,其发病率不到房间隔缺损的1%,是冠状静脉窦的顶部阙如所致,导致冠状静脉窦和左心房相通。此型常合并永存左上腔及其他复杂的先天性畸形。

二、病理生理

房间隔缺损的血流动力学改变是在心房水平产生血液分流的基础上形成。正常情况下左心房压力为8~10 mmHg,而正常右心房压力为4~5 mmHg或以下,因此经心房间隔缺损的血液分流方向一般是从左至右。分流量的大小,取决于缺损的面积,左、右心室的顺应性和左、右心房的压力阶差。婴幼儿时期左、右心室肌肉厚度和顺应性以及体循环与肺循环的血管阻力均比较接近,因而经心房间隔缺损的血液分流量很少。随着年龄增长,肺血管阻力下降,右心室压力降低,右心室心肌顺应性增大,左至右血液分流量和肺循环血流量开始增多,右心房、右心室和肺动脉逐渐扩大。随着年龄不断增加,肺小动脉因肺循环血流量增多而引起的中层肥厚和内膜增生等肺动脉高压病理改变,经房间隔缺损的左至右分流量逐渐减少。如右心房压力高于左心房则产生逆向分流,临床上就呈现发绀,患者往往已不能耐受手术治疗。

三、超声心动图诊断

常用来观察房间隔是否延续的切面:剑下四腔切面和剑下双心房切面,大动脉短轴切面,心尖四腔切面和胸骨旁四腔切面。

1. 二维及 M 型超声图像

(1)直接征象:房间隔局部回声失落,这是诊断房间隔缺损的最重要的直接征象。回声失落处的房间隔断端可有回声增强、增宽。回声失落部位取决于房缺的类型。以心尖四腔心切面为例,继发孔房缺位于心房间隔的中部,其下部近十字交叉处的房间隔仍然存在,原发孔房缺位于房间隔的下部,其下端为十字交叉处,上端为房间隔的断端,另外,原发孔型 ASD 的左右心房室瓣处于同一水平,附着室间隔基底部,较正常位置更靠后。静脉窦型缺损的回声失落位于房间隔的上部,其上端为心房壁,下端为房间隔断端。回声失落的大小有较大的个体差异,一般在 2～4 cm。剑下切面是常用的测量 ASD 大小的切面。通常切面图测量回声失落值低于实际房间隔缺损大小值。

(2)间接征象:右心室、右心房内径扩大,M 型超声显示室间隔运动幅度减低、平坦,三尖瓣、肺动脉瓣运动活跃和肺动脉内径增宽。

2. 彩色多普勒血流显像

心房水平左向右分流时,红色血流经缺损处从左心房进入右心房,直达三尖瓣口;右向左分流时,分流束为蓝色低速血流,自右心房进入左心房。过隔血流束的宽度取决于房间隔缺损的大小。过隔血流束的位置取决于房间隔缺损的解剖类型。原发孔房缺的红色血流束位置低,通常由于缺损较大,分流速度较低,红色血流束较宽,亮度略增加。继发孔型房间隔缺损,过隔血流束位于房间隔中部。如果缺损小,分流速度较快,在缺损处出现彩色湍流,或多色镶嵌色彩,血流束的亮度明显增大。如果缺损大,分流速度较低,过隔血流束仅表现为亮度增加的红色血流束。上腔静脉型房间隔缺损位置最高,过隔血流束起源于左心房顶部,经过缺损处后沿右心房至三尖瓣口,进入右心室。

3. 频谱多普勒超声心动图

单纯的 ASD 的左向右分流呈典型三相频谱,速度通常在 0.8～1.2 m/s。在重度肺高压时,右心房内压力超过了左心房压力,可导致右向左分流,这时可探及反向、低速的右向左分流频谱。另外,右心负荷增加使三尖瓣口和肺动脉瓣口的血流速度明显加快。

4. 食管超声(TEE)

TEE 不受胸骨和肺的阻挡,距离心脏较近,其声束和房间隔垂直,可最大程度地观察房间隔的解剖结构,对于小的房间隔缺损、多孔型和静脉窦型房间隔缺损及卵圆孔未闭均有重要的诊断价值。

房间隔缺损常单独存在,有时与其他畸形合并存在。如合并二尖瓣病变,此时又称鲁登巴赫综合征(Lutembaxher syndrome)。目前所指的"鲁登巴赫综合征"指凡有心房水平除原发孔房间隔缺损处的左向右分流(包括继发孔房间隔缺损、卵圆孔未闭、部分肺静脉异位引流),合并二尖瓣及其装置病变者,均属此类病。二尖瓣的病变可为先天性,亦可为后天性二尖瓣病变,包括狭窄、脱垂、腱索和乳头肌功能障碍等。其他的合并畸形有三房心、三尖瓣闭锁、法洛三联症、肺静脉畸形引流及大动脉转位等。

四、鉴别提示

(1)卵圆孔未闭或重开:在成人中有 20%～25% 未完全闭合,表现为房间隔中部回声中断处边缘上下错位、不在一条直线上。当右心房压高于左心房压时,闭合的卵圆孔又重新开放。

右心负荷过重时可见房间隔突向左心房,并有一小缺损,常伴有右向左分流。

(2)房间隔瘤:卵圆窝处呈瘤样扩张,房间隔突向左心房,亦可突向右心房,随心动周期左右摆动,严重时可引起心室流入道梗阻,引起左或右心房压力增高。

第三节　室间隔缺损

室间隔缺损(VSD)指室间隔在胚胎期发育不全,形成异常交通,在心室水平产生左向右分流。室缺占先心病的 20%～30%。室间隔缺损是新生儿期最常见的先天性心脏病,约占儿童先天性心脏病的 50%。在成人中其发病率仅次于房间隔缺损和动脉导管未闭。室缺可单独存在,也可与其他畸形并存。

一、病理解剖和分型

室间隔呈二角形,自漏斗部间隔向右后下延伸,有一定的弧度。根据胚胎的发育来源,分为 3 个部分。

(1)肌部室间隔,约占整个室间隔的 2/3,其又可以分为窦部和小梁化部。

(2)漏斗部室间隔,又称后部室间隔,约占 1/3。

(3)膜部室间隔,所占面积很小,却是室间隔缺损的好发部位。

根据缺损的位置,可分为以下三型。

(一)膜周部缺损

膜周部缺损位于室间隔膜部及其附近。此型最多见,占 60%～80%。其根据位置不同又分为单纯膜部型、嵴下型及隔瓣下型三种。

(二)干下型缺损

干下型缺损位于右心室流出道,室上嵴上方和主、肺动脉瓣之下,占 5%～7%,少数病例合并主、肺动脉瓣关闭不全。

(三)肌部缺损

肌部缺损位于心尖部,为肌小梁缺损,收缩期室间隔心肌收缩使缺损变小,所以左向右分流量小。发病占 5%～10%。

二、病理生理

室间隔缺损在心室水平产生左至右的分流,分流量多少取决于缺损大小和两心室的压力阶差。缺损大者,肺循环血流量明显增多,流入左心房、左心室,增加的血容量在心室水平通过缺损口又流入右心室,进入肺循环,因而左心房、左心室负荷增加,左心增大,肺循环血流量增多导致肺动脉压增加,右心室收缩期负荷也增加,右心室压力增高,随着右心室压力不断增高,左向右分流变成双向分流,即收缩期左向右分流,而舒张期右向左分流。当右心室压力明显增高,心室水平出现右向左分流,即为"艾森曼格综合征"。

三、超声心动图检查

室间隔缺损的超声检查常用的切面是左心室长轴切面、右心室流出道切面及大动脉短轴切面,心尖四腔心和五腔心切面,剑下多个切面。

(一)二维及 M 型超声心动图

1.直接征象

室间隔局部回声失落。回声失落的断端可有回声增强。有时肌部室缺的回声失落不明显,有赖于彩色多普勒血流显像。根据不同类型的室缺选择相应的切面,如膜部室间隔缺损可选择左心室长轴切面、主动脉根部短轴切面、胸骨旁四腔心切面、心尖五腔心切面。在这些切面图上均可显示室间隔膜部有回声失落。极小的回声失落<2 mm 时,回声失落不明显。一般单纯性室缺多在 10 mm 以下。回声失落的大小受心动周期影响,一般舒张期的测值大于收缩期的测值。心底短轴对于鉴别 VSD 的类型有参考价值:单纯膜部缺损显示在 9 点位置,嵴下型缺损显示在 10~11 点处,嵴内型缺损在 12 点处,干下型缺损在肺动脉瓣下 1 点的位置。肌部缺损可在胸骨旁、心尖和剑下四腔心等切面显示。

2.间接征象

左心室容量负荷过重、肺动脉扩张等。小的缺损早期不引起这些征象,中等以上的缺损由于左向右分流量多,常出现右心室、左心房增大。如果小的缺损未治愈,晚期也可出现明显的左心增大和右心增大。长期的右心容量负荷过重可导致肺动脉压升高,肺动脉扩张。

(二)彩色多普勒血流显像

收缩期以红色为主的异常血流束自左心室经室间隔缺损口进入右心室。分流量大,血流速度高则呈五彩镶嵌,分流量小、流速低者左向右分流呈红色。根据异常血流束出现的切面图及部位,可确定缺损类型。如有肺动脉高压,缺损口可出现双向分流。彩色多普勒对于二维超声难以确定的小缺损及多发缺损的诊断有特殊价值。

(三)频谱多普勒

在没有肺动脉高压时,单纯室间隔缺损的频谱为全收缩期、单峰、高速(>4 m/s)的正向湍流频谱。连续式多普勒显示湍流的最大速度和频谱形态。肺动脉压力增高以后,左向右分流的速度与肺动脉高压成反比。随着肺动脉压力的逐渐增高,左向右的分流速度逐渐减低。当肺动脉高压到一定程度,右心室压力超过左心室压力时,出现右向左分流。收缩期仍为左向右分流;舒张期,主要是舒张早期表现为右向左分流。

四、鉴别诊断

主动脉窦瘤破裂:室间隔缺损和主动脉右窦破裂到心室流出道都存在左向右分流,临床易于混淆。主动脉右冠窦扩大,彩色多普勒显示以红色为主的五彩血流自主动脉窦进入右心室,血流频谱呈双期连续性左向右分流。而室间隔缺损为收缩期左向右的单期血流。

第四节　动脉导管未闭

动脉导管未闭(patent ductus arteriosus,PDA)是指胎儿时期主动脉和肺动脉之间正常连接的动脉导管,在出生后没有闭合,导致主动脉和肺动脉之间异常血流交通的一种畸形。PDA 是小儿先天性心脏病常见类型之一,占先天性心脏病发病总数的 15%。

一、病理解剖和分型

胎儿期动脉导管被动开放是血液循环的重要通道,出生后大约 15 h 即发生功能性关闭,80% 的新生儿在生后 3 个月解剖性关闭。到一年,在解剖学上应完全关闭。由于某种原因导致动脉导管持续开放,并产生病理生理改变,称动脉导管未闭。

(一)管型

导管长度多在 1 cm 左右,直径粗细不等。

(二)漏斗型

长度与管型相似,但其近主动脉端粗大、向肺动脉端逐渐变窄。

(三)窗型

肺动脉与主动脉紧贴,两者之间为一孔道,直径往往较大。

二、病理生理

动脉导管未闭引起的病理生理学改变主要是通过导管引起的分流。分流量的大小与导管的粗细及主、肺动脉的压差有关。由于主动脉在收缩期和舒张期的压力均超过肺动脉,因而通过未闭动脉导管的左向右分流的血液连续不断,使肺循环及左心房、左心室、升主动脉的血流量明显增加,左心负荷加重,导致左心房、左心室扩大。长期大量左向右分流,肺循环血流量增加,肺小动脉可有反应性痉挛,形成动力性肺动脉高压,继之管壁增厚硬化导致梗阻性肺动脉高压,此时右心室收缩期负荷过重,出现右心室肥厚甚至衰竭。当肺动脉压力超过主动脉压时,左向右分流明显减少或停止,产生肺动脉血流逆向分流入主动脉,患儿呈现差异性发绀,即下半身青紫,而上肢正常。

三、超声心动图诊断

显示未闭动脉导管的切面有胸骨旁大动脉短轴切面、胸骨上窝切面,婴幼儿剑下切面也可以显示与大动脉短轴相似的切面。

(一)二维及 M 型超声心动图

1. 直接征象

(1)于胸骨旁大动脉短轴切面可显示。左右肺动脉分叉处或左肺动脉与降主动脉之间异常管道相通,根据导管的形态、粗细及长度分为三种类型。①管型:肺动脉端的口径等于降主动脉端的口径,一般内径 5～15 mm,其内径粗细均匀一致,长 3～30 mm。②漏斗型:主动脉端导管的内径通常大于肺动脉端,即降主动脉侧宽,逐渐变细,至肺动脉端明显变细,似漏斗状。③窗型:导管短而宽,主动脉与肺动脉紧贴在一起,仅中间段有回声失落,大小一般都在10 mm 以上。

(2)胸骨上窝探查见主动脉弓峡部与肺动脉间有相通。超声所测动脉导管的直径常小于手术测值。术前准确判定导管的粗细、类型,是指导术中是否采用体外循环的关键。

2.间接征象

(1)左心腔变化。细小导管左心室可正常或轻度增大,粗大导管左心室明显扩大,伴二尖瓣反流,多为左心室扩大、二尖瓣瓣环扩张,造成相对关闭不全。

(2)肺动脉增宽。肺动脉扩张的程度取决于导管的粗细或左向右分流量的大小。导管细、分流量小的导管仅引起轻微的肺动脉扩张;导管粗、分流量大的导管可导致肺动脉及右肺动脉显著增宽,肺动脉环扩张可导致肺动脉瓣相对反流。

(3)主动脉内径增宽,搏动幅度增大。

(二)频谱多普勒超声心动图

肺动脉压正常时,于肺动脉内动脉导管开口处可探及收缩期和舒张期连续性的正向高速血流频谱,呈典型的锯齿状,流速超过 3.5 m/s。合并肺动脉高压时,部分呈现舒张期正向血流,或者双向血流频谱。

(三)彩色多普勒血流显像

1.左向右分流者

在收缩与舒张期均可见在主肺动脉分叉与降主动脉之间有异常的以红色为主的五色花彩血流通过。多数患者分流束进入主肺动脉后沿其左侧壁逆行肺动脉瓣。

2.双向分流者

在主动脉、肺动脉收缩压相等或肺动脉收缩压大于主动脉收缩压,而主动脉舒张压大于肺动脉舒张压时,则收缩期分流束为蓝色,而舒张期分流束仍为红色。

3.右→左分流者

无论在收缩期还是舒张期肺动脉压均大于主动脉压,所以超声表现仅有蓝色花彩血流自主肺动脉流向降主动脉,此为高压导管,手术危险性极大。

四、鉴别诊断

1.主动脉—肺动脉间隔缺损

非常少见,常与动脉导管未闭同时存在,且有相同的连续性杂音和周围血管特征,但杂音部位偏低偏内侧。

仔细的超声心动图检查能发现其分流部位在升主动脉根部,而 PDA 是降主动脉与肺动脉分叉处有异常管型连接。逆行性升主动脉造影更易证实。

2.冠状动脉开口异位

右冠状动脉起源于肺动脉是比较罕见的先天性心脏病。其心脏杂音亦为连续性,但较轻且较表浅。多普勒超声检查有助于鉴别诊断。逆行性升主动脉造影连续摄片显示冠状动脉异常开口和走向以及迂回曲张的侧支循环,即可明确诊断。

第五节　法洛四联症

法洛四联症(tetralogy of Fallot TOF)因 Fallot 首先描述而得名,又称发绀四联症,是联合的先天性心脏血管畸形,本病包括室间隔缺损、肺动脉口狭窄、主动脉右位(骑跨于缺损的心室间隔上)和右心室肥厚,其中前两种畸形为基本病变。本病是最常见的发绀型先天性心脏血管病,占先心病患者的 10%～14%,在儿童发绀型先心病中占首位。

一、病理解剖

法洛四联症的主要病理解剖改变因圆锥室间隔向前、向左移位,与正常位置的窦部室间隔不能连接,故在主动脉口之下形成较大的室间隔缺损。主动脉异常粗大右移,骑跨于室间隔之上,可同时接受左右心室的血流。主动脉骑跨与室间隔缺损的位置有关,但不论主动脉右移程度如何显著,主动脉瓣与二尖瓣前叶仍有解剖连续。圆锥室间隔向左移位可造成右心室流出道狭窄。狭窄部位可分为高位、中位、低位,或者广泛管状狭窄。肺动脉瓣狭窄比较常见,多数为肺动脉瓣二瓣化畸形。

二、病理生理

由于肺动脉口狭窄,血液进入肺循环受阻,引起右心室代偿性肥厚,右心室压力增高,肺动脉狭窄严重者右心室压力与左心室压力相仿,血流经过室缺发生双相分流,右心室血液大部分进入主动脉,由于主动脉跨于左、右心室之上,同时接受左、右心室血液输送全身,导致发绀。因肺动脉狭窄,肺循环进行交换的血流量减少,更加重了发绀,但幼儿由于动脉导管尚未关闭,增加了肺循环血流量,发绀可不明显或较轻,但随着动脉导管的关闭和漏斗部狭窄的逐渐加重,发绀日益明显。TOF 的症状随着右心室流出道及肺动脉狭窄程度而变化,狭窄越重,患者发绀越重,严重者因缺氧发作而早期死亡。长期缺氧可引起大量侧支循环形成,侧支可以缓解肺循环的缺血,延长患者的生命。但在手术中必须处理这些大的体肺循环侧支,否则引起灌注肺,增加手术风险。

三、超声心动图诊断

(一)二维及 M 型超声心动图

二维超声心动图可以直接发现法洛四联症复合畸形中的每一个解剖改变。

(1)左心室长轴切面:是观察 TOF 的重要切面,可见主动脉内径增宽,位置前移,室间隔缺损一般较大(1.0～2.5 cm),最明显的改变是主动脉前壁与室间隔连续中断,两个残端不在一个平面上,形成主动脉骑跨。右心室增大,右心室肥厚,右心室前壁厚度常>6 mm。室间隔低平,左心室内径偏小。

骑跨率=(主动脉前壁与室间隔的距离/主动脉根部前后径)×100%

大多数 TOF 的主动脉骑跨率为 50%左右,如果骑跨率超过 75%,多数学者认为应归为右心室双出口。

(2)左心室流出道短轴切面可显示室间隔缺损部位及大小,大多数为嵴下型,少数为肺动脉干下型。

(3)胸骨旁大动脉短轴观察右心室流出道狭窄、肺动脉瓣狭窄、瓣环狭窄、肺动脉主干狭窄、左右肺动脉狭窄及其程度。明确肺动脉的发育程度对于患者手术适应证的判断十分重要。在此切面应完整地探查肺动脉分支,测量其宽度。

(4)M型显示,正常人心前区滑行扫查时,可见主动脉前壁与室间隔相连续,无中断现象;而法洛四联症时存在室间隔缺损及主动脉前移,故声束由主动脉波群向二尖瓣波群移行时出现连续中断现象,形成特异的主动脉骑跨征。

(5)主动脉根部明显增宽,肺动脉主干狭窄,程度越重,主动脉主干越宽,活动幅度越大。

(二)频谱多普勒超声心动图

1.左心室长轴切面上

将取样容积置于室间隔的缺损处频谱特征是在一个心动周期内可见收缩期向上,舒张期向下的双向湍流。

2.在心底短轴切面上

将取样容积置于右心室流出道依次向肺动脉瓣、肺动脉主干以及左右肺动脉处滑行。当右心室流出道狭窄时,右心室流出道处可记录到全收缩期向下的高速射流信号,流速可高达4 m/s以上,形似"匕首状"。当肺动脉瓣狭窄,主干狭窄时,在相应的部位探及高速负向射流信号,频谱呈对称的"三角形"。

(三)彩色多普勒血流显像

1.左心室长轴切面

于收缩期可见一束红色血流信号,由左心室流出道进入主动脉,同时可见一束蓝色的血流信号由右心室侧经过室间隔缺损处进入主动脉。由于室间隔缺损较大,右向左分流的血流束为层流,故呈单纯的蓝色。

2.五腔心切面

可见收缩期左、右心室两股蓝色血流共同汇入主动脉。

3.大动脉短轴切面

可见右心室流出道内五色花彩血流束射向肺动脉。当右心室流出道狭窄严重时,肺动脉内血流较少,甚至无血流显示。当无右心室流出道狭窄时,仅有肺动脉瓣狭窄时,可见五色花彩血流束起自肺动脉瓣口处。

四、鉴别诊断

(1)艾森曼格综合征:心室间隔缺损、心房间隔缺损、主动脉—肺动脉间隔缺损或动脉导管未闭的患者发生严重肺动脉高压时,使左至右分流转变为右至左分流,形成"艾森曼格综合征"。本综合征发绀出现晚,肺动脉瓣区有收缩期喷射音和收缩期吹风样杂音,第二心音亢进并可分裂,可有吹风样舒张期杂音;右心导管检查发现肺动脉压显著增高等,可供鉴别。

(2)艾博斯坦畸形和三尖瓣闭锁时,三尖瓣的隔瓣叶和后瓣叶下移至心室,右心房增大,右心室相对较小,常伴有心房间隔缺损而造成右至左分流。三尖瓣闭锁时三尖瓣口完全不通,右心房的血液通过未闭卵圆孔或心房间隔缺损进入左心房,经二尖瓣入左心室,再经心室间隔缺损或未闭动脉导管到肺循环。选择性右心房造影可确立诊断。

第六节 心内膜垫缺损

一、概述

心内膜垫缺损(endocardial cushion defect,ECD)又称房室通道缺损,指胎胚期心内膜垫发育异常,导致房室环上、下方心房和心室间隔组织部分缺失,且可伴有不同程度的房室瓣畸形,心内膜垫缺损在各类先天性心脏病病例中仅占 0.9%。

(一)部分型

(1)单纯原发孔型房缺。

(2)原发孔型房缺合并二尖瓣裂。

(3)原发孔型房缺合并三尖瓣裂。

(二)过渡型

在部分型的基础上合并小型流出道室间隔缺损。

(三)完全型

原发孔型房缺、室间隔缺损伴有共同房室瓣(二尖瓣、三尖瓣均有裂)。

(1)A 型:共同房室瓣可分为二尖瓣、三尖瓣,各有腱索和室间隔顶端相连。

(2)B 型:共同房室瓣可分为二尖瓣、三尖瓣,腱索不附着于室间隔,而连于右心室。

(3)C 型:共同房室瓣不分离,腱索不附着于室间隔上,共瓣呈漂浮状。

二、病理生理

心内膜垫缺损是一组复杂的畸形,病变组合和复杂程度变化很大,血流动力学主要取决于 ASD 和 VSD 的大小,以及房室瓣的关闭不全及肺动脉高压的程度。单纯原发孔型房间隔缺损基本和继发孔间隔缺损相似,但原发孔型房缺多较大,分流量较多。伴发二尖瓣裂时,则常有二尖瓣反流,左心房、左心室扩大,左心室血流在心脏收缩期直接进入左、右心房,右心负荷过重,早期出现肺动脉高压,心房水平出现右向左分流。完全性心内膜垫缺损则 4 个腔均相通、大量的左向右分流主要发生在左心室向右心房方向,右心容量负荷过重,右心房、右心室扩大。肺血管阻力在早期就出现增加,导致肺动脉压和右心室压的明显增高。患者在婴幼儿时候就会出现心脏扩大、肺动脉高压、右心衰竭等症状。

三、超声心动图诊断

(一)部分型 ECD

(1)在多个切面显示房间隔下端回声失落,房室瓣环位置异常,二尖瓣和三尖瓣位于同一水平。

(2)二尖瓣水平切面显示二尖瓣前叶断裂,同时伴有不同程度二尖瓣反流。二尖瓣前叶断端向左心室流出道伸展可引起左心室流出道狭窄,部分有左心扩大。

(3)右心房、右心室扩大,心房水平低速左向右分流。肺动脉瓣前向血流增快。

(二)完全型 ECD

(1)心尖四腔切面显示房间隔下端和室间隔膜部回声失落,十字交叉结构消失。

（2）二尖瓣、三尖瓣分裂，原二尖瓣前叶和三尖瓣隔叶在同一水平上形成共同房室瓣，其有腱索附着于室间隔或室间隔对侧面的乳头肌，或者呈漂浮状。

（3）全心扩大，以右心扩大明显，肺动脉内径扩张，肺动脉压力增高。

（4）CDFI 显示房室水平的双向分流，左向右分流呈红色，右向左分流呈蓝色。二尖瓣前叶裂的患者在四腔心或左心室长轴切面显示二尖瓣反流。频谱多普勒测量右心房内可以测得高速反流。

第七节　三尖瓣下移畸形

三尖瓣下移畸形亦称为 Ebstein 畸形，是一种少见的先天性心脏病，其发病率在先天性心脏病中占 0.5%～1%。本病特点为三尖瓣向右心室移位，主要是隔瓣叶和后瓣叶下移，致使右心室分为功能性右心室和房化右心室。发病机制可能与胚胎发育时心脏内胚层的分层障碍有关。

一、病理改变

Ebstein 畸形的基本病变是三尖瓣瓣叶和右心室发育异常并伴有隔瓣叶和后瓣叶向右心室下移。病变最常累及隔瓣叶，次之为后瓣叶，病变累及前瓣叶者则很少见。下移的瓣叶使右心室分成两个部分，瓣叶上方扩大的心室称为房化心室，其功能与右心房相似；瓣叶下方为功能右心室。右心房扩大，房壁纤维化增厚。右心房和高度扩大薄壁的房化右心室连成一个大心腔，起储积血液的作用，而瓣叶下方的功能右心室则起排出血液的功用。三尖瓣下移病例由于三尖瓣瓣环和右心室高度扩大以及瓣叶畸形往往呈现关闭不全。三尖瓣下移病例中50%～60%伴有卵圆孔未闭或心房间隔缺损，心房水平呈现右向左分流，动脉血氧饱和度降低，临床上出现发绀。其他合并畸形尚有肺动脉狭窄、室间隔缺损、动脉导管未闭、法洛四联症、大动脉错位、主动脉缩窄和先天性二尖瓣狭窄等。

二、超声心动图诊断

（一）超声心动图诊断

1. 切面及 M 型超声心动图

（1）左心室长轴切面。可见左心房、左心室大小正常，右心室前后径增大，右心房巨大。右心室内极易显示三尖瓣活动，室间隔活动幅度增大。

（2）四腔心切面。在心尖四腔心切面可以观测三尖瓣下移程度，正常人三尖瓣隔瓣在室间隔附着点比二尖瓣前叶附着点低 0.6～1.2 cm，在此切面上可以观察到增大变形的三尖瓣及附着于室间隔或右心室壁上的位置、下移程度，还可以观察到右心室、房化右心室及固有右心房三个部分的界限、大小及相互移行关系。如伴有 ASD，四腔心切面上可见房间隔回声连续中断现象。

（3）三尖瓣曲线。在 M 型超声心动图上比较特异的改变就是三尖瓣曲线极易显示，而且与二尖瓣曲线同时显示,但收缩期三尖瓣关闭时间较二尖瓣迟延,迟延时间多在 65 ms 以上。三尖瓣活动幅度增大,开放速度加快,EF 斜率明显减缓。

(4)室间隔及左心室后壁出现同向运动。主要是由于三尖瓣下移畸形,伴有严重的三尖瓣关闭不全,出现右心容量负荷过重所致。

2.频谱多普勒超声心动图

(1)心尖四腔心切面于三尖瓣口右心室侧可探及舒张期正向湍流,频带较宽、幅度较大。于三尖瓣口右心房侧探及收缩期负向湍流频谱为合并存在的三尖瓣反流。

(2)合并 ASD 时,于缺损的左心房侧探及心房水平右向左分流频谱或在房间隔缺损右心房侧探及心房水平左向右分流频谱。

3.彩色多普勒血流显像

(1)收缩期三尖瓣口右心房侧可见蓝色为主的五色花彩反流束,测量反流面积以此判定反流的程度。

(2)功能右心室较正常时显色暗淡。

(3)心房水平可见房间隔缺损口附近的过隔血流,一般以蓝色为主。

(二)GOSE 分级及评分

GOSE 指数是心尖四腔心切面右心房加房化右心室的面积(a)与功能右心室面积(b)加左心房室面积(c)的比值,即 a/(b+c),比值越大,手术效果及预后越差。

第八节　三房心

三房心是指左心房或右心房被异常纤维肌性隔膜或间隔分成副房与真房两部分,两者可藉隔膜的孔道相通。即双侧心房共有三个腔室,而且三个腔室之间可以存在不同类型的交通。三房心发生在左心房内多见,右侧三房心极为少见。本畸形也常合并房间隔缺损或完全性肺静脉异常回流。三房心发病率较低,约占先心病总数的 0.1%～0.3%。

Gibson 根据房间隔有无与右心房交通分为三型。A 型:房间隔完整;B 型:上部心房与右心房交通;C 型:下部心房与右心房交通。

一、病理生理

典型三房心为左心房被隔膜分为上部的副房与下部的真房,隔膜中部仅有一个或数个小孔与副房和真房相通,肺静脉淤血为必然结果。如副房与真房不通,而与右心房连接,则其血流动力学改变类似全肺静脉异位引流。如为不完全性三房心,肺静脉回流受阻现象仅发生在肺静脉异常连接的部分肺叶,其余肺叶静脉引流通畅,肺动脉压可不致升高。三房心的病理生理改变主要与隔膜的交通数目及大小、房间隔缺损的部位与大小,肺静脉回流的途径及有无狭窄,以及合并其他畸形有密切关系,临床表现和血流动力学状态比较复杂。单纯隔膜型左侧三房心血流动力学改变类似于二尖瓣狭窄。合并房缺和肺静脉异位引流时血流动力学改变和房缺相似。

二、超声心动图诊断

(一)二维超声特点

三房心的判定主要在切面超声心动图上完成,胸骨旁左心室长轴切面、心尖部四腔心切面或剑下四腔心切面均可检出。

1.左心房内隔膜的回声

切面图上均可显示为线样强回声,将左心房分为上、下两部分,上部分为副左心房,与肺静脉相连,下部分为左心房(又称固有心房)。膜性结构上可有回声失落处,回声失落多为单个、多个或筛孔状。回声失落处可大可小,一般位于中央,少数位于边缘,此回声失落处即为真假左心房相通的缺口。

2.伴有或不伴有房间隔缺损

如果探测不到副左心房与真左心房之间的交通应重点观察房间隔的连续性。如有房间隔缺损,应确定缺损位于右心房与副左心房之间、位于右心房与真性左心房之间或同时存在。

3.肺静脉回流部位

于四腔心切面或左心室长轴切面可以观察四条肺静脉均回流到副左心房者为完全型。亦可见两条肺静脉回流到真性左心房,两条或一条肺静脉异位回流到右心房者为部分型。

(二)频谱多普勒超声心动图

(1)于四腔心切面将取样容积置于纤维性结构的缺损口处,可以测得以舒张期为主的高速湍流频谱,最高血流速度>2 m/s。根据过隔膜的血流速度可以估测副房和真房之间的压力阶差。二尖瓣口血流受其影响流速加快,表现为频带明显加宽,边缘锯齿状。

(2)若有房间隔缺损存在,可以测得心房水平分流的频谱。

(3)彩色多普勒血流显像:收缩期副房内血流显示暗淡,而真房腔内由于隔膜口处出现射流束,射流束进入此腔产生明显的血流紊乱,使真房腔血流显色亮度显著增高,二者形成鲜明对比。在合并有房间隔缺损时彩色血流显像能显示心房水平的分流束;如果存在两个缺口,隔膜无孔者,可见副房水平的分流为左向右之红色过隔血流。

三、鉴别诊断

需要和以下疾病相鉴别:①完全性肺静脉异位引流;②永存左上腔静脉;③二尖瓣上狭窄。

检查难点及注意事项:典型的三房心诊断并不困难,左心房内隔膜孔二维超声有时难以显示,在显示隔膜后应前后摆动探头,并配合彩色血流显像及频谱多普勒帮助隔膜孔的显示。因为三房心的分型复杂多样,应多切面追踪肺静脉的连接情况,并注意有没有合并房缺。

第九节   肺静脉异位引流

肺静脉异位引流是指肺静脉未能直接与左心房连接,而与右心房或体静脉系统连接的先天性心血管异位。发病率占先天性心脏病的 5.8%,常合并房间隔缺损或其他心血管异位。

肺静脉异位引流,按病理生理分为两种:①部分型肺静脉异位引流,占60％～70％;②完全型肺静脉异位引流,占30％～40％。

一、完全性肺静脉异位引流

完全性肺静脉异位引流(total anomalous pulmonary venousconnection,TAPVC)是肺静脉分别或总汇成一支后,引流到左无名静脉、上腔静脉、右心房、左侧上腔静脉、冠状静脉窦、奇静脉或门静脉等处,而不引流入左心房,导致右心房、右心室增大。此类病均有心房间隔缺损或卵圆孔开放,使混合于右心房的氧合和未氧合血液得以流入左心房,从而进入体循环动脉,负责身体各部位。

(一)分型

1.心上型

最常见,约占50％或以上,左右肺静脉在左心房后汇合成肺静脉总干,经垂直静脉引流到左无名静脉再汇入上腔静脉,少数病例肺静脉总干直接汇入上腔静脉和奇静脉。

2.心内型

心内型约占30％,4支肺静脉汇合成肺静脉总干后通过冠状静脉窦引流到右心房,或者4支肺静脉直接回流到右心房。

3.心下型

此型少见,占10％～20％,肺静脉总干经垂直静脉向下引流到门静脉、肝静脉或者下腔静脉再回流到右心房。

4.混合型

此型少见,占5％～10％,肺静脉异常连接部位2个或者2个以上,左肺静脉多与无名静脉连接,右肺静脉多与冠状静脉窦或者右心房相连。

(二)病理生理

TAPVC患者右心房同时接受体循环和肺循环的血流,致使右心房、右心室扩大,右心房的部分血流由房间隔缺损或者未闭的卵圆孔分流入左心房维持体循环的血流量,所以患者会出现发绀。房间隔缺损大小对血流动力学有较大影响,房间隔缺损较大时右向左分流通畅,体循环血流量可以维持,而房间隔缺损较小时,右向左分流量不足可引起体循环灌注不足,而右心容量负荷过重,可导致肺动脉高压。

(三)超声心动图诊断

1.共同特征

右心容量负荷过重即右心房和右心室扩大,肺动脉增宽,左心较小,左心房内无肺静脉回流。

2.心上型

剑突下或者左侧高位大动脉短轴切面显示左心房后4支肺静脉汇合成肺静脉总干,与上行的垂直静脉或无名静脉相连,再通过扩张的上腔静脉回流到右心房。彩色多普勒血流显示在胸骨上窝切面显示肺静脉总干红色血流从垂直静脉入无名静脉后呈蓝色血流入上腔静脉,心房水平可见右向左的分流信号。

3.心内型

心尖四腔心切面或者剑下切面显示4支肺静脉汇合肺静脉总干后经扩大的冠状静脉窦进

入右心房,或者肺静脉各自汇入右心房。彩色多普勒显示红色血流束经扩张的冠状静脉回流至右心房。

4.心下型

剑突下四腔心切面显示肺静脉总干向下经下腹部垂直静脉汇入门静脉或者肝静脉。彩色多普勒可追踪垂直静脉至肝静脉或者门静脉。

5.混合型

最常见的混合型肺静脉异位引流为右肺静脉直接入右心房,左肺静脉经垂直静脉至无名静脉。

二、部分型肺静脉异位引流

部分型肺静脉异位引流(partial anomalous pulmonary venous connection,PAPVC)指1~3支肺静脉直接或间接到体静脉回流到右心房。

(一)病理生理

异位引流的肺静脉氧化血回流入右心,右心容量与肺血流量增多。血流动力学改变与异常连接的肺静脉数量以及房间隔缺损有关,仅有1支肺静脉异常连接,其流量仅占肺血流量的20%,临床可以无症状。如果仅有1支肺静脉和左心房相连,其血流动力学改变和完全型肺静脉异位引流相似。

(二)超声心动图诊断

一般性改变:右心扩大,室间隔运动异常等右心容量负荷增大的改变。多普勒检查发现三尖瓣、肺动脉瓣血流增快。

肺静脉部位异常连接,左心房内肺静脉开口数目不完全。

1.心上型

右上肺静脉回流到上腔静脉或者左上肺静脉经垂直静脉回流到无名静脉—上腔静脉,此型常伴有房间隔缺损。

2.心内型

右肺静脉直接回流到右心房,或者肺静脉开口于冠状静脉窦。

3.心下型

右肺静脉开口于下腔静脉。

4.混合型

上述三型可混合存在。

第十节　大动脉转位

大动脉转位(transposition of great arteries,TGA)指大动脉形态关系异常,和形态学心室连接关系不一致的一组先天性心脏病,即主动脉连接于形态学右心室,肺动脉连接于形态学左心室。根据形态学心房和心室的连接关系是否正常,TGA分为完全型(complete transposition of great arteries)和矫正型(corrected transposition of great arteries)两种类型。

完全型 TGA 为房室连接一致而心室和大动脉连接不一致;矫正型 TGA 为房室连接及心室和大动脉连接均不一致的先天畸形。

一、完全型大动脉转位

完全型大动脉转位是一种心房和心室连接一致,而心室和大动脉关系连接不一致的复杂先天性心脏病,占发绀性先天性心脏病的第 2 位。其发病率占先天性心脏病的 5%～8%。

(一)病理解剖和病理生理

此病是由于胚胎早期圆锥动脉干发育畸形,动脉干下圆锥组织吸收反常造成圆锥部旋转异常所致。此病绝大多数为心房正位,心室右襻,房室连接一致,而心室和大动脉连接不一致。主动脉异常表现:正常主动脉位于肺动脉右后,完全型 TGA 为主动脉多位于肺动脉右前或者左前和前方。正常情况下,二者呈螺旋形相互包绕,TGA 时二者呈平行关系。

大多数本病患者合并其他心血管畸形。绝大多数合并 VSD,以嵴下型 VSD 多见,有2/3的患者合并动脉导管未闭或右心室流出道狭窄,其他合并的畸形包括 ASD、卵圆孔未闭、主动脉缩窄、房室瓣发育畸形等。

由于完全型 TGA 时肺循环和体循环是分别独立的,如果没有相互之间的交通就不能生存,如果交通口小,那么患者就缺氧严重、发绀明显,给予吸氧会改善症状。如果交通口大,体肺血液混合好,缺氧程度较轻,但体肺循环血量增加,会造成严重的肺动脉高压和心力衰竭。

(二)超声心动图诊断

1. 二维超声

二维超声可以显示心房、心室、大动脉及其相互之间连接关系和空间关系,为检查本病的主要手段。

左心室长轴切面显示两条大动脉前后平行关系,主动脉位于右前,完全起自右心室,肺动脉位于左后方,完全起自左心室。大动脉短轴切面显示正常右心室流出道包绕主动脉根部形态消失,而两条大动脉呈前后并行关系,呈两个环形回声。心尖四腔心切面显示房室连接一致。心尖五腔心切面显示大动脉和心室连接不一致。TGA 为主动脉起源于右心室,肺动脉起源于左心室。剑下切面可以显示心房和内脏的位置,从而判断心房是否正位。

总之,超声判断 TGA 主要需要确定房室连接正常,而心室动脉连接不一致。即确定右心房—右心室—主动脉、左心房—左心室—肺动脉的连接关系。其重点是确定和区分主动脉和肺动脉。肺动脉的主要标志是存在左右肺动脉分叉,主动脉的特征为弓降部连续、根部有冠状动脉起源等。

2. 多普勒超声

彩色多普勒是协助诊断 TGA 的方法。它可以显示室间隔缺损、房间隔缺损以及分流的速度和方向,合并肺动脉狭窄可以判断狭窄的程度及位置。根据动脉导管分流的速度和肺动脉瓣的反流判断肺动脉高压。

二、矫正型大动脉转位

矫正型大动脉转位特征是房室连接不一致且心室和大动脉连接也不一致,即右心房—解剖左心室—肺动脉,左心房—解剖右心室—主动脉,使血流动力学在功能上得以基本纠正。

（一）病理解剖和病理生理

矫正型 TGA 的心房位置可以正位,也可以反位,无论心房位置如何,其房室连接和心室、大动脉连接均不一致。

根据心房和大动脉的空间位置不同,临床常见有以下两种类型。

1. SLL 型

心房正位,心室左襻,主动脉位于肺动脉左侧或左前方。

2. IDD 型

心房反位,心室右襻,主动脉位于肺动脉右侧或右前方。

本病患者由于存在心房和心室以及心室和大动脉的连接不一致,实际上形成单纯的心室反位,而血流动力学得以矫正,如果没有合并其他畸形和功能障碍,其血流动力学没有异常。但由于右心室承担体循环的做功,很容易导致三尖瓣关闭不全及右心衰竭。

（二）超声心动图诊断

1. 二维超声

在剑下切面显示肝、下腔静脉、腹主动脉的位置,以判断心房的位置。SLL 时肝大部分在右侧,下腔静脉在右侧,腹主动脉在左侧,心房正位;IDD 时肝大部分在左侧,下腔静脉在左侧,腹主动脉在右侧,心房反位。心尖四腔心切面是判断房室连接的重要切面。SLL 时左侧房室瓣为三尖瓣,位置较右侧房室瓣低,左侧心室有肌小梁,而右侧较光滑,室间隔无乳头肌。即左侧为解剖右心室,右侧为解剖左心室。IDD 时左侧房室瓣为二尖瓣,左侧心室为解剖左心室,右侧心室为解剖右心室。大动脉短轴切面显示:SLL 时主动脉位于肺动脉左侧或左前方;IDD 时主动脉位于肺动脉右侧或右前方。

2. 多普勒超声

可以显示室间隔或房间隔缺损及分流,合并肺动脉瓣狭窄时候,可以判断狭窄程度。

（三）鉴别诊断

右心室双出口:典型的右心室双出口需要两条大动脉全部或大部分起止于解剖右心室,而室间隔缺损作为左心室的唯一出口,并有双动脉圆锥。而完全型 TGA 为主动脉起自于右心室、肺动脉起自于左心室,肺动脉瓣下无圆锥,并与二尖瓣相连。

第十一节　右心室双出口

右心室双出口(double-outlet right ventricular,DORV)指两条大动脉的全部或者一条大动脉加另外一条大动脉的大部分起自解剖右心室,合并室间隔缺损作为左心室的唯一出口,半月瓣和和房室瓣之间无纤维连续性的先天性心脏病。

一、病理分型

右心室双出口的分型方法较多,主要根据大动脉和 VSD 的位置进行分型。比较经典的分型为大动脉连接正常或接近正常和大动脉连接异常两大类。

（一）大动脉连接正常

约占 50％，肺动脉起源于右心室，主动脉骑跨于室间隔＞75％，VSD 靠近主动脉瓣下。其又分为法洛四联症型和艾森曼格型，前者合并肺动脉口狭窄，右心扩大为主，后者合并有肺动脉高压，全心扩大。

（二）大动脉关系异常

主动脉起自右心室，肺动脉骑跨于室间隔，VSD 多位于肺动脉瓣下。Tussing-Bing 综合征：主动脉位于肺动脉右前或正前，完全发自右心室，肺动脉在主动脉左后或正后方，骑跨于室间隔程度＞75％，VSD 多位于肺动脉瓣下，右心扩大。可合并肺动脉高压或肺动脉口狭窄。

1976 年 Steward 根据房室连接关系分析，结合 VSD 的位置及主动脉的相互关系和有无肺动脉狭窄，从外科手术的角度出发，进行了全面分类，具有一定的临床价值。

二、病理生理

患者的血流动力学状态根据大动脉位置、VSD 和肺动脉口狭窄的病理改变而差异极大，一般左心室的血均由 VSD 分流到右心室，同时两条大动脉全部或大部分从右心室发出，在心室水平形成双向分流，射入主动脉和肺动脉的血为混合血，体循环血氧饱和度降低，出现不同程度的发绀。

三、超声心动图诊断

（一）二维超声

1. 法洛四联症型

二维超声表现和法洛四联症极为相似，左心室长轴切面因为有巨大的 VSD，室间隔和主动脉的连续性中断，左右心室相通，主动脉骑跨于室间隔之上，骑跨率超过 75％，二尖瓣和主动脉瓣之间无纤维连接。大动脉短轴切面显示肺动脉狭窄。右心扩大明显，伴有右心室肥厚。

2. 艾森曼格型

艾森曼格型和 VSD 合并肺动脉高压相似，但主动脉有明显的骑跨，程度＞75％，二尖瓣前叶和主动脉无纤维连接，全心有明显扩大。

3. Tussing-Bing 综合征

大动脉短轴切面显示大动脉间正常环抱关系消失，主动脉在肺动脉右前或正前方，主动脉完全起自右心室，肺动脉骑跨于室间隔，VSD 位于肺动脉瓣下，右心扩大明显。

（二）彩色多普勒血流

由于 VSD 的直径较大，心室水平的过隔分流速度较低。肺动脉口有明显狭窄时，主肺动脉内可探及收缩期的高速血流。

（三）频谱多普勒

肺动脉口狭窄可以估测狭窄的程度，另外可以通过三尖瓣反流估测右心室的收缩压。超声心动图可以准确地诊断右心室双出口，尤其是大动脉异位的右心室双出口，诊断准确率较高。但是对于法洛四联症和 VSD 合并肺动脉高压时，和右心室双出口较难鉴别，在检查过程中，应仔细鉴别肺动脉和主动脉以及骑跨的程度，对于诊断会有帮助。

第十二节　永存动脉干

永存动脉干(truncus arteriosus,TA)是一种少见(uncommon)的先天性心脏畸形,发生率占先天性心脏病的0.4%～2.8%。其解剖特征为从两心室腔基底部发出单一动脉干,供应冠状动脉、肺动脉和升主动脉的血流,动脉干只有一组粗大的半月瓣,绝大多数伴有高位室间隔缺损,肺动脉是从高于冠状动脉、低于头臂动脉的动脉干某处发出的。

一、病理解剖

(一)Collett 和 Edwards 根据肺动脉起源将永存动脉干分为四型

1. Ⅰ型

左右肺动脉通过肺动脉干起源于动脉干某处(48%)。

2. Ⅱ型

左右肺动脉直接起源于相邻动脉干后壁(29%)。

3. Ⅲ型

左右肺动脉直接分别起源于相邻动脉干侧壁(11%)。

4. Ⅳ型

动脉干上的左右肺动脉阙如,肺循环由降主动脉上的支气管动脉供应(12%)。

目前认为第Ⅳ型共同动脉干应当归于法洛四联症伴肺动脉闭锁及无中央肺动脉共汇。因此共同动脉干实际上只有前两种类型。

(二)Van Praagh 等根据有无 VSD 将永存动脉干分为两型

1. A型

伴有室间隔缺损。

2. B型

不伴有室间隔缺损。

(三)A 型再根据有无肺动脉分支和起源分为四个亚型

1. A1型

A1型约占50%,短的肺动脉干起自主动脉干的左背侧并分为两支肺动脉,相当于Collett和Edwards Ⅰ型。

2. A2型

A2型约占21%,两支肺动脉间接起自主动脉干背侧或正面行向肺部,主动脉和肺动脉间隔缺损,因为肺动脉分支的终点局促或发育不全,肺灌注量少。相当于 Collett 和 Edwards Ⅱ型。

3. A3型

A3型约占8%,仅有单一肺动脉分支起自主动脉干,供应同侧肺叶,而另一侧肺叶由侧支供应。

4. A4型

A4型约占12%,主动脉峡部发育不全、狭窄甚至完全断离,有巨大的动脉导管连接肺动脉分支和降主动脉。

二、病理生理

因为永存动脉干跨在大的室间隔缺损上,其接受体循环和肺循环混合血。肺动脉起源于主动脉,肺循环承受和体循环一样的压力,患者都存在不同程度的肺动脉高压。肺动脉高压的严重程度取决于患者的年龄、肺血管对高流量的耐受性。多数婴儿由于肺血管阻力低、肺血管内径增粗,肺血流量增加,患者出现肺充血、呼吸困难、左心衰竭等症状,但患者发绀不重,动脉血氧饱和度可以正常,此时患者多为动力型肺动脉高压。这些患者常在出生后 6 个月内死于严重充血性心力衰竭。随着生存时间延长,肺血管阻力逐步加大,肺血管收缩,肺血流量减少,发绀加重,而左心室容量负荷过重减轻。患者不出现左心衰竭的症状,而是表现为缺氧、发绀,此时患者多为阻力型肺动脉高压。两种类型的肺动脉高压都严重地威胁患儿的生命。尽早发现并手术治疗是提高患者生存率的前提。

三、超声心动图检查

(一)二维超声心动图

1.胸骨旁长轴切面

动脉干骑跨于室间隔缺损之上,左右心室均连接动脉干的一部分。动脉干开口有单一的动脉瓣。

2.大动脉短轴切面

右心室流出道阙如,肺动脉不与心室相连。另外,可以观察共同动脉瓣数目和功能。此切面可以找出主动脉或者左右肺动脉分支,以明确永存动脉干的分支。

3.心尖四腔心或者五腔心切面

四腔心切面左心正常或稍大,类似于室间隔缺损的表现。后期肺动脉高压时,左心室不大,右心室增大。五腔心切面显示动脉干骑跨室间隔缺损之上。另外,调整探头方向可以显示肺动脉或者分支动脉从主动脉发出的位置及走行的方向,以判断临床分型。

4.胸骨上窝切面

胸骨上窝切面是观察左右肺动脉起源的良好切面。同时可以观察主动脉弓的发育,以及是否合并狭窄或离断等畸形。

(二)彩色多普勒检查

粗大的动脉干同时接受左右心室的血流,以及动脉干向肺动脉分流的血流。在肺动脉压无明显增高时,室间隔缺损处存在左向右的分流;肺动脉压明显增高时,以双向分流为主。共同动脉瓣存在狭窄和关闭不全时,则显示瓣口的收缩期花色的高速血流信号或舒张期的反流信号。

(三)频谱多普勒

心室水平探及低速的左向右分流或双期分流信号。未能在右心室流出道位置探测到血流信号。若存在共同的动脉瓣的狭窄则可以探测高速血流频谱。

第十三节 冠状动脉瘘

左右冠状动脉起始部正常,而主干或者属支与心腔或血管腔相通,形成心底部分流称为冠状动脉瘘。

先天性冠状动脉瘘比较少见,以单发畸形多见,约30%合并其他心内畸形。

一、病理解剖和病理生理

冠状动脉瘘是由于胎儿心血管发育过程中心肌窦状间隙没有退化而持续存在所致。左或右冠状动脉均可累及,其中以右冠状动脉瘘多见。冠状动脉可与任一心房或心室腔相通,也可与肺动脉、腔静脉或冠状静脉窦相通。但以引流到右心室和右心房最为多见。根据被累及的冠状动脉及受血的心腔的组合可将冠状动脉瘘分为多种类型:如右冠状动脉—右心室瘘;左冠状动脉—肺动脉瘘;回旋支—冠状静脉瘘等。受累的冠状动脉一般迂曲扩张,动脉壁变薄,局部血管可以形成动脉瘤。

冠状动脉瘘口在右心系统可出现右向左分流,分流明显的加重左心室负担,时间长时左心室扩张、肥厚、心力衰竭等。瘘口在左心系统则属于动脉—动脉间分流,其病理生理改变类似于主动脉瓣关闭不全。心脏负担加重的程度主要取决瘘管的粗细,瘘管较粗分流较大时,对血流动力学影响比较明显。冠状动脉血流经瘘管分流后血流量迅速减少,尤其在舒张期,可导致冠脉供血不足,产生心绞痛,长期反复缺血可引起心肌受损和功能减低,最终出现心力衰竭。另外,冠状动脉瘤内血栓可导致心肌梗死。

二、超声心动图诊断

(一)二维超声

共同特点是冠状动脉起始部位正常,而管腔明显扩张,冠状动脉可显示的区域明显扩大。另外根据瘘口的不同位置,造成不同的分流显示。

(二)彩色多普勒

冠状动脉内血流信号增强,瘘口喷射性双期连续血流。

(三)脉冲多普勒

在彩色多普勒的引导下,获取频谱,以测定流速和压差。在冠状动脉内血流频谱显示舒张和收缩期双峰,流速不高。在瘘口汇入的心腔内检测到高速分流。

常见类型如下。

1. 右冠状动脉—右心室瘘

胸骨旁长轴切面、大动脉短轴切面显示右冠状动脉从主动脉根部发出就明显增粗、扩张,沿室间隔右面或右心室面向下,在不同位置进入右心室。心尖四腔心切面或五腔心切面可显示异常扩张的右冠状动脉至瘘口的位置。多普勒显示右心室双期高速分流。

2. 右冠状动脉—右心房瘘

右冠状动脉在前房室沟中向右走行至侧壁,在三尖瓣环上开口于右心房。或沿房室沟上行在不同的水平进入右心房。多普勒显示右心房内双期连续性分流。与房间隔并行的路径可见冠状动脉的瘤样扩张与狭窄交替。

3.左冠状动脉瘘

瘘口入左心房或左心室比较多见，入右心比较少见，左心扩大，室壁运动增强。大动脉短轴或心尖五腔心切面显示扩张的冠状动脉走行于房室沟，开口左心室的瘘口多位于二尖瓣后叶根部。若入左心房，常位于房间隔的左心房面。

三、鉴别诊断

川崎病的冠状动脉损害：患者常有发热病史，冠状动脉有瘤样扩张，但无冠状动脉向心腔内分流。

第十四节　主动脉窦瘤破裂

主动脉窦瘤(aneurysm of sinus of valsalva,ASA)指主动脉窦壁变薄呈瘤样扩张的病理性膨凸，未破裂时一般无临床症状，一旦瘤壁破裂，将向邻居腔室分流，造成相应的血流动力学改变而引发临床症状。主动脉窦瘤破裂以右窦破裂到右心室或右心房多见，造成主动脉向右心的分流，其次为无冠窦破向右心房，左冠窦极少受累。部分主动脉窦瘤合并室间隔缺损或主动脉瓣脱垂。

一、病理解剖和病理生理

主动脉根部有三个主动脉窦（右冠窦、无冠窦、左冠窦），各个主动脉窦均可以形成窦瘤，但以右冠窦多见。

形成原因可能是胚胎时期主动脉根部中层弹性纤维发育缺损，未能与主动脉瓣的纤维融合，形成局部的窦壁薄弱区，出生后，在压力的长期作用下，薄弱区向外膨凸，在遭遇压力急剧升高或感染时发生破裂。另外原因是干下型室缺可致主动脉窦失去支撑肌肉，右冠窦在血流长期冲击下向外膨凸，最终破裂。主动脉窦瘤破入心腔与邻近结构有关。右冠窦瘤常破入右心室流入道、流出道、右心室中部或者右心房。无冠窦瘤多破入右心房。偶见窦瘤破入室间隔或破入心包腔。主动脉窦瘤破裂时，主动脉内的压力往往高于所破入心腔内压力，产生持续的分流。分流量的大小取决于破口的大小、位置以及主动脉和破入心腔的压力阶差。窦瘤破入右心室，造成左向右分流，肺血流量增加，加重左心室负荷，心脏增大以左心室为主。窦瘤破入右心房，右心容量负荷也增加，左右心房室均可扩大。窦瘤破入左心室时，血流动力学改变类似于主动脉瓣关闭不全。

另外，瘤体较大时可使主动脉瓣瓣环移位，造成主动脉瓣脱垂而关闭不全，加重左心室容量负荷。窦瘤破裂多发生在成年后，主要临床症状为心悸、气短、胸痛等。

二、超声心动图诊断

观察主动脉窦瘤的切面有胸骨旁左心室长轴切面、大动脉短轴切面、心尖五腔心切面和四腔心切面，观察的重点为主动脉各个窦的大小比例，有无膨凸及窦壁的完整性，定位窦瘤破入的心腔及破口大小，并注意观察继发的主动脉瓣脱垂情况。

（一）右冠窦破入右心室

左心室长轴切面显示右冠窦扩张（正常人主动脉瓣关闭线至窦壁 7 mm）呈圆形，窦径比瓣上径明显扩大，窦瘤向右心室流出道膨出，右冠窦壁变薄膨凸，单发破口者右冠窦表现为袋状，破口位于顶部。多发破口，窦瘤形态似菜花状，各个破口朝向不同的方向。

（二）右冠窦或无冠窦破入右心房

右冠窦或无冠窦扩大，壁变薄呈乳头状向右心房腔内膨凸，破口在乳头顶端。

（三）左冠窦瘤

较为罕见，向后扩张突入左心房，位于二尖瓣前叶根部上方，亦可破入左心室流出道，二维超声主动脉根部短轴面示左冠窦扩张，并显示瘤破口部位及大小。

（四）心腔改变

根据破入部位而异。右冠窦破入右心室流出道则左心室容量负荷过重，破入右心室流入道或右心房则左、右心室容量负荷过重。

（五）CDFI 和脉冲多普勒改变

在窦瘤内及破口处均可显示多彩的湍流图。脉冲多普勒取样容积于破口处入瘤体内均可显示收缩及舒张期正向或双期分流。频谱显示分流以舒张期为主。

第十五节　主动脉缩窄

先天性主动脉缩窄指主动脉局限性狭窄。该病并不少见，占先心病患者的 1% 左右。主动脉狭窄的部位多数位于左锁骨下动脉开口以远、动脉导管的开口处，即主动脉峡部。

本病可单独存在，也可合并其他心血管畸形。

一、病理解剖

主动脉缩窄的主要病理改变为主动脉中层变性和内膜增厚，向主动脉呈嵴状或隔膜状膨凸，造成主动脉局部或较长段的狭窄。缩窄段的内径一般为 2～5 mm，严重狭窄的接近闭锁。局限狭窄以隔膜多见，缩窄远端主动脉发育较好。狭窄较长者可累及左锁骨下动脉开口。根据动脉导管和狭窄区的位置关系将主动脉缩窄分为导管前型（婴儿型）和导管后型（成人型）。

（一）导管后型（成人型）

约占 90%，多见于成年人。缩窄位于发出动脉导管之后的主动脉峡部，病变比较局限、单纯，程度多较轻，侧支循环通常较充分，临床表现常较典型。大多数患者不合并 PDA，少数可合并 PDA 或无明显分流的动脉导管细小通道，较少合并心脏内畸形。

（二）导管前型（婴儿型）

约占 10%，多见于婴儿期。缩窄位于发出动脉导管之前的部位的主动脉，狭窄病变多较为广泛，动脉导管多未闭而且多合并心内畸形，1/3 患者合并室间隔缺损或者主动脉瓣二叶畸形，另外少数有二尖瓣狭窄或者大动脉转位、单心室等。

二、病理生理

有主动脉缩窄的患者,在胎儿期主动脉血流通过动脉导管顺利到达降主动脉以下血管,故不表现明显的阻塞,出生以后血流动力学的改变是狭窄近端主动脉压升高,狭窄远端的血压降低。近端的血压增高会引起血管扩张,上肢及头部血供增加。长期高血压会引起左心室肥厚、顺应性减低,最终会出现心脏扩张及心力衰竭。缩窄远端血压降低,血供不足,可造成局部器官的灌注障碍。具体症状取决侧支循环的建立,常见的为内乳动脉—肋间动脉、腰—骶动脉与胸腹壁动脉形成侧支循环向缩窄远端的降主动脉与下肢供血。一般来说,侧支循环形成和缩窄程度成正比。

导管后型一般动脉导管都闭合,不合并心内畸形,血流动力学变化不大,婴幼儿时期临床症状较少,在少年或者成年时期,因长期高血压而出现临床症状,另外由于下肢血供减少,造成血压降低及运动能力下降。导管前型多合并心内畸形,存在严重的血流动力学改变。患者早期就会出现心力衰竭,上下肢出现差异性发绀,病死率较高。

三、超声心动检查

(一)二维超声

二维超声是诊断主动脉缩窄的重要手段,主要切面为胸骨上窝主动脉弓长轴切面。直接改变:主动脉缩窄的主要发现是主动脉弓降部局限或一段血管内径减小。部分类型血管内径尚正常,但是主动脉壁嵴状突起形成隔膜,造成管腔局限性狭窄。主动脉缩窄的超声诊断标准:近端缩窄为无名动脉与左颈总动脉之间的血管内径≤升主动脉内径的60%;中段缩窄为左颈总动脉与左锁骨下动脉开口之间的血管内径≤升主动脉内径50%;远端狭窄为左锁骨下动脉开口远端的降主动脉内径≤升主动脉内径40%。

继发性改变:左心室肥厚,左心室运动增强,左心室两乳头肌方位异常、距离缩短等。

(二)彩色多普勒

胸骨上窝主动脉弓长轴切面显示降主动脉狭窄处的五彩血流通过,缩窄近端有明显的血流加速及汇聚现象。合并动脉导管未闭时可以显示五彩的血流从降主动脉到肺动脉。

(三)频谱多普勒

CW在缩窄处可以测到收缩期或者双期负向高速血流频谱,速度高达3～6 m/s。测量缩窄处的峰值速度可以估测缩窄的程度。另外,频谱的形态和缩窄的程度也有一定的关系。主动脉缩窄的血流频谱形态分为三类:仅有收缩期高速血流;以收缩期为主高速血流,持续到舒张中期;全心动周期内连续高速血流。舒张期压力阶差越高,与收缩期峰值压差越小,缩窄的程度越严重。

第四章 心脏瓣膜病的超声诊断

第一节 二尖瓣狭窄

一、病因

既往有风湿热病史的只占 35%。2/3 的患者为女性。约半数患者无急性风湿热史,但多有反复链球菌扁桃体炎或咽峡炎病史。单纯二尖瓣狭窄(mitral stenosis,MS)占风心病的 25%,二尖瓣狭窄伴有二尖瓣关闭不全占 40%,主动脉瓣常同时受累。

二、病理基础

急性期风湿活动累及心肌可形成心肌炎,可出现心脏扩大;累及心外膜者可形成浆液纤维蛋白性心包炎,心包膜表面出现纤维蛋白渗出物和浆液,一般心包积液的量不多;心内膜和瓣膜几乎都受累,瓣膜、腱索和乳头肌等发生炎症病变,局部肿胀、增厚,细小的赘生物形成,表面纤维蛋白沉积,结缔组织增生和瘢痕形成。上述病变导致二尖瓣开放受限,瓣口截面积减少,根据病变的程度和性质可分为以下两型。

(一)隔膜型

瓣膜交界处粘连和(或)瓣膜本身增厚,但瓣膜尚有一定的弹性能自由活动。分为三个亚型。

1.交界粘连型

瓣叶交界处粘连使瓣口狭窄,其边缘可有纤维样增厚。

2.瓣膜增厚型

除上述交界处粘连外,瓣膜本身有不同程度增厚,影响其活动度,可伴有轻度关闭不全。

3.隔膜漏斗型

除瓣膜病变外,有腱索及乳头肌的粘连与缩短,牵拉瓣叶向室腔,但瓣叶尚有一定活动度,常伴有关闭不全。

(二)漏斗型

瓣膜极度增厚和纤维化,腱索、乳头肌粘连缩短,瓣膜活动明显受限,瓣口呈“漏斗”状显著狭窄,常伴二尖瓣关闭不全。

三、病理生理

正常二尖瓣瓣口面积为 4~6 cm²。二尖瓣瓣口随风湿病变进展而逐渐缩小,一般根据瓣口面积大小,确定二尖瓣狭窄的程度及其对血流动力学的影响。

(一)左心房压力(LAP)增高及左心房扩张

由于二尖瓣狭窄造成瓣口血流受阻,致左心房扩大、压力升高,以克服由于狭窄所致的瓣口流量限制,保证左心室充盈。二尖瓣轻度狭窄时,LAP 在静息状态下没有改变或轻微升高,活动时可升高;中度狭窄,LAP 在静息状态下持续明显升高,运动时进一步升高,可达30~35 mmHg;重度狭窄,静息时 LAP 持续升高,产生明显血流动力学异常。左心房扩大导致心肌纤维化,可能出现心房纤颤。心房血液出现涡流,易于继发附壁血栓,多见于左心房后壁及左心耳内。血栓脱落后可引起栓塞。

(二)肺阻塞性充血期

由于左心房压力增高,使肺静脉及肺毛细血管扩张、淤血,肺静脉压升高,致阻塞性肺淤血,可产生:①肺淤血使肺顺应性减低,呼吸阻力增加;肺通气/血流比值下降(<0.8),引起低氧血症,致呼吸困难;②肺淤血可使肺静脉和支气管静脉建立侧支循环,使支气管黏膜下静脉曲张、破裂而致大咯血;③肺静脉压升高,一旦超过血浆胶体渗透压则液体由毛细血管到肺间质,可致肺水肿。由各种原因所致体循环回心血量增加,或者心动过速使充盈期缩短时,均可加重肺静脉与肺毛细血管淤血,使上述情况加重。

(三)肺动脉高压期

随着二尖瓣狭窄渐重或者血流动力学障碍时间延长,肺静脉毛细血管压力增高,机体势必提高肺动脉压以维持肺循环,早期则主要通过反射性肺小动脉痉挛,为可逆性,肺动脉压可有波动,为动力性肺动脉高压。随时间的推移,长期肺小动脉痉挛可导致血管内膜增生及中层增厚,产生肺小动脉硬化,则进入阻塞性肺动脉高压阶段。由于右心室收缩期负荷增加,产生右心室肥厚,可致右心衰竭及体循环淤血,在发生右心衰竭后,肺淤血常可减轻。在肺动脉高压阶段由于限制了肺血流量,使肺毛细血管和肺静脉淤血减轻,故发生肺水肿及咯血反而减少。

四、超声检查目的

(1)诊断二尖瓣狭窄程度、估测二尖瓣瓣口面积。

(2)评价血流动力学改变(平均压差、肺动脉压力)。

(3)评价右心大小、形态及右心室功能。

(4)评价左心房大小、是否有附壁血栓。

(5)评价瓣膜是否适合进行经皮二尖瓣球囊扩张术及相关伴发的瓣膜损害。

(6)对体征和症状发生变化的已患有二尖瓣狭窄的患者重新进行评估。

(7)对经皮瓣膜扩张介入治疗后的瓣膜功能进行评估。

(8)应用 TEE 引导进行经皮瓣膜球囊扩张术。

五、超声心动图表现

(一)M 型超声心动图

M 型超声心动图检查时主要观察二尖瓣波群,显示二尖瓣的活动曲线及启闭情况。二尖瓣狭窄时,瓣尖增厚,活动度明显减低;二尖瓣前叶活动曲线在舒张期双峰消失,在舒张早期快速充盈时,形成 E 峰,下降速度减慢,二尖瓣呈持续开放,EA 间的 F 点消失,形成"城垛样"样改变;二尖瓣由于联合处有融合,导致后叶在舒张期向前活动,与前叶同向运动。以舒张期前后叶最大距离(Ea—Ep)可以估计二尖瓣的开瓣径。

(二)二维超声心动图

1.最佳成像切面

(1)TTE:胸骨旁左心长轴切面和短轴切面、心尖四腔心切面和两心腔切面。

(2)TEE：经胃短轴和长轴切面、食管中段四腔心和两腔心切面。

2.经胸超声心动图

(1)二尖瓣增厚、回声增强，瓣尖增厚明显，交界部粘连、钙化，活动僵硬受限，呈"圆顶样"改变，瓣口面积减小。

(2)两叶瓣在结合部有融合，开放受限。舒张期开放时失去正常的"鱼口"样形态，瓣口变形，不对称，边缘可不规则。可采用二维 Trace 方法直接测量二尖瓣舒张末期瓣口面积。

(3)腱索及乳头肌增厚、纤维化，出现缩短、活动受限；严重的瓣下装置的纤维化、钙化预示手术效果差。

(4)左心房扩大，出现腔内涡流，导致超声检查时自显影现象。

(5)7%～15%的二尖瓣狭窄患者发生左心房血栓。

(6)出现肺动脉高压时右心室扩大、肥厚。

(7)对瓣膜形态进行评分，可帮助选择治疗方案。目前最常见的评分方法为 Wikins 法。MS 的最低分数为 4 分，最高为 16 分。评分≤8 分者适合二尖瓣球囊扩张术，＞11 分者则考虑外科手术治疗。

3.经食管超声心动图（TEE）

(1)能够精确评价瓣叶的活动度和钙化程度，显示瓣下结构病变程度。

(2)能够确定交界联合处融合的程度。

(3)清晰可靠地显示左心房血栓，尤其位于左心耳处的血栓。

(4)可预测经皮二尖瓣成形术的可行性和评价术后瓣膜功能。

（三）三维超声心动图

(1)三维超声心动图对二尖瓣的形态、结构、特别是瓣膜交界联合处的评价可提供更丰富的信息。

(2)是应用于预测经皮球囊瓣膜成形术手术效果的重要及可靠办法。

（四）彩色多普勒血流成像

1.最佳成像切面

(1)TTE：胸骨旁左心长轴切面、心尖四腔心切面和两腔心切面。

(2)TEE：食管中段四腔心和两腔心切面。

2.诊断方法及要点

(1)二尖瓣狭窄时可见左心室流入道血流在二尖瓣瓣口近端加速形成五彩镶嵌的射流束。射流束的宽度与狭窄程度成反比，即狭窄程度越重，射流束越细。

(2)邻近二尖瓣瓣口心房面可显示血流汇集区域（PISA），表现为半圆形的彩色混叠区，用于估测二尖瓣口面积。

(3)显示右心扩大，出现不同程度的二尖瓣反流。

（五）脉冲型和连续型频谱多普勒

1.成像切面和测量指标

TTE 和 TEE 四腔心切面和两腔心切面测值可对二尖瓣狭窄进行较为准确的定量诊断。将取样容积置于狭窄的二尖瓣瓣口，由于血流在此处突然加速，记录到舒张期较高速的血流频谱。可根据彩色多普勒显示二尖瓣瓣口射流束来确定频谱多普勒取样容积的放置位置。

主要测量指标：二尖瓣的峰值流速、血流速度积分（VTI）、峰值压差、平均压差和压力减半时间(PHT)。

2.二尖瓣跨瓣压差的测量

二尖瓣瓣口连续型多普勒得到舒张期二尖瓣瓣口血流的 VTI 值,测得瓣口的峰值流速和平均压差。测得压差与二尖瓣狭窄程度相关。

3.二尖瓣瓣口面积的测定

(1)连续方程式原理:在无分流及反流的情况下,通过狭窄二尖瓣瓣口的血流量应与通过其他正常瓣口的血流量相等。设 AVA 为主动脉瓣口面积,MVA 为二尖瓣瓣口面积,VTI_{MV} 为舒张期通过二尖瓣瓣口的血流速度积分,VTI_{AV} 为通过主动脉瓣口的收缩期血流速度积分,依据连续方程的原理可推导出如下计算公式:$AVA \times VTI_{AV} = MVA \times VTI_{MV}$。由此可以推导:$MVA = AVA \times VTI_{AV}/VTI_{MV}$。由此得出二尖瓣瓣口面积:$> 1.5 \ cm^2$ 为轻度狭窄,$1.0 \sim 1.5 \ cm^2$ 为中度狭窄,$< 1.0 \ cm^2$ 为重度狭窄。

(2)压力减半时间(PHT):是指多普勒测量二尖瓣瓣口峰值压力下降一半(50%)时所需要的时间(ms)。PHT 时长与二尖瓣狭窄程度呈正相关,即 PHT 越长,二尖瓣狭窄程度越重。估测二尖瓣瓣口面积公式:220/PHT(ms)。

(3)三尖瓣反流频谱:出现肺动脉高压时,可根据三尖瓣反流速度,估测肺动脉压。肺动脉高压程度与二尖瓣狭窄程度相关。

4.超声检查评价二尖瓣狭窄的准确性和局限性

(1)不同超声检查方法测得的二尖瓣瓣口面积,与导管测得的压差、面积及解剖学瓣口测量值具有高度的相关性。①二维 TTE 测量的瓣口面积与解剖学瓣口测量面积有良好的相关性,相关系数为 0.95;②PHT 方法测量的瓣口面积与解剖学瓣口测量面积间相关系数 > 0.80;③彩色多普勒 PISA 法测量的瓣口面积与解剖学瓣口测量面积之间相关系数为 0.87。

(2)用 TTE 检测左心房血栓的敏感性为 32%,特异性为 94%。而 TEE 检测左心房血栓的敏感性为 81%,特异性 99%,TEE 检测左心耳血栓的敏感性和特异性为 98%。

(3)应用压力阶差方法评价二尖瓣瓣口狭窄程度时,测量参数受血流量影响。容量负荷过重或不足将高估或低估压差。

(4)伴有二尖瓣反流或主动脉瓣关闭不全的患者,用连续方程计算二尖瓣面积不准确。

(5)应用压力减半时间方法测量二尖瓣瓣口面积时,如果多普勒声束不能调整到与血流方向平行时,PHT 出现测量误差,二尖瓣瓣口面积常低估。合并中重度主动脉瓣反流时,导致左心室舒张末压增高,PHT 缩短,使得二尖瓣瓣口面积高估。

(6)瓣膜成形术后不能用 PHT 法评估二尖瓣狭窄程度。

第二节　二尖瓣关闭不全

一、病理

风湿性二尖瓣狭窄并有关闭不全的病例,由于风湿热引致二尖瓣瓣膜长期反复炎变,二尖瓣瓣膜纤维化、增厚、僵硬,交界处融合,造成瓣口狭窄,同时瓣叶因纤维化挛缩变形,瓣口游离缘因纤维化增厚或钙质沉积,卷曲不平整,致使前后瓣叶不能在心室收缩时对拢闭合,腱索乳头肌也因纤维化、短缩,将瓣叶向心室腔牵拉,以致瓣叶活动度受到限制,阻碍瓣膜的启闭功能,使二尖瓣既有瓣口狭窄,又有关闭不全。

单纯二尖瓣关闭不全病例,瓣膜虽有一定程度的纤维化、增厚,但瓣叶交界无融合,血流通过二尖瓣瓣口并无障碍,主要病变是二尖瓣瓣环扩大,造成瓣环扩大的原因是急性风湿性心肌炎引致左心室扩大,二尖瓣瓣环随左心室扩大而增厚,后瓣叶基部瓣环增大更为明显,致使瓣叶面积相对不足,收缩期瓣口不能闭合。如风湿热急性期时治疗得当,心肌炎痊愈,左心室及瓣环缩小,并恢复正常,则关闭不全可以消失。如果在心肌炎阶段未经内科治疗或治疗无效,那么左心室和瓣环就持续增大。

二、病理生理

(一)急性

心肌梗死导致腱索或乳头肌断裂或胸部外伤引起的创伤性二尖瓣关闭不全,由于起病急骤,左心房未能适应突然增多的反流充盈量,左心房压力迅速升高,于是肺血管床压力也升高,出现肺水肿、肺动脉高压,有时肺动脉压力可接近体循环压力,但于矫治二尖瓣关闭不全后仍可恢复正常。

收缩期左心室射出的部分血流经关闭不全的二尖瓣瓣口反流至左心房,与肺静脉回流至左心房的血流汇合,在舒张期充盈左心室,致左心房和左心室容量负荷骤增,左心室来不及代偿,使左心室舒张末压急剧升高,导致急性左心衰竭。

(二)慢性

二尖瓣关闭不全时,左心房的顺应性增加,左心房扩大。同时扩大的左心房和左心室可适应容量负荷增加,使左心房、左心室舒张末压不会明显上升;由于左心室舒张时左心房血液仍可通畅地进入左心室,左心房压力迅速下降,因而肺循环压力无明显升高,并发肺动脉高压或肺水肿者较少见,或缓慢呈现。代偿期较长。

二尖瓣关闭不全病例,左心室舒张时既要接受肺静脉回流入左心房的血液,又要接受上一次心搏时反流入左心房的血液,持续严重的过度容量负荷使左心室舒张期延长,充盈容量增多,逐渐发生左心扩大和左心室肥厚,病程进入晚期发生左心衰竭,出现肺部淤血导致肺动脉高压,后可引致右心衰竭。

三、超声心动图检查

(一)超声心动图检查的适应证

(1)用于评估二尖瓣反流的严重程度、反流血流束的特征。

(2)显示左心室的大小形态和左心室功能状态。

(3)显示关闭不全的二尖瓣的解剖结构及二尖瓣装置的形态特征。

(4)分析确定二尖瓣关闭不全的病因。

(二)M型和二维超声心动图

1.最佳显示切面

(1)TTE:胸骨旁长轴和短轴切面,心尖四腔心和两腔心切面。

（2）TEE：胃底短轴和长轴切面，食管中段四腔心和两腔心及长轴切面。

2.各种不同病因导致的二尖瓣关闭不全的诊断要点

（1）风湿性二尖瓣关闭不全：二尖瓣瓣膜增厚、僵硬，以瓣尖显著。瓣叶、腱索和乳头肌增厚增粗，回声增强。

心室收缩时二尖瓣前后瓣叶对合不全。二尖瓣狭窄并有关闭不全者，则显示瓣口小且对合不全。在急性风湿热时，可显示局灶结节性增厚或散在性的赘生物。

（2）二尖瓣脱垂：二尖瓣脱垂是瓣膜黏液性变性的特征性表现。瓣叶增厚冗长，收缩期瓣叶呈波浪状向左心房波动；收缩中晚期二尖瓣向左心房运动超过二尖瓣环水平＞2 mm，诊断为二尖瓣脱垂。

（3）腱索断裂的"连枷样"二尖瓣：二尖瓣前后叶闭合不良，严重的完全不能闭合。收缩期瓣叶完全进入左心房，连同断裂的腱索在左心房内扑动。舒张期瓣叶从左心房返回左心室，失去腱索牵制呈无规律的摆动。

（4）乳头肌功能不全：二尖瓣本身没有原发性病变，其病因可以是慢性冠脉供血不足、心肌病、心肌淀粉样变、类癌，先天性乳头肌、腱索畸形等。

多发生在心肌梗死后的心肌缺血。前壁和下壁心肌梗死后二尖瓣反流的发生率约20%。心肌梗死后局部室壁运动消失或减弱，同侧乳头肌由于缺血出现钙化或纤维化，导致相对应的二尖瓣瓣叶运动减低，使瓣叶对合不良。左心室扩大使乳头肌收缩时位置偏移等，均可导致乳头肌收缩无力，功能障碍。

（5）退行性病变：二尖瓣环钙化是退行性病变的特征性改变，表现为：尖瓣后叶根部至瓣环处增厚，回声明显增强。病变可局限于局部瓣环或整个后叶瓣环。瓣环的僵硬度增加，使瓣环不能正常地收缩，导致二尖瓣反流出现。二尖瓣瓣环的钙化程度由钙化的横截面厚度决定：＜5 mm为轻度；5～10 mm 为中度；＞10 mm 为重度。

3.心腔形态学改变

轻度或急性二尖瓣关闭不全时左心房大小通常正常，左心室容积无明显改变。急性重度的二尖瓣关闭不全，引起急性肺动脉高压导致右心腔扩张。慢性二尖瓣关闭不全发展到一定程度，左心室容量负荷逐渐加重，左心室及左心房均扩大，左心室舒张末期内径增加，左心室肥厚、质量增加。

M 型超声心动图见心室间隔和左心室后壁收缩力增强，左心房可显示收缩期扩张性搏动。

（三）脉冲多普勒和彩色多普勒超声心动图

1.彩色多普勒

（1）M 型和二维超声心动图（UCG）不能确定二尖瓣关闭不全，UCG 血流显像可于二尖瓣心房侧和左心房内探及收缩期反流束，诊断二尖瓣关闭不全敏感性几乎达100%，且可半定量反流程度。

（2）成像切面。

1）TTE：胸骨旁长轴和心尖四腔心及两腔心切面。当声束与二尖瓣瓣口垂直时，胸骨旁切面可评估反流束血流的宽度。

2）TEE：经食管中段四腔心、两腔心及长轴切面。

（3）彩色多普勒的诊断要点及标准。

1)轻度关闭不全:反流束长度限于瓣叶闭合点之后,反流射流束最小截面宽度<3 mm;反流面积<4 cm²;反流面积与左心房面积比<20%,为轻度关闭不全。

2)中度关闭不全:反流束长度于瓣叶闭合点之后,不超过左心房长径的一半;反流射流束最小截面宽度3~7 mm;反流面积为4~8 cm²;反流面积与左心房面积比为20%~40%,为中度关闭不全。

3)重度关闭不全:反流束长度超过左心房长径的一半;反流射流束最小截面宽度>7 mm;反流面积>8 cm²;反流面积与左心房面积比>40%,为重度关闭不全。

(4)血流汇聚法或等速表面积法。血流汇聚法或等速表面积法是评价反流量的半定量方法。在反流口左心室面的血流量与反流入左心房的血流量相等。经胸心肌四腔心切面显示,Nyquist 极限设置在50~60 cm/s 时,可出现血流汇聚(PISA)。

2.脉冲多普勒

(1)成像切面:经胸心尖和经食管中段两腔心及四腔心切面。

(2)二尖瓣瓣口血流:二尖瓣关闭不全对左心房和左心室产生血流动力学方面的影响。重度关闭不全时,左心房压力增高,二尖瓣 E 峰增高,E 峰减速时间缩短,心室等容舒张时间缩短。

随着左心房压力增高,肺静脉前向血流速度减低。肺静脉内检测到逆向血流是重度二尖瓣关闭不全的特异性表现。

(3)反流量的测定:

左心室流入道血流量=二尖瓣口面积×二尖瓣口速度时间积分

左心室流出道血流量=左心室流出道面积×流出道速度时间积分

反流量=总流量-左心室流出道血流量

反流分数(regurgitant fraction,RF)=反流量/左心室流入道血流量

每搏反流量>50 mL 或反流分数>60% 为重度关闭不全。

3.连续多普勒

(1)成像切面:同脉冲多普勒成像切面。

(2)反流束的频谱密度的强弱与反流程度相关。

(3)肺动脉高压时检测到三尖瓣瓣口高速反流血流,能间接提示三尖瓣关闭不全的严重性。

第三节 主动脉瓣狭窄

一、病因和病理

主动脉瓣狭窄是指左心室收缩期射向主动脉的血流因局部瓣膜阻塞而受阻。当主动脉瓣面积减至正常 1/4 时,产生明显血流动力学改变,左心室射血阻力增加,左心室代偿肥厚。

正常主动脉瓣口面积超过 3.0 cm²。当瓣口面积减小>1.5 cm² 时为轻度狭窄;

$1.0 \sim 1.5$ cm^2 时为中度狭窄；$\leqslant 1.0$ cm^2 时为重度狭窄。

（一）主动脉瓣膜狭窄

1.风心病

主动脉瓣狭窄约占风湿性瓣膜病的 1/4，男性多见。几乎无单纯的风湿性主动脉瓣狭窄（aortic stenosis，AS），大多伴有关闭不全和二尖瓣损害。

2.先天性畸形

先天性瓣叶畸形。

3.退行性老年钙化性主动脉瓣狭窄

多见于 65 岁以上老年人，发病率为 21%～29%，常伴有二尖瓣环钙化。

（二）瓣上型主动脉瓣狭窄

瓣上型主动脉瓣狭窄病变为位于主动脉瓣窦上方的膜样、局限性或弥散性狭窄。其临床表现与瓣膜型狭窄相仿，但心脏听诊无主动脉收缩早期喷射音；狭窄后的血液喷射定向于无名动脉，导致右上肢脉搏较强而有力，血压较左上肢高。

（三）瓣下型主动脉瓣狭窄

瓣下型主动脉瓣狭窄病变为位于左心室流出道处的主动脉根部的异常隔膜引起的狭窄，多累及二尖瓣前叶。常伴有动脉导管未闭。

临床表现与瓣膜型者相仿，但杂音位置较低，以心前区下部为最响，且无主动脉收缩早期喷射音。X 线胸部检查无升主动脉狭窄后扩张，无瓣膜钙化，而左心室造影示主动脉瓣下有恒定的充盈缺损等，可与瓣膜型狭窄鉴别。

二、病理生理

风湿性主动脉瓣狭窄为瓣叶增厚，交界处有粘连，有瓣叶缩短时常伴有关闭不全。正常成人主动脉瓣口面积 $\geqslant 3.0$ cm^2。当瓣口面积减少一半时，收缩期仍无明显跨瓣压差。瓣口面积 $\leqslant 1.0$ cm^2 时，左心室排血受阻，左心室—主动脉间压力阶差增大，收缩压明显升高，跨瓣压差显著。

左心室压力负荷增高出现左心室壁向心性肥厚，为维持正常心室壁应力和左心室心排血量，左心室室壁应力增加，出现心肌缺血和纤维化，左心室顺应性减低，心排血量减少，导致左心室功能衰竭。

当心功能不全出现后，有左心室扩张，左心室舒张末压增高和肺淤血。由于心排血量减少及左心室肥厚，心肌耗氧量增加，活动后，可有心肌缺血、心绞痛及各种心律失常。

三、超声心动图检查

（一）超声心动图检查的适应证

（1）主动脉瓣听诊区闻及 Ⅱ 级以上收缩期杂音，需行超声心动图检查。

（2）超声心动图检查并评估主动脉瓣的狭窄程度。

（3）用于评估左心室功能、心腔大小和血流动力学改变。

（4）随诊评价症状和体征改变的主动脉瓣狭窄患者或无症状的重度主动脉瓣狭窄者。

（5）通过 TTE 评估主动脉瓣狭窄程度不明或可疑时，建议经食管超声心动图（TEE）检查。

(二)M 型和二维超声心动图

1.最佳成像切面

(1)TTE:胸骨旁长轴和短轴切面及心尖三腔心和五腔心切面。

(2)TEE:心底短轴切面(35°～55°)和长轴切面(35°～55°)。

2.诊断要点

(1)风湿性主动脉瓣狭窄

1)M 型超声可见主动脉瓣变厚,活动幅度减小,开放幅度<8 mm,瓣叶回声增强提示瓣膜钙化。主动脉根部扩张,左心室后壁和室间隔对称性肥厚。

2)二维超声心动图上可见主动脉瓣瓣尖增厚,局部瓣缘增厚,瓣叶交界处受累,瓣膜开放受限,开瓣径减小,左心室壁增厚。

(2)主动脉瓣退行性变

1)主动脉瓣硬化时一个或多个瓣叶增厚(>2 mm),回声增强。瓣叶运动可正常或轻度减低。主动脉瓣硬化常影响瓣缘和基底部。

2)病变进一步发展可出现主动脉瓣狭窄。瓣叶增厚、钙化,运动减弱,瓣口面积减小。有纤维硬化结节沉积,钙化在瓣叶的基底部最严重,逐渐向瓣叶边缘延伸。

(3)先天性主动脉瓣叶畸形

1)主动脉瓣为二叶瓣,关闭时呈"一"字形。分为横裂式和纵裂式。瓣叶多为强回声。长轴切面显示瓣叶关闭线多呈偏心性。

2)早期狭窄征象为收缩期瓣叶呈圆顶征,瓣叶边缘向主动脉中心卷曲。

3)瓣叶为四叶瓣时,闭合线呈"十"字形。

(三)彩色多普勒显像

1.最佳成像切面

(1)TTE:胸骨旁长轴和短轴切面及心尖二腔心和五腔心切面。

(2)TEE:经胃底和基底段长轴切面。

2.诊断要点

(1)左心室流出道及主动脉瓣瓣口的紊乱五彩射流血流提示狭窄。

(2)显示射流血流的部位和方向,指导连续多普勒检测。

(3)鉴别主动脉瓣上及瓣下狭窄。

(4)显示是否伴发有主动脉瓣关闭不全和二尖瓣关闭不全。

第四节　主动脉瓣关闭不全

一、病因和病理

主动脉瓣关闭不全指心脏舒张期主动脉内的血液经病变的主动脉瓣反流入左心室,左心室前负荷增加,导致左心室扩大和肥厚。主动脉瓣关闭不全是一种常见的心脏瓣膜病,是由于主动脉瓣及(或)主动脉根部疾病所致。

急性主动脉瓣关闭不全的病因主要有感染性心内膜炎所致主动脉瓣膜穿孔或瓣周脓肿、创伤、主动脉夹层、人工瓣撕裂。慢性主动脉瓣关闭不全的病因主要为以下几点。

(一)主动脉瓣疾病

约 2/3 的主动脉瓣关闭不全(aortic incompetence)为风心病所致;其他可为感染性心内膜炎所致瓣叶破损或穿孔等;先天性畸形(二叶主动脉瓣、室间隔缺损时由于无冠瓣失去支持可引起主动脉瓣关闭不全);主动脉瓣黏液样变性致瓣叶脱垂。

(二)主动脉根部扩张

梅毒性主动脉炎;马方综合征(Marfan 综合征);强直性脊柱炎;特发性升主动脉扩张;严重高血压和(或)动脉粥样硬化致升主动脉瘤。

二、病理生理

急性主动脉瓣关闭不全时,当主动脉瓣反流量大,左心室的急性代偿性扩张以适应容量过度负荷的能力有限,左心室舒张压急剧升高,导致左心房压增高和肺淤血,甚至出现肺水肿。

慢性病变使左心室扩张,不至于因容量负荷过度而明显增加左心室舒张末压;左心室质量大大增加使左心室壁厚度与心腔半径的比例不变,室壁应力维持正常;另一有利代偿机制为运动时外周血管扩张,使外周阻力下降和心率增快伴舒张期缩短,使反流减轻。

以上诸因素使左心室功能长期代偿,失代偿期心室收缩功能降低,甚至发生左心衰竭。

严重的主动脉瓣关闭不全使主动脉舒张压下降,冠脉血流减少,引起心肌缺血,促进左心室功能进一步恶化。

三、超声心动图

(一)超声心动图检查的适应证

(1)判断主动脉瓣关闭不全的病因。

(2)半定量评估主动脉瓣关闭不全的程度。

(3)评估左心室的容积、肥厚程度及评价心功能。

(4)对无症状的主动脉瓣关闭不全进行随诊。

(5)行经食管超声心动图(TEE)检查以诊断由于主动脉夹层、主动脉瘤或感染性心内膜炎所导致的主动脉瓣关闭不全;并判断是否需手术治疗。

(二)M 型和二维超声心动图

1.主动脉瓣及根部形态

(1)最佳成像切面

1)M 型超声心动图:TTE 胸骨旁长轴、短轴切面;TEE 心底短轴、长轴切面。

2)二维超声心动图:TTE 胸骨旁长轴、短轴,心尖五腔心及三腔心切面;TEE 心底短轴、长轴切面。

(2)诊断要点

1)M 型超声心动图:二尖瓣前叶舒张期震颤;二尖瓣提前关闭,在 QRS 波开始时,提示重度主动脉瓣关闭不全。

2)主动脉瓣叶增厚,回声增强,活动僵硬,舒张期瓣叶关闭时对合不良,可见关闭裂隙,多在 2～3 mm 或以上。

3)主动脉短轴切面可清楚显示 3 个瓣的结构及运动情况,关闭时可显示关闭不全的具体位置及裂隙的形状和大小。

4)二维超声直接测量主动脉瓣反流口面积:舒张末期,在二维 TEE 短轴切面勾画瓣叶边缘测量反流口面积。反流口面积<0.2 cm² 为轻度关闭不全,0.2～0.4 cm² 表示中度关闭不全,>0.4 cm² 为重度关闭不全。

5)风湿性心脏瓣膜病:二维超声心动图心底短轴切面显示瓣叶增厚,以瓣尖明显,瓣叶回缩,瓣膜交界处粘连。

6)主动脉瓣退行性病变:一个或多个瓣叶的瓣缘和基底部硬化,瓣叶活动度减低。

7)感染性心内膜炎:有赘生物、瓣膜穿孔或瓣叶脱垂,瓣叶、瓣环或主动脉根部脓肿。主动脉根部动脉瘤或假性动脉瘤形成。

8)主动脉根部硬化:主动脉前壁或后壁增厚,回声增强,厚度>2.2 mm,出现厚度>4 mm 为重度硬化。

9)主动脉根部扩张:轻度 3.5～4.5 cm,中度 4.6～5.0 cm,重度>5.0 cm。

10)主动脉瓣二叶畸形:呈二叶瓣,瓣叶多不对称,瓣叶的闭合线为单个线形,结合缘为"一"字形。收缩期瓣叶呈圆顶样,舒张期呈偏心性闭合。根据瓣叶闭合线方向不同分为横裂式和纵裂式。

2.间接征象

主动脉瓣反流对心腔大小及形态影响。

(1)最佳成像切面。

1)TTE:胸骨旁长轴、短轴,心尖切面。

2)TEE:心底短轴、长轴切面和四心腔、两心腔切面。

(2)诊断方法及要点。

1)M 型超声心动图:测量左心室收缩期及舒张末期的内径和室壁厚度,判断心腔的大小及形态的改变;根据测量直接得到左心室射血分数及左心室短轴缩短分数,评价左心室收缩功能的改变。为主动脉瓣关闭不全的程度及预后提供有价值的信息。

2)二维超声心动图:直接显示左心室形态的改变。应用简化改良的 Simpson 法可以较精确地测量左心室舒张末期容积、收缩末期容积,得出每搏排出量及射血分数。

3)轻度关闭不全时,左心室的形态、大小及容积可以正常。

4)重度关闭不全时出现左心房、左心室扩大,室间隔、左心室后壁振幅增加,主动脉根部增宽。到一定程度出现心功能不全时,出现室壁运动幅度减低,室壁收缩期增厚率减低,射血分数减低。

(三)彩色多普勒显像

1.最佳成像切面

(1)TTE:胸骨旁长轴、短轴,心尖五腔心及三腔心切面。

(2)TEE:心底短轴、长轴切面。

2.诊断方法

(1)在 TTE 胸骨旁长轴切面和心尖切面显示左心室流出道内的舒张期多彩镶嵌的反流血流束。

（2）可观察反流束的起源和起始部宽度，在瓣口测量反流血流束的最窄径，并可根据反流束的面积进行半定量。

（3）反流分数：在 TTE 胸骨旁长轴切面测量反流束宽度（在 LVOT 和主动脉瓣环结合部），得出与 LVOT 宽度的比值；在 TTE 胸骨旁短轴切面和 TEE 短轴切面上测量反流血流的面积，得出与 LVOT 面积的比值。

（4）主动脉瓣反流的定量诊断：多根据多普勒信号在左心室腔内分布范围的大小或反流分数（RF）来估测主动脉瓣反流的严重程度。根据反流分数可分为：轻度 RF＜20％；中度 RF 20％～40％；中重度 RF 40％～60％；重度 RF＞60％。

（5）近端等速表面积（PISA）或反流口近端加速区计算反流率和有效反流口面积。

（6）彩色 M 型超声心动图：在心尖五腔心切面，将 M 型取样线置于与主动脉瓣反流血流束平行，得出反流血流束在左心室流出道的血流传播速度。以传播速度＞40 cm/s，为确定关闭不全，＞80 cm/s 为重度关闭不全。

第五章 泌尿系统疾病的超声诊断

第一节 肾上腺疾病

一、肾上腺解剖

肾上腺为成对的内分泌腺器官。肾上腺位于两肾的上端,左侧为半月形,右侧呈三角形,长约 5 cm,宽约 3 cm,厚 0.51 cm,重 5～7 g。肾上腺与肾共同包在肾筋膜内。左肾上腺的前面有胃及脾动、静脉,前内侧为腹主动脉,后面为膈;右肾上腺的前面有肝,前内侧有下腔静脉,后面为膈。两肾上腺之间有腹腔神经节等。肾上腺的体积虽小,但血供丰富。肾上腺的动脉有上、中、下 3 支,分布于肾上腺的上、中、下 3 部。肾上腺上动脉起自膈下动脉;肾上腺中动脉起自腹主动脉;肾上腺下动脉起自肾动脉。这些动脉入腺体后,在肾上腺被膜内形成丰富的吻合,其分支进入肾上腺皮质和髓质。肾上腺的静脉通常有一支,左侧汇入左肾静脉,右侧汇入下腔静脉。

肾上腺疾病分为皮质疾病和髓质疾病。常见的皮质疾病有皮质醇增多症(库欣综合征)、原发性醛固酮增多症、肾上腺性异常症、无内分泌功能的皮质腺瘤和腺癌、肾上腺弥散性出血和皮质醇功能不全。常见的髓质疾病有嗜铬细胞瘤、神经母细胞瘤和节细胞瘤等。此外,还有较少见的疾病如髓样脂肪瘤、肉瘤和囊肿。

二、皮质醇增多症

皮质醇增多症(hypercortisolism,Cushing's syndrome):糖皮质激素过量引起向心性肥胖、多毛、紫纹及高血压等一系列临床表现称为皮质醇增多症。

(一)发病原因

(1)垂体 ACTH 瘤引起双侧肾上腺皮质增生,临床最为多见,称欣(Cushing)病。

(2)一侧肾上腺皮质腺瘤或癌(极少数)引起皮质醇分泌过多,称库欣综合征。

(3)异位 ACTH 综合征为肾上腺皮质以外的恶性肿瘤,分泌 ACTH 样物质,刺激肾上腺皮质增生,分泌大量糖皮质激素。此症较为少见。

(4)长期大量服用糖皮质激素引起。

皮质醇增多症女性多见,患者呈满月样胖脸、向心性肥胖、多脂肪面容、躯干尤其腹部胖大而四肢相对细弱。皮肤菲薄,在皮下脂肪较厚的部位,如腹部、脐周、乳房下有皮肤紫纹、身体多毛、面部痤疮和血压高等。此外,患者还常有无力、月经紊乱或闭经。

(二)超声显像

皮质增生多为双侧发生,超声显像一般不能显示。皮质腺瘤为边界回声明亮的圆形或椭圆形低回声区,有球体感,多小于 3 cm。皮质腺癌可为圆形亦可为不规则分叶状的低回声区。皮质醇增多症的共同特点是皮下脂肪层、肾周围脂肪层和肾上腺周围脂肪层均增厚。

三、原发性醛固酮增多症

(一)病因病理

原发性醛固酮增多症(primary aldosteronism)为由于肾上腺皮质分泌醛固酮的球状带增生或肿瘤引起醛固酮分泌增多。主要表现为高血压和低血钾,占高血压病例的0.1%~0.5%。发病原因包括:①肾上腺皮质球状带腺瘤(醛固酮腺瘤):为最常见的原因,瘤体一般较小。极少数为腺癌引起。②特发性醛固酮增多症:为双侧肾上腺皮质球状带增生引起,原因不明。有的病例为 ACTH 依赖性醛固酮增多症,静脉滴注 ACTH 可使醛固酮分泌显著而持久增加。应用地塞米松抑制 ACTH 分泌时,醛固酮分泌减少。高血压患者合并低血钾,由于低血钾使肾小管受损,尿浓缩障碍,致多尿,尤以夜尿增多为明显。眼底改变较轻,且与高血压不平行。有的患者伴有肌无力及周期性麻痹。血钾减低,多在 3.5 mmol/L 以下,尿钾相对增加,尿钾24 h 多于 20~25 mmol/L 即可认为肾排钾增多。原发性醛固酮增多症皮质腺瘤90%为单个性,10%为双侧多发。大多数腺瘤直径为 1 cm 左右。

(二)超声显像

超声显像显示单发、边界整齐明亮、圆形或椭圆形低回声,球体感极好。比库欣综合征患者肾上腺病变清晰。另外患者体瘦,皮下脂肪和肾周围脂肪均少是其特点。

四、无内分泌功能的皮质腺瘤和腺癌

(一)病因病理

无内分泌功能的皮质腺瘤和腺癌(non-endocrine cortical neoplasma)较为少见,因临床无症状,不易发现。皮质腺瘤有被膜,多为单侧发生,体积小,皮质腺癌发现时都比较大,常以腰痛、局部肿块或转移癌为主要症状。

(二)超声显像

超声显像腺瘤呈圆形或椭圆形,为 1~2 cm,有球体感,边界整齐明亮,瘤内回声中等。腺癌体积多为 6~8 cm,边界回声明亮,圆形或椭圆形或分叶状,为不均匀中等回声。一般与肝脏有明亮的分界。肿瘤与肝、肾交界形成海鸥样图形,称为海鸥征;肿瘤可压迫下腔静脉,癌瘤内有液化坏死,可出现不规则无回声区,有时癌瘤可侵犯下腔静脉形成癌栓。

五、艾迪生病

由于肾上腺皮质本身疾病引起糖皮质激素分泌不足称艾迪生病(Addison 病,阿狄森病),或原发性肾上腺皮质功能减退症(hypoadrenocorticism)。

(一)发病原因

1.自身免疫损害

自身免疫损害引起特发性肾上腺皮质萎缩最为常见,常与其他自身免疫疾病如甲状旁腺功能减退、Graves 病或原发性甲状腺功能减退并存。

2.肾上腺结核

当肾上腺结核引起肾上腺功能不足时,双侧肾上腺皮质破坏一般都在 50%以上。艾迪生病患者常有乏力、食欲缺乏、体质量下降和低血压并伴有全身皮肤色素沉着,主要在受摩擦部位、掌纹、指甲下、瘢痕、乳晕等部位。另外,口腔黏膜色素沉着是本病的特征。

（二）超声显像

超声显像对肾上腺皮质萎缩和发育不全不能诊断。肾上腺结核常为双侧性，为不规则低回声，经抗结核治疗一段时间后，此低回声区可见缩小。有时可见钙化强回声。肾上腺皮质转移癌临床偶可发生，肾上腺发现不均匀低回声圆形，或椭圆形或分叶状。

六、嗜铬细胞瘤

（一）病因病理

嗜铬细胞瘤（pheochromocytoma）为肾上腺髓质嗜铬细胞或交感神经节残余嗜铬组织发生的肿瘤，分泌大量儿茶酚胺（肾上腺素和去甲肾上腺素），引起发作性或持续性高血压及代谢紊乱。占高血压患者的 0.4%～2%。肿瘤若能早期切除可达到彻底治愈。嗜铬细胞瘤可与其他分泌腺瘤如甲状旁腺腺瘤、甲状腺髓样癌等并存，少数有家族史。嗜铬细胞瘤 90% 发生在肾上腺髓质，身体任何有交感神经节的部位亦可发生，绝大多数在腹部，颈部、胸腔、膀胱内也时有发生。嗜铬细胞瘤 90% 为良性，通常为单个，亦有多发者，儿童患者及多发者可有恶性。患者发作性血压升高，常在（22.7～24.0)/(14.7～16.0）kPa 以上。可有剧烈头痛、心悸、心率加快、面色苍白、大汗、视物模糊。儿童患者可抽搐，历时几分钟至几小时。发作频率为数日一次至数次，间歇期可无不适。发作可无诱因或因按压肿块而引起。有的病例呈持续性高血压或在持续性高血压基础上骤然升高。少数患者由于瘤体较大，可在腹部触及肿块。血压升高程度与瘤体大小无关。尿儿茶酚胺及其代谢产物 VMA 升高。高血压发作时 α 受体阻断药酚妥拉明可使血压下降。发作时血糖升高。肿瘤绝大多数为良性，有包膜，内部常有囊性变，偶有出血。约 2% 为恶性，可转移至肝、淋巴结、骨和肺等器官。嗜铬细胞瘤体积可相差很大，通常直径 4～5 cm，病状与大小不成正比。

（二）超声显像

超声显像为边界有明亮光带的圆形或椭圆形均匀的中等回声，有时肿瘤内可见不规则无回声区，为液化坏死区或出血。嗜铬细胞瘤患者身体消瘦，缺乏皮下脂肪，超声显像容易探测。肾上腺外嗜铬细胞瘤出现的部位，最常见的是在肾门附近，背后探测容易显示。恶性嗜铬细胞瘤肝转移时，在肝内可显示多发边界清楚的圆形或椭圆形低回声结节。

七、神经母细胞瘤

（一）病因病理

神经母细胞瘤（neuroblastoma）是起源于肾上腺髓质或腹膜后交感神经节的肿瘤，多见于婴儿，是最常见的小儿恶性肿瘤之一，发病率仅次于肾母细胞瘤，居于小儿恶性肿瘤的第 2 位。30% 发生在 1 岁以内，50% 发生在 5 岁以内。神经母细胞瘤最常见的部位是肾上腺，约占 50%，其次为腹部，约占 20%，其他少见部位为胸腔、骨盆及颈部的交感神经节。神经母细胞瘤呈黄色或淡红色，质地较脆，体积较大，肿瘤内可有坏死和出血，恶性程度高，生长极为迅速，短期内可突破包膜，侵入周围组织和器官。可分泌儿茶酚胺类化合物。眼眶部位转移是其重要特征。少数病例有自行消退或良性变的趋向。临床一般为偶然发现肿物，多在腹部一侧，生长迅速很快超过中线。肿瘤坚硬，结节状，不能推动。患儿常有消瘦、贫血、食欲缺乏、发热、腹痛与呕吐等症状，少数病例可有高血压。有些患儿就诊时，已有肝转移或骨转移，表现为肝结节性增大或四肢特别是小腿持续性疼痛。原发病灶可能很小，触摸不到。巨大肿瘤中心部位易发生坏死、液化,可持续高热数月,肝转移易被误诊为肝脓肿。

(二)超声显像

肾上腺神经母细胞瘤超声显像显示肿块较大为实质性,常挤压肾脏向下移位,肿块形态不规则,包膜不光滑。肿块内部为不均匀中等偏强回声,其内常见钙化的斑块强回声及液化坏死的不规则无回声区。肝转移时,肝内可见多个低回声结节,呈"牛眼征",病灶常有多发性钙化。肿瘤来源于肾上腺外者,根据发生部位的不同,肾脏受压的方向和程度的不同,需在肿块周围寻找肾脏。神经母细胞瘤需与肾母细胞瘤鉴别。后者来源于肾脏,多在上、下极,肿块多呈圆形,形态规则,与正常肾组织有明显分界;肿块可压迫肾盂,引起积水;肿块内部常呈实质性中等回声,亦可发生液化坏死,为不均匀无回声;肿块易侵犯肾静脉。神经母细胞瘤来自肾外,常挤压肾脏,致使肾脏向下移位;肿块形态不规则,常包绕肾脏血管。

八、肾上腺转移癌

(一)病因病理

肾上腺转移癌(adrenal metastatic carcinoma)在早期由于肿瘤体积较小,通常没有任何症状,因此不易被发现。肾上腺转移癌是恶性肿瘤易转移部位之一,仅次于肺、肝、骨等器官。全身各部位原发癌转移到肾上腺的分辨率高达 26%~50%,有学者认为,尸检证明恶性肿瘤发生肾上腺转移者为 8%~38%,肾上腺转移癌的原发癌以肺癌最多,一组 23 例肾上腺转移癌的报道中,来源于肺癌 16 例(69.5%)所占比例之大,与文献相符。20 世纪 60 年代 Abrams 的研究结果表明,肺癌引起肾上腺转移的发生率为 35.5%,而小细胞肺癌较其他类型的肺癌更易发生肾上腺转移,本组原发 16 例肺癌中有 8 例为未分化小细胞肺癌,应引起足够的重视。

(二)临床表现

肾上腺转移癌的临床表现主要取决于肿瘤体积大小。只有当转移癌体积达到一定程度时才会出现相应的症状。肾上腺转移癌可引起局部的压迫症状,患者表现为腰、腹胀痛。因此,要注意对癌症患者的肾上腺进行超声显像检查。肾上腺转移癌的转移途径主要是血循环播散和淋巴系统播散,一般为双侧转移。有学者统计,在肾上腺转移癌中有 25%的病例为双侧转移,但临床统计肾上腺转移癌多为单侧。90%的肾上腺组织可被恶性转移癌所破坏,产生相应的肾上腺激素分泌不足的现象。有人认为肾上腺转移癌转移途径可能是多渠道的,如通过肾上极和肾上腺之间的小血管丛扩散转移;癌栓由肾静脉或腔静脉逆行蔓延至肾上腺静脉,最终达肾上腺;肿瘤细胞的全身血循环播散等。肾上腺转移癌的病灶隐匿,缺乏特殊的临床表现,诊断十分困难。肾上腺形态和密度正常,不能除外转移癌的存在。有文献报道 29 例小细胞肺癌中的 5 例 CT 图像肾上腺形态和密度都正常,但细针穿刺活检证实有转移癌存在。也就说明了 CT 表现有 17%的假阴性,而假阳性为 10%。

(三)超声显像

肾上腺转移癌的诊断主要依靠超声显像、CT 及 MRI 等检查。超声显像显示为边界欠平整的圆形、椭圆形或分叶状低回声实性肿块,大小不等。癌肿中心坏死亦可出现不规则无回声。CT 能发现直径<0.5 cm 的肾上腺肿瘤,密度不均匀,边界不清晰。肾上腺转移癌、肾上腺原发癌及肾上腺良性肿瘤相互之间鉴别比较困难,除非有肾上腺皮质或髓质功能亢进的实验室检查以及高血压、低血钾、水钠潴留等特征性改变,可以提示有肾上腺良性肿瘤的可能,它主要包括肾上腺嗜铬细胞瘤、原发性醛固酮增多症和库欣病。即使如此,个别的肾上腺转移癌

也伴有肾上腺激素增多或减少的相关临床症状,临床医师应引起足够的重视。

九、肾上腺危象

(一)病因病理

急性肾上腺皮质功能减退症(acute adrenocortical hypofunction)又称艾迪生危象。常见病因有以下几种。

(1)急性肾上腺皮质出血、坏死最常见的病因是感染,由此导致肾上腺静脉血栓形成。严重败血症最多见于脑膜炎球菌感染。此外,出血热患者肾上腺严重出血时,肾上腺区域的外伤、高凝状态和严重烧伤均可出现急性肾上腺皮质出血、坏死。但肾上腺皮质出血者并非均伴有临床肾上腺功能减退的症状(轻、中度出血一般不引起急性肾上腺皮质功能减退)。当发生弥散性血管内凝血(DIC)后,也可出现肾上腺多处散在出血,但常不伴有肾上腺功能减退。双侧肾上腺出血在尸检中大约为1%,而其中伴有临床肾上腺功能减退者仅占其例数的0.2%。新生儿难产也有发生本病的可能。

(2)肾上腺双侧全部切除或一侧全切,另一侧90%以上次全切除后,或一侧肿瘤切除而对侧已萎缩者若术前准备不周、术后治疗不当,或补给不足、停用过早等均可发生本症。

(3)慢性肾上腺皮质功能减退者在应急状态下,如感冒、过劳、大汗、创伤、手术、分娩、呕吐、腹泻、变态反应或骤停皮质激素类治疗等也可导致本症。

(4)长期糖(盐)皮质激素治疗过程中垂体肾上腺皮质已受严重抑制而呈萎缩者,如骤然停药或减量过速,亦可引起本症。

本症主要病理表现为程度不等的肾上腺内出血,严重者双侧肾上腺几乎完全形成血肿。较轻者腺内有多处大片出血。在新生儿患者有时血液经肾上腺包膜渗溢至腺周围及腹腔内。在脑膜炎球菌败血症伴发本症患者,肾上腺中常出现大片出血灶或无数小出血点,主要见于状带和髓质,从而渗及束状带,球状带较少累及。静脉内也有许多血栓形成。其他脏器如肝、脾、肺、肾、脑及皮肤中有毛细血管损伤,表现出血、淤血及血栓形成。各器官中常有灶性炎症充血和坏死,脾脏常增大。

本症前驱症状有烦躁、头痛、恶心、呕吐、腹泻、痉挛性腹痛等。尚可有发热甚至高热、唇、指发绀。严重失水可出现皮肤松弛、眼球下陷、舌干、极度软弱、血压下降、呼吸加速等周围循环衰竭表现。亦可出现昏迷、木僵或惊厥等症群。皮下或黏膜下可见广泛出血、瘀点或瘀斑,毒血症明显,且常伴发DIC。

肾上腺动静脉血栓形成时,可出现骤起剧烈腹痛,酷似急腹症,痛点位于患侧脐旁,在肋缘下6 cm左右。患有慢性肾上腺皮质功能减退者,患有本症时,其皮肤色素沉着更为明显。急性起病者,其色素沉着可不明显。

若患有脑膜炎球菌等败血症伴发广泛出血者,经抗菌治疗虽一度好转,忽又出现高热、发绀、循环衰竭时,应疑及本症的可能。双侧肾上腺切除后8~12 h骤起高热、休克、昏迷及重度胃肠反应者,或慢性肾上腺皮质功能减退因应激而发生危象者,均应迅速诊断为此症而积极抢救。

(二)超声显像

肾上腺急性出血时超声显像显示肾上腺区囊性无回声,类似肾上腺囊肿,当有凝血块时,可能出现无回声团块,随病情发展可逐渐缩小。多次复查可显示这种变化过程,有助于诊断。

超声显像检查右侧肾上腺急性出血,需与肝囊肿、右肾上腺囊肿、右肾上极囊肿鉴别。左侧肾上腺急性出血需与脾囊肿、左肾上腺囊肿、左肾上极囊肿及脾尾部囊肿相鉴别。结合临床,超声显像鉴别诊断多不困难。

第二节　输尿管疾病

一、解剖和正常声像图

输尿管位于腹膜后,是一对细长的管状结构,上起自肾盂,下终于膀胱三角。平均管径0.5~0.7 cm。输尿管分为上、中、下三段。上段自肾盂输尿管连接到跨越髂动脉处;中段自髂动脉处到膀胱壁;下段自膀胱壁到输尿管出口。通常输尿管在腰大肌之前,沿腰椎横突外侧向下,跨越髂动脉前方进入盆腔,在腹膜和髂内动脉之间向下到达膀胱底部。在进入膀胱时,输尿管膀胱段和膀胱成一钝角,然后斜行向下、向内,通过膀胱肌层,开口于膀胱三角区的输尿管间嵴外侧端。左右输尿管出口相距约2.5 cm。

二、输尿管积水

(一)病因病理

输尿管积水(hydroureter)是最常见的输尿管疾病,引起输尿管积水的原因很多。有结石嵌顿、炎症、结核、狭窄、输尿管尿液逆流、巨输尿管、输尿管异位开口和输尿管囊肿等。更多的原因是前列腺肥大等下尿路梗阻。一旦发现输尿管积水,应进一步寻找梗阻原因。

(二)超声显像

输尿管积水超声显像显示沿输尿管走行的管状无回声结构,轻度积水为细管状结构,重度积水为迂曲的囊状结构。患侧肾盂扩张并与扩张的输尿管相通,呈为"烟斗"征。扩张的输尿管下段可发现梗阻病灶。

三、输尿管结石

(一)病因病理

输尿管原发结石很少,大都由肾结石向下移动进入输尿管成为输尿管结石(ureterolithiasis)。结石易停留在输尿管三个生理狭窄处,结石停留在输尿管下1/3段者最为多见,占60%~70%。输尿管结石多为单侧,双侧结石仅占10%。输尿管结石可以造成尿流梗阻,引发输尿管和肾盂积水,致使肾功能损害。结石部位越高,梗阻程度越重,对肾脏的损害越严重。可同时并发感染。结石可对输尿管黏膜刺激损伤而引起输尿管痉挛,出现阵发性绞痛。黏膜的损伤和炎症,可发生血尿。

(二)超声显像

超声显像输尿管结石可见患侧肾盂肾盏有不同程度扩张积水,且多数可见肾内结石。扩张积水的输尿管突然中断,在中断处管腔内可见斑块强回声伴声影,斑块强回声大多类似枣核的细长形。较小的结石为点状强回声,可无声影。

四、输尿管肿瘤

(一)病因病理

输尿管的原发肿瘤(ureter tumor)较少见,其常见肿瘤有输尿管移行上皮癌和输尿管息肉,由于输尿管壁很薄,肿瘤易于穿透而发生转移,故早期发现尤为重要。输尿管腔细窄,生长肿瘤易引起患侧积水,故对老年人无原因肾积水,特别是伴血尿应考虑本病的可能。腹膜后肿瘤有时可以累及输尿管。

(二)超声显像

超声显像显示扩张积水的输尿管内有实性肿块回声,管壁僵硬。同时伴有该侧肾盂积水。原发性输尿管肿瘤一般体积较小,超声显像有时显示不清,需用泌尿系 X 线造影。转移性肿瘤体积较大,输尿管积水、肾盂积水较明显,超声显像易于显示。

五、输尿管囊肿

(一)病因病理

输尿管囊肿(cyst of ureter)为先天性疾病,表现为输尿管口的囊状扩张,向膀胱腔内或后尿道内膨出。

囊肿壁菲薄,外层覆以膀胱黏膜,内层为输尿管黏膜。本病是由于胚胎期输尿管与生殖窦间的一层隔膜吸收不全或持续存在,导致输尿管口狭窄,尿液引流不畅而形成囊肿。

(二)超声显像

超声显像显示膀胱三角区相当于输尿管开口处圆形薄壁无回声区。随射尿其大小而有改变,经膀胱横切扫查,似"膀胱内"薄壁囊肿,大多为单侧,亦可双侧。

六、巨输尿管

(一)病因病理

巨输尿管(macroureler)是由于输尿管神经和肌肉发生先天发育不良,造成输尿管蠕动减弱和尿液引流障碍所致的输尿管严重扩张。

一般认为本病是由于输尿管膀胱交界处副交感神经节细胞减少、缺乏或发育不良所致。无输尿管末端的机械性梗阻,无下尿路梗阻性病变,无膀胱输尿管反流,输尿管和膀胱连接处解剖正常。

本病多为单侧,可继发结石和尿路感染。

(二)超声显像

超声显像显示输尿管显著扩张,以中下段明显,内径可达 3~5 cm 或更大。在巨输尿管出口部与膀胱连接处有正常大小的管道相通。患侧肾盂肾盏有中等程度扩张。巨输尿管可有结石发生。

第三节　膀胱疾病

一、解剖和正常声像图

膀胱是一个储存尿液的器官,位于骨盆内。婴儿期膀胱位置较高,尿道内口可高达耻骨联合以上,随年龄增长而逐渐降入骨盆腔。膀胱壁自内至外由黏膜层、黏膜下层、肌肉层和浆膜层组成。肌肉层分为两部分,在膀胱三角区称膀胱三角区肌,其余部分为逼尿肌。膀胱有前壁、后壁、左侧壁、右侧壁、三角区、膀胱颈部和顶部等部分。三角区位于膀胱后下部,三角的尖端为两侧输尿管出口和尿道内口。膀胱排空时,内壁富有黏膜皱襞;膀胱充盈时,顶部向上伸展,容量增大,膀胱壁变薄,皱襞消失。正常膀胱壁排空时厚约 3 mm,充盈时仅厚 1 mm。膀胱形态多变,在尿液充盈时接近椭圆形,排空时呈扁圆形。女性膀胱后方有子宫压迫,子宫位置不同,其膀胱形态也有不同。

二、膀胱肿瘤

(一)病因病理

膀胱肿瘤(bladder tumor)是泌尿系统最常见的肿瘤,是泌尿外科最常见病之一。有上皮和非上皮肿瘤之分,但最多见的是上皮性肿瘤(90％)。其中良性肿瘤以膀胱乳头状瘤最为常见。恶性肿瘤常见者为移行上皮癌、腺癌及鳞状上皮癌。

1.膀胱乳头状瘤(papilloma of bladder)

从黏膜生出呈绒毛状突起,呈单发或多发生长,为良性肿瘤,膀胱镜检查可做诊断。超声显像显示膀胱壁局限性增厚,呈乳头状或结节状突入腔内,肿物多数为强回声或中强回声。

2.膀胱移行上皮癌(transitional cell carcinoma of bladder)

膀胱移行上皮癌又称膀胱癌,是一组由不同癌素质的变种构成不同生物学潜能的肿瘤谱。传统上根据组织学侵犯膀胱壁深度和相应的预后,分为表浅型和肌浸润型。不同类型膀胱肿瘤的发生有不同的发展路径,反映了癌发生可能决定将来的发展、复发和升级。膀胱癌的发病机制是内在遗传因素与外在环境因素相互作用的结果。肿瘤发生是极复杂的多基因、多阶段、多步骤的过程。

膀胱癌的临床分期一般沿用 TNM 和 WHO 修改的分期,标准如下。

T_{is}:原位癌

T_a:侵犯黏膜

T_1:侵犯固有层

T_{2a}:浸润浅肌层

T_{2b}:浸润深肌层

T_{3a}:镜下浸润透过肌层

T_{3b}:广泛浸润膀胱周围组织

T_4:侵犯前列腺、输尿管、子宫、盆壁或腹膜

$N_{1\sim3}$:淋巴结转移,1 为同侧区域,2 为双侧,3 为区域外

M:远处转移

WHO 将癌级分为 G_1、G_2、G_3 三级,分别为级高分化、中分化及低分化。

膀胱癌开始是尿路上皮细胞恶变,产生上皮内癌即原位癌,其发展难以预测,有时长期稳定,有时迅速发展而形成乳头状癌或浸润癌。膀胱癌常发生于 40 岁以上,男性较女性多见,血尿最早出现,也最常见,多数是无痛肉眼血尿,只有生长在三角区的肿瘤可引起尿频等排尿不畅及终末血尿。偶见排出烂肉样瘤组织者。肿瘤晚期或引起尿潴留时腹部可触及肿块。

膀胱癌按生长方式分为:①原位癌:病变限黏膜层,肉眼看不到或仅见局部充血及粗糙,临床易被忽略,超声显像不能显示,尿细胞学检查可找到癌细胞。②乳头状癌:最常见,绒毛分化较乳头状瘤差,常融合成块,并侵及黏膜下或更深。其蒂粗细不等,周围可有水肿。肿瘤较大时可见坏死及溃疡,偶可见坏死边缘有钙质沉着。③浸润癌:恶性程度高,一般呈团块状并向深部浸润,瘤体表面高低不平呈菜花状,无乳头绒毛,多伴坏死及深的溃疡,且以未分化癌为主。除局部向深层浸润蔓延外,也通过淋巴及血行转移。

(二)超声显像

膀胱癌的好发部位是膀胱三角区。对三角区的观察应留心,超声显像膀胱壁局部增厚,来自膀胱壁向腔内突起的乳头状、菜花样肿瘤,早期膀胱壁回声正常,改变体位或拍击膀胱,肿瘤在尿液中晃动。分化不良的乳头状癌基底宽广,瘤体一部分突向膀胱腔,另一部分浸润肌层或向外突起,该处层次不清,连续性中断,甚至侵犯到膀胱周围组织或器官。鳞状上皮癌和腺癌基底更宽广,凸向腔内部分更少,浸润肌层较早,此处膀胱壁回声通常显示不清。

膀胱镜检查对诊断血尿患者有重要作用,可直接窥视尿道及膀胱黏膜情况。原位癌可表现为红斑、天鹅绒样或溃疡病灶。输尿管口有无血性液喷出提示上尿路可能有病变。注意膀胱肿瘤是乳头状或实体性。用硬活体组织钳钳取肿瘤及其基部黏膜达浅肌层和在正常或可疑黏膜、以及后尿道黏膜做活检,以帮助确定分级、分期、膀胱黏膜有无原位癌及癌前病变。

三、膀胱损伤

(一)病因病理

膀胱损伤(trauma of bladder)临床并不多见。膀胱排空时位于骨盆内、肌肉层厚、伸缩性强,故不易损伤。膀胱胀满时可因暴力而致伤,枪弹伤及膀胱时,可有其他器官损伤。盆腔手术及器械检查偶有致膀胱损伤者。难产处理不当也会造成膀胱损伤而发生膀胱阴道瘘。由于膀胱是贮尿器官,膀胱损伤均有尿外渗情况,根据损伤部位不同可渗至腹膜外周围,表现为尿量减少或排不出,下腹疼痛,若膀胱损伤与腹腔相通则尿可渗入腹腔形成腹膜炎,甚至腹腔积液,均可出现血尿及继发感染、发热。膀胱阴道或直肠瘘则有阴道及直肠漏尿。

(二)超声显像

超声显像显示膀胱不能充盈,伴有腹腔游离液体,部分患者可见膀胱壁回声连续性中断,膀胱内有时有血凝块,不规则强回声漂浮于尿液中或附着在膀胱壁上。

四、膀胱炎

(一)病因病理

膀胱炎(cystitis)一般分为急性膀胱炎和频发性膀胱炎。肾盂肾炎常合并膀胱炎。急性膀胱炎一般无明显全身症状,但常有膀胱刺激症状,如尿频、尿痛、尿急、排尿不畅及下腹部不适等。尿常规检查可见脓尿、血尿;尿培养细菌阳性。频发性膀胱炎可分为复发和重新感染,通常有特殊菌感染和混合性感染,或有易感因素存在。

(二)超声显像

急性膀胱炎超声显像显示膀胱壁不光滑,可见增厚,回声可减低,膀胱内可见较多点状及絮状回声,膀胱容量一般减少。频发性膀胱炎超声显像显示膀胱壁增厚、不均匀,表面粗糙不光滑。膀胱内可见结石强光团。轻者膀胱容量改变不大,严重者膀胱容量显著减少。

第四节　前列腺和精囊疾病

一、解剖和正常声像图

前列腺是包绕在尿道前列腺部的生殖腺体。正常前列腺横径 4 cm,纵径 3 cm,厚径 2 cm,像一颗倒放的栗子,基底附着于膀胱颈部。前列腺后面紧贴直肠前壁,其周围有坚韧的被膜包围,分为五叶即左侧叶、右侧叶、中叶、前叶和后叶。两侧叶和中叶是容易发生增生的部位,而前列腺癌却好发于后叶。前叶较小,在临床上不重要。

精囊左右各一,长为 4～5 cm,横径为 1.5～2.0 cm,是前后扁平的棱锥形囊体。位于前列腺上方,输精管壶腹外侧,介于膀胱底与直肠之间。其排泄管与输精管末端汇合,形成射精管,穿过前列腺,开口于尿道嵴上。

经腹壁探测前列腺横切面声像图呈左右对称的栗子形或新月形,不向膀胱突出。包膜回声光滑、整齐。内部回声为分布均匀的细小光点。前列腺的后方是肛管回声,呈圆形光亮回声,有环状低回声围绕。接近前列腺基底部的横切面图中,在前列腺的两侧各有低回声区,是精囊回声。再向上横切,前列腺消失。仅见精囊回声,位于膀胱后方两侧。

前列腺精囊的纵切面图以线阵直肠探头探测最为清晰。前列腺左右侧叶呈慈菇形,尖向上,底在下,尖端为精囊,呈三角形的低回声区,内有纤细扭曲的条状回声。前列腺的包膜回声明亮,光滑整齐。内部为均匀的细小光点。

前列腺在声像图上分叶,通常以尿道和尿道嵴作标志。在尿道后方和尿道嵴上方的腺体是中叶。纵切图上显示尿道内口的切面,可认为是正中线的切面。由此向右的各个纵切面图是前列腺右侧叶,向左的各个纵切面图是前列腺左侧叶,紧贴直肠壁者为后叶。

二、前列腺增生

(一)病因病理

前列腺增生(benign prostate hyperplasia)又称前列腺良性增生症或前列腺肥大,是老年男性最常见的泌尿系疾病之一。前列腺位于膀胱颈下方,尿道从其中间穿过。前列腺肥大后可压迫此段尿道而产生下尿路梗阻。前列腺肥大与性激素有关,老年期体内和前列腺组织中性激素代谢发生很大的改变,这种改变是前列腺良性增生症发病的主要原因。目前已知前列腺增生必须具备睾丸存在及年龄增长两个条件。近年来随着基础研究的深入,认为前列腺增生是前列腺上皮细胞与间质细胞相互作用的结果。有研究认为,男性从 40 岁开始,尿道周围组织和移行区内即有结节形成。男性 50 岁以后前列腺均有不同程度的增生,但只有 10% 的患者因病情严重而需要手术治疗。前列腺良性增生症的临床症状与前列腺增生程度并不成正比,如前列腺向尿道方向生长,即使前列腺体积增加不大也可引起较严重的症状。早期症状为尿意急促、尿频、夜尿次数增多、排尿迟缓、尿线变细、尿程变短及有残余尿发生。随着残余尿量的增加,尿频症状更为严重。受凉、憋尿、劳累和饮酒可刺激前列腺充血,导致排尿不能(急性尿潴留),需紧急治疗。长期慢性尿潴留可引起双肾积水及肾衰竭。前列腺增生多见于两侧叶和中叶,前列腺在尿道周围的称为内层腺体,远离尿道的称为外层腺体。增生是发生在内层腺体。由于内层腺体的增生,压迫外层腺体并将其推向周围。外层腺体长时期压迫变薄,形成假包膜。

直肠指检为简单而重要的诊断方法,需在膀胱排空后进行。应注意前列腺的界限、大小、质地。前列腺增生时,腺体可在长度或宽度上增大,或两者均有增大,表面光滑、边缘清楚,质地为中等硬度而有弹性,中央沟变浅或消失。正常前列腺为栗子大小,若为鸽子大小定为＋,鸡蛋大小为＋＋,鸭蛋大小为＋＋＋,再大为＋＋＋＋。Rous 于 1985 年提出直肠指检前列腺大小分度和估计法如下。Ⅰ度:腺体大小为正常的 2 倍,为 20~25 g;Ⅱ度:腺体大小为正常的 2~3 倍,中央沟可能消失,为 25~50 g;Ⅲ度:腺体为正常的 3~4 倍,直肠指检刚能触及前列腺底部,中央沟消失;Ⅵ度:腺体超过正常大小 4 倍以上,指检不能触及前列腺底部,质量约在 75 g 以上。

(二)超声显像

前列腺增生超声显像显示前列腺形态增大而饱满,前后径的增大往往比横径增大明显。可呈圆形或类似圆形,包膜回声连续、完整。横切面图两侧叶常呈僧帽样向膀胱突出。中叶增生者可在纵切面图上见膀胱颈后唇向膀胱突出。经耻骨上横切图能见到内层腺体和外层腺体的分界。内腺呈球样增生,为不均匀中低回声。正常前列腺的内、外腺比例为 1∶1,前列腺增生者内、外腺比例可为(3~7)∶1。本症常合并前列腺结石,重度前列腺增生可形成膀胱残余尿增加,膀胱壁增厚,憩室形成和尿潴留以及双侧输尿管、肾盂积水。

(三)鉴别诊断

1.膀胱颈挛缩

患者有下尿路梗阻症状,直肠指检未发现前列腺明显增大。除可能为增大腺叶突向膀胱外,应考虑膀胱颈挛缩之可能。一般认为膀胱颈挛缩继发于炎症病变,膀胱颈部平滑肌为结缔组织所代替,可伴有炎症。患者大多有较长的下尿路梗阻病史。膀胱镜检可见膀胱颈后唇抬高,后尿道与膀胱三角区收缩变短;前列腺段尿道无挤压变形;膀胱颈高抬,尿道内口缩小,而单纯的前列腺增生腺叶突向膀胱颈部时,被柔软黏膜覆盖,膀胱三角区下陷,后尿道延长。但膀胱颈挛缩可同时伴有前列腺增生,若摘除腺体后不同时处理挛缩的膀胱颈,下尿路梗阻难以解除。

2.前列腺癌

前列腺癌尤其是导管癌类型,可能以下尿路梗阻为首发症状。部分患者则在前列腺增生的同时伴发前列腺癌。血前列腺特异性抗原(PSA)升高,大多>10.0 μg/L。直肠指检前列腺表面不光滑,呈岩石样感觉。超声显像指导,经直肠活检病理检查可明确诊断。

3.神经性膀胱、逼尿肌括约肌协同失调

其也为下尿路排尿异常、尿失禁等表现。应详细询问损伤病史,检查有无提肛反射并应用

尿流动力学检查以排除。

4. 无力性膀胱(膀胱壁老化)

无力性膀胱表现为尿潴留、下尿路排尿异常、大量残留尿,应与前列腺增生鉴别,并排除损伤、炎症、糖尿病等因素。主要也通过尿流动力学检查加以鉴别。

三、前列腺癌

(一)病因病理

前列腺癌(carcinoma of prostate)的发病率在欧美国家居男性肿瘤的第 2 位,在我国发病率较低,但近年来有显著增长的趋势。欧美国家 84 岁以上的男性患前列腺癌的比率是 15%。前列腺癌的发生是遗传基因和环境因素相互作用的结果。癌的发生和发展是阶段性进行的,某些原癌基因被活化,使细胞增生、分化、无限制地进行,某些抑癌基因失活,导致癌的发生。前列腺癌起源于腺上皮,好发部位在外周带。肿瘤沿带间疏松组织迁延至精囊,沿神经侵犯至脊髓,浸润周围组织或经血行转移。早期前列腺癌常无症状,当癌肿增大至阻塞尿路时,可出现与前列腺增生症相似的膀胱颈梗阻表现,有逐渐加重的尿流缓慢、尿频、尿急、尿流中断、排尿不尽、排尿困难,甚至出现尿失禁,血尿不常见。晚期出现腰痛、腿痛、贫血(广泛骨转移)、下肢水肿、骨痛、病理性骨折、截瘫(骨转移)或排便困难及少尿、无尿,发展为尿毒症。一些患者以转移症状为就诊症状,而无前列腺癌的原发症状。直肠指检是首要的诊断程序,检查时要注意前列腺的大小、形态、有无不规则的结节以及癌肿大小、硬度、扩展范围及精囊情况,应绘图表示指检情况。前列腺癌大多在常规指检时触到前列腺结节才被发现。原发于移行带的癌肿只有在体积增大到一定程度时才能触及。通常癌肿硬度如石,但广泛浸润、发生间变的病灶较软。与前列腺增生伴发的癌肿有时不易区别。前列腺癌硬结的鉴别诊断有肉芽肿性前列腺炎、前列腺结石、前列腺结核、非特异性前列腺炎和结节性前列腺增生。

(二)超声显像

超声显像显示前列腺癌表现为左右两侧不对称,前列腺增大,包膜回声不完整、间断或不规则,内部回声不均匀,出现局灶异常回声,小病灶为低回声结节,病变较大者为中强回声和混合回声。晚期病例可看到癌肿侵及精囊、前列腺周围、膀胱和直肠壁等处,CDFI 检查显示病灶区域血流增加。早期前列腺癌,前列腺增大不明显,包膜尚未破坏或侵及,超声显像诊断有一定困难。前列腺癌合并前列腺增生者,声像图复杂,难以确定诊断。患者需要在超声检查前,先做肛门指检,了解需要重点检查的部位,效果可能好些。对不能肯定的病例,应在超声监视下做前列腺穿刺活检,以做出进一步诊断。

超声显像诊断价值:经直肠超声显像检查对发现早期前列腺癌的准确性有限,可发现容积 4 mL 以上的癌硬结。显示侵犯包膜外或精囊并不可靠,但对指引前列腺穿刺活检很有价值。较大的病灶可表现为低回声结节,少数表现为等回声病灶而易被忽略。另外,可清楚显示前列腺外周带与增生腺体的分界,可清楚显示肿瘤的三维图像,并可测量肿瘤的体积。

手指引导经会阴或直肠穿刺活检已应用数十年,但因准确性较差,对早期癌结节确诊率较低。近年来应用经直肠超声显示引导活检准确率较高。先做肛门指检了解结节或异常触诊区的位置,然后做直肠超声显像检查,对低回声结节的穿刺活检准确性高。由于前列腺从头至尾平均长度只有 4 cm,因此,Stamy 建议经直肠超声显像检查时做系统活检,即在两个侧叶的中部旁矢状面扇形方向各做 3 个穿刺,取出 15 mm 圆柱形组织共 6 块,外周带全层组织在此平面很少超过 10 mm，都包括在所取的组织内。远侧（最深）的针芯内组织是取移行带的样本。置入福尔马林前用蓝墨水标记活体组织的远端，以显示为移行带组织。

前列腺癌已成为欧洲国家主要的恶性肿瘤之一，早期发现和合适的治疗是治疗成功的关键。美国杜克大学 Crawford 等报道，PSA（前列腺特异抗原）≥1.5 μg/L 可作为预测前列腺癌之阈值。研究证实 PSA 可以预测前列腺癌的患病风险。欧洲前列腺癌筛查随机研究发现 PSA≥1.5 μg/L 的男性未来 4 年患前列腺癌的可能性较 PSA<1.5 μg/L 者显著增加。我国前列腺癌发病率逐年提高，目前国内外研究结果结合中国国情，中华医学会泌尿外科分会制订的《前列腺癌确诊指南》建议以 PSA 4 μg/L 作为筛查阈值，但对于 PSA>1.5 μg/L 的更要引起重视，注意复查 PSA、肛门指检、超声显像检查以便早期发现。

四、前列腺结石

（一）病因病理

前列腺结石（prostatic lithiasis），无症状，一般不需治疗。结石的分布有两种形式：一种是散在于前列腺内的小结石，另一种因前列腺增生，许多小结石与外层腺体一起被挤压到内、外腺之间，呈弧形排列。

（二）超声显像

超声显像前列腺结石声像图有两种类型。①散在小结石：在前列腺体内出现散在性强回声，因结石小，一般无声影。②弧形结石：这类结石常合并前列腺增生，结石出现在内、外腺之间，排列成弧形光带，或有声影，或无声影。

五、前列腺炎

（一）病因病理

前列腺炎（prostatitis）为中青年男性常见的泌尿系疾病，分急性和慢性两种。临床又分感染性和非感染性两类，其中急性多为化脓性炎症，慢性前列腺炎一般由急性迁延转化而来。另外长时间充血、自身免疫因素等均与发病有关。慢性前列腺炎常和尿路感染互为因果关系。临床以慢性前列腺炎多见，其中还包括特发性非细菌性前列腺炎和非特异性肉芽性前列腺炎。急性前列腺炎腺体充血、水肿、有血性和脓性渗出，腺管和周围间质有炎性细胞浸润，严重者可发展成脓肿。急性前列腺炎 80% 侵犯精囊。慢性前列腺炎最后可导致腺体纤维组织增生，前列腺缩小，部分患者纤维化累及后尿道，可使膀胱颈硬化。急性前列腺炎主要有全身感染症状和尿道刺激症状。如畏寒、发热、尿频、尿急、尿痛，会阴部及耻骨上胀痛，前列腺明显触痛。慢性前列腺炎以尿道刺激症状为主，另外还可出现性功能障碍、腰骶部痛及睾丸隐痛。合并精囊炎时，精囊管可扩张，触诊前列腺质地稍硬、触痛。

（二）超声显像

急性前列腺炎超声显像显示前列腺体积增大，表面不光滑，前列腺内部回声减低、不均匀。有脓肿发生时可出现无回声区。前列腺周围间隙可出现少量液性无回声区。精囊可增宽，边缘模糊。慢性前列腺炎超声显像前列腺体积可增大或缩小，边缘欠光滑。前列腺内部回声不均匀增强，并常见钙化灶的斑块强回声伴声影。慢性前列腺炎合并前列腺增生者前列腺体积明显增大。

六、前列腺脓肿

（一）病因病理

前列腺脓肿（prostatic abscess）是急性前列腺炎加剧所致，前列腺化脓而形成。症状为发热、会阴部疼痛伴尿频、尿急、尿痛、排尿困难，或有急性尿潴留。一旦脓肿成熟，向尿道、直肠或会阴部穿破，流出大量脓液，症状迅即缓解。

（二）超声显像

超声显像显示前列腺脓肿时前列腺肿大，包膜完整，内部回声为散在细小低回声，均匀分布。脓液稀薄者出现液性无回声区。

第五节　阴囊、睾丸疾病

一、解剖和正常声像图

（一）解剖图

阴囊是一个袋状结构，被阴囊纵隔分为左右两囊腔，囊内有睾丸、附睾和精索，左右对称。阴囊有多层组织组成。内膜直接位于皮下，含有许多平滑肌纤维，使阴囊壁受热时松弛，受冷时收缩。提睾肌包绕精索，刺激下腹部皮肤可使提睾肌收缩。睾丸固有鞘膜包绕睾丸和附睾，它是胚胎时腹膜鞘状突的下端形成；有两层称为脏层和壁层。在两层之间正常含有少量液体。鞘状突与腹膜腔相通的部分在出生后闭合而成鞘膜韧带。胚胎时睾丸自后腹腔沿鞘状突降入阴囊。正常发育的睾丸约为 4 cm×3 cm×2 cm，质量为 10.5～14.0 g，周围有一层致密的结缔组织包围睾丸实质，称为白膜。白膜在睾丸的后上方睾丸门处特别增厚，称为睾丸纵隔。由此分出许多纤维组织，把睾丸实质分为许多睾丸小叶，每一小叶内含 3～4 个曲细精管，呈放射形通向睾丸门处合并为精直小管。精直小管在睾丸纵隔内交织而构成睾丸网，由睾丸网再分出 15～20 条睾丸输出小管，穿过白膜进入附睾头部。附睾为一半月形小体，附着于睾丸之外后侧面，分头、体、尾 3 部。头部膨大钝圆位于上，尾部较小位于下，体部扁薄而长，介于中间。附睾由睾丸的输出小管盘绕而成，逐步汇合成一管，即附睾管，全长 4～6 m 构成了附睾体和尾，最后与输精管相连接。

（二）超声显像

超声显像显示睾丸为一个卵圆形的中等回声区，约 4 cm×3 cm×2 cm 大小。边界整齐，呈一条细窄的光环，是白膜的回声。内部回声光点细小，分布均匀。在睾丸上方为半圆形或新月形附睾头部回声。

其回声亮度与睾丸相等，附睾体和尾在正常情况下不容易显示。在睾丸和附睾周围，睾丸鞘膜囊内，有少量液体可被探及，呈无回声区，或在睾丸的上方，或在睾丸的下方，其形态和出现位置，因阴囊的受挤压部位不同而发生改变。

二、鞘膜积液

(一)病因病理

睾丸鞘膜囊内积聚的液体超过正常量而形成囊肿者,称为睾丸鞘膜积液(hydrocele of tuvaginalis)。

胎儿出生前后,睾丸经腹股沟管下降到阴囊内,同时腹膜随睾丸一起下移。腹膜在内环口以下形成鞘状突。覆盖在睾丸和附睾的腹膜称为鞘膜脏层,靠近阴囊组织的部分称为鞘膜壁层。正常鞘膜腔内仅分泌少量浆液,若分泌过多或吸收减少,均可造成鞘膜囊内或沿着未闭锁的鞘状突内发生不同类型的积液。鞘状突在婴儿出生后不久,除阴囊部分成为睾丸固有鞘膜外,其余部分鞘膜腔均闭塞成纤维条索。由于右侧睾丸下降比左侧晚,鞘状突闭塞延迟,故右侧伴发腹股沟斜疝较多。

原发性鞘膜积液呈清亮的淡黄色渗出液,含 3%~6% 蛋白。急性鞘膜积液混浊,若有出血则呈褐色,含有大量的红、白细胞。炎症严重时积液呈脓性。根据鞘膜闭塞程度,临床有以下 5 种积液类型。

1. 睾丸鞘膜积液

睾丸鞘膜积液为最多见的一种,鞘状突闭合正常,睾丸鞘膜腔内分泌液体较多,呈球形或梨形增大。由于睾丸、附睾被包裹,临床体检时睾丸不能触及。

2. 婴儿型鞘膜积液

婴儿型鞘膜积液又称睾丸精索鞘膜积液。鞘状突仅在内环处闭合,精索处未闭合,并与睾丸鞘膜腔相通。

3. 交通型鞘膜积液

腹膜鞘状突未闭合,腹腔液体通过未闭合的鞘状突到达睾丸鞘膜内,并随体位改变而流动。

4. 精索鞘膜积液

鞘膜腔两端已闭合,中间的精索鞘膜腔形成积液,体积较小,呈椭圆形、梭形或哑铃形。有一个或多个,与精索平行,其下方可扪及正常睾丸附睾。

5. 混合型鞘膜积液

睾丸与精索鞘膜积液同时存在,但两者并不相通,亦可并发疝或睾丸未降等异常。

鞘膜积液多发生于一侧。积液量少时无自觉不适,积液增多时患者感觉阴囊下坠、胀痛。巨大的鞘膜积液可使阴茎头缩入包皮内,不仅影响排尿和性生活,而且行走、工作均不便。

鞘膜积液的诊断较为容易。病史有一侧或双侧阴囊肿块,呈慢性无痛性逐渐增大。触摸肿物有囊性波动性感,表面较光滑。透过试验:若积液为脓性、血性或乳糜性,则透过试验为阴性;若鞘膜壁因炎症而增厚,亦可使透过的光线减弱。超声显像显示鞘膜积液甚为敏感,检查肿物为液性暗区,有助于睾丸肿瘤和腹股沟疝的鉴别诊断。

(二)鉴别诊断

1. 睾丸肿瘤

睾丸肿瘤呈实质性肿块,质硬且沉重,肿物表面不规则。

2. 腹股沟斜疝

可回纳,平卧消失,不透亮。肿大的阴囊可见肠形,听诊有肠鸣音。

3. 先天性(交通性)鞘膜积液

先天性鞘膜积液与先天性腹股沟斜疝是同一病因、同时并存的疾病。

(三)超声显像

超声显像显示阴囊内囊肿样无回声区,睾丸附着于鞘膜囊的一侧,液体包绕除附着部分外的睾丸周围,为睾丸鞘膜积液。液体除包绕睾丸外并延伸到精索部者,为婴儿型鞘膜积液。积聚的液体位于精索部位,呈囊肿样回声区而与睾丸不相关的,为精索鞘膜积液。至于交通性鞘膜积液往往积液量不多,且交通的管道腔隙甚小,超声很难与婴儿型鞘膜积液区别,需结合病史或体征鉴别。

三、睾丸肿瘤

(一)病因病理

1. 睾丸肿瘤(testicular tumor)

睾丸肿瘤约占男性恶性肿瘤的 10%,在青年男性则为最常见的恶性肿瘤,可见于男性从婴儿到老年的各个时期,平均发病年龄为 34 岁左右。睾丸位置表浅,一旦发现肿瘤易被诊断。若肿瘤局限于阴囊内,治疗效果良好;发生区域性淋巴结转移时,综合治疗仍可取得满意疗效;远处转移预后不良。因此,早期诊断、及时手术是决定预后的关键。

睾丸肿瘤分为原发性和继发性两大类。原发性睾丸肿瘤又可分为睾丸生殖细胞瘤和睾丸非生殖细胞瘤。前者包括精原细胞瘤、胚胎癌、绒毛膜上皮癌、卵黄囊肿瘤及混合型癌。后者主要有睾丸基质肿瘤、间质细胞瘤、支持细胞瘤等。继发性睾丸肿瘤主要来自网状内皮组织肿瘤及白血病。睾丸肿瘤发病早期无明显症状。接诊医师应详询病史,仔细检查睾丸形态、质地,是诊断睾丸肿瘤的重要步骤。多数患者为无意中触及一侧阴囊内有无痛性结节,或发现一侧睾丸较另一侧睾丸大或形态不一而就诊。仔细询问病史,30%~40%患者可有轻微坠胀或钝痛。只有少数患者可有急性疼痛表现,多由肿瘤内梗死、坏死、出血或合并睾丸炎所致。此时应注意与睾丸炎、睾丸扭转和外伤等进行鉴别。亦有部分患者存在睾丸肿瘤并发炎症、扭转、外伤、鞘膜积液而就诊。对睾丸病变的患者,均应治疗后随访,以免因某些疾病掩盖了睾丸肿瘤,延误治疗。发现睾丸近期增大,或患有隐睾者腹股沟区或腹部出现肿块,均应高度怀疑睾丸肿瘤。男性不育患者和有男乳女性化者,应想到睾丸肿瘤的可能。有文献报道不育男性睾丸活检时发现睾丸原位癌,阴囊超声显像检查时发现睾丸内回声异常而临床体检尚不能触及肿块。3%~5%睾丸肿瘤(间质细胞瘤、支持细胞瘤、绒癌)可引起男乳女性化。个别患者因睾丸肿瘤转移引起症状,如呼吸困难、腰背痛、颈部肿块等而就诊。淋巴系统肿瘤、白血病、肾移植术后及 HIV 感染等患者应想到有睾丸转移癌的可能。体检应仔细、全面,注意年轻男性颈部肿块、男乳女性化等第二性征异常、腹股沟区或腹部肿块等,可能为睾丸肿瘤的诊断提供重要线索。精原细胞瘤多限于睾丸白膜内,无痛,如橡皮样肿块;而胚胎癌可不规则。睾丸炎症时睾丸肿大、触痛明显。伴发炎症、反应性鞘膜积液时,睾丸肿瘤易被掩盖,超声显像检查有助于诊断。睾丸肿瘤发病原因不完全明确,但隐睾发生睾丸肿瘤的概率比正常要高10~14 倍,所以隐睾应及时发现,及时治疗,终身随诊。睾丸肿瘤常常被误诊误治,所以无论多大年龄的男性发现睾丸肿大,尤其是无痛性肿大,要及时到专科就诊。

2. 生殖细胞性睾丸肿瘤

约 95%为恶性,成熟型畸胎瘤为良性。常见的恶性肿瘤有精原细胞瘤、胚胎瘤、绒毛膜上皮癌、畸胎瘤和混合型肿瘤。其中精原细胞瘤占 35%～71%。睾丸肿瘤的转移为淋巴和血行途径。前者较后者为重要。淋巴转移常最先累及同侧肾蒂附近淋巴结。血行转移常侵犯肺、脑、肝、骨等器官。精原细胞瘤的转移绝大多数限于腹膜后的淋巴结。胚胎癌、畸胎癌和绒毛膜上皮癌除淋巴转移外,还有血行转移。

3. 非生殖细胞性睾丸肿瘤

少见,仅占睾丸肿瘤的 3.5%。这些肿瘤有纤维瘤、纤维肉瘤、平滑肌瘤、平滑肌肉瘤、横纹肌瘤、横纹肌肉瘤、血管瘤、淋巴肉瘤等。两侧睾丸同时有肿瘤者,常为转移性淋巴肉瘤或白血病累及睾丸所致。

(二)超声显像

超声显像诊断睾丸肿瘤,在确定肿瘤的存在以后,还要扫查两侧肾脏有无积水和腹主动脉旁有无淋巴结肿大。有腹主动脉旁淋巴肿大或有两侧肾盂积水者,应考虑腹膜后淋巴结转移。

1. 精原细胞癌(seminoma)

超声显像显示睾丸增大,边界整齐。肿瘤内部回声常为中等回声的细小光点,均匀分布,似正常睾丸回声。如果肿瘤弥散地侵入整个睾丸,声像图显示睾丸肿大。如果肿瘤仅累及睾丸的一部分,超声可以发现肿瘤与正常睾丸的分界。

2. 胚胎癌(embryonic carcinoma)

超声显像显示睾丸增大,肿瘤内部回声不均匀,在低回声区内有高回声出现。

3. 畸胎癌(teratocarcinoma)和畸胎瘤(teratoma)

超声显像显示睾丸增大,边界可有高低不平,呈分叶状。内部回声不均匀,常有多个不规则无回声区,或有钙化物强回声。

4. 绒毛膜上皮癌(choriocarcinoma)

超声显像显示睾丸增大,边界整齐,肿瘤内部均匀中等回声。

5. 混合型睾丸肿瘤

声像图因混合的肿瘤成分和比例,有很大区别。一般呈不均匀中强回声,或有液性无回声区,或有钙化强回声和声影。

6. 淋巴肉瘤(lymphatic sarcoma)

转移性淋巴肉瘤可同时累及双侧睾丸,内部为均匀低回声。

7. 睾丸白血病

白血病累及睾丸,往往双侧睾丸受累。超声显像显示双侧睾丸肿大,中等回声细小光点均匀分布。

(三)鉴别诊断

1. 睾丸附睾炎

急慢性睾丸附睾炎均可出现阴囊肿块和睾丸肿大、疼痛。查体可发现睾丸及附睾均肿大、边界不清、触痛明显。超声显像检查发现睾丸及附睾增大,伴有反应性睾丸鞘膜积液。CDFI显示睾丸附睾血流明显增加,而健侧血流正常。

2. 睾丸血肿

有外伤史,睾丸肿块由外伤初期较大逐渐缩小至一定大小。

3. 睾丸扭转

常发生于青少年,有突发睾丸疼痛及肿胀病史。超声显像检查示患侧血流明显减少。

4.睾丸表皮样瘤

睾丸表皮样瘤是睾丸较少见的良性肿瘤,为一侧睾丸无痛性肿块,发生率不足睾丸肿瘤的1/3。超声显像睾丸内见圆形、局限性、多样性回声,即囊内容物可为无回声,亦可呈均匀或不均匀回声或洋葱样小圈及钙化等改变。这种改变亦可见于单一上皮样畸胎瘤。

5.睾丸囊肿

睾丸囊肿常为感染或外伤致睾丸导管梗阻扩张而形成。超声显像示卵圆形无回声区。睾丸常不易触及肿块。如睾丸肉芽肿,常为梅毒肉芽肿或输精管结扎后形成的精子肉芽肿,局部体征与睾丸肿瘤相似。华康反应阳性或输精管结扎史有助于诊断。再如鞘膜积液和浆液囊肿,有时也需与睾丸肿瘤鉴别。透光试验和超声显像检查对鉴别诊断有重要帮助。

四、隐睾

(一)病因病理

隐睾(cryptorchidism)是常见的睾丸先天性异常。出生时有 1‰～7‰未降,其中大部分出生后数周内下降,一小部分在几年内下降。至青春期睾丸尚未下降,则为隐睾。隐睾约25%位于腹膜后,70%位于腹股沟部,5%位于阴囊上部及其他部位。腹腔内隐睾发生睾丸肿瘤一般高于正常人 20～40 倍。

(二)超声显像

超声显示腹股沟部隐睾可在腹股沟管或管环附近的腹肌后方探测到,位置表浅,不受肠内气体影响。睾丸呈椭圆形,边界清晰,内部为中等回声,均匀分布,与正常睾丸相似,但常较对侧正常睾丸为小。

睾丸位于阴囊上部者更容易探测到,而腹膜后隐睾由于位置深在,表面受肠内气体影响,睾丸又小,常不易探测到。腹腔内隐睾合并睾丸肿瘤,在盆腔探测到实质肿块回声,而在同侧的阴囊内未能探测到睾丸。

五、阴囊和睾丸血肿

(一)病因病理

阴囊和睾丸外伤(钝挫伤和踢伤多见)可引起阴囊和睾丸血肿(hematoma ofscrotum and testis)。此外,也见于阴囊手术后引发。血肿可为局限性或弥散性,临床表现为阴囊肿大和疼痛。

(二)超声显像

阴囊血肿表现为鞘膜积液,睾丸周围有程度不等的无回声区,单侧多见。其内可见浮动细点状回声和低回声肿块,有时呈云絮状。睾丸被挤压至一侧。患侧阴囊壁增厚。睾丸血肿一般较小,与睾丸破裂并存。睾丸外形异常,失去卵圆形,提示睾丸破裂,睾丸血肿表现为睾丸组织间有不规则无回声区。

六、附睾炎和附睾结核

(一)病因病理

附睾炎(epididymitis)多数由输精管逆行感染所致,少数由血行感染。附睾结核(tuberculosis of epididymis)多为前列腺和精囊结核的蔓延,较为常见。病变首先发生在附睾尾部,逐渐蔓延至体部和头部。局部形成炎性结节致使附睾肿大,严重者形成脓肿,可发生破溃,并可累及睾丸,附睾结核可发生钙化。急性附睾炎起病较急,有阴囊部疼痛沿精索放射至腹股沟和下腹部并伴有发热。慢性附睾炎症状较轻。附睾结核发病缓慢,可有轻度疼痛和阴囊坠胀感。

(二)超声显像

超声显像附睾炎和附睾结核均表现为附睾肿大,以尾部明显,边界清楚不规则低回声。若有脓肿形成为不规则透声较差的无回声区。附睾结核为不规则中强回声结节,可有钙化的点状强回声。附睾炎可有鞘膜积液表现。

七、睾丸扭转

(一)病因病理

睾丸扭转(tortion of testis)指睾丸或精索发生扭转,血管受压阻塞,造成睾丸急性缺血、坏死。睾丸的血供丰富,但对缺血的耐受力极差。其动脉血供来自精索内动脉(即睾丸动脉)、精索外动脉和输精管动脉。精索内动脉是最重要的供血动脉,来自腹主动脉。精索外动脉来自腹壁下动脉。输精管动脉来自髂内动脉。这 3 支动脉在远端均有交通支,但这种分布使睾丸对精索内动脉血供减少极为敏感。一旦精索扭转,睾丸缺血并很快坏死、萎缩。此病在青少年中发病率较高,在临床上特别容易误诊为睾丸附睾炎症,延误最佳的治疗时机。只有及时、正确地诊断,按急症处理,才能提高睾丸的存活率。

根据扭转的部位,睾丸扭转可分为鞘膜内、鞘膜外和睾丸附件扭转 3 种类型。

(1)鞘膜外型较少见。多见于新生儿或 1 岁以内婴幼儿。主要由于睾丸与阴囊附着部分发育不全,易致扭转。

(2)鞘膜内型占绝大多数。好发于青春期或青壮年。

(3)睾丸附件扭转,因连结睾丸与附睾间的系膜异常松弛或较长,睾丸与附睾间也容易扭转。

睾丸扭转多发生在青春期。左侧比右侧多见,40%可发生于安静状态及夜间睡眠中。典型的临床表现是突发性一侧阴囊剧烈、持续性疼痛。发生在儿童时,常表现为疼痛逐渐加重,不伴发热,一般也不放射到腹股沟或下腹部,恶心、呕吐常见。患者可有同样疼痛发作史,并可自然消失。体格检查发现睾丸局部肿胀、触痛。由于扭转时精索缩短,睾丸被牵向上方。在开始的几小时内,尚可触摸到附睾由后外侧移到前方或横位,精索粗厚。患者平卧时由于睾丸上提,局部疼痛加剧,后来整个阴囊红肿,难以区分阴囊内结构。若发病时间较长,可继发感染,导致发热,因此是先疼痛后发热。每个患有睾丸疼痛和肿胀的男性,均要考虑有睾丸扭转的可能。对年龄小于 35 岁的患者做出急性附睾炎的诊断必须慎重。睾丸附睾扭转经阴囊皮肤可见附件变色的"蓝点"或黑色斑点有助于诊断,若有鞘膜积液,则较难发现。睾丸附件或涉及睾丸的附件扭转位于睾丸上极。若早期有这一异常的位置,可提示诊断。

(二)超声显像

多普勒超声显像检查阴囊睾丸,扫描测定睾丸血流量准确率达 90%以上。在睾丸附睾炎症时,血流量增加,睾丸(精索)扭转时睾丸血流量明显降低或消失。睾丸附件扭转时,睾丸血流量正常。以上方法尤其适用于疼痛与肿胀明显、体检困难的病例,可以区别睾丸扭转与反应性睾丸炎。

多见于青少年,一般与外伤无关。可能是睾丸纵隔附着先天性发育不良,患者睾丸剧烈疼痛或绞痛。以前可有类似发作史。超声显像显示患侧睾丸增大,回声减低,可伴积液,CDFI和 CDPI 显示睾丸呈明显缺血表现,频谱多普勒不能引出血流频谱或极低流速血液。

第六节 泌尿系统急性损伤

一、肾脏损伤

肾脏隐蔽在腹膜后,前面有腹壁和腹腔器官,后面有脊柱、肋骨及腰肌的保护,故损伤机会较少,但暴力较大并直接作用于肾区,常使肾脏受损伤。婴幼儿因肾脏位置较低,肾脏周围筋膜发育不全等原因,肾损伤较成年人更为多见。肾脏闭合性损伤多由暴力直接打击、挤压或撞击腹部引起,亦可因间接暴力所致,如由高处坠落或重力使肾脏急剧推移,将肾蒂撕裂,或肋骨骨折端刺伤肾脏。强力的肌肉收缩也可导致肾脏损伤,但这种损伤多发生于原有病变的肾脏,如肾积水、结石及肿瘤等。

(一)肾脏闭合性损伤常见病理类型

1.肾挫伤

伤情较轻,肾实质内有出血和血肿。由于肾脏包膜及肾盂黏膜完整,可防止肾实质大量出血,仅有少量血液流入肾盂。患者可有腰痛和暂时性血尿。一般无休克发生。治疗后能自行愈合,不会出现严重后果。

2.肾脏部分裂伤

肾实质破裂合并肾包膜或肾盂黏膜破裂。肾实质破裂后出血显著,血液可流入肾盂或向肾周围渗漏,其程度因裂伤不同而不一。轻度损伤只有少量血液外溢;若为肾碎裂伤,有广泛的肾实质包膜破裂,可在肾周围迅速形成血肿和尿液外渗的包块。

3.肾脏全层裂伤

即肾包膜、肾实质和肾盏均破裂,出血严重而且有明显的尿液外渗,在肾脏周围迅速形成体积较大的血肿和包块。因肾盂内积血,有时形成血块。

4.肾盂破裂

原有肾积水的肾脏遇到直接暴力的打击,或间接外力将肾盂推撞到腰椎横突或肋骨,可以造成肾盂破裂,引起尿液广泛外溢。肾盂破裂常造成肾实质损伤。

5.肾蒂破裂

肾蒂血管破裂可造成大量失血及休克,血尿可不明显,患者短时间内可致死亡。

肾损伤的临床表现与其损伤类型和程度以及有无其他脏器损伤有关。单纯肾损伤仅有轻度的肾区痛和显微镜下血尿;严重的肾损伤主要表现为休克、腹膜后及腹腔内出血、腰部疼痛、患侧腰肌强直及腰部包块等;若合并其他脏器的严重损伤,肾损伤的症状有时被忽略。如休克明显而血尿轻微,可能为广泛的肾损伤或肾盂破裂。有时肾损伤轻微,因腹腔内其他脏器损伤严重,休克可能十分明显,在诊断中应予以鉴别。儿童肾损伤迟发性休克时有发生。血尿是肾损伤的主要症状,一般与伤情一致,伤员常有腰痛和腰肌紧张而不敢活动腰部。腰部肿块说明尿外渗和腹膜后积血量较多,是伤情较重的症状之一,肾损伤继发感染机会较大,于伤后数日体温升高。

(二)闭合性肾损伤的超声显像表现和鉴别诊断

1.肾挫伤

超声显像显示挫伤肾组织呈现局限性低回声,其间有时伴有较高回声不规则块状物。肾包膜完整,合并包膜下血肿时,可见肾组织与包膜间呈现新月形或梭形无回声区,并可见血液凝固形成的低回声团块。肾挫伤涉及肾盏时,可见肾盏内有液性无回声区,CDFI检查挫伤肾组织无彩色血流,或仅见局部少许点状及短棒状血流,不能引出动静脉血流频谱。

2.肾脏部分裂伤

肾脏实质部分裂伤分3种类型:伴有包膜破裂的肾实质部分裂伤;伴有肾盂肾盏破裂的肾实质部分裂伤;伴有包膜和肾盂肾盏破裂的肾实质部分裂伤。伴有包膜破裂时,超声显像显示肾包膜连续性中断,损伤肾实质呈"V"字形或线状裂口通向肾外。裂口内为液性无回声区,裂口外为肾周血肿,显示为液性无回声区,其内可见中低回声团块为血凝块。小的血肿呈弧形,出血量多的血肿为液性无回声区环绕肾脏大部,并可见中低回声凝血块。伴有肾盂肾盏破裂时,一般不能显示裂口,有时可见线状裂口,于肾盂肾盏内可见厚度超过1 cm的液性无回声区。出血较多时,厚度可达3 cm,其内可见不规则中低回声凝血块。同时伴有肾包膜和肾盂肾盏破裂时,可见上述两种类型超声显像表现同时存在,裂口外周围组织的CDFI检查显示血流明显减少,甚至完全消失。

3.肾脏粉碎伤

超声显像显示肾脏正常结构消失,不能显示正常的肾实质和肾盂肾盏。受损肾脏呈杂乱回声,肾包膜多处中断。肾周围被液性无回声包绕,液层厚度在2~8 cm。破碎肾组织可漂浮于液体中。CDFI检查肾组织无彩色血流显示。临床常见多为肾中下段粉碎性损伤,实际上为临床肾脏创伤分型中的肾脏全层裂伤。

4.肾盂裂伤

单纯的肾盂破裂常发生在肾积水的基础上,遇到直接外力打击,或间接外力将肾盂推向肋骨或腰椎横突而造成破裂。其结果常引起广泛尿外渗。超声显像肾包膜结构完整,肾盂肾盏明显扩张,其内见有超过1 cm厚度的液性无回声区,肾周围可见大小不等的液性无回声区,有的病例肾实质部分裂伤损伤处彩色血流不能显示。

5.肾蒂裂伤

肾蒂裂伤是最为严重的肾脏创伤,甚为少见。肾蒂血管破裂造成大量失血及休克。血尿多不明显,短时间内可致患者死亡。超声显像检查很少遇到,腹膜后有广泛的出血和积血,超声显像显示为大面积的液性无回声区的腹膜后血肿的表现。

超声显像可以依据显示肾脏破裂损伤和肾周围血肿诊断肾脏损伤及类型。CDFI还可提供各肾段动脉供血区的缺血甚至无血流供应的信息。当然CT及其增强扫描可对肾段动脉供血区缺血情况进行诊断,但其价格昂贵而且不如超声检查方便。排泄性尿路造影也能用于检查诊断,但程序复杂且对造影剂过敏者不能使用。选择性动脉造影则为有创性检查。而CDFI具有无创、方便、迅速、可靠的优点,其诊断正确率与CT检查相当。

肾动脉平第1腰椎起自腹主动脉,至肾门处分成前后两支。前支粗,供血范围大;后支较细,是肾动脉的直接延续,供血区域小。其前支又分为上段动脉、上前段动脉、下前段动脉和下段动脉。后支进入肾脏后称为后段动脉。每个肾脏按肾动脉供血范围分为上段、上前段、下前段、下段及后段,共 5 段。肾脏损伤涉及动脉时,其内膜受到损伤,内皮下胶原暴露,激活凝血因子,血小板凝聚致血栓形成。另外,损伤肾组织水肿压迫肾段动脉,致使损伤区肾组织缺血。CDFI 可发现受损肾段无彩色血流或彩色血流明显减少,进而早期明确诊断肾脏损伤类型、范围以及肾段动脉供血区缺血情况,并且有较高的准确性。另外还可多次重复检查,判断病情发展及治疗效果。

二、膀胱损伤

(一)病因病理

膀胱为贮尿和排尿器官,并有一定的游动性。膀胱壁肌层较厚,具有较大的伸展性和膨胀性。其周围有耻骨、直肠、子宫等器官。膀胱损伤多合并邻近器官损伤。膀胱充盈时易受损伤。

婴幼儿时期膀胱位于腹腔内,损伤的机会较多。闭合性膀胱损伤常发生于尿液充满的膀胱,此时膀胱张力较大,肌肉紧张、体积增大,超出耻骨联合之上。当下腹部受到暴力撞击,容易遭受损伤。分娩产程过长,膀胱长时间被挤压在胎头和耻骨联合之间,以致膀胱基底部组织缺血坏死,从而发生膀胱阴道瘘。严重的耻骨骨折,骨折断端可损伤膀胱颈部。

膀胱损伤常见组织病理改变如下。

1.膀胱挫伤

损伤较轻,仅局限于黏膜或肌层的一部分。损伤不贯通,病变主要表现为出血、水肿。

2.膀胱破裂

膀胱破裂为膀胱闭合性损伤中最常见的一类。根据损伤部位不同,可分为两种类型:腹膜外破裂多发生在骨盆骨折的伤员,破裂处在膀胱没有覆盖的部分,包括膀胱颈部和膀胱前壁、侧壁,尿液外渗局限于膀胱周围组织,引起腹膜外盆腔蜂窝织炎。膀胱颈的破裂合并骨盆骨折可产生腹膜外广泛出血和巨大血肿。腹膜内破裂多发生在膀胱顶部及后壁。膀胱壁与腹膜同时破裂,尿液进入腹腔引发腹膜炎。

3.膀胱与邻近脏器相通

此时形成膀胱阴道瘘和膀胱肠瘘,泌尿系统多有继发感染。膀胱挫伤的症状轻微,患者自觉下腹不适,膀胱区坠痛,可有血尿,但短期内可恢复。膀胱破裂的症状多、显著,出现休克、出血、下腹痛、排尿障碍和血尿。休克为严重创伤和尿液流入腹腔引起腹膜炎所致。下腹痛是膀胱破裂的常见症状,常有下腹压痛和腹肌紧张、肠蠕动减弱等。尿液外渗的继发感染、盆腔蜂窝织炎及腹膜炎可引起全身感染中毒症状,如体温升高、全身情况恶化。下腹部外伤后出现下腹痛、腹肌紧张、排出少量血尿并有排尿困难或排尿减少都应考虑膀胱损伤。导尿是简单有效的检查方法,若排尿困难因膀胱损伤引起,则导尿管可插入膀胱并可导出血尿。

(二)超声显像

显示膀胱损伤有一定困难,因为受损伤的膀胱不能充盈。此时常将探头向耻骨联合下方倾斜,调节声束方向,仔细寻找膀胱损伤部位。若发现腹腔或盆腔内有不规则液性无回声,可判定腹腔内有游离液体(尿液)。有的病例可发现膀胱壁回声连续性中断,膀胱损伤便可成立。同时还可发现血凝块,为不规则斑块状高回声漂浮于尿液中或附着于膀胱壁上。

三、输尿管损伤

(一)病因病理

输尿管细长并能蠕动,位于腹后壁深部,被骨骼、肌肉层层保护,因此单纯输尿管损伤甚为少见。发生输尿管损伤多合并其他脏器损伤,而且常由于其他重要脏器损伤而掩盖或忽略了输尿管损伤。车祸等严重外伤可损伤输尿管。在进行逆行造影插管时可引起输尿管黏膜损伤。

最常见的输尿管损伤见于腹部及盆腔手术,特别是根治性子宫切除手术、直肠切除术等均易误伤输尿管。术者往往对输尿管损伤的原因和临床表现不熟悉,也不知道如何诊断输尿管损伤,因此造成输尿管损伤诊断和治疗一错再错。

输尿管损伤可有血尿、尿外渗(少尿或无尿)以及继发感染等表现。手术损伤引起的临床表现需根据输尿管损伤的程度而定。输尿管手术损伤的方式有:结扎、钳夹、切开、切断、部分切除、缺血性坏死、腹腔镜手术电凝止血或子宫肌瘤凝固刀手术失误等。后两项损伤当时不易察觉。若术中发现输尿管损伤立即处理,可不留后遗症。如果当时未能发现输尿管损伤,一般在术后3~5 d发生恶心、呕吐、寒战、高热、下腹痛、损伤侧腰部胀痛、下腹或盆腔肿物伴压痛和肌紧张等症状。患者同时出现尿少,膀胱不能充盈。有的病例在1~2周尿自腹膜、腹壁或阴道伤口溢出,形成腹盆腔积液或输尿管腹壁瘘及输尿管阴道瘘,同时可继发感染,严重者导致死亡。双侧输尿管损伤时,术后立即无尿并有腰部胀痛,并可出现尿毒症征象。

输尿管损伤因不常见,而且经常因其他脏器损伤而掩盖,所以临床上常被忽视。即使出现无尿情况,有时也被误以为休克、血容量减低或肾脏疾病所致。凡腹腔、盆腔手术后,患者发生无尿、漏尿,腹腔或盆腔有刺激症状时,均应想到输尿管损伤的可能。对于怀疑有输尿管损伤的病例,应做系统的泌尿系统超声显像检查,同时做腹膜后及腹盆腔扫查,了解输尿管损伤的部位、损伤以上输尿管和肾脏的情况及健侧肾和输尿管状况。了解有无腹膜后及腹盆腔积液或感染情况,有无其他脏器病变等。

(二)超声显像

输尿管损伤超声显像表现因其损伤方式及损伤程度而有不同:因结扎引起者为急性输尿管梗阻,显示为急性的肾盂和输尿管扩张、积水,并可显示输尿管结扎部位。若为输尿管损伤漏尿,其输尿管上段和肾盂扩张、积水并不明显(轻度积水),而腹膜后可见无回声区,为腹膜后积液。若尿液渗入腹盆腔内,则可见腹盆腔液性无回声区。合并感染者则在液性无回声区内可见斑点状、条状中高回声。

需要和输尿管损伤鉴别的主要是输尿管结石,其鉴别并不困难。输尿管结石大多由于肾结石下移,导致急性发作。临床表现为急性腹痛,向会阴部放射,患者辗转不安,伴有血尿。超声显像在输尿管3个狭窄处可见枣核状强回声伴声影。结石强回声以上输尿管扩张及肾盂肾盏扩张,并在肾盂肾盏内可见结石强回声。对侧肾脏可同时发现肾结石。

第七节　急性尿潴留与泌尿系梗阻

泌尿系统是尿形成和排泄的器官。从肾小管开始,肾盏、肾盂、输尿管、膀胱及尿道都是管道系统,管道通畅才能保证泌尿系统的正常功能。泌尿系统的内外有许多病变都能引起管腔的梗阻,导致发生一系列的病理生理改变。这些病变统称为泌尿系统梗阻性病变,最终会引起肾积水。

泌尿系梗阻一般不是一个独立的疾病,但临床上它却有重要意义,因为很多疾病本身并不严重,但由这些疾病引起的泌尿系梗阻却能造成严重后果。泌尿系统许多疾病与梗阻可能互为因果,如感染和结石可引起梗阻,而梗阻又可以是感染和结石的诱因。这三者关系密切,相互影响。因此,在治疗泌尿系统疾病时,必须注意管腔是否通畅和管腔内外有无引起梗阻的病变。自肾至尿道口、包皮口的任何部位都可发生梗阻,其原因和部位虽有不同,但持续梗阻终将导致一系列的肾梗阻性病变,如肾积水、肾功能损害,甚至尿毒症。膀胱以上梗阻可直接影响肾脏,而且积水发生较快,但仅一侧肾脏受影响。若梗阻在膀胱以下,则膀胱可做缓冲,肾积水发生较慢,但常损伤双侧肾脏。

一、梗阻原因

泌尿系梗阻的原因很多,可以是机械性的,也可以是动力性的。以机械性梗阻占大多数。有先天性的梗阻原因,亦有是后天性疾病引起的。梗阻原因除泌尿系本身的梗阻性病变外,也可由泌尿系外的疾病造成。临床尚可见医源性梗阻,如妇科或外科手术、盆腔反射治疗等所致的泌尿系梗阻性病变。

泌尿系梗阻的原因在不同年龄和性别有一定区别。在小儿先天性畸形较多见;成年人常见病因是结石、创伤、炎症、结核、肿瘤;在妇女可能与盆腔疾病有关;在老年男性则最常见的是前列腺肥大。

1.肾脏

肾脏结石、肿瘤、炎症、结核等都可引起肾积水。肾盂与输尿管连接部梗阻,可因先天性狭窄、异位血管、神经压迫等造成。位置移动过大的肾下垂,有时也可发生梗阻。个别肾盏的梗阻可发生肾盏积水。

2.输尿管

输尿管最常见的梗阻原因为输尿管结石、输尿管炎症,结核、肿瘤也常可引起梗阻。先天性畸形,如输尿管囊肿、异位开口、腔静脉后输尿管等也可引起输尿管梗阻,但甚为少见。输尿管末段在膀胱壁中斜行的一段有活瓣功能,膀胱收缩时,可制止尿液回流至输尿管。膀胱壁先天性、梗阻性、溃疡性病变可以引起输尿管口狭窄,也破坏这种活瓣功能,造成尿液回流至输尿管和肾盂内,如结核性膀胱挛缩等。泌尿系以外病变所致的泌尿系梗阻也常在输尿管部位,如子宫颈癌侵犯至输尿管下端、盆腔手术误扎输尿管、盆腔恶性肿瘤放射治疗使输尿管发生放射反应,这些均可导致尿液通过障碍。其他如妊娠、腹膜后纤维化、腹膜后肿瘤、脓肿等都可压迫输尿管造成梗阻。

3.膀胱

最常见的原因是膀胱颈部梗阻,包括前列腺肥大、纤维化和肿瘤。膀胱结石和肿瘤亦可引起梗阻。膀胱神经功能障碍可引起动力性梗阻。

4.尿道

最普通的原因是尿道狭窄。包皮口、尿道口和尿道任何部位均可因炎症、创伤引起狭窄。尿道结石、结核、肿瘤、憩室等也可造成尿道梗阻。后天性尿道瓣膜是婴幼儿泌尿系统梗阻的重要原因。泌尿系任何部位的梗阻终将导致肾积水和肾功能损害。

二、临床表现

肾梗阻性疾病可因泌尿系任何部位的梗阻引起。由于梗阻所在的部位、病因和发病急缓的不同,其临床表现有很大差异。尽管肾梗阻性疾病最终均引起肾积水,但临床上不一定以肾积水为主要表现,而肾积水本身又无明确的临床特征,有时可全无症状。有时以其病因为主要病象,在部分病例直到肾积水达到严重程度,腹部出现肿物和肾功能不全,甚至无尿时始被发现。

在膀胱以下的梗阻,常表现为排尿困难。尿石症、肿瘤、结核等引起的梗阻常以其病因症状为主要临床表现,很少显示肾积水。发病急骤的梗阻,如输尿管结石等,有非常急剧的绞痛,但肾积水并不严重。而由发病缓慢的肾盂输尿管连接部狭窄引起的肾积水,在肾积水达到很大体积时,尚可能无明显症状。

泌尿系管道堵塞时,梗阻以上的管腔压力增高,管道扩张,急剧的管道膨胀引起疼痛。梗阻后管道剧烈的蠕动波可加重疼痛的程度。疼痛的程度与发病急缓关系密切,例如输尿管结石发病急,疼痛剧烈;反之,输尿管肿瘤是逐渐进展的,疼痛较轻,甚至无明显疼痛。下泌尿系梗阻时,膀胱膨胀,在耻骨上出现球形肿物。膀胱以下的梗阻排尿困难比较明显,常有排尿费力、尿线细、间断、排尿后滴尿、夜尿增多等症状。由于梗阻使膀胱不能排空,出现肾盂尿,以致尿频、尿急、尿潴留、尿失禁。在排尿时感腰部胀痛,提示膀胱尿向输尿管和肾盂回流。

泌尿系长时间梗阻,肾浓缩功能减退,排尿次数增多,夜尿也多,开始时常不易察觉,随之出现烦渴和多尿,表明肾浓缩功能已有严重损害。

泌尿系统梗阻中急性尿潴留为急症,情况紧急,原因复杂,需要正确诊断并及时处理。常见病因如下。①机械性梗阻:膀胱颈部和尿道的任何梗阻性病变都可以引起急性尿潴留。常见者有前列腺增生、尿道损伤和尿道狭窄。尿道狭窄大都由外伤和炎症两种病因引起,尿道狭窄有时在扩张尿道之后由于局部水肿和疼痛也可诱发急性尿潴留。膀胱、尿道结石、肿瘤、异物等可堵塞膀胱颈或尿道,膀胱癌引起的膀胱内血块或盆腔肿瘤、妊娠子宫以及处女膜闭锁的阴道积血,甚至婴幼儿在直肠内的粪块都有可能引发急性尿潴留。②动力性梗阻:膀胱及尿道并无器质性梗阻病变,尿潴留系排尿功能障碍所引起,例如麻醉、手术后尿潴留,特别在腰麻和肛管、直肠手术后,由于中枢神经系统及周围神经的损伤、炎症或肿瘤均可引起尿潴留。另外松弛平滑肌的药物,如阿托品、溴丙胺太林等有时亦可引起尿潴留。

各种原因引起的低血钾,例如醛固酮增多症、腹泻以及长期应用利尿药等,可使膀胱逼尿肌无力,发生排尿困难,引发尿潴留。

急性尿潴留亦可见于高热和昏迷的患者,在小儿和老年人更为多见。有些患者因不习惯卧床排尿也可有尿潴留发生。

三、超声显像

超声显像可以方便而直接显示整个泌尿系统结构,包括肾脏形态大小、肾脏被膜、肾皮质和肾髓质厚度、肾小盏、肾大盏、肾盂、双侧输尿管、膀胱、前列腺和尿道等器官,以及上述器官的形态、走行、宽度和大小。而且可以显示以上器官的病变或肾脏、输尿管及膀胱以外的病变,如腹膜后肿瘤、子宫及卵巢肿瘤或前列腺肥大等病变。尿液是超声显像的天然造影剂,因此,超声显像对尿路扩张及梗阻的显示尤为清晰,对尿路梗阻的部位及病因可以做出明确的判断。

尿路梗阻后发生的肾盂和输尿管内尿液滞留、肾脏扩大或有肾实质萎缩称为肾积水。梗阻可以发生在尿路的任何部位,上起肾盏漏斗部,下至包皮口。梗阻的原因有机械性的和动力性的。单侧肾积水多为上尿路梗阻引起的,最多见的是输尿管结石。超声显像可发现在输尿管 3 个狭窄处,即肾盂和输尿管连接部、输尿管跨过髂动脉处及膀胱壁输尿管开口处,显示为枣核样、斑块状强回声光团,其后伴明显声影。其结石近端输尿管、肾盂、肾盏扩张积液。双侧肾积水常由下尿路梗阻引起,最常见为前列腺肥大,大多为明显肥大者,超声显像可显示前列腺体积明显增大、被膜不光滑,其内回声不均匀,并可见双输尿管、肾盂、肾盏扩张、积液,找不到结石强回声。

另外,双侧肾积水也可以是两侧上尿路梗阻。梗阻部位越低,对肾脏产生不利影响的时间越慢;梗阻部位越高,对肾脏产生危害的时间越快。这是因为低位梗阻时,膀胱、输尿管均有缓冲作用。此外,肾外肾盂积水时,肾盂向外扩张,对肾实质产生不利影响晚。肾内肾盂积水时,肾盂无扩张余地,较早影响肾实质。肾积水量少时,仅有 10 余毫升;量大时,可达数千毫升。巨大肾积水均为长期不完全性尿路梗阻所致。急性梗阻的肾盂容量均不大。完全性输尿管梗阻很快导致肾萎缩,肾盂容量也不大。间歇性肾积水是因为尿路梗阻时而缓解、时而加重所致。肾积水随积水程度不同可分为轻度、中度、重度和巨大型积水,积水量达到 2 000 mL 以上者称为巨大型肾积水。

肾积水除积水巨大时,在腹部出现肿块外,并无其他表现。间歇性肾积水的腹部肿块可忽大忽小,但造成肾积水的各种原因,如结石、肿瘤、感染等会导致各种症状的出现,如肾绞痛、血尿及发热等。

肾盂积水的基本表现是肾窦回声(集合系统回声)分离,其内出现液性无回声,有饱满扩张感(一般厚度大于 2 cm),并可见下列各种类型。

1.菱角形

菱角型肾积水显示为上下两个肾大盏的肾内肾盂轻度积水。肾小盏尚无明显扩张,肾实质未受影响。

2.烟斗形

烟斗形肾积水为肾外肾盂轻度或中等度积水,并合并输尿管积水。肾小盏无明显扩张,肾实质无明显损害。

3.调色碟形

调色碟形肾积水是重度肾积水的表现,肾盂和各个肾盏均明显积水,肾实质受压变薄。各个扩张积水的肾盏形成大小相似的液性无回声区,排列在积水的肾盂四周,构成一幅调色碟形图案。

4.花朵形

花朵形肾积水也是一种轻度积水,各肾盏和肾盂普遍均匀积水,肾盂形如花蒂,各肾盏就成为花瓣。肾实质未受影响。

5.肾上极囊肿型

双肾盂双输尿管畸形的肾脏,其上方一个肾盂常发育不良,无肾盏。这个肾盂一旦发生积水,就颇像在肾上极的一个囊肿。此型肾积水多同时存在输尿管积水,应与肾囊肿鉴别。

6.巨大囊肿型

巨大囊肿型肾积水是肾外肾盂的重度积水或巨大型积水的表现。肾实质长期受压变薄。肾盂肾盏形成巨大囊腔,颇似一个巨大的囊肿,但仔细在囊腔的外侧边缘探寻,可以找到残存肾柱所形成的不完全的分隔回声,向囊腔内伸入,或找到肾盂输尿管连接部及扩张的输尿管,从而确认为肾积水。

7.飘动光点型

飘动光点型是肾盂内积液中有稀薄脓液、陈旧血液或组织碎片存在的表现,是合并感染或出血所致。

四、鉴别诊断

(一)肾积水与正常肾盂的鉴别

1.正常肾窦回声分离的原因

正常肾脏在以下情况也会在超声显像出现肾窦回声分离。常见于以下情况。

(1)大量饮水:当大量饮水后,肾脏不断地分泌大量尿液,肾盂、输尿管虽仍在蠕动排出尿液,然而因尿液分泌量大于排出量,肾盂内还是会有一定量的尿液而反映在声像图上。

(2)膀胱充盈:膀胱过度充盈可以影响肾盂尿的排空,声像图出现肾窦回声分离。

(3)妊娠期:早期妊娠由于黄体酮分泌的增加,抑制输尿管蠕动,使肾盂内尿液排空受影响。

晚期妊娠因子宫和胎头压迫双侧输尿管下段,也影响肾盂的尿液排空。以上两种情况均造成肾窦回声分离。

(4)药物影响:解痉药的应用使输尿管蠕动减少,肾盂内排空受影响。利尿药的应用使尿量增加,均可使肾盂内尿液不能及时排空。

2.鉴别要点

声像图上肾窦分离不能一概认为是肾积水,必须与正常肾的生理性改变鉴别。

(1)肾窦液性区是否饱满:尿路梗阻引起的肾积水,其肾窦内液性无回声区常有饱满感。

(2)肾窦回声分离的程度:肾窦回声分离以前后径线的长度为标准。正常肾窦分离在15 mm 以下。若超过 20 mm,可以认定为肾积水。

(3)病史:对肾窦回声轻度分离者,于做出肾积水诊断之前,首先必须排除一些特殊情况,如大量饮水、膀胱过度充盈、妊娠和药物的影响。必要时应予复查。对于肾绞痛患者,患侧肾的轻度肾窦回声分离(1 cm 左右)已有诊断意义。

(二)肾积水与多囊肾或多发性肾囊肿的鉴别

(1)肾积水的液性无回声区互相通连,肾囊肿的液性区不通连,这在实时超声成像连续切面观察中不难判定。

(2)调色碟形肾积水,各肾盏的液性区大小基本一致,排列整齐,呈调色碟形与多囊肾或多发性肾囊肿的液性区无规则形态不同。

(3)肾积水可找到不完全的分隔(肾柱),漏斗状积水与输尿管相通,可与巨大肾囊肿区别。

(三)尿路梗阻部位和梗阻原因的判定

　　超声显像对肾积水的探测,首先是判定是否有肾积水,然后还需确定梗阻的部位及梗阻的原因(病灶)。

　　单侧肾积水的梗阻部位在上尿路,双侧肾积水的梗阻部位常在下尿路,但亦可在双侧上尿路。双侧肾积水合并有膀胱的梗阻性病变时,则可确定为下尿路梗阻所引起。超声显像可发现的膀胱梗阻性病变如下。

　　(1)残余尿的出现。

　　(2)膀胱壁增厚和小梁小房的形成。

　　(3)膀胱憩室形成。

　　(4)膀胱容量的增大或挛缩性小膀胱。

　　(5)膀胱结石形成。

　　(6)膀胱内的下尿路梗阻因素,如膀胱颈及其附近的带蒂肿瘤、巨大输卵管囊肿和前列腺增生等。

　　对上尿路梗阻病例应仔细探测输尿管,判定扩张与不扩张的交界处位置,即梗阻的部位。对于下尿路梗阻,若在膀胱内已发现膀胱颈部或后尿道的如上所述梗阻因素,则已可认定为梗阻部位。若膀胱颈部附近未发现梗阻因素,可探查尿道并在尿道及其周围寻找梗阻原因。

　　对于尿路的梗阻原因,如结石、肿瘤、前列腺增生、输尿管囊肿以及泌尿系的多种多样先天性异常,超声显像多能发现。至于输尿管先天性狭窄、粘连、索带压迫、异位血管压迫等超声显像则不能显示。

　　急性尿潴留患者临床表现极为痛苦不安,腹部膨隆(尤其是下腹部膨隆),似板状腹,临床多有认为是外科急腹症。超声显像诊断方便而快速,可显示巨大的膀胱及两侧扩张的输尿管和肾盂(肾盂扩张并不严重),肾盏多不显示明显扩张。

第六章　胆管疾病的超声诊断

一、胆囊结石

(一)病理与临床概要

胆囊结石是最常见的胆系疾病,是急腹症的常见原因。根据结石的化学成分,通常可分为胆固醇结石、胆色素结石和混合性结石三类,其中以胆固醇结石和混合性结石较多见。

胆固醇结石多为圆形或椭圆形,常单发,直径较大,0.5～5.0 cm;混合性结石由胆红素钙、胆固醇和碳酸钙以不同比例混合而成,常多发,颗粒较小,相互堆积;单纯胆色素结石多呈泥沙样,较为少见。胆囊结石常合并胆囊炎并互为因果,最终可导致胆囊缩小,囊壁增厚,腔内可充满结石。胆囊结石患者多表现为右上腹不适、消化不良等慢性胆囊炎症状。也有不少胆囊结石患者始终无症状,仅在超声检查时发现。当胆囊结石嵌顿或合并急性胆囊炎时,可出现上腹剑突下或右上腹绞痛、发热、白细胞升高等。胆囊结石还可合并急性胰腺炎、继发性胆总管结石、胆内瘘和胆囊癌等。

(二)超声表现

1.典型表现

(1)胆囊腔内出现形态稳定的强回声团。

(2)强回声团后方伴有清晰的声影。

(3)改变体位强回声团向重力方向移动。

2.非典型表现

(1)胆囊充满型结石:胆囊无回声暗区消失,胆囊区可见一恒定的弧形强光带,后方伴较宽的声影,胆囊后半部和后壁轮廓显示不清。后期合并慢性胆囊炎,可形成特征性的"囊壁—结石—声影三合征"("WES征"),具有较高的诊断价值。此型胆囊结石由于胆囊无液性暗区显示,检查中可能疏忽而致漏诊。

(2)胆囊颈部结石:当结石嵌顿于胆囊颈部时,缺少胆汁的衬托,其强回声可不明显,仅表现为胆囊肿大或颈部有声影。但颈部结石未嵌顿时,可利用改变体位如左侧卧位或胸膝卧位,使结石向胆囊体、底部移动,提高检出率。

(3)胆囊泥沙样结石:泥沙样或粗大颗粒状中等至高回声沉积在胆囊腔内,后方伴声影,可随体位改变而缓慢移动,CDFI显示其内无明显血流信号。如结石颗粒细小、沉积层较薄,则后方声影往往不明显,可仅表现为胆囊后壁线毛糙、回声较强,此时应改变切面及变动体位,仔细观察其形态、位置改变以及与胆囊壁的关系。

(4)胆囊壁内结石或附壁结石:结石生长在胆囊壁内或嵌于黏膜皱襞内,表现为胆囊壁上单发或多发直径数毫米的强回声斑点,不随体位改变而移动,其后方伴"彗星尾征",即逐渐变窄的短条状高回声(多重反射),CDFI显示强回声斑点内无明显血流信号。胆囊壁常增厚。

3.并发症表现

胆囊结石常合并急、慢性胆囊炎,可有相应的声像改变。如胆囊增大,胆囊壁增厚、模糊、壁内分层,胆囊腔内见弱回声等。

(三)诊断与鉴别诊断

1.诊断

同时具备胆囊结石 3 条典型超声表现,是超声诊断胆囊结石的可靠依据。

胆囊结石回声强弱及其显示与多种因素有关。

(1)结石的成分,胆固醇结石或混合性结石回声较强;而胆色素钙结石则回声较弱。

(2)结石周围介质的对比,结石周围有胆汁回声衬托时,强回声轮廓较清晰;而结石位于胆囊颈部,周围胆汁少时,则可与肝门部强回声结构混淆,容易漏诊。此外,结石合并黏稠胆汁或胆泥时,其轮廓模糊。

(3)入射声波,当入射声波与结石表面垂直时,其回声最强。结石位于声束的聚焦带内时,回声较强;反之则弱且模糊。

虽然后方声影是诊断结石的重要依据,但并非所有结石均伴声影,反之后方伴声影者也不一定是胆囊结石。当结石较小(<5 mm)、结石与周围介质的声阻抗差异不大、入射声束与结石不垂直、结石不在声束聚焦范围内或检查条件不恰当等因素影响时,结石后方声影可检测不出。

2.鉴别诊断

超声诊断胆囊结石应考虑到上述因素的影响。此外,不同类型结石尚需与以下病变鉴别。

(1)胆囊充满型结石应与肠内容物或气体回声鉴别。前者多个切面显示强回声恒定,且声影清晰,伴"WES 征";而肠气强回声团形态不定,后方呈多重反射的强回声带,用探头加压右上腹、改变体位或扫查方向,其回声形态和特征会发生变化。

(2)胆囊颈部结石应与肝门部气体回声、钙化淋巴结及胆囊颈部黏膜皱褶回声相鉴别。前者胆囊颈部强回声可伴清晰的声影;而胆囊颈部皱褶多方位扫查呈条状回声;肝门部气体回声、钙化淋巴结多切面观察可证实其结构不在胆囊内。

(3)泥沙样结石应与胆囊内炎性沉积物及黏稠胆汁鉴别。前者颗粒粗,回声强,伴声影,可移动;后者颗粒小、回声弱,后方无声影,移动较慢。

(4)胆囊壁内结石应与胆囊小息肉鉴别。前者有典型的"彗星尾征",后者无此特征。

二、急性胆囊炎

急性胆囊炎是胆囊发生的急性化学性和(或)细菌性炎症,是临床常见的急腹症之一。本病女性患者比男性多 1.5～2.0 倍,多见于中年、肥胖者。临床上有发热、右上腹疼痛和压痛、恶心、呕吐、轻度黄疸和外周血白细胞计数增高等表现。

(一)病因

1.结石

约 95% 的患者合并有胆囊结石。胆囊是位于肝脏下方的一个梨形的盲袋,肝脏每天平均产生约 800 mL 胆汁,除少量胆汁直接流入十二指肠外,绝大部分经胆囊 10 倍浓缩后贮存于胆囊中。胆囊收缩时,将胆汁从胆囊经胆囊管挤入胆总管,并进入十二指肠内,帮助食物的消化吸收。饮食中的脂肪进入十二指肠时,能刺激肠黏膜释放出一种"缩胆囊素"的物质,使胆囊收缩,排出胆汁。

但如果胆囊内有结石或胆总管结石阻碍胆汁的正常排出,胆囊强烈收缩时,便可引起剧烈的疼痛,甚至诱发胆囊炎或胆管炎的发作。

2.细菌感染

部分胆囊内带菌者在机体抵抗力下降时可发病。

3.寄生虫

蛔虫、梨形鞭毛虫、华支睾吸虫等使胆管梗阻,以及虫体带入的肠道细菌使其受到感染,诱发急性胆囊炎。

4.其他

某些疾病也可诱发急性胆囊炎,如在严重创伤、烧伤、手术、脓毒症、结节性多发性动脉炎、系统性红斑狼疮、多次输血或分娩后,但是具体病因尚不十分清楚,可能为多种因素所致。

(二)病理

根据急性胆囊炎发病各期的不同的病理改变,一般分为如下四期。

1.急性单纯性胆囊炎

急性单纯性胆囊炎多见于炎症早期,胆囊稍肿大,压力升高,囊壁轻度增厚,胆囊黏膜充血、水肿、炎细胞浸润,渗出增加,胆汁正常或略混浊。

2.急性化脓性胆囊炎

病变继续发展,波及胆囊壁全层,胆囊肿大、积脓,囊壁因充血、水肿而明显增厚,胆囊与周围组织粘连。

3.坏疽性胆囊炎

如果胆囊梗阻或炎症未控制,胆囊内压力继续增高,胆囊壁张力增高,血管受压导致血液循环障碍、出血或感染性组织坏死,胆囊极度肿大,可发生坏死、穿孔,导致局限性或弥散性腹膜炎。

4.胆囊穿孔

胆囊穿孔常继发于胆囊坏疽的基础之上,穿孔多发生于胆囊底部和颈部。若胆囊穿孔至邻近脏器中,如十二指肠、结肠和胃等,可造成胆内瘘。此时胆囊内的急性炎症可经内瘘口得到引流,炎症可很快消失,症状得到暂时缓解。

(三)临床表现

1.疼痛

急性发作的典型过程表现为突发右上腹阵发性绞痛,常在饱餐、进食油腻食物后,或在夜间发作,是因夜间仰卧时胆囊内结石易于滑入胆囊管形成嵌顿之故。疼痛常呈持续性、膨胀性或绞痛性,可向右肩胛下区放射。老年患者由于对疼痛的敏感性降低,疼痛可较轻。

2.恶心、呕吐和食欲缺乏

患者常有食欲缺乏,反射性恶心和呕吐,呕吐剧烈时,可吐出胆汁,并可引起水和电解质紊乱。呕吐后腹痛不能缓解。

3.全身症状

多数患者伴有中度发热,当发生化脓性胆囊炎时,可有寒战、高热、烦躁等症状,甚至发生感染性休克。约10%的患者可有轻度黄疸。

4.局部症状及体征

右上腹肌紧张,有压痛或反跳痛,莫菲(Murphy)征阳性。30%～50%患者可触及肿大胆囊。

(四)声像图改变

单纯性急性胆囊炎早期仅表现为胆囊增大,壁不厚或轻度增厚,超声检查无诊断性特征。

1.急性化脓性胆囊炎

急性化脓性胆囊炎声像图表现如下。

(1)胆囊肿大,短轴增加比长轴更明显,轮廓线模糊,外壁线不规则。

(2)胆囊壁弥散性增厚,呈强回声带,其间出现间断或连续的弱回声带,形成胆囊壁的"双边影"表现,此系黏膜水肿、出血和炎症浸润所致,对提示急性胆囊炎较有价值。还有少数患者胆囊壁不增厚或轻度增厚。

(3)胆囊腔内透声差,内充满稀疏或密集的、细小或粗大的弱回声光点,无声影,为胆囊积脓的表现,部分患者胆汁透声可无异常。

(4)多伴有胆囊结石或胆囊结石颈部嵌顿。

(5)胆囊收缩功能差或丧失。

(6)探头加压胆囊区,有明显触痛,或是将探头深压腹壁以接近胆囊底部,此时嘱患者深吸气,患者感觉疼痛加剧并突然屏气不动,称为超声的莫菲征阳性,具有确诊意义。

(7)彩色多普勒显示胆囊壁内动脉血流可减少,但缺乏特异性。

2.急性坏疽性胆囊炎

急性坏疽性胆囊炎除了具有急性化脓性胆囊炎的一些超声表现外,还具有以下较为特征性的声像图改变。

(1)胆囊极度肿大,轮廓不清,胆囊近似圆形而张力极高。

(2)胆囊壁均弥散性增厚或局部增厚,不光滑,分为以下三种类型。

Ⅰ型:胆囊壁呈弥散性高回声,系黏膜层坏死尚未累及全层。

Ⅱ型:胆囊壁呈"双边影"。"双边影"表现为胆囊壁出现双层或多层弱回声带,为多层水肿和出血所致。

Ⅲ型:胆囊壁有斑片状几乎累及全层的不均匀局限性低回声灶,此为较大的累及全层的坏死灶,表面有大量脓性分泌物覆盖。

Ⅱ型较为多见,Ⅲ型最具诊断价值。

(3)胆囊内除有结石外,均弥散充满中等或略高回声的粗糙斑点及团块,不随体位改变而移动,不产生分层,此为稠厚的胆汁或脓团及胆囊壁的纤维碎片。

(4)胆囊周边多有不同程度的炎性渗出,形成胆囊与肝脏之间的细条形液性暗带。

(5)急性坏疽性胆囊炎发生穿孔时,胆囊体积正常或肿大,若漏出胆汁过多则体积变小且形态不规则,可显示囊壁局部外膨或回声缺损,胆囊周围局限性积液以及包裹的大网膜高回声。

(五)鉴别诊断

典型的急性胆囊炎临床上较容易诊断,一些轻症病例或发病早期病例容易误诊,因临床上能引起右上腹疼痛的疾病很多,如急性病毒性肝炎、急性胰腺炎、急性阑尾炎、胆管蛔虫、消化性溃疡穿孔以及右心衰竭等,常与急性胆囊炎相混淆。

1.急性胰腺炎

该病可继发于急性胆囊炎和胆管炎,腹痛较急性胆囊炎剧烈,呈持续性,范围较广并偏向腹部左侧,压痛范围也较为广泛,血与尿淀粉酶一般均升高。

超声检查见胰腺弥散性肿大,胰腺实质回声异常,主胰管扩张,胰周积液及胰腺假性囊肿等典型的超声表现。

2.急性阑尾炎

高位急性阑尾炎与急性胆囊炎的不同点主要在于详细分析病史和体征。典型的阑尾炎超声多可以检出,可见阑尾呈肿胀的管状结构,壁增厚,内可见积液和强回声光斑或光团等改变。

3.胆管蛔虫病

发病突然,腹痛在剑突下呈阵发性绞痛,呕吐频繁,常有吐蛔虫史,腹痛可自行缓解。早期上腹部压痛不明显,无腹肌紧张。超声检查见胆管扩张及其内的蛔虫体壁高回声线构成的平行带。

4.溃疡病穿孔

患者多有胃、十二指肠溃疡史,腹痛发作突然,呈持续性,较急性胆囊炎剧烈,并很快波及整个腹部,腹肌强直,但很少有呕吐现象。因较小的十二指肠穿孔,或穿孔后很快形成一个局限的炎性病灶时,容易与急性胆囊炎混淆。超声可见腹腔内游离气体和积液。

5.肝脓肿

位于肝右叶前下方的脓肿,触诊时易把肿大的肝脏误认为胆囊炎性包块。超声可见肝内的低回声或囊性包块,壁厚,内壁不光滑。

6.淋球菌性肝周围炎(Fitz-Hugh-Curtis 综合征)

该症是由于急性输卵管炎所伴发的肝周围炎,可有右上腹疼痛,易与胆囊炎相混淆。鉴别点在于妇科检查可发现附件有压痛,宫颈涂片可见淋球菌或沙眼包涵体。超声检查可见输卵管增粗、卵巢饱满、回声减弱以及盆腔积液等急性附件炎的表现。但是超声检查无特异性,腹腔镜可确诊。

三、胆囊增生性疾病

胆囊增生性病变是胆囊壁中某种组织成分增生所致的胆囊壁局限性增厚或胆囊腔内隆起性病变。

(一)胆囊息肉样病变

1.病理与临床概要

胆囊息肉样病变主要包括三类病变。

(1)胆固醇性息肉:占全部息肉的95%以上,常为多发,为巨噬细胞吞食胆固醇结晶后沉积于胆囊黏膜所形成,也是胆固醇沉着症的一种表现。

(2)炎症性息肉:有胆囊炎史,为慢性炎症局部增生的结果。

(3)腺瘤样息肉:少见,体积常较前两者大,组织学为乳头状腺瘤或腺瘤,是真正的肿瘤性病变,有癌变倾向。

胆囊息肉样病变临床上大多数无任何症状,多为体检发现。超声检查发现5.3%的人群患有胆囊息肉。部分患者偶有上腹不适、厌油等类似慢性胆囊炎、胆囊结石的症状。

2.超声表现

(1)二维超声

1)胆固醇性息肉:单发或多发,以多发常见,一般<10 mm,呈粟米样、桑葚状、乳头状高至强回声,表面平滑,基底部较窄或有细蒂,不随体位改变而移动,后方不伴声影。但较小呈强回

声者后方可伴"彗星尾征"。

2)炎症性息肉:常多发,呈乳头状或结节状中等至高回声,表面平滑,基底较宽,无蒂,不随体位改变而移动,后方不伴声影,同时伴有胆囊炎、胆囊结石声像表现。

3)腺瘤性息肉:多为单发,大小可达 10 mm 以上,呈结节状中等偏低回声,表面平滑,多数基底部较宽,也可带蒂,不随体位改变而移动,后方不伴声影。

(2)彩色多普勒超声:较小的息肉内部未见明显血流信号。较大的炎症性息肉及腺瘤性息肉内部可见点状血流信号。

(3)超声造影:炎症性息肉及腺瘤性息肉超声造影表现为增强早期轻度高增强或等增强(与胆囊壁比较),增强晚期常为等增强或稍低增强。

3.诊断与鉴别诊断

胆囊息肉样病变的特点是:在胆囊内壁上向腔内突出的异常回声,不随体位改变而移动,但少数蒂细且较长者,随体位改变其位置可有移动,后方一般无声影。超声诊断胆囊息肉样病变的敏感性较高,可检出 2 mm 左右的病灶。

但对不同类型息肉的鉴别尚有一定的困难。典型的胆固醇性息肉较容易辨别,但炎症性息肉及腺瘤性息肉则难以鉴别。实际上超声监测息肉样病变的大小变化更为重要,＞10 mm 的息肉样病变,应考虑腺瘤性息肉可能。

胆囊息肉样病变需要鉴别的其他病变如下。

(1)胆囊腺瘤:一般单发,直径可＞20 mm,基底宽,部分有蒂。但较小的腺瘤与腺瘤性息肉超声难以鉴别。

(2)胆囊腺肌增生症:胆囊壁显著增厚,增厚胆囊壁内可见液性小暗区,部分内见强回声斑伴"彗星尾征",可予鉴别。

(3)胆囊附壁小结石:多为胆囊壁上钙化导致,一般无蒂,但有时与小胆固醇性息肉难以鉴别。

(4)胆囊皱褶:部分切面可似胆囊息肉,不同切面扫查,则呈带状。

(二)胆囊腺肌增生症

1.病理与临床概要

胆囊腺肌增生症也称为胆囊腺肌瘤病,是胆囊壁非炎症的良性增生性疾病。病理特点是胆囊黏膜上皮增生、肌层明显肥厚,罗—阿窦(RAS)增多、窦腔扩张呈囊状并穿入肌层,位置较深的窦腔内常可形成壁内结石,多为胆固醇性结石。

依据病变范围的不同,可分为局限型、节段型和弥散型。节段型者约 5% 有恶变倾向。还可合并胆囊结石、胆囊炎。

临床上多见于成年女性,临床症状无特殊,偶伴有右上腹不适、恶心等消化道症状。

2.超声表现

(1)胆囊壁明显增厚。

1)局限型:最常见,多见于胆囊底部,呈环状囊壁增厚,易误认为肿瘤。

2)节段型:多见于胆囊体、颈部,增厚的肌层似三角形往胆囊腔内突出,称"三角征",可前后壁多发,使胆囊腔变形,似分隔成两个腔。若病变较轻,则可仅表现为胆囊壁局部小突起。

3)弥散型:胆囊壁弥散性增厚。

(2)增厚的胆囊壁回声不均匀,内可见多个小的类圆形无回声区,为罗—阿窦扩张并含胆汁所形成,部分小囊内可见有强回声斑点伴"彗星尾征"。

(3)脂餐试验示胆囊收缩功能亢进。

(4)CDFI显示增厚的胆囊壁内无明显血流信号。

3.诊断与鉴别诊断

胆囊壁局限或弥散性明显增厚,并见多发小囊状结构是胆囊腺肌增生症的重要特征,对诊断有重要提示作用,但不同类型胆囊腺肌增生症仍需与以下病变鉴别。

(1)局限型及节段型需与胆囊癌、胆囊腺瘤、胆囊息肉进行鉴别。当胆囊腺肌增生症可清楚显示增厚壁中的多个小囊样结构时易于鉴别,否则鉴别有一定难度。

(2)弥散型需与慢性胆囊炎、厚壁型胆囊癌相鉴别。罗—阿窦显示不清的胆囊腺肌增生症可用脂餐试验与慢性胆囊炎、胆囊癌进行鉴别,前者收缩功能亢进,后两者收缩功能减退或丧失。与厚壁型胆囊癌鉴别困难时,应密切随访,并注意有无周围结构受侵犯及转移的恶性表现。本病可长期无明显变化;而胆囊癌则短期内发展较快。

(3)罗—阿窦内结石与胆囊附壁结石鉴别。两者声像图类似,但胆囊附壁结石一般无胆囊壁明显增厚,无壁内小囊状改变。

四、胆囊肿瘤

(一)胆囊腺瘤

1.病理与临床概要

胆囊腺瘤是最常见的胆囊良性肿瘤,在胆囊切除手术标本中约占4%。其组织来源为胆囊黏膜上皮,病理上分为单纯性腺瘤和乳头状腺瘤。其体积较小,一般单发,多圆形,偶见有蒂。腺瘤可有恶变倾向,无蒂者恶变率较高,直径>10 mm要警惕恶性可能。

腺瘤以女性多见,临床表现多为非特异性的厌油等消化道症状,偶有右上腹不适感,少数合并胆囊炎。

2.超声表现

(1)二维超声:多为单发,好发于颈部及底部。表现为由胆囊壁向胆囊腔内突起的圆形、乳头状或分叶状中等高回声团,最大径为10~15 mm,基底较宽,偶尔有蒂。后方不伴声影且不随体位改变而移动。

(2)彩色多普勒超声:胆囊腺瘤内部可见点状血流信号,为低速动脉血流。

3.诊断与鉴别诊断

胆囊腺瘤超声表现不具特征性,主要需与以下病变鉴别。

(1)胆囊息肉:一般<10 mm,基底较窄,有蒂,呈多发性,但较大的息肉与胆囊腺瘤难以鉴别。

(2)黏稠胆汁团:可表现为高回声,但可随体位改变而移动,内部无血流信号,超声造影可明确鉴别诊断。

(3)早期胆囊癌:形状可不规则,呈混合回声,但有时鉴别诊断困难,需手术病理才能鉴别。

(二)胆囊癌

1.病理与临床概要

原发性胆囊癌是消化系统较常见的恶性肿瘤。其致癌因素及发病机制尚未明确,本病常合并胆囊结石及胆囊炎症。胆囊癌好发于胆囊底部,也见于颈部及体部。病理组织学上以腺癌多见,约占 80%,未分化癌、鳞癌及鳞腺癌少见。大体形态可分为乳头状型、肿块型、浸润型或混合型。

其中,乳头状型为胆囊腔内隆起性肿瘤,早期类似息肉样病变,后期癌肿可占满整个胆囊腔;浸润型则肿瘤局限于胆囊壁内,可导致壁弥散性增厚,胆囊腔内无明显隆起性病变。胆囊癌转移途径以局部浸润及淋巴转移为主,血行转移少见。局部浸润最常见为肝脏受侵(约占全部转移的 60%)。淋巴转移以胆囊周围淋巴结为主。

胆囊癌多有胆囊结石及胆囊炎病史,早期多无特殊临床症状,可出现右上腹疼痛、右上腹肿块、黄疸、消瘦、食欲缺乏等症状。

2. 超声表现

(1)二维超声:根据胆囊癌超声表现及其生长类型,声像图可大致分为以下 5 型。

1)息肉型:为胆囊癌早期表现,好发于胆囊颈部,直径为 10～25 mm,呈乳头状或结节状中等或偏低回声团,基底较宽,与胆囊壁相连,不活动,后方无声影。

2)蕈伞肿块型:为基底较宽的形似蕈伞状的肿块向胆囊腔内突出,呈低至中等回声,其表面不规整,可单发或多发,也可融合成片,伴胆囊壁局部增厚。本型肿瘤多已浸润至胆囊浆膜下层。

3)厚壁型:胆囊壁弥散性或局限性不规则增厚,呈低回声或混合回声,内壁不规整,胆囊腔可狭窄变形。本型肿瘤多已侵犯胆囊壁全层,有的甚至已直接浸润肝脏。

4)混合型:较多见,声像图表现胆囊壁增厚,伴息肉型或蕈伞型肿块。

5)实块型:为胆囊癌晚期表现。胆囊腔内无回声区消失,被实性肿块占据。肿瘤边缘不规整,与肝脏及周围脏器分界欠清,内部回声不均匀,大部分病例可见结石强回声团伴声影。

当胆囊癌侵犯周围组织及发生转移时,还出现以下声像学表现。

浸润肝实质及肝内转移灶:浸润肝实质表现为胆囊肿块与肝实质回声分界不清。晚期肝脏内部可见多发转移灶。

胆管侵犯:癌可侵犯肝总管引起胆管梗阻,致使肝内胆管普遍扩张。

淋巴结转移:胆囊旁、肝门部、胰头周围及腹主动脉旁可见多发低回声结节。胰腺周围淋巴结可融合导致胆总管梗阻扩张,声像图类似胰腺癌,故胆总管梗阻时除了注意胆管、胰腺、十二指肠病变外,也要注意胆囊情况。

(2)彩色多普勒超声:早期肿瘤内部可见点状血流信号;中晚期肿瘤内可见较丰富血流信号,可探及高速低阻动脉频谱。有研究表明,将胆囊肿块内探及动脉血流 Vmax＞20 cm/s 作为诊断胆囊癌的诊断指标,其敏感性为 95.2%,特异性为 87.5%。

(3)超声造影:胆囊癌超声造影表现为动脉期肿块较周围肝组织提早增强,增强水平相等或稍高,呈均匀或不均匀增强。造影后期表现为低增强,与正常胆囊壁分界不清。病灶侵犯肝脏时,受侵犯肝组织于动脉期呈不均匀高增强,肝门静脉及延迟期与正常肝实质相比呈低增强,故造影较普通超声能更准确显示肝脏受侵犯的范围。

3. 诊断与鉴别诊断

胆囊腔内直径超过 20 mm 的息肉或肿块、胆囊壁局部明显增厚,或弥散性不均匀增厚,内部血流信号较丰富,均应考虑胆囊癌可能。但小息肉型肿块(直径＜20 mm)、厚壁型及实块型胆囊癌还需与以下病变鉴别。

(1)息肉型胆囊癌应与胆囊息肉、胆囊腺瘤相鉴别。

(2)厚壁型胆囊癌应与慢性胆囊炎及胆囊腺肌增生症相鉴别。慢性胆囊炎胆囊壁增厚多较均匀,回声相对较高,内壁较规则;胆囊腺肌增生症在增厚的胆囊壁内可见小暗区。但有时单凭胆囊声像改变较难鉴别,若发现胆管扩张、肝门部及腹膜后淋巴结增大等肿瘤侵犯及转移征象,则对鉴别诊断帮助较大。

(3)实块型胆囊癌应与黏稠胆汁团、泥沙样结石、脓液或血凝块、肝脏或结肠肿块相鉴别。胆囊充满黏稠胆汁团、泥沙样结石、脓液或血凝块时,胆囊轮廓仍清楚,胆囊壁连续性好,胆囊内异常回声团与胆囊壁分界清楚,且可随体位改变稍有移动。实块型胆囊癌仍可显示肝主裂由门脉右支根部指向胆囊颈部的强回声线,部分可见内部结石声像,胆囊腔完全消失。而靠近胆囊旁的肝脏肿瘤多可见受压移位的胆囊;结肠肿块内往往内部可见气体回声。

五、胆囊先天性异常

(一)病理与临床概要

胆囊先天性异常种类较多,一般无明显临床症状,多数为超声体检偶然发现。胆囊先天性异常主要分为如下几种。

1.数目异常

双胆囊、多胆囊、胆囊阙如等。

2.形态异常

皱褶胆囊、双房胆囊、胆囊憩室等。

3.位置异常

左位胆囊、肝内胆囊、游离胆囊等。胆囊先天性异常一般无症状,有时可发生胆汁淤积、胆囊炎症及结石。

(二)超声表现

1.皱褶胆囊

皱褶胆囊最常见,为胆囊先天性变异。表现为胆囊体尾部和(或)颈体部之间可见高回声皱襞,将胆囊分为彼此相通的两个或多个腔,一般不影响胆囊正常功能。

2.胆囊异位

胆囊异位以左位胆囊多见,即胆囊位于肝左外叶下面;其次可异位于肝脏内、肝右叶上方与横膈之间、肝右叶后方。胆囊还可因系膜较长位于肝脏下面,甚至盆腔,称游离胆囊。其他少见的异常部位包括右肾后方后腹膜腔、肝右叶外侧部、镰状韧带内、前腹壁、小网膜腔等。

3.双胆囊及多房胆囊

双胆囊及多房胆囊少见。双胆囊表现为肝下有两个互相独立且完整的胆囊,一般有各自的胆囊管。如两个完整的囊腔由同一胆囊管引流称为双房胆囊。超声检查很难鉴别双胆囊与双房胆囊。

4.胆囊憩室

胆囊憩室极少见。可发生于胆囊任何部位。通常为单发,大小可达 1 cm。表现为胆囊壁局部向外突起,形成小圆形囊腔,憩室内一般有小结石。

5.胆囊阙如

胆囊阙如或称胆囊发育不全,极少见。多体位、多方位扫查均未见胆囊声像,排除其他因素,如异位胆囊、手术切除等,可考虑胆囊阙如。

6.多分隔胆囊

多分隔胆囊罕见,表现为胆囊内可见多条薄的隔膜,大部分横贯整个胆囊腔,胆囊腔可呈蜂窝状改变。

（三）鉴别诊断

(1)胆囊憩室与局限型胆囊腺肌增生症相鉴别。胆囊憩室一般为单发,囊内可见小结石,胆囊壁无增厚;而胆囊腺肌增生症在增厚胆囊壁内可见多个液性小暗区。

(2)多分隔胆囊与坏疽性胆囊炎相鉴别。结合病史应该不难鉴别。

六、Mirizzi 综合征

（一）病理与临床概要

胆囊颈部或胆囊管结石嵌顿,导致肝总管受压梗阻,称为 Mirizzi 综合征。当胆囊管和肝总管平行走行时容易发生本病。嵌顿的结石引起胆囊管炎性水肿、坏死,最终可导致胆囊—胆管瘘,同时可并发急性胆囊炎、胆管炎甚至胰腺炎。

临床上常见症状为上腹部疼痛,不同程度的黄疸及发热。一旦出现胆囊—胆管瘘,则需要行外科手术修补瘘管。

（二）超声表现

胆囊颈部或胆囊管可见强回声团伴声影。胆囊可增大,也可因反复炎症而萎缩,胆囊壁增厚。肝内胆管及肝总管扩张,胆总管中下段管径正常。

（三）诊断与鉴别诊断

胆囊颈部或胆囊管结石,伴肝内胆管及肝总管扩张时,应考虑 Mirizzi 综合征可能。结石后方声影不明显时,仍需要与其他导致胆囊增大或缩小的疾病进行鉴别,如胆囊管癌、肝门部胆管癌等。

七、胆管结石

（一）肝内胆管结石

1.病理与临床概要

肝内胆管结石是指发生于左、右肝管汇合部以上的胆管结石。可发生在任何一个肝段,以左肝外叶常见。其发病原因与胆管感染、胆管寄生虫病及胆汁排泌停滞有关,其成分多为以胆色素为主的混合性结石,质软易碎,也可为胆固醇结石。肝内胆管结石常多发,大小、形态不一,可呈泥沙状,称为"泥沙样结石";也可聚集成堆或充满柱状、囊状扩张的胆管,称为"铸形结石"或"管状结石"。肝内胆管结石可出现梗阻远端的胆管扩张。结石时间较长者,可致慢性胆管炎、胆管壁增厚、管腔狭窄。

肝内胆管结石一般无临床症状,合并感染时可以出现上腹部不适、发热、恶心、呕吐等相关症状。

2.超声表现

(1)二维超声

1)典型表现:①直接征象:肝内沿胆管走向分布的团状强回声,后方伴声影。散在分布者呈圆形、椭圆形、斑点状或不规则形,大小不等;聚集分布者可呈条索状、串珠状、管状,甚至充满多个肝段或肝叶胆管,呈树枝状。当伴有胆汁淤积时,团状强回声周围可见液性暗区,胆管壁显示清楚。②伴随征象:部分结石梗阻远端胆管扩张,与伴行肝门静脉分支呈"平行管征",或呈囊状或树枝状扩张。当肝内胆管结石合并反复发作的胆管炎时,可见小脓肿形成,肝实质回声增粗,分布欠均匀。多发结石部分累及叶、段胆管梗阻严重时,可出现受累肝段或肝叶萎缩,余肝叶可代偿增大,肝脏形态失常。

2)非典型表现:<5 mm 的小结石或以胆色素为主的结石无声影,与胆管壁回声类似,易漏诊。胆管泥沙样结石有时回声不高,声影不明显,声像图类似软组织肿物,容易误诊。

(2)彩色多普勒超声:结石及扩张的胆管内无血流信号。CDFI 可区别扩张的胆管与血管,有利于鉴别泥沙样结石与胆管肿瘤。

3.诊断与鉴别诊断

超声诊断肝内胆管结石的敏感性及特异性可达 90% 以上。随着组织谐波、复合成像等技术的应用,可提高肝内胆管小结石的显示率。但对于不典型结石,需与以下病变鉴别。

(1)正常的肝圆韧带:横切时表现为肝左叶内团状强回声,后方可伴声影,但纵切时显示为肝门静脉左支矢状部向前下方延伸至腹壁的带状强回声,容易鉴别。

(2)肝内钙化灶:多为单发,可以表现为团状强回声后伴声影。主要根据其发生部位及有无合并胆管扩张与肝内胆管结石鉴别。钙化灶常见于肝周边区域或肝静脉旁,不与肝门静脉伴行,不伴胆管扩张。但发生于胆管壁或其周围肝实质的钙化灶则较难与肝内胆管结石鉴别。

(3)肝内纤维化瘢痕:多有感染或肝穿刺病史,团状强回声伴声影,但不伴有胆管扩张,不在肝内胆管走行区域。

(4)肝内肿瘤:如血管瘤、原发性肝癌等可表现为团状强回声,但不伴声影,一般呈类圆形,边界尚清楚,位于肝实质内部而不限于胆管走行区。

(5)肝内胆管积气:多见于胆管手术后,表现为带状强回声沿肝内胆管走行,多位于胆管前壁,后方可伴"彗星尾征",改变体位或加压探头,强回声可移动变形。肝内胆管可轻度扩张或不扩张。

(二)肝外胆管结石

1.病理与临床概要

肝外胆管结石是指肝总管和胆总管内的结石。可原发于肝外胆管,也可继发于肝内胆管或胆囊结石,以继发性结石多见。约有 80% 肝内及肝外胆管结石并存,8%～18% 肝外胆管结石合并胆囊结石。其成分多为胆色素结石或以胆色素结石为主的混合性结石。发病原因常与可引起胆管狭窄或扩张并导致胆汁淤积的疾病相关,如硬化性胆管炎、肝胆管的感染、先天性胆总管囊状扩张、胆肠吻合术后等。

肝外胆管结石可致胆管壁黏膜充血、水肿、增厚;可引起胆管梗阻,远端胆管不同程度扩张;继发胆管感染、肝脓肿、胆源性胰腺炎;继发肝细胞损害,导致胆汁性肝硬化、肝门脉高压症,甚至肝衰竭。因胆总管壁肌纤维较少,故其管径一旦扩大较难恢复,导致术后易复发。

肝外胆管结石一般见于中老年人,多有慢性胆系感染、肝内胆管结石或胆囊结石病史。临床症状与梗阻部位、程度和感染的轻重有关。急性发作时出现腹痛、寒战高热及黄疸。慢性阶段可无明显症状,或有上腹部不适、轻度黄疸等。

2.超声表现

(1)二维超声

1)典型表现:肝外胆管不同程度扩张,与门静脉呈"平行管征",管腔内可见 1 个或多个形态稳定的团状强回声,在两个相互垂直的切面中均可明确显示,且与胆管壁分界清楚,后方伴声影,部分周围可见少量液性暗区环绕。小结石可以随体位改变而移动。肝内胆管也可轻度扩张,部分伴胆囊增大。胆管壁可增厚,回声增强。

2)不典型表现:扩张的肝外胆管内可见中等或较弱团状回声,边界欠清楚,与胆管壁分界欠清楚,后方声影不明显。小结石表现为类似"多重反射"的短线状或弧形的明亮回声,后方不伴明显声影。

(2)彩色多普勒超声:扩张的胆管及结石均无血流信号。利用 CDFI 显示门静脉及下腔静脉,据此来寻找和辨认与其伴行的肝外胆管及其内的结石。

(3)超声造影:典型肝外胆管结石不需做超声造影。但对于不典型结石,需与肿瘤鉴别时,超声造影则有助于明确鉴别诊断。胆管肿瘤有血流灌注,而胆管结石则无血流灌注。

3.诊断与鉴别诊断

典型肝外胆管结石超声诊断较准确,但其检出率受较多因素影响,肝外胆管上段结石较容易显示,而下段结石因胃肠气体遮挡、位置较深、肥胖等因素,检出率相对较低。实际工作中,注意运用以下方法有助于提高结石的检出率。

(1)加压探查:胆总管扫查易受胃肠气体的影响,加压探头可减少胃肠气体,使目标与探头间距离缩短,减少声波衰减。

(2)改变体位:可采用多种体位,如仰卧位、左侧卧位、站立位、甚至胸膝位来减少气体的干扰;同时通过改变脏器的位置,寻找合适的声窗。小的结石有可能通过改变体位而得到显示。

(3)寻找声窗:增大的胆囊、肝脏以及胰腺均是显示肝外胆管的良好声窗。必要时可以用饮水法充盈胃及十二指肠,形成透声窗。

(4)仔细探查:探查胆总管下段时,先显示胰腺长轴,在胰头背外侧寻找胆总管下段横断面,然后从扩张的上段开始连续横断扫查,重点注意梗阻端,并对胆总管下段沿长轴、短轴分别做顺时针和逆时针仔细扫查。

(5)机器调节及患者准备:根据患者胖瘦选择合适的频率,适当降低增益,将仪器调节至最佳状态。

可使用组织谐波,减少伪像干扰。患者检查前应按要求做好准备。对于胆管扩张不明显者,可嘱患者进食脂餐,使胆管扩张更明显,易于观察结石。

不典型结石需与以下病变鉴别。

(1)胆总管肿瘤:胆总管内结石为稍高或低回声团不伴声影时,应注意与肿瘤相鉴别。肿瘤与胆管壁分界欠清,不伴声影,部分内部可见点状、条状血流信号。

恶性肿瘤肝内胆管扩张较明显,末梢胆管亦扩张;而结石内部无血流信号,肝内末梢胆管扩张不明显。

另外,要结合患者临床症状,胆管癌一般为无痛性黄疸,并进行性加重;而肝外胆管结石多伴有疼痛、发热。

(2)胆总管积气:胆总管积气呈条索状强回声,伴有多重反射,变换体位,其位置及声像亦有变化。

(3)先天性胆总管囊状扩张症:此病也可合并结石,但结石一般不充满管腔,且胆总管扩张程度与结石数目不成比例。

八、急性梗阻性化脓性胆管炎

（一）病理与临床概要

急性梗阻性化脓性胆管炎是肝胆外科常见的重症疾病之一，主要由胆管机械性梗阻所致的继发性细菌感染引起。

梗阻原因多为胆管结石，其次是胆管蛔虫及胆管狭窄，肿瘤所引起的急性胆管炎较少。部分胆肠吻合术后的患者也可因逆行感染而发生急性化脓性胆管炎。其主要病理改变是：胆管壁充血、水肿、增厚，管腔内可见脓液及坏死组织；肝脏充血肿大，少数可形成胆源性肝脓肿；细菌进入血液循环可导致败血症、多脏器功能衰竭等。患者一般有胆管结石病史，主要临床表现为右上腹疼痛、寒战、高热、黄疸。严重者可出现低血压、休克、精神症状等。

（二）超声表现

（1）扩张胆管腔内可见典型强回声团伴声影，或可见蛔虫声像。也可见点状或斑片状弱回声，边界欠清，后方声影不明显，为脓液及坏死组织所形成。

（2）胆管壁增厚、毛糙、回声增强，管壁中间可见低回声带，呈"双边征"。

（3）部分患者伴有胆囊增大，腔内可见胆泥回声。

（4）合并胆源性肝脓肿时，肝脏弥散性增大，肝内可见散在类圆形低回声区，边缘不规整，内部回声不均匀，可见小暗区。

（三）诊断与鉴别诊断

除声像所见外，急性梗阻性化脓性胆管炎诊断主要应结合临床。尚需与以下病变鉴别。

1. 胆管出血

一般有外伤或介入手术史，结合临床一般不难鉴别。

2. 胃肠道气体干扰形成的伪像

改变体位扫查，清楚显示胆管结构，有助于鉴别。

九、肝外胆管癌

（一）病理与临床概要

肝外胆管癌是指起源于左、右肝管汇合部以下胆管上皮的癌肿，依具体部位可分为上段、中下段、弥散型胆管癌。

（1）上段胆管癌：位于左右肝管一级分支及其汇合部、胆囊管与肝总管汇合处及以上的肝总管，又称为近段胆管癌或肝门部胆管癌，约 60%肝外胆管癌发生于此部位。

（2）中下段胆管癌：位于胆囊管与肝总管汇合部至胆总管下段的胆管癌。

（3）弥散型胆管癌：病灶范围累及上述所有胆管。

胆管癌以腺癌多见，未分化癌及鳞癌少见。病理大体分为 4 型。

（1）硬化型：肿瘤沿管壁、管腔内外浸润而形成纤维性硬块，多见于肝门部胆管癌。

（2）结节型：肿瘤呈结节状突向胆管腔，一般较小，常见于上段及中段胆管癌。

（3）乳头型：肿瘤呈乳头状向胆管腔内生长，可有多个病灶，易导致胆管不完全梗阻，常见于下段胆管癌。

（4）浸润型：肿瘤浸润胆管壁，使其弥散性增厚，管腔狭窄。胆管癌常直接侵犯周围的肝动脉和肝门静脉，还可向肝内胆管发展，也常发生肝门部淋巴结转移。胆管癌可合并胆管结石及胆管感染。

胆管癌早期无特征性症状,临床上多以进行性加重的无痛性黄疸就诊,可伴腹胀、食欲缺乏、皮肤瘙痒、消瘦等症状。

(二)超声表现

1.二维超声

(1)直接征象。

1)胆管内肿块:扩张的胆管远端管腔内可见乳头状或团块状中等至高回声,较大时可呈较低回声,形态欠规整,与胆管壁分界不清,后方不伴声影。其病理类型多为乳头型或结节型。

2)胆管截断或狭窄:扩张的胆管远端突然截断或变细呈"鼠尾征",阻塞端及其周围可见不规则高回声区,边界不清楚,与胆管壁分界不清,无明显肿块感。部分可表现为胆管壁明显增厚,回声增高,管腔闭塞。病理类型多为浸润型及硬化型。

(2)间接征象。

1)梗阻部位以上的胆管明显扩张,呈软藤状,末梢胆管常见扩张。

2)胆囊可增大或缩小,与肿瘤累及部位有关,下段胆管癌者胆囊常增大;上段胆管癌者胆囊缩小。

3)肝内有转移灶或肝门部可见肿大淋巴结。

4)肝脏不同程度的肿大。

2.彩色多普勒超声

病灶内部可无明显血流信号,部分也可见点状血流信号。邻近肝门静脉和肝动脉受侵犯时,表现为管腔狭窄或显示不清,血流信号中断,狭窄时可探及高速湍流。

3.超声造影

肝门部胆管癌动脉期多呈等增强,与胆管壁分界不清,少数呈低或高增强;门脉期及延迟期呈低增强。胆管中、下段癌早期多表现为等增强或稍高增强,晚期呈低增强。超声造影有利于观察肿瘤血流灌注及其对周围组织的侵犯程度。

(三)不同部位胆管癌的超声表现

1.肝门部胆管癌

根据肿瘤的部位临床分为以下五型。

Ⅰ型:肿瘤位于胆囊管开口以上的肝总管。

Ⅱ型:位于左、右肝管汇合部。

ⅢA型:位于右肝管。

ⅢB型:位于左肝管。

Ⅳ型:位于左、右肝管及汇合部。

(1)肝内胆管常普遍性扩张,不同类型累及的胆管部位不同,导致相应肝叶或肝段胆管扩张。Ⅰ、Ⅱ、Ⅳ型导致全肝内胆管扩张,ⅢA型或ⅢB型则分别引起右半肝或左半肝内的胆管扩张。

(2)肿块常不明显,表现为胆管突然截断或狭窄,阻塞端及其周围可见不规则高回声区。

(3)胆囊多缩小,肝外胆管不扩张。

2.中、下段胆管癌

(1)肝内外胆管均扩张,胆囊增大。末端胆管癌可伴胰管扩张。

(2)胆管内可见肿块回声,或表现为胆管突然截断或狭窄。

(四)诊断与鉴别诊断

肝外胆管腔内发现实性肿块时,诊断较容易。肿块不明显时,需结合多种声像表现,并应仔细观察胆管阻塞端及周围血管改变,还需注意与以下病变鉴别。

1.胆管结石

典型的胆管结石呈团状强回声伴声影,与管壁分界清,易于鉴别。但泥沙样结石或胆泥呈团块状中等或弱回声,后方声影不明显时则较难鉴别。超声造影可明确鉴别诊断,泥沙样结石或胆泥造影各期均无血流灌注。

2.胆囊癌

胆囊癌侵犯胆总管时需要与肝门部胆管癌鉴别,后者胆囊腔内无明显肿块,有助于鉴别。

3.原发性肝癌

原发性肝癌可侵犯胆管,导致胆管扩张,声像图有时较难与胆管癌鉴别,但肝癌患者一般有乙肝病史,且伴 AFP 升高。

4.壶腹周围癌及胰头癌

可以根据癌的部位进行鉴别,壶腹周围癌一般伴有胰管扩张,但癌较大时不易鉴别。

5.胆管炎症所致狭窄

有反复胆管感染病史,肝内胆管呈节段性狭窄或扩张,常伴胆系结石,胆管扩张程度不如胆管癌明显。

6.医源性胆管狭窄

了解手术史有助于鉴别。

十、胆管蛔虫病

蛔虫是人体最大的寄生线虫,分布于世界各地,发展中国家及农村发病率尤高。根据WHO 的统计,我国大部分农村地区属重度流行区(感染率超过 60%)和中度流行区(感染率为 20%～60%)。蛔虫有很强的钻孔习性,当其寄生环境改变,钻入胆管就形成了胆管蛔虫。胆管蛔虫是肠道蛔虫症的常见并发症,多发生在青少年和儿童,农村发病率明显高于城市。随着我国卫生条件的改善和防治工作水平的提高,近年来本病发生率已明显下降。

(一)病因和病理

蛔虫寄生于人体小肠的中下段,喜碱厌酸。当其寄生环境发生变化时,如胃肠功能紊乱、饥饿、发热、胃酸度降低、妊娠、驱虫不当、手术刺激等时,均可激惹虫体异常活动,蛔虫可上行至十二指肠,如果 Oddi 括约肌功能失调,蛔虫即可钻入胆管,胆管内的蛔虫可以一条或多条。蛔虫钻入的机械性刺激可引起 Oddi 括约肌痉挛诱发胆绞痛,并可诱发急性胰腺炎;蛔虫入胆总管、肝管,甚至进入肝内,虫体带入的肠道细菌(主要是大肠埃希菌)可导致胆管感染,严重者可引起急性化脓性胆管炎、肝脓肿等。虫体在胆管内死亡后,其虫体和虫卵在胆管内沉积,可成为结石形成的核心。蛔虫还可经胆囊管钻入胆囊,引起胆囊穿孔。

(二)临床表现

1.腹痛

腹痛为突然发作的剑突下偏右方阵发性"钻顶"样剧痛,难以忍受。患者常弯腰捧腹,辗转不安,大汗淋漓,极为痛苦。疼痛可突然缓解,间歇期宛如正常人。发作与间歇无规律,与蛔虫的活动有直接关系。疼痛可反复发作,持续时间不一,可伴右肩、背部牵涉痛。蛔虫死在胆管内或退出胆管则疼痛逐渐消失。

2.恶心、呕吐

恶心、呕吐常较频繁而剧烈,吐出物多为胃液和胆汁,有时吐出蛔虫。

3.发热和黄疸

早期多无发热和黄疸。合并胆管感染时出现胆管炎症状,严重者表现为重症胆管炎,即呈现寒战、高热,并可出现黄疸。

4.其他

可能的并发症有肝脓肿、胆管出血、急性胰腺炎、胆管结石,严重者可并发感染性休克。

单纯性胆管蛔虫病一般仅有剑突下或稍右方轻度深压痛。若并发胆管感染、胰腺炎等则会出现相应的体征。

(三)声像图改变

(1)肝外胆管轻、中度扩张。

(2)胆管内可见虫体形成的强回声平行带,一条或多条,前端圆钝,边缘清晰,多条蛔虫绞成一体,可阻塞胆管,导致胆管明显扩张。

(3)实时超声可见活的蛔虫在管腔内蠕动。

(4)蛔虫死亡后显示为断续的平行回声带。

(5)蛔虫若进入胆囊内,则表现为胆囊增大,囊腔内可见平行回声带,但多呈弧形或卷曲状。胆囊内合并感染有脓团、气体或胆泥形成时,易漏诊。

(四)鉴别诊断

超声是本病的首选检查方法,若发现扩张的胆管及其内可见虫体壁高回声线构成的平行回声带或观察到活蛔虫的蠕动,则可确诊。

但是过度肥胖、胃肠道干扰严重、胆管内有脓团、气体及胆泥等,或蛔虫死亡、虫体萎缩时诊断则较困难,需与以下疾病相鉴别。

1.急性胆囊炎

急性胆囊炎的临床症状与胆管蛔虫十分相似,临床上不易区分,超声检查可发现胆囊肿大,常合并有结石。

2.胆总管结石梗阻

于胆总管内可见结石强回声,后伴声影。

3.引流管

如患者接受过胆管引流手术,应注意勿将引流管的管状回声误认为蛔虫。

十一、先天性胆管囊状扩张症

(一)病理与临床概要

本病病因与胆管壁先天性薄弱有关,多为胆管原始发育过程中,胆管近侧及远侧的细胞增生速度和管道化速度不一致所致。好发于胆总管上部及中部,也可发生于肝内胆管或肝内、外胆管同时累及。

本病常合并胆管结石或胆囊结石,癌变的发生率亦较高。

根据病变发生部位、范围及形态的不同,临床上把本病分为 5 型。

1. I 型

I 型为肝外胆管囊状扩张,此型最常见(约占 90%),可累及肝总管、胆总管的全部或部分肝管,胆总管梭形或葫芦状扩张,最大直径可达 25 cm,累及长度一般>2 cm。扩张部远端胆管严重狭窄。

2. II 型

胆总管憩室样扩张,起自胆总管侧壁。此型罕见。

3. III 型

胆总管末端局限性囊状扩张并向十二指肠内膨出。较少见。

4. IV 型

肝内及肝外胆管囊状扩张。

5. V 型

肝内胆管多发性囊状扩张,即 Caroli 病。肝外胆管无明显扩张。

也可将上述分型归纳为三类:发生于肝外胆管者,称先天性胆总管囊状扩张症;发生在肝内胆管者,称先天性肝内胆管囊性扩张症(Caroli 病);复合型即肝内胆管及肝外胆管同时出现囊状扩张。其中以先天性胆总管囊状扩张症多见。

Caroli 病可分为两种类型。

(1)单纯型:胆管囊状扩张,但肝胆组织结构正常。

(2)肝纤维化型:胆管囊状扩张,伴胆小管增生,肝小叶周围及肝门静脉间隙弥散纤维化。

临床上先天性胆总管囊状扩张症以女性多见,多以腹部肿块、腹痛、黄疸就诊,常合并胆管炎及胆管结石。可合并癌变。以成年人多见。

先天性肝内胆管囊性扩张症多见于儿童及年轻人,80% 在 30 岁前发病,有反复发作的胆管炎病史,常继发肝胆管结石、感染和黄疸,可并存肾囊性疾病和海绵肾。肝纤维化型者可出现肝硬化、肝门静脉高压症、脾大等表现。7%～10% 的病例合并胆管癌。

(二)超声表现

1. 二维超声

(1)先天性胆总管囊状扩张症。

1)胆总管:胆总管部位可见圆形、椭圆形或纺锤形无回声区,直径常超过 3 cm,壁薄,后方回声增强。囊肿上段可见与近段肝管相通。部分病例仅表现为胆总管轻度梭形扩张或全程均匀扩张,较难诊断。

2)胆囊及远端胆管:胆囊大小正常,偶见受推压往腹前壁移位。肝内胆管一般正常,也可轻度扩张。

3)并发症:合并结石或胆泥时,扩张的胆总管内可见强回声团伴声影,或不均质中等至高回声不伴声影;如合并癌变,则表现为管腔内不规则团块状低至中等回声,与胆管壁分界欠清,但有时较难与胆泥鉴别。

(2)先天性肝内胆管囊状扩张症。

1)肝内胆管:可发生于一个肝段、肝叶或弥散分布于全肝。表现为沿左、右肝管及肝内胆管分布,单发或多发性的圆形、梭形或不规则形无回声区,囊肿直径一般为 3～10 cm,囊壁清楚。多个囊腔可相互连通,并与邻近胆管相通。在较大的囊内可见细弱回声沉积,为胆汁淤积所致。邻近胆管可不扩张或轻度扩张。

2)并发症:1/3～1/2 病例合并海绵肾、肾囊肿。合并结石时,扩张的胆管内可见团状强回声伴声影;合并癌变时,胆管内可见不规则团块状低至中等回声。

3)肝脏及其他:若为肝纤维化型,则可出现肝实质回声不均匀增粗、脾大、腹腔积液等肝硬化及门脉高压症的表现。

2.彩色多普勒超声

先天性胆管囊状扩张症胆管内无血流信号显示,胆管扩张明显者可推压周围血管。合并癌变时,胆管内团块内部可探及点条状血流信号,而胆管内胆泥或泥沙样结石则无血流信号。CDFI 还可鉴别扩张的胆管与血管。

3.超声造影

先天性胆管囊状扩张症合并癌变时,肿瘤内部血流微弱,CDFI 无血流信号显示时,超声造影仍可显示肿瘤内部的微血流灌注,有利于与胆泥或泥沙样结石的鉴别。

(三)诊断与鉴别诊断

当声像图表现为胆总管呈球形或纺锤形扩张,或肝内球形或串珠状囊性病变与相邻的胆管连通,诊断较易明确。除Ⅳ型及Ⅴ型外,超声尚难以进行准确分型诊断。不同部位病变需要与不同疾病进行鉴别。

(1)先天性胆总管囊状扩张症需与肝门部囊肿、小网膜囊肿及胰头囊肿相鉴别。先天性胆总管囊状扩张症可见囊肿与邻近胆管相通。但囊肿较大时周边组织受压移位,较难鉴别,必要时需穿刺鉴定囊液性质来确诊。

(2)先天性肝内胆管囊状扩张症需与多囊肝、肝囊肿、多发肝脓肿相鉴别。前者表现为沿胆管分布的囊肿,且囊肿与胆管、囊肿之间均相通。而多囊肝、肝囊肿、多发肝脓肿则散在分布在肝内,各囊肿间及囊肿与胆管之间均不相通。

(3)先天性胆管囊状扩张症合并癌变时应与胆泥或泥沙样结石鉴别。运用 CDFI 特别是超声造影,显示实质回声内的血流信号或血流灌注,是诊断癌变的可靠依据。

(4)先天性胆管囊状扩张症合并结石且胆管扩张不明显时,需与胆管结石合并胆管扩张鉴别。

Caroli 病的特点是青少年即可发病,囊状病灶常为多发;而肝内胆管结石伴胆管扩张者,以成年人多见,一般不合并海绵肾或肾囊肿,且其他非扩张的胆管内也可有结石。但先天性胆总管囊状扩张症合并结石且胆管扩张不明显时,则与肝总管结石较难鉴别,前者肝内胆管一般不扩张可能有助于鉴别。

十二、胆管出血

(一)病理与临床概要

胆管出血的病因有:肝胆手术以及 PTC、肝穿刺等操作所致医源性创伤,胆管结石,寄生虫,感染,外伤,血管畸形,肿瘤等,以医源性胆管创伤最为常见,约占所有病因的 65%。出血多来源于肝动脉,血液进入肝内胆管后导致急性胆管高压,从而引起胆管及括约肌痉挛,患者出现剧烈的胆绞痛,伴呕血、便血,部分患者可有黄疸。

(二)超声表现

肝外胆管轻度扩张,管腔透声差,内可见条索状、斑点状高回声或混合回声。偶尔可见中央低回声的管道状结构。急性出血时可见点状弱回声流动。较小的血液凝块可随体位改变而移动。胆囊内出血时胆囊可增大,胆囊内可见胆泥样弱回声。出血停止一段时间后复查,胆管内异常回声可消失。

(三)诊断与鉴别诊断

胆管出血超声表现无明显特异性,诊断密切结合临床,特别是胆管手术或穿刺史及胆绞痛和消化道出血表现。

十三、黄疸的鉴别诊断

超声检查具有无创、简便、经济、可实时动态及多切面扫查等优势,能敏感发现胆管扩张,是黄疸鉴别诊断的首选影像学方法。超声鉴别梗阻性及非梗阻性黄疸准确率可达 96%,判断梗阻部位准确率超过 90%,诊断梗阻原因的准确率为 71%～88%。

(一)鉴别梗阻性及非梗阻性黄疸

1.胆管系统扩张是判断梗阻性黄疸的依据

(1)肝内胆管扩张:左、右肝内胆管内径>3 mm 提示扩张。轻度至中度扩张时,肝内胆管管径与伴行的肝门静脉分支管径相似,呈"平行管征";重度扩张时,伴行肝门静脉显示不清,胆管极度扩张呈树枝状、丛状向肝门部会聚,末梢胆管扩张可达肝包膜下。

(2)肝外胆管扩张:肝总管内径>6 mm,胆总管内径>10 mm 提示扩张。肝外胆管扩张时,其管径与伴行的肝门静脉分支相似,肝门出现两条平行管道,称为"双筒猎枪征"。

2.胆管轻度扩张的检测及鉴别

胆管不完全梗阻时,肝内、外胆管可轻度扩张,甚至不扩张,加上肝外胆管容易受肠气等干扰,超声检查难以显示肝外胆管内病灶,也不易与胆管生理性扩张鉴别。采用以下方法有助于胆管轻度扩张时肝外胆管的显示,及其与生理性扩张的鉴别。

(1)脂餐试验:脂餐试验后胆管管径缩小或不变,可认为是生理性扩张;而胆管管径增加 1～2 mm 甚至以上者,强烈提示为胆管梗阻引起的病理性扩张。脂餐试验有助于区分生理性及病理性胆管扩张,文献报道其鉴别诊断特异性可达 100%。此外,对于胆管不完全梗阻,脂餐试验使胆管扩张明显后,更有利于显示胆管内的病灶。故当超声检查发现胆总管轻度扩张但找不出明显的病因、临床怀疑梗阻或实验室检查异常但胆总管不扩张、胆总管扩张但临床及实验室无异常时均可考虑应用脂餐试验。

(2)胃充盈显像法:有利于减少胃肠道气体干扰,更清楚显示胆管下段病变。

(3)其他:检查前充分做好胃肠道准备;检查时采用改变体位、加压探查等方法改善肝外胆管的显示。

(二)判断梗阻部位

根据肝内或肝外胆管是否扩张、胆囊是否增大、胰管是否扩张等判断梗阻部位。

(1)若肝内胆管及左、右肝管扩张,考虑梗阻部位在肝门部。

(2)若肝内胆管及肝总管或胆总管上段扩张、胆囊增大,考虑梗阻部位为胆总管;若胆囊不大,则考虑梗阻部位为肝总管与胆囊管汇合处以上的肝总管,或者胆囊本身存在病变。

(3)若肝内、外胆管扩张、胆囊增大、胰管扩张,则考虑梗阻部位在壶腹部水平。

(三)诊断梗阻病因

对于引起胆管梗阻的病因,可分为以下六类。

(1)肝外胆管结石。

(2)肿瘤。

(3)先天性胆管疾病。

(4)胆管炎及胆管寄生虫。

(5)胆管出血。

(6)外压性：如 Mirizzi 综合征及胰腺炎等。

梗阻性黄疸的常见病因可分为肿瘤性及非肿瘤性，肿瘤性以胆管癌、胰腺癌及壶腹癌较常见；非肿瘤性以胆管结石、胆管炎、先天性胆管疾病较常见。

因梗阻性黄疸 90% 以上是由于胆管结石、胆管癌、壶腹癌导致，故鉴别重点是胆管结石及胆管肿瘤。胆管结石多为形态规整的团状强回声伴声影，与胆管壁分界清楚；而胆管肿瘤则为形态不规则的等回声或弱回声，后方不伴声影，与胆管壁分界不清。但部分泥沙样结石、胆泥或陈旧性胆汁团块声像图表现似肿块回声，与肿瘤较难鉴别，此时应用超声造影可以明确鉴别诊断。

第七章 妇产科疾病的超声诊断

第一节 先天性生殖道发育异常

一、幼稚子宫、始基子宫和先天性无子宫

幼稚子宫为两侧副中肾管在会合后短时间内即停止发育所致。青春后期妇女,若子宫各径线、子宫体明显比正常小,前后径在 20 mm 以下,子宫颈相对较长,子宫体与子宫颈之比为 1:(1~2),并有明显的位置异常,若过度前屈或后屈,则可提示为幼稚子宫。

始基子宫为两侧副中肾管会合后不久即停止发育,子宫多数无腔,或有腔无内膜,可有卵巢。若仅能在盆腔膀胱后方见一细带状痕迹般低回声,长 10~30 mm,大多无子宫腔及子宫内膜回声,则为始基子宫。

先天性无子宫为两侧副中肾管完全未发育,常合并无阴道,但可以有正常卵巢和输卵管。临床表现为原发闭经,第二性征和乳房发育可以正常。超声检查时,无论在纵向或横向扫查各切面上均不能显示子宫声像,有时可发现两侧的卵巢声像。

二、残角子宫

一侧副中肾管发育完好,形成单角子宫及一侧正常的输卵管,另一侧副中肾管发育不全形成一小的残角子宫。声像图上见一侧发育正常的子宫,横切面检查时在另一侧见一等回声包块突起,须与浆膜下肌瘤和附件包块鉴别。残角内有时也可见无回声积血或妊娠声像。

三、双子宫

双子宫为两侧副中肾管发育后会合受阻,完全未会合所形成,发育成为两组子宫体和子宫颈,常伴有双阴道或阴道纵隔,各有单一的输卵管和卵巢。纵切面扫查,见两个狭长的子宫回声;横切面扫查,见左右对称的两个子宫体,呈"眼镜状",见两条独立的内膜线;子宫颈水平见双子宫颈管回声。

四、双角子宫

双角子宫为两侧副中肾管尾端大部分会合,子宫底部会合不全,故子宫底部两侧各有一个角。纵切面移动扫查,子宫底部形似双子宫,但只有一个子宫颈;横切而扫查,子宫底较宽,子宫底部子宫分为两部分,分别有内膜存在,左右各存一角状突起,呈"马鞍状"或"蝴蝶状",子宫下段内膜正常。

五、纵隔子宫

纵隔子宫分为完全性和部分性纵隔子宫。子宫大小及形态无明显异常,超声常常首先发现子宫横径增宽,子宫底部中央无凹陷,可见倒"八"字或平行的两条内膜。部分性纵隔子宫下段内膜基本正常,在子宫上段及中段呈两团子宫内膜回声,其间距随扫查切面下移而缩小至消

失;完全性纵隔,子宫腔显示两条内膜回声,其间有宽窄、长短不一的纵隔,呈中等回声。

六、处女膜闭锁

处女膜闭锁为尿生殖窦上皮未能向前部贯穿所致,临床表现为原发性闭经,伴有周期性下腹痛。若子宫及阴道发育正常,则初潮后经血潴留于阴道内,使阴道逐渐扩张,形成阴道积血。声像图可见阴道内为液性暗区,可见细小点状回声随体位改变移动,子宫、子宫颈被推挤在液性无回声区的上方。随着时间延长,子宫腔内亦有潴留的经血,可见子宫腔扩张,内有液性暗区与子宫颈及阴道内液性暗区相通,最后,输卵管亦被经血扩张。

第二节　子宫疾病

一、子宫肌瘤

子宫肌瘤(hysteromyoma)是女性生殖器最常见的良性肿瘤,可发生于生育年龄的各个时期,以 30～50 岁妇女多见,绝经后肌瘤大多能停止生长,自然退化萎缩。

(一)病因与病理

本病病因尚未明确。现代研究发现,肌瘤组织中的雌激素受体量较正常子宫肌层组织多,提示子宫肌瘤的发生与长期的雌激素含量过高导致内分泌失调有关。其次,激素代谢受高级神经中枢调控,故神经中枢活动对促进本病也可能起很重要的作用。此外,细胞遗传学研究显示,部分肌瘤存在细胞遗传学的异常。

子宫肌瘤一般呈实质球形肿块,肌瘤组织主要为平滑肌细胞增生形成,含有少量纤维结缔组织,肌瘤周围有被压缩的肌瘤纤维所组成的假包膜,假包膜与肌瘤间有疏松结缔组织。肌瘤一般为白色或略红,切面呈漩涡状结构,4 cm 以上较大的肌瘤由于血供障碍、营养缺乏可发生各种继发变性。常见的变性有玻璃变性、囊性变、红色变性、脂肪变性、钙化、肉瘤变性,其中肉瘤变性甚为少见,为肌瘤恶性变。

根据肌瘤与子宫肌壁的关系不同可分为如下。

(1)肌壁间肌瘤,最为多见。

(2)浆膜下肌瘤,带蒂的浆膜下肌瘤若其蒂长,易致扭转而引起急腹症;若浆膜下肌瘤向阔韧带内生长,则称为继发性阔韧带内肌瘤。

(3)黏膜下肌瘤,为肌壁间肌瘤向黏膜下突出于子宫腔内,带蒂的黏膜下肌瘤有时可脱落至子宫颈或阴道内。另外还有较少见的子宫颈肌瘤。

(二)临床表现

子宫肌瘤临床表现与肌瘤的生长部位、大小、有无变性等有关。主要症状为月经过多、经期延长。肌瘤增大可压迫膀胱或直肠引起大小便异常,出现尿频、尿潴留、便秘、里急后重等症状。肌瘤变性可有下腹痛或伴体温升高。如果黏膜下肌瘤脱入阴道,可有阴道肿物或性交后阴道出血、不规则阴道出血。

（三）超声表现

1. 二维超声

受肌瘤的数目、大小、位置的影响较大。

（1）子宫形态：较小的肌壁间或黏膜下肌瘤，子宫大小、形态无明显改变；肌瘤较大时，子宫增大或出现局限性隆起，致子宫切面形态失常，轮廓线不规则。

（2）肌瘤内部回声：多为低回声或等回声的实性结节，也可以呈高回声，内部回声可呈漩涡状、栅栏样或不均质杂乱状，边界清晰，周边可能有声晕环绕。如肌瘤变性，回声可减弱，漩涡状结构消失；液化时见无回声区；钙化时出现高回声或强回声环状或团块结构。

（3）黏膜下肌瘤：可见"子宫腔分离征"，子宫腔内见等回声或弱回声团块，周边可有暗区，若肌瘤脱入子宫颈或阴道，可使子宫颈管扩张，内见回声强弱不等团块；肌壁间肌瘤结节向黏膜下突出可压迫和推挤子宫腔，使子宫腔内膜回声移位或变形。

（4）较小的肌瘤，对周围器官无影响。大的肌瘤，特别是浆膜下肌瘤，可明显使膀胱移位、变形和引起尿潴留。

（5）子宫颈肌瘤：子宫内膜线下方即子宫颈唇部有一实性肿块回声，一般有较清晰的边界。子宫颈肌瘤向前壁生长须与子宫峡肌瘤及蒂较长而脱入子宫颈的黏膜下肌瘤鉴别。

（6）阔韧带肌瘤：多系由带蒂的浆膜下肌瘤突入阔韧带两叶之间。阔韧带肌瘤一般体积较大，超声显示子宫某一侧实质性肿块，将子宫推向对侧，常被误诊为附件肿瘤。

（7）肌瘤继发性声像表现：玻璃样变性常见于较大而生长迅速的肌瘤；肌瘤内囊性变，声像图显示为边界清晰的圆形无回声区，后方回声增强；肌瘤钙化，表现为强回声光团或弧形光带，其后伴声影；肌瘤局限性的脂肪变性亦表现为强回声，但无声影；肌瘤红色变性与妊娠有关，为一种无菌性组织分解，细胞间隙液体渗出形成囊腔，声像图上与肌瘤液化相类似，可从病史资料加以区别；肉瘤变性为肌瘤恶变，声像图无明显特异性表现，若绝经后肌瘤迅速生长，内部回声不均匀，边界不规则，或绝经后再出现肌瘤的患者，应考虑肉瘤变性可能。

2. 彩色多普勒超声

肌瘤内血管与肌瘤的大小、位置、变性有关。彩色多普勒检查瘤体周围多能显示血流信号，呈环绕状或半环状，瘤体内部可见星状、条状或网状血流，部分内部血流信号丰富，似五彩花球，称"彩球征"。频谱多普勒多可测及肌瘤周边及内部动、静脉频谱，阻力指数约 0.60 ± 0.10，介于高阻力子宫动脉频谱与恶性肿瘤内部低阻力动脉频谱之间。当肌瘤内部出现坏死和炎症改变时，则引起血管明显增加和低阻力波形（RI 0.40 ± 0.05）。肌瘤钙化时，其周边及内部血流信号稀少或无血流信号。玻璃样变性、囊性变时，瘤体内及周围彩色血流成网状血流，动脉频谱为高阻力型。肌瘤恶变时则血流信号丰富，为极低阻力型频谱。

（四）鉴别诊断

子宫肌瘤须与其他原因所致的子宫增大和盆腔肿块相鉴别。

1. 子宫肥大症

子宫肥大症主要发生于经产妇或多产妇，为子宫均匀性增大，但很少超过 2 个月妊娠子宫，表面无凸起，子宫腔无变形，子宫切面内无结节状低回声区或团块状高回声，从而可与子宫肌瘤鉴别。

2. 子宫腺肌病

子宫腺肌病即子宫肌层子宫内膜异位症，其临床特点为月经多、痛经明显。声像图表现为月经期子宫增大,月经后子宫缩小,子宫增大为均匀性增大,肌层光点回声增粗、强弱不均,病变区域多位于后壁,则可见子宫内膜线前移,动态观察子宫声像变化有助于与子宫肌瘤相鉴别。

3.卵巢肿瘤

卵巢实性肿块须与浆膜下肌瘤、阔韧带肌瘤鉴别。卵巢肿瘤多见于老年妇女,尤其是绝经后妇女,因此绝经后妇女附件区实性肿块首先应考虑为卵巢恶性肿瘤,若超声能清晰显示正常形态的卵巢,基本可排除卵巢肿瘤。另外,可根据经阴道超声检查肌瘤内螺旋状或栅栏样回声鉴别。

4.盆腔炎性包块

炎性包块与子宫粘连易误诊为子宫肌瘤,但炎性肿块多为实性不均质性,有时可见到无回声区,肿块无包膜,外形不规则,可与周围组织粘连,结合病史可进一步鉴别。

5.子宫内膜病变

黏膜下肌瘤与内膜息肉的鉴别比较困难。肌瘤及息肉均可使子宫腔分离,常可见包块周围有暗区,但内膜息肉的回声较高,内部可有扩张腺体形成的囊腔,形态较不规则。

二、子宫腺肌病

子宫腺肌病(adenomyosis)是具有功能的子宫内膜腺体细胞及间质细胞向肌层侵蚀,伴随子宫平滑肌细胞增生而引起的一种良性病变,多发生在 30～50 岁经产妇,约 50% 患者合并子宫肌瘤,约 15% 患者合并附件及其他部位子宫内膜异位症,如卵巢、直肠子宫陷凹、输卵管、膀胱、手术瘢痕处等。

(一)病因与病理

子宫腺肌病的发病机制尚未完全明确,一般认为是由于妊娠损伤、子宫腔手术或过度刮宫等造成子宫内膜或浅肌层损伤,基底层内膜侵入子宫肌层生长所致。亦有学者认为,雌激素刺激子宫内膜过度生长,子宫内膜无黏膜下层屏障,内膜过度生长容易侵入子宫肌层。

子宫腺肌病有弥散型和局限型两种,多为弥散性生长,子宫呈均匀性增大,但一般不超过 3 个月妊娠大小,且多累及后壁,故后壁常较前壁厚。解剖可见子宫壁明显增厚且硬,肌壁中见粗厚的肌纤维带和微囊腔,腔中偶可见陈旧血液,少数子宫内膜在子宫肌层中呈局限性生长形成结节或团块,类似肌壁间肌瘤,称子宫腺肌瘤。镜检可见肌层内有岛状分布的子宫内膜腺体与间质。

(二)临床表现

子宫增大、质硬,50% 以上患者有痛经,并可进行性加重,月经过多、经期延长或出现不规则出血,甚至不孕不育。

(三)超声表现

1.二维超声

子宫大小和内部回声均随月经周期变化。子宫壁因异位内膜周期性出血,局部纤维组织增生,造成子宫壁增厚,子宫呈均匀性增大,轮廓线尚规则;肌层内见实质性低回声区及强回声区,有时可见小的无回声区,这是由于小的囊状积血所致;若子宫后壁病变明显时,子宫内膜线前移。子宫腺肌病合并腺肌瘤时,腺肌瘤表现为局限性回声异常区,内有小的无回声区,边界欠规则,无包膜回声,子宫可局限性隆起,呈非对称性增大。

2.彩色多普勒超声

彩色多普勒一般无特异性表现,腺肌瘤肿块血流来源于子宫正常血管,肿块周围无环绕状或半环状血流环绕,频谱显示为中等阻力指数。

(四)鉴别诊断

主要与子宫肌瘤相鉴别。超声检查可从子宫均匀性增大、积血小囊的出现、声像图在月经前后有变化、典型的临床表现等做出鉴别。但本病病理变化多变,声像图表现具有复杂性和多样性,需密切结合临床,进行动态对比观察非常重要,当子宫大于孕 2 个月以上者,应考虑合并有子宫肌瘤的可能。

三、子宫内膜增生症

子宫内膜增生症(endometrial hyperplasia)是由于大量雌激素刺激子宫内膜引起的内膜过度生长。可发生于青春期至更年期任何年龄的妇女,以更年期妇女多见。

(一)病因与病理

子宫内膜增厚,厚度不等,颜色呈灰白色或淡黄色,表面平坦或息肉状突起,可伴有水肿,切面有时可见扩张的腺体形成的囊隙。按子宫内膜增生程度的不同,可分 4 种类型:单纯性增生、腺囊性增生、腺瘤样增生和非典型增生。单纯性增生及腺囊性增生属于良性病变,腺瘤样增生及非典型增生常发生于绝经期妇女,二者均是内膜癌的癌前病变。

(二)临床表现

子宫内膜增生过长最常见症状为不规则子宫出血,可出现停经后持续子宫出血,月经过频或月经周期紊乱,经期缩短或明显延长,月经量增多,一般无痛经,部分患者可出现不同程度的贫血症状。妇科检查可见子宫正常或轻度增大,可伴有卵巢轻度增大。

(三)超声表现

1.二维超声

子宫正常大小或轻度增大,肌层回声均匀,子宫内膜明显增厚,绝经前妇女子宫内膜增厚超过 12 mm,绝经后妇女子宫内膜厚度超过 5 mm。单纯型内膜增生过长内膜切面上呈梭形、椭圆形或球形均匀高回声团;腺囊型增生过长表现为内膜见散在小囊状或筛孔状物回声暗区,暗区可大小相等排列整齐,亦可大小不等分布不均,呈蜂窝状;不典型增生表现为内膜不均质增厚,可见片状增强回声和低回声相间。子宫内膜增生过长多数伴有单侧或双侧卵巢增大或卵巢内潴留囊肿。

2.彩色多普勒超声

轻度子宫内膜增生过长的子宫血流动力学无明显变化,子宫内膜内无彩色血流信号,或偶见星状血流信号,难以测及血流频谱,但重度增生时,内膜内可见到短带状血流信号,并测及到动脉频谱,RI 值在 0.50 左右。

(四)鉴别诊断

超声检查对子宫内膜增生过长的检出有良好的敏感性,但无特异性。子宫内膜增生过长须与子宫内膜息肉、黏膜下肌瘤及子宫内膜癌等鉴别。子宫内膜息肉病灶呈团块状,周边有细条状暗区环绕;黏膜下肌瘤为子宫腔内类圆形的低回声团,肿块周边可见线状高回声假包膜反射,轮廓较清楚;子宫腔造影有助于以上疾病鉴别。子宫内膜癌多见于绝经后妇女,内膜增厚,回声不均匀、杂乱,肌层受累时可显示肌层不均回声区,病灶内或受累肌层中血流信号丰富,

RI 0.40 左右。

四、子宫内膜息肉

子宫内膜息肉(endometrial polyps)是子宫内膜腺体与间质形成的赘生物突向子宫腔,多发生于 40～50 岁妇女,单发或多发,形状、大小不一,直径一般不超过 20 mm,有蒂或无蒂。

(一)病因与病理

主要与炎症及内分泌紊乱等因素有关。子宫内膜息肉多发生于子宫底,肉眼呈粉红色,类圆形,质柔软,有光泽,表面光滑,也可继发出血、坏死。镜检示息肉由内膜腺体及含胶原纤维的间质组成,表面被覆子宫内膜上皮。子宫内膜息肉恶变率为 0.5%～3.5%。

(二)临床表现

临床上部分患者可出现月经量增多,经期延长,月经淋漓不尽,白带增多,绝经后妇女可出现绝经后子宫出血。妇科检查时部分患者可见粉红色息肉状物脱至子宫颈口外,类似子宫颈息肉。

(三)超声表现

1. 二维超声

子宫无明显增大,子宫腔线发生变形或消失,子宫内膜局限性增厚隆起,呈中等回声,亦可见低回声或增强回声,基底较窄,或有蒂与之相连。合并子宫腔积液或行子宫腔造影时,可显示息肉形态及其蒂。

2. 彩色多普勒超声

大部分息肉难以显示彩色血流信号,少数病例息肉基底部可显示散在点状或短带状血流信号。

(四)鉴别诊断

子宫内膜息肉主要与黏膜下肌瘤及子宫内膜癌相鉴别。经阴道超声在子宫内膜息肉与黏膜下肌瘤鉴别上有较大的价值,其可清晰显示病灶的边界和内部回声,一般情况下子宫内膜息肉回声较高,黏膜下肌瘤回声偏低,息肉内部可见扩张的小腺体形成的囊腔,壁薄清晰,黏膜下肌瘤多为实性肿块。子宫内膜息肉与子宫内膜癌鉴别主要在于,子宫内膜息肉可发生在任何年龄妇女,而子宫内膜癌常发生在老年绝经后妇女,子宫内膜息肉回声较高,内部回声均匀,边界清晰,子宫内膜癌形态不规则,回声强弱不等,可侵犯肌层。

五、子宫内膜癌

子宫内膜癌(endometrial carcinoma)又称子宫体癌,多为腺癌,多发生于 60～70 岁,是女性生殖系统常见的五大恶性肿瘤之一,占女性生殖系统恶性肿瘤的 20%～30%。80% 发生于 50 岁以上绝经前后的妇女。

(一)病因与病理

确切病因尚未明确,目前研究表明,其发病可能与以下因素有关:长期使用雌激素、肥胖、高血压病、糖尿病、晚绝经及未婚妇女,并有一定的家族遗传史。

病理表现为子宫内膜局限或弥散性增厚。呈菜花状或肿块状,其表面可有溃疡、出血及坏死。弥散型侵犯肌层较晚,局限型较容易侵犯肌层。子宫内膜癌的组织分型较多,有腺癌、腺角化癌、鳞腺癌和透明细胞癌。

(二)临床表现

约有 90% 的患者以绝经后不规则阴道出血、流黄水或血性白带就诊,如肿瘤坏死和感染,可排出恶臭液体,子宫颈管被阻塞时可造成子宫腔积脓。晚期癌组织侵入淋巴结,压迫神经,可导致严重的下腹坠胀、疼痛。

(三)超声表现

1.二维超声

早期检查时子宫大小、形态正常,有时可见内膜增厚,部分子宫内膜回声增强、不均匀。中晚期常呈现子宫增大,形态不规则,子宫内膜增厚,边缘不规则,回声强弱不等,可见局部的低回声团块和息肉样隆起。当癌肿组织出血坏死时,子宫腔回声杂乱,癌肿阻塞子宫颈时,子宫腔可有积液、积脓。侵犯子宫肌层时可使子宫轮廓不规则,呈实质不均匀回声。若肿瘤组织宫旁转移时可见附件区均匀或不均匀低回声包块、腹腔积液,腹膜后大血管旁可有肿大的淋巴结。

2.彩色多普勒超声

增厚的子宫内膜内或内膜基底部可显示散在的短带状或点状血流信号,当肌层浸润时,浸润处的肌层内血供明显丰富,血流信号增多紊乱。病变区域血管扩张,血管阻力下降,可测及异常高速低阻力型的动脉血流频谱,$RI < 0.40$,最高峰值流速可达 40 cm/s 以上。

早期子宫内膜癌缺乏典型声像表现,经阴道超声检查能较准确地观察子宫内膜厚度、声像特点,是早期诊断子宫内膜癌敏感有效的方法。临床上对于那些有不规则阴道出血的老年妇女,超声提示子宫内膜厚度 > 5 mm 时,应考虑做诊断性刮宫。

(四)鉴别诊断

1.局限型子宫内膜癌须与子宫内膜息肉鉴别

子宫内膜癌病灶以弱回声或强弱不均回声多见,而子宫内膜息肉则以高回声常见,局灶型内膜癌常有肌层侵犯,病灶部位与肌层分界模糊不清,而内膜息肉时内膜与肌层分界清楚。彩色多普勒超声检查子宫内膜癌内呈低阻力型动脉频谱,而内膜息肉血流频谱 $RI > 0.40$。

2.弥散型子宫内膜癌与子宫内膜增生症鉴别

子宫内膜增生症多见于更年期妇女和青春期女性,声像图表现为子宫均匀性增大,肌壁回声均匀,内膜增厚,回声增强,周边有低回声晕环,边界清晰,可见子宫腔线回声;彩色多普勒显示血流从肌壁伸向内膜内。内膜癌多发生在绝经后妇女,内膜呈不均质、不对称增厚,内膜内回声杂乱无序,晚期累及肌层时,与肌层分界不清;彩色多普勒显示内膜基底部丰富血流信号,呈低阻力动脉频谱。

六、子宫颈腺囊肿

子宫颈腺囊肿又称纳氏囊肿(nabothian cysts),是慢性炎症时子宫颈腺体管口被阻塞或压迫后变窄,腺体分泌物引流受阻而造成腺体扩张、分泌物潴留而形成的囊肿。二维超声可见子宫颈肥大,前唇和后唇内单一或多个圆形无回声区,直径可从数毫米到数厘米,边界清,较大时可使子宫颈管变形,有时合并感染囊肿内呈低回声。

七、子宫颈癌

子宫颈癌(carcinoma of cervix)是妇科最常见、发病率最高的恶性肿瘤之一,居女性生殖器官癌肿之首,35～55 岁妇女发病率最高。

(一)病因与病理

子宫颈癌的病因至今尚未完全明了,早婚、过早妊娠、性生活紊乱、多产等是子宫颈癌的高危因素。

子宫颈癌在病理学上包括子宫颈不典型增生、子宫颈原位癌和子宫颈浸润癌。其病变发生部位多为子宫颈单层柱状上皮与子宫颈外口的鳞状上皮之间的移行带区,当子宫颈上皮化生过度活跃,伴各种致癌因素刺激时,移行带区鳞状上皮不典型增生,病因继续存在时,病变可继续发展为原位癌,最后形成浸润癌。

(二)临床表现

早期子宫颈癌常无症状,查体时偶然发现,早期常见症状有接触性出血和阴道排液。晚期出现不规则阴道流血、排液,有恶臭,肿瘤侵犯周围组织可出现继发症状,如尿频、尿急、大便异常、肾盂积水、下肢肿痛等。

(三)超声表现

子宫颈癌早期病灶较小,子宫颈大小、形态、子宫颈管梭形结构仍正常,无论是经腹部还是经阴道超声检查对诊断意义不大,癌肿增大造成子宫颈形态学改变时,经阴道超声结合彩超检查有助于判断病变大小。

1.二维超声

子宫颈增大,病变早期肿块局限于子宫颈部,超声显示子宫颈内、外口处可见低回声实性肿块,子宫颈形态不规则,子宫颈管结构消失。子宫颈癌侵犯子宫体时,子宫体正常结构消失,有时与子宫内膜癌侵犯子宫体难以区别。子宫颈癌累及膀胱、输尿管时,可见膀胱壁增厚、不规整,肾积水、输尿管扩张,子宫旁可见肿大淋巴结。

2.彩色多普勒超声

瘤体内部血流信号丰富,分布紊乱,可测及高速低阻的动脉频谱,RI<0.40。

(四)鉴别诊断

子宫黏膜下肌瘤脱出子宫颈口或子宫颈黏膜下肌瘤伴有感染时,均可表现为不规则阴道出血、白带增多或有恶臭的阴道排液,肿物表面溃烂、坏死,外观似菜花状子宫颈癌。但子宫颈癌的子宫颈增大、硬、肿物表面脆,穹窿部往往也被累及变硬,而黏膜下肌瘤表面光滑,子宫颈质软,穹窿完整质软,彩色多普勒超声可探及肌瘤蒂部血流信号来自于宫体部。

第三节 卵巢肿瘤

卵巢是妇科疾病的好发器官之一。卵巢作为妇女的性激素、卵子的产生器官,其表面生发上皮细胞具有向多方向分化的功能。因此,卵巢肿瘤的病理种类繁多,而且在妇女的一生中的不同时期功能变化上均有差异,造成超声诊断的困难。

一、卵巢肿瘤的病理分类及常见声像图表现

卵巢肿瘤是妇科常见的肿瘤,可发生于任何年龄,以 20～50 岁最为常见。由于卵巢胚胎

发生学的特殊性,卵巢肿瘤组织形态的复杂性超过任何器官。形态学上大部分卵巢肿瘤呈囊性,少数为囊实性或实质性。掌握其病理变化对超声诊断具有较大帮助。

(一)病理类型

按照世界卫生组织(WHO)制订的国际统一的卵巢肿瘤组织学分类法,主要有体腔上皮性肿瘤、性索(性腺)间质肿瘤、生殖细胞肿瘤、转移性的卵巢肿瘤、卵巢瘤样病变。超声声像图上尚无法按组织发生进行分类,但根据其分类病变的物理性质不同,声像图的表现大致可分为3大类,即囊性、混合性和实质性肿块图像。常见的良性肿瘤为卵巢囊肿、卵巢囊腺瘤、卵巢囊性畸胎瘤;恶性肿瘤以卵巢囊腺癌、卵巢转移瘤多见。

(二)卵巢肿瘤的临床特征

卵巢良性肿瘤病程长、发展慢、多无症状,常在体格检查时被发现。部分患者可有周期性下腹疼痛或坠胀感;当肿瘤增大时可有腹胀或腹部摸到包块,但无疼痛,可出现压迫症状,如尿频、排尿困难。

恶性肿瘤生长快,但在早期无明显症状,一旦为晚期,患者可出现消瘦、腹腔积液、疼痛、严重贫血,盆腔内触及质硬肿块,多为双侧。

临床上囊性肿瘤比实性肿瘤多,良性肿瘤比恶性肿瘤多,囊性肿瘤多为良性。

(三)卵巢良性肿瘤声像图特点

(1)肿块边界清晰,形态规则,壁光滑完整。

(2)多为囊性或以囊性为主的混合性,少数为实质性。

(3)多房性囊肿,隔薄而规则,或有子囊显示。

(4)肿块内实质性部分形态规则,内回声均匀。

(5)彩色多普勒显示肿块内部和周边少量血流信号,或走行规则。

(四)卵巢恶性肿瘤声像图特点

(1)肿块以实质性居多,形态多不规则。

(2)内部回声强弱不均或呈融合性光团。

(3)囊壁不规则,或有突向囊腔的实性区,多呈乳头状突起,隔厚薄不均。

(4)有浸润或肿瘤向外生长时,肿块轮廓不清,边缘不整。

(5)约70%恶性卵巢肿瘤合并有腹腔积液。

(6)彩色多普勒显示肿块实质内或周边较丰富血流信号,呈高速低阻特点。

由于卵巢肿瘤结构的复杂性,单以物理特性的图像特征做出确切诊断有时是困难的。如囊肿内小片区域恶变易于漏诊,成分复杂的囊性畸胎瘤或粘连严重的炎性包块,也可因其回声复杂、轮廓不清易误为恶性病变。因此,超声鉴别卵巢肿瘤良恶性有一定的局限性,应结合有关临床资料综合分析,以提高诊断符合率。

二、卵巢非赘生性囊肿

卵巢非赘生性囊肿(non-neoplastic cyst)系一种特殊的囊性结构而非真性的卵巢肿瘤,又称卵巢瘤样病变。

卵巢非赘生性囊肿包括卵泡囊肿、黄体囊肿(血肿)、卵巢冠囊肿、多囊性卵巢、黄素化囊肿。此类病变临床上无明显症状,多为良性的功能性囊肿,一般小于5 cm,随访3个月左右或随疾病治愈多数都会消失。

(一)卵泡囊肿

1.病因与病理

卵泡囊肿(follicular cyst)系来自卵巢的生理性囊肿,卵泡未成熟或成熟后不发生排卵,卵泡内液体潴留而形成。多发生在青春期,无症状,壁薄光滑,囊内液清亮透明,最大不超过5 cm,常为单发性,多数在4~6周逐渐吸收或自行破裂。

2.超声表现

卵巢部位见圆形或椭圆形的无回声区,边界清,壁薄,后方回声增强,一般大小不超过5 cm,大小可随着月经周期发生改变,甚至消失。

(二)黄体囊肿

1.病因与病理

黄体囊肿(corpus luteum cyst),正常黄体有周期性的发育、退化。囊性黄体持续存在或增长即形成黄体囊肿。其直径一般小于5 cm。囊液为透亮或褐色浆液。黄体囊肿可发生在月经期和妊娠期,月经期黄体囊肿持续分泌孕激素,常使月经周期延迟;早期妊娠卵巢内常见到黄体囊肿,持续到妊娠3~4个月消失。

2.超声表现

卵巢部位见圆形或椭圆形的无回声区,边界清,壁薄,后方回声增强,若有出血时囊内见细小的光点。一般大小不超过5 cm。妊娠时合并卵巢囊肿,子宫内可见妊娠囊。

(三)黄素化囊肿

1.病因与病理

黄素化囊肿(lutein cyst)是滋养性细胞疾病的一种特殊性囊肿,由体内大量绒毛膜促性腺激素的刺激使卵巢发生黄素化反应形成的囊肿。如葡萄胎时50%~60%有之。一般为双侧性、多房性。随滋养层细胞疾病治愈而消退。

2.超声表现

双侧附件区见多房性肿块,大小不一,包膜清晰,囊内有车轮样分隔,呈放射状分布,隔纤细光滑,囊为无回声,透声好。

(四)卵巢冠囊肿

1.病因与病理

卵巢冠囊肿(parovarian cyst)即中肾管囊肿,中肾管是胚胎发育时期残留下来的组织,正常情况下位于输卵管系膜内,与输卵管系膜中的结缔组织无法区分。偶尔这些残存组织内部发生液体聚集,形成囊肿。

2.超声表现

卵巢冠囊肿位于双侧附件区,位置较高,位于同侧卵巢的上方,有时可见正常卵巢结构。囊肿大小不一,一般不超过5 cm,边界清晰,壁薄光滑,内部为无回声。

(五)多囊卵巢综合征

1.病因与病理

多囊卵巢综合征(polycystic ovarian syndrome, PCOS)又称施—李综合征(Stein-Leventhal syndrome)是因为月经调节机制失常所产生的一种疾病,多见于17~30岁妇女。其病因可能与下丘脑—垂体—卵巢轴的调节功能紊乱有关,常合并排卵异常、雄激素增多等内分泌功能障碍。临床常伴有月经稀发或闭经、不孕、多毛、肥胖等。双侧卵巢增大,卵巢皮质增厚,内有许多小囊泡。

2.超声表现

子宫正常大小或稍小于正常,内膜较薄,无明显的周期性改变。双侧卵巢均匀性增大,轮廓清晰,包膜较厚回声增强,卵巢内见多个大小相近的无回声区,位于包膜下卵巢皮质内,呈放射状排列,多数无回声区小于 1 cm。卵巢髓质增厚,回声增强,似肾脏回声。

三、卵巢囊性肿瘤

(一)卵巢子宫内膜异位囊肿(巧克力囊肿)

1.病因与病理

卵巢子宫内膜异位囊肿(heterotopic endometrial cyst)主要病理变化为异位内膜随卵巢的功能变化,周期性出血和其周围组织纤维化而逐渐形成囊肿,囊内含巧克力样陈旧性血液,临床称为"巧克力囊肿",是子宫外子宫内膜异位症中最常见的部位,占 80%。大多累及双侧卵巢。临床上常有进行性痛经、下腹部疼痛等症状。

2.超声表现

双侧或一侧附件区见圆形或不规则形无回声区、低回声区。根据病程长短,一般有 3 种表现类型。

(1)囊肿型:似单纯性囊肿声像图改变,壁薄、光滑,无回声内部见均匀稀疏细小光点,探头加压后囊肿内光点可移动,后方回声增强。

(2)混合型:囊壁厚、内壁欠光滑,轮廓因粘连而欠清,囊液内光点密集,且回声增强,囊内可见粘连光带、附壁光斑。

(3)实性包块型:病程较长时,囊肿壁增厚,囊液稠厚,声像图似实性低回声包块。在月经期探测时,尚可显示肿块的增大。彩色多普勒超声仅在肿块周边探及较高阻力血流信号。

(二)卵巢囊性畸胎瘤

1.病因与病理

卵巢囊性畸胎瘤(cystic teratoma)又称皮样囊肿(dermoid cyst),为来源于原始生殖细胞的肿瘤,是最常见的卵巢肿瘤之一,由于向内中外三胚层混合分化,其形态多样,结构复杂。依据组织成分可分为成熟型和不成熟型畸胎瘤。成熟型畸胎瘤直径一般 5~10 cm,呈圆形或椭圆形,囊内可见不等的黏液、浆液、皮脂、毛发、脂肪、软骨、牙齿、平滑肌和纤维脂肪组织。肿瘤可发生于任何年龄,但 80%~90%患者为生育年龄的年轻妇女。

2.超声表现

(1)二维超声:卵巢囊性成熟畸胎瘤因内部成分较多,声像图表现亦错综复杂,特征性声像图表现有肿瘤包膜完整,边界清晰,后方回声增强。瘤内回声多样化,但以无回声为主,并见光点、光斑、光团、光带等。具体可归纳如下。

1)类囊肿型:卵巢内见一囊性包块,包膜完整,囊壁较厚,边界清晰,内部见密集增强细小光点、短光带,后方回声明显增强。

2)面团征:表现为无回声包块内见强光团回声,为脂肪颗粒黏集成脂团,附于囊肿内壁,若脂团内含有发团,表现为后方回声衰减伴声影,呈月牙形。

3)脂液分层型:囊内见液平面,上方是脂质成分,为均质密集强光点,液平面下方是液性,为无回声区。

4)混合型:囊内可含有牙齿、骨组织、钙化及油脂样物质,声像图表现无回声区内有明显增强的光点、光团、光斑,并伴有声衰减或声影和脂液分层。

(2)彩色多普勒超声:卵巢囊性成熟畸胎瘤因内部特殊的结构组成,肿块内部很少显示血流信号,包膜上可显示少量血流信号。此血流特征有利于和其他类型的附件包块鉴别。

(三)卵巢浆液性囊腺瘤

1.病因与病理

卵巢浆液性囊腺瘤(serous cystadenoma)为最常见的卵巢肿瘤,占所有卵巢肿瘤的20%～30%,主要发生于育龄妇女,多为单侧,一般直径在 5 cm 左右,很少大于 10 cm。肿瘤表面光滑,囊壁较薄、光滑,囊液呈淡黄色较为清亮。可分为单纯性及乳头状两种,前者多为单房,最多见,后者常为多个囊腔,呈多房性,囊内有乳头状物。

2.超声表现

(1)二维超声:单房性浆液性囊腺瘤声像等同卵巢单纯性囊肿,内呈无回声或见稀疏细小光点,边界清晰,壁薄而完整,后方回声增强。多房者囊内有纤细的光带回声,光带光滑、粗细均匀;浆液性乳头状囊腺瘤,囊内为无回声,透声好,内壁上可见乳头隆起,乳头表面光滑,基底窄。

(2)彩色多普勒超声:浆液性囊腺瘤囊壁、隔上或乳头上可见点状或短带状血流信号。

(四)卵巢浆液性囊腺癌

1.病因与病理

浆液性囊腺癌(serous cyst adenocarcinoma)是成年人最常见的恶性卵巢肿瘤,切面为多房,囊液混浊,往往为血性液体,多为部分囊性部分实性,呈乳头状生长,此瘤生长很快,常伴有出血坏死。晚期癌组织可以向周围浸润,造成局部粘连,从而边界不清。

2.超声表现

(1)二维超声:浆液性囊腺癌是以囊性为主的囊实性肿块,囊壁厚而不均,囊壁上附着条状或团块状实性肿块,分隔光带厚薄不均,增厚处呈实性肿块回声;囊壁内布满大小不等乳头突入囊内或侵犯壁外。晚期实性肿块和乳头可充满囊腔,子宫和肠管浸润或有腹膜广泛性转移,粘连的肠管强光团多固定于腹后壁,常可探及腹腔积液。

(2)彩色多普勒超声:示肿块边缘、隔上和实性肿块可探及丰富血流信号,呈低阻力血流频谱。

(五)卵巢黏液性囊腺瘤

1.病因与病理

黏液性囊腺瘤(mucinous cystadenoma)较浆液性为少,占所有卵巢良性肿瘤的15%～25%,多为单侧。黏液性囊腺瘤突出特点是体积较大,以隔为主,呈多房性,内含透明的黏液或胶冻样黏液,囊内乳头较少。如果破裂可引起腹膜种植,产生大量黏液称腹膜黏液瘤。

2.超声表现

肿瘤呈圆形或椭圆形,多为单侧;肿瘤体积较大,内径多在 10 cm 以上,甚至占满整个腹腔;边缘光滑,轮廓清晰,呈多房结构,隔纤细光滑,分布清晰;无回声区内大多有云雾状或稀疏光点,少数肿瘤有乳头状物生长时,囊壁上可见乳头状突起。彩色多普勒超声显示乳头状光团内可探及少许血流信号。

(六)黏液性囊腺癌

1.病因与病理

黏液性囊腺癌(mucinous cyst adenocarcinoma)常为单侧,多由黏液性囊腺瘤演变而来,其特点是分隔较多,分布杂乱,间隔增厚,有增生的乳头状物。切面多房,状如冻豆腐,囊液混浊或血性。

2.超声表现

肿瘤呈椭圆形或分叶状,壁增厚且不规则;囊内有较多分隔光带,粗细不均,似芦苇样或羽毛状,杂乱分布,隔之间见散在光点、光斑和实性结节,多伴有腹腔积液。彩色多普勒超声显示囊壁及隔上常见星点状低速血流。

(七)卵巢囊性肿瘤的鉴别诊断

1.卵巢非赘生性囊肿与赘生性囊肿的鉴别

非赘生性囊肿的内径一般不超过 5 cm,且壁薄、光滑完整。随访 2～3 个月经周期,如果大小发生改变甚至消失,考虑为非赘生性囊肿;如果不断增大或大小无明显改变,应考虑为赘生性囊肿。

2.卵巢浆液性、黏液性囊腺瘤以及卵巢皮样囊肿的鉴别

卵巢浆液性囊腺瘤大小 5 cm 左右,单房性囊肿;黏液性囊腺瘤巨大 10 cm 以上,内有分隔,多房。皮样囊肿大小 5～10 cm,壁厚,无回声内见强回声光点、光斑、光团或伴声影。

3.膀胱尿潴留与卵巢囊肿的鉴别

当有尿潴留膀胱极度充盈时,超声检查可见圆形巨大无回声区,酷似卵巢囊肿,容易误诊为囊肿,但从膀胱位置表浅、居中、纵切面的形态为上窄下宽,其后方有子宫图像等可进行识别。必要时,可在导尿后再行探测,无回声区变小或消失,或无回声区内显现导尿管双线状光带回声,即可确定为膀胱。

4.卵巢肿瘤蒂扭转与其他急腹症的鉴别

卵巢肿瘤蒂扭转是较为常见的妇科急腹症,一旦发生蒂扭转可引起血管扭曲,血供受阻,从而导致瘤体的水肿、出血、坏死。临床上易与异位妊娠破裂、黄体破裂、阑尾脓肿等急腹症混淆。

患者有附件肿瘤病史,超声检查附件区可见轮廓清晰的肿块,位置多较高,体积较大,肿瘤蒂扭转时,囊性肿块的无回声区内可因出血坏死有不规则光团出现,无腹腔积液或极少量腹腔积液。异位妊娠破裂、阑尾脓肿在附件区可以见到边界不清、不规则的混合性包块,异位妊娠破裂合并有中等或大量腹腔积液;黄体破裂时一般附件区见不到包块,仅有少许腹腔积液。

四、卵巢实质性肿瘤

(一)病理类型和声像图的一般表现

1.良性者

有纤维瘤、平滑肌瘤、纤维上皮瘤、甲状腺瘤、卵泡膜细胞瘤等。

2.交界性者

腺瘤、腺纤维瘤、颗粒细胞瘤、实质性畸胎瘤等。

3.恶性者

卵巢腺癌、无性细胞瘤、内胚窦瘤、肉瘤和绒毛膜上皮癌等。

超声检查仅能从这些肿瘤大体病理结构所致的物理界面反射特征提示诊断。根据某些规律性的特征、结合临床提示为某种病变可能,但不能做出病理组织学的诊断。

怎样分析卵巢实质性肿瘤声像图特征:①肿瘤的形态、轮廓、边界;②边缘特点;③内部回声;④后方回声、侧方声影;⑤肿瘤与子宫及邻近组织关系;⑥血流分布及频谱多普勒特点。晚期多出现腹腔积液征象。经阴道彩色多普勒超声,能明显改善二维超声的图像质量,可以很好地判断肿瘤内部的血流分布情况,测定肿瘤内血管的各项参数,有利于肿瘤的准确诊断和良恶性的鉴别。

(二)卵巢良性实质性肿瘤的病理及超声表现

1.卵巢纤维瘤

卵巢纤维瘤为最多见的卵巢良性实质性肿瘤,由梭形纤维母细胞及纤维细胞组成,切面见组织排列呈漩涡状,直径 10 cm 左右。多见于中年妇女,单侧多见。

二维超声表现:显示卵巢内圆形或椭圆形实性肿块,边界轮廓清晰,无包膜回声,内部回声似肌瘤,为不均质高回声,伴较重声衰减。此肿瘤常伴有腹腔积液和胸腔积液,称梅格综合征(Meigs syndrome)。彩色多普勒超声显示肿块的近场可见少许血流信号,呈中等阻力动脉频谱。

2.卵泡膜细胞瘤

一般为良性肿瘤,多为单侧,常发生于绝经后妇女,肿瘤表面光滑有包膜,质硬,切面灰白色,可见黄色斑点,常伴有不同程度囊性变。可引起内分泌症状,即绝经后妇女子宫内膜增生。

二维超声显示卵巢内见圆形实质性肿块,边界清晰,内部为密集均匀的光点,透声性良好,后方回声轻度增强,酷似囊性肿物,但无明显的囊壁回声。彩色多普勒超声显示肿瘤内部有散在分布的点状血流信号,可测及低速中等阻力的血流频谱,RI 约为 0.50。

(三)卵巢恶性实质性肿瘤的病理及超声表现

卵巢恶性实质性肿瘤为多来源于生殖细胞的肿瘤,主要见于儿童及年轻的女性,除实质性畸胎瘤外,还有无性细胞瘤和内胚窦瘤。这几种肿瘤除皆具有一般恶性肿瘤的图像特征外,无其他更多的特异指征。

二维超声显示未成熟型恶性畸胎瘤声像图表现极为复杂,如在肿瘤中发现良性囊性畸胎瘤中任一特征,其余部分呈实性或混合性表现者,即可提示其诊断。无性细胞瘤多为中等大小,表面形态呈圆形或分叶状,内部常有出血坏死呈不规则的无回声区。

(四)鉴别诊断

1.卵巢纤维瘤应与浆膜下子宫肌瘤鉴别

前者子宫大小形态正常,肿块与子宫有明显分界,有的可有胸腔积液、腹腔积液出现;后者子宫大小外形不规则,肿块与子宫无明显分界,无胸腔积液、腹腔积液,CDFI 显示子宫肌壁内彩色血流信号延伸至浆膜下肌瘤内。

2.卵巢纤维瘤与巧克力囊肿、实质性畸胎瘤的鉴别

巧克力囊肿有进行性加剧的痛经史,囊肿边缘毛糙、外形欠规则;畸胎瘤有厚壁包膜,二者内部均有细密光点,回声似实质不均质性,但加压后可移动,且后方回声均增强。而卵巢纤维瘤内部回声加压无移动,后方回声衰减,可作为鉴别点。

3.卵泡膜细胞瘤、颗粒细胞瘤

因常伴有出血坏死或囊性变,易与卵巢囊性肿块混淆,应结合临床妇科检查双合诊扪及的

肿块质地予以鉴别。

(五)临床意义

根据有关文献报道,近10年来卵巢恶性肿瘤的发病率增加了2~3倍。但由于卵巢位于盆腔内,多数肿瘤在早期无症状,所以50％以上的卵巢恶性肿瘤发现时已属晚期,其治愈率低。超声检查能较准确地判断肿块的囊性、混合性或实质性等物理特性,结合其他征象可提示其病理性质。尤其是经阴道超声检查对较早期的、妇科检查较难扪及的或经腹超声扫查显示不清的卵巢肿瘤,可提高其检出率。彩色多普勒超声,增加了血流动力学的信息,更有助于对卵巢肿瘤的定性诊断。

五、卵巢转移性肿瘤

(一)病因与病理

卵巢转移性恶性肿瘤约占全部卵巢恶性肿瘤的10％,主要来自胃肠道、乳腺及子宫内膜的原发性肿瘤。由胃肠道或乳腺转移到卵巢者称为库肯勃瘤(Krukenberg tumor),常为双侧性,外形似肾脏的实质性肿块,直径5~10 cm,内有印戒细胞分泌黏液形成的潴留性囊肿或黏液池,多伴有腹腔积液。因此,超声检查常可见瘤体内有含液性的圆形无回声区,边界清晰,且有一定特征性。

(二)超声表现

多呈肾形,轮廓较规则;边界回声清晰、完整;内部弥散分布强弱不等的回声,内可有散在分布、大小不等的圆形无回声区;后方回声轻度增强;常伴有腹腔积液征。彩色多普勒显示肿瘤内部血管分布较原发性卵巢恶性肿瘤明显减少,血管阻力降低不明显。

结合原有胃肠道或乳腺肿瘤的病史和临床症状与体征,可提示其诊断。

第四节　盆底疾病

盆底肌肉、韧带、神经、血管的解剖走行虽然已经很清晰,但正常盆底功能依赖于完整肌肉、结缔组织和神经分布的复杂相互作用,是一个动态平衡系统,其功能并不是各部分简单的累加,对其研究一直是一个热门课题。盆底功能障碍性疾病(PFD)是一组在全世界范围内影响各个年龄段、各种社会文化背景女性生活质量的疾病。PFD典型的手术即全盆底重建术是基于盆底解剖的"整体理论";前、中、后盆腔的"腔室理论"及"三水平"解剖缺陷的修复及盆腔结构的重建手术。强调术前正确判断各个部位的解剖缺陷、了解患者主要症状及对手术的期望值,根据患者的盆底结构缺损的类型、部位、程度、患者的年龄、生育要求等制订个体化方案,决定手术途径及术中组织固定的部位、选择合适的修复材料。完整的、个体化的手术方案的制订大大减少了盆底功能障碍患者术后的复发率。

一、经典女性盆底支撑结构解剖

女性盆底的前方为耻骨联合,后方为尾骨尖,两侧为耻骨降支、坐骨升支及坐骨结节。女性骨盆包容并保护其内部脏器,但骨盆的骨性结构对所包容脏器的支持作用十分薄弱,而盆底肌肉可依据环境变化调节自身张力,为所包容的脏器提供动态支持。盆底由外向内由三层组织构成:外层即浅层筋膜与肌肉;中层即泌尿生殖隔,由上下两层坚韧的筋膜及一层薄肌肉组成,内层即盆隔,为盆底最坚韧的一层,由肛提肌及其筋膜组成。盆底肌肉群、筋膜、韧带及其神经构成了复杂的盆底支持系统,其互相作用和支持,承托并保持子宫、膀胱和直肠等盆腔脏器在正常位置。会阴体富有弹性,有丰富的神经纤维控制其与阴道、肛门活动相一致,保持一定的顺应性。会阴体是盆底支撑组织的"瓶颈口",成为抵抗盆腔器官脱垂的最后一道防线。这就是我们所熟知的经典的女性盆底支持结构局部解剖。盆底的各个部分应视为一个整体,它们共同承担盆腹腔的负荷。

二、现代盆腔结构解剖学理论

对盆底解剖结构的研究,在近 30 年有了突破性发展。

(一)整体理论

1990 年,Petros 和 Uhnsteu 提出了整体理论(integrytheory),即不同腔室、不同阴道支持轴水平共同构成一个解剖和功能的整体。

不同腔室和水平的脱垂之间相对独立,例如阴道支特轴的第一水平缺陷可导致子宫脱垂和阴道顶部脱垂,而第二、第三水平缺陷常导致阴道前壁和后壁膨出;不同腔室和水平的脱垂之间又相互影响,例如,压力性尿失禁在行耻骨后膀胱颈悬吊术后常有阴道后壁膨出发生,阴道顶部脱垂在行骶棘韧带固定术后可发生阴道前壁膨出。

(二)"吊床"理论

1992 年,Delancey 提出了解释盆底功能的"阴道 3 个水平支持(three levels ofvaginal support)"理论,将支持阴道的筋膜、韧带等结缔组织分为上、中、下 3 个水平如下。

Ⅰ水平为最上段的支持,由主骶韧带复合体完成。

Ⅱ水平为阴道中段的侧方支持,包括盆腔筋膜腱弓及阴道直肠筋膜。

Ⅲ水平为远端的支持结构,包括会阴体和会阴隔膜。

"吊床"理论即认为尿道位于盆腔内筋膜和阴道前壁组成的支持结构之上,这层支持结构的稳定性又依赖于通过侧方连接的盆腔筋膜腱弓和肛提肌,随着肛提肌的收缩和放松可使尿道上升或下降。

尿自禁是通过耻尾肌前部和尿道横纹括约肌的收缩以及"吊床"功能的激活所致尿道管腔的关闭来实现的;当"吊床"功能缺陷时,可产生近端尿道高活动性或阴道前壁膨出(膀胱膨出),导致压力性尿失禁的发生。这一理论将治疗压力性尿失禁的重点从提升尿道转至加强其支持结构。

(三)腔室理论

随着对女性盆底支持组织解剖和基础研究的深入,新的观念和理论的建立,现代盆腔结构解剖学的描述也日趋细致,腔室理论是代表,它从垂直方向将盆底结构分为前盆腔、中盆腔、后盆腔。

前盆腔包括阴道前壁、膀胱、尿道;中盆腔包括阴道顶部、子宫;后盆腔包括阴道后壁、直肠。前盆腔结构功能障碍主要是指阴道前壁的膨出,同时合并或不合并尿道及膀胱膨出;中盆腔结构功能障碍表现为盆腔器官膨出性疾病,主要以子宫或阴道穹窿脱垂以及肠膨出、子宫直肠陷窝疝形成为特征,后盆腔结构功能障碍主要表现为直肠膨出和会阴体组织的缺陷。有学者做了一个形象的比喻:将盆腔脏器比作船;将盆底的肛提肌等比作水,将盆底内的筋膜和韧带比作缆绳。

当发生盆底结构功能障碍性疾病时通常"船"是好的,而问题出在"水"和"缆绳"上使"船"下沉了。对盆腔解剖的深入了解使盆底功能障碍性疾病在诊断和治疗上有了飞跃性、实质性的进步和发展。

三、超声评价女性盆腔

在女性盆底疾病的诊断和盆底功能的评价上 MRI 检查"一枝独秀",成为盆底疾病诊断的"金标准"。

随着超声仪器分辨率的提高和超声检查方法的增加以及超声实时、便捷、无损、可重复等众多的优势,超声检查作为影像学的一个重要组成部分,和 MRI 一样已都是研究活体盆底解剖与形态学的有效方法,正在成为 MRI 检查的一个重要补充,尤其是三维超声在泌尿妇科的检查已超出解剖定位的功能,在理解盆底疾病的病理生理功能方面得以广泛应用,如多普勒技术不仅能显示盆底器官血流,也能描述尿流,如三维容积扫描可同时显示纵向、横向和冠向切面,并经计算机三维信息合成,直观显示盆底器官和肌肉的立体结构。

超声用于评价女性盆腔检查的方法可根据需要进行选择,可经腹部、经阴道、经外阴或经肛门,但均有不足之处。如经腹超声容易受肥胖的影响,且膀胱颈可因耻骨干扰不易清晰显示。阴道及直肠探头,因压迫尿道膀胱周围组织,可能造成测量结果的明显误差;经会阴进行超声检查时,阴道内的气体可能会干扰测量结果,影响图像的清晰度等。综合各种超声检查方法能弥补这些缺陷。

三维和四维超声容积对比成像(volume contrast imaging,VCR)技术能够获得与 MRI 分辨率相似的立体图形,不但可以进行形态学观察,而且可以进行体积的测量,其超声检查的时间分辨率远远优于 MRI。

对于 USI 的观察可嘱患者适度充盈膀胱,取左侧卧位或膀胱截石位。将高频探头置于直肠内扫查尿道。先进行二维成像,适度充盈的膀胱可提示尿道位置,显示尿道全长的纵切面上启动三维采集,采样框包含整个膀胱和尿道全长以及阴道和直肠。

三维超声容积探头对盆底进行扫描,获取纵轴、冠状和横向切面上组织的立体信息,并经三维重建,可以观察到完整的盆隔裂孔的声像图。在冠状面上测量尿道括约肌长度;横切面上测量尿道括约肌厚度。

三维超声上可见:横切面上尿道括约肌呈"靶形",中央高回声的尿道腔、黏膜下血管丛及平滑肌复合体周围低回声为横纹括约肌(尿道外括约肌)。横断面为菱形是耻骨联合与耻骨内脏肌内缘围成的区域。两侧耻骨支及耻骨联合形成八字状强回声位于盆隔裂孔的最前方,耻骨内脏肌构成盆隔裂孔的两侧缘和后缘,为高回声,两侧对称,回声连续,略向两侧外凸呈轻微弧形。

耻骨内脏肌前方与耻骨两侧的内面紧密连接,内侧与尿道壁及阴道壁的外侧壁肌层交织,后方绕过直肠并紧贴直肠两侧呈"U"字形,汇合于肛管直肠连接部。盆隔裂孔在中后部被阴道直肠隔分为前后两部分:前部为尿生殖裂孔,后部为直肠裂孔。

(1)盆隔裂孔前后径:耻骨联合内侧缘中点和耻骨内脏肌在直肠后方两支汇合处内侧缘之

间的距离。

(2)盆隔裂孔左右径:耻骨内脏肌的两侧支内缘之间的最大距离。

(3)盆隔裂孔面积:耻骨联合内侧缘与耻骨内脏肌内侧缘之间的面积。

(一)超声在压力性尿失禁中的应用

压力性尿失禁(SUI)是妇产科临床常见疾病,超声影像学提供了 SUI 患者的解剖学或形态学及动态学变化,可清晰地显示静止期及动态期膀胱颈的位置及活动度、膀胱壁厚度、盆底肌肉活动等。

彩色多普勒超声及三维超声成像技术的发展与应用以及超声尿动力学的兴起及应用,更为 SUI 的超声诊断奠定了科学的基础。

1.发病原因

常见的压力性尿失禁发病原因有分娩及分娩损伤、尿道及尿道周围组织改变、阴道及尿道手术后、会阴及尿道损伤、盆腔肿物致腹压增高以及多产、肥胖、家族遗传等。盆底支持结构松弛致膀胱颈下移、近端尿道支持缺陷而导致尿失禁。

2.临床症状

临床症状主要为尿失禁。轻度尿失禁仅发生在咳嗽、打喷嚏时,中度尿关禁发生在日常生活中,如走路、坐立动作时,重度尿失禁患者站立时即可发生尿失禁。

3.超声检查

超声可通过腹部、阴道、会阴、直肠等途径对女性泌尿疾患进行观察,重点观察膀胱形态、膀胱壁厚度、膀胱颈部、尿道长度、厚度、尿道内口形态,测量尿道斜度、膀胱尿道后角、膀胱角至耻骨弓的距离、膀胱颈的活动度等。

经腹部超声检查需充盈膀胱,重点观察膀胱形态、膀胱壁厚度及尿道内口、膀胱尿道后角情况;经会阴超声重点观察尿道长度,尿道壁厚度、斜度,膀胱尿道后角角度,膀胱角至耻骨弓的距离,膀胱颈情况;经阴道超声显示则较经会阴超声更加清晰,可清楚显示尿道、阴道、直肠的关系及其周围病变;经直肠超声检查可观察直肠周围情况以及盆底肌肉的厚度,为测量盆底肌肉松弛提供客观的指标。

在三维超声成像图上正常妇女尿道两侧厚,背侧薄。冠状面上可见尿道完整情况及横纹括约肌全貌,呈曲线状低回声包绕尿道周围。USI 患者不同部位尿道扁平、松弛无力,括约肌短而薄,甚至缺失。

超声诊断压力性尿失禁的标准如下。

(1)尿道膀胱后角≥110°。

(2)膀胱颈至耻骨联合的距离≤2.0 cm。

(3)膀胱颈旋转角度≥20°。

(4)尿道膀胱连接部移动度>1.0 cm。

超声还可用于手术后随访。

(二)腔内超声对肛管括约肌形态功能的评价

肛管内 US 显示肛门括约肌撕裂表现为括约肌的不连续,诊断的准确性为组织学和外科手术所证实接近 95%。

一般认为成年人肛门内括约肌厚度<4 mm 均应视为异常。检查发现初产妇分娩前没有耻骨尾骨肌不对称或肌肉从侧盆壁撕裂的现象,而阴道分娩的产妇产后会发生单侧或双侧的

肌肉撕裂。图像表现为盆底双侧肌肉的不对称和裂伤。肛管的上、中、下 3 部分在 B 超下显示不同的组织结构特点,超声检查时一般按上、中、下 3 个平面的顺序进行,即先将探头插入较深的位置,然后慢慢退至肛管。经直肠超声对于直肠肛管壁和肛门括约肌的显示有较大的临床应用价值,可检测肛管括约肌的形态完整性,对肛管齿状线上 1.5 cm 以下括约肌损伤诊断率较高。

经直肠超声显示耻骨直肠肌和横向的会阴是肛管近端的定界线,在肛管的中部耻骨直肠肌与外括约肌的部分肌纤维互相融合构成一个完整的前环。内括约肌较厚呈均匀的低回声,与混杂回声的皮下组织和侧面的纵肌形成鲜明的对比,内括约肌终点下部的皮下外括约肌定界肛管的远侧部。新一代 10 MHz 以上高频率换能器可区别外括约肌、括约肌间平面和纵肌等结构之间的不同特征。

由于形态学的观察具有较大的可变性,完整的括约肌成为正常检查的基础,采用内括约肌可清楚地定义分界线,测量结果的可重复性较高,内括约肌随年龄增长而变厚,成年人厚度为 2~3 mm。

(三)女性盆腔静脉淤血综合征超声诊断

女性盆腔静脉曲张症又称女性盆腔静脉淤血综合征,是由于阔韧带和卵巢静脉丛扩张引起的慢性盆腔静脉淤血,也是妇科非周期性慢性下腹坠痛的主要原因之一,可同时存在于子宫侧壁、阴道旁及髂内的静脉曲张。

1. 发病原因

(1)多次孕育及分娩创伤增强了盆腔静脉丛的扩张。

(2)长期从事站立工作,盆腔静脉压力持续增高。

(3)子宫后位使静脉回流受阻。

(4)习惯性便秘间接影响子宫阴道静脉丛。

(5)其他因素,如情绪波动、自主神经功能失调、输卵管绝育术后、早婚、早孕等。当盆腔压力增加后,加之盆腔静脉管壁较身体其他部位静脉管壁薄,缺乏筋膜组成的外鞘,没有瓣膜,弹性较差,穿行于盆腔疏松结缔组织中,容易扩张形成众多静脉丛。

2. 临床症状

临床诊断主要有三痛(下腹痛、腰骶痛、性交痛),两多(月经多、白带多),一少(妇科检查缺少阳性体征)。大多数有自主神经功能失调的症状,因无典型的临床症状而使得临床诊断有一定困难。超声检查是一项重要的辅助诊断方法。

3. 超声检查

超声检查时用阴道探头,置于宫颈与穹隆间,采用纵、横、斜多方位和多角度扫查整个盆腔,直至子宫、卵巢、输卵管及扩张的盆腔经二维图像显示清晰后,用彩色多普勒观察曲张血管的血流方向,再以频谱多普勒检测血流速度。女性盆腔静脉曲张症,二维图像表现为子宫均匀性增大或正常大小,盆底、附件区甚至子宫肌层均见蚯蚓状、串珠状或蜂窝状无回声区,其内径在 4~11 mm,可见流动的液体,彩色多普勒血流显示该无回声区为红蓝相间的、方向多变的彩色血流信号,频谱多普勒大多以低速静脉频谱为主,也可见毛刺状动静脉瘘频谱,流速在 40~80 mm/s。

盆腔静脉曲张症根据严重程度分三度。

(1)轻度:表现为受累静脉轻度扩张迂曲,多为平行扩张,内径 4~4.9 mm,受累范围极为局限,约为 20 mm×30 mm,管腔内流速基本正常,子宫肌层静脉无扩张。

(2)中度:受累静脉明显增宽,内径 5～7 mm,形成圆形或椭圆形无回声区,受累范围约 30 mm×45 mm,管腔内流速减低为 40～80 mm/s,子宫肌层静脉轻度扩张。

(3)重度:除受累静脉内径显著扩张,内径>7 mm,子宫静脉窦开放比轻、中度更为显著外,子宫肌层内静脉血管呈彩球样改变,相应部位频谱形态杂乱,低平且不连续,呈低速无波动状态。

4.鉴别诊断

本病需与其他继发性的盆腔静脉曲张鉴别,主要应与髂总或髂内静脉栓塞引起的盆腔静脉曲张相鉴别,但可以向上追踪检查发现髂总静脉或髂内静脉的病变,鉴别并不困难。盆腔肿块压迫也可引起盆腔静脉曲张,但因能探及盆腔肿块,且多为单侧性,鉴别也并不困难。作为超声医生应重视该病的超声图像特征,结合彩色多普勒血流图及频谱多普勒的特征性表现,在临床检查中作为首先发现、筛查的重要手段,为临床妇科疾病的诊断治疗提供更为可靠的诊断信息。

四、超声在女性盆底疾病中的应用进展

(一)产后盆底肌再锻炼中超声的应用

有关于女性在产后盆底肌再锻炼中经腹超声(transabdominal ultrasound,TAUS)的应用案例报道,提示 TAUS 在盆底肌康复再锻炼和再教育中可以作为一种有意义的评价工具。盆底肌肉功能评估主要包括盆底肌力、阴道收缩压。盆底肌力可以应用二维和三维超声对盆底肌肉的显示,盆底肛提肌和肛门括约肌主要评估肌肉收缩强度、能否对抗阻力,肌肉收缩持续时间及疲劳度、对称性,重复收缩能力及快速收缩次数。

产后压力性尿失禁常常会影响女性日常生活以及体育锻炼的能力,盆底肌锻炼被认为可以有效地改善尿失禁。

TAUS 是一种新的、无创性的评价盆底肌功能的方法。应用 TAUS 检测包括盆底肌锻炼在内的干预措施效果,一例 29 岁女性患者,有两次阴道分娩史,其中 1 次导致会阴 3 度裂伤,之后发生 SUI。用 1 年的随访检测来判断锻炼的长期效果。在此治疗期间,该患者从盆底肌锻炼受益,盆底肌收缩力加强,SUI 症状消失,锻炼 1 年后的满意度很高。

超声检查随着妇科泌尿学的建立和发展,在女性下尿道的评估方面,是继临床病史、体格检查、尿动力学和影像学基础上有效的补充,且能提供动态的、功能—形态学的资料,临床医生可以利用它观察患者静息、用力时盆底器官、尿道、膀胱、阴道、肛门和直肠的动态几何图像。同时,经会阴超声可以辨别盆底肌肉及其活动和静止之间的关系,以及所植入网片和吊带的位置。使得临床医生可以根据超声表现评估盆腔前部、中部和后部功能。

经会阴超声是将 3.5～5.5 MHz 的凸阵超声探头在会阴部呈 5°～10°角扫查直至尿道和膀胱的轮廓被显露,慢慢旋转探头保持尿道在图像中央并使直肠即后部肌肉进入视野。

(二)妊娠期女性盆隔裂孔变化的超声观察

大量文献报道及流行病学调查研究表明,PFD 与妊娠密切相关,初次妊娠即可对盆底结构及组织造成损伤。

在妊娠期,随着子宫的不断增大,盆底承受的压力逐渐增加,盆底组织发生了一系列重塑过程以维持盆底结构的整体性和功能的完善性,该重塑过程贯穿于整个围生期,并且存在着个

体差异性。一旦这种稳定状态失去平衡,就会表现为 PFD。

超声观察妊娠期女性盆隔裂孔的表现特点,包括妊娠期盆隔裂孔在静止期、缩肛期和张力期的构成及各组成部分声像图表现特点、盆隔裂孔前后径(AP)、左右径(LR)、面积(HA)及耻骨直肠肌平均厚度(Tm-PR)等,获得不同状态下盆隔裂孔横断面声像图,比较观察妊娠期盆隔裂孔声像图的表现特点,为研究妊娠与盆底功能障碍性疾病之间的关系提供影像学依据。

超声观察到妊娠期盆隔裂孔可以发生各种异常,包括盆隔裂孔形态异常,裂孔位置异常,耻骨直肠肌形态、走行异常,耻骨直肠肌撕脱,阴道横断面形态异常,盆底结缔组织疏松,盆底器官构成异常且妊娠期盆隔裂孔大小较正常未生育女性大,耻骨直肠肌较正常未生育女性薄。

三维盆底超声是一种有效的评价女性盆底支持系统结构的影像学方法,能清晰显示妊娠期女性盆隔裂孔及裂孔内各结构的形态学表现特点,对研究妊娠与盆底功能障碍性疾病之间的关系有重要价值,丰富了盆底支持系统及盆底功能障碍性疾病的三维超声研究内容。

(三)不同分娩方法对女性泌尿系统的影响

应用阴道前庭超声方法评价阴道分娩和选择性剖宫产对女性盆底的近期影响。在安静状态及压力状态下(Valsalva 动作时)分别测量各组患者的膀胱尿道后角角度(Ar、As);膀胱颈至耻骨联合下缘的距离(Dr、Ds);膀胱颈角度(θr、θs);膀胱颈旋转角度(θ);尿道膀胱连接部移动度(UVJ-M),并将各组结果进行统计学分析。结果阴道分娩组与对照组比较,Dr 缩短,有统计学意义,θs、θ 及 UVJ-M 明显增大,有统计学意义。选择性剖宫产组与对照组比较,θs 及 θ 增大,有统计学意义。阴道分娩组与选择性剖宫产比较,θs 及 UVJ-M 明显增大,有统计学意义。阴道分娩组中无产后尿失禁症状者与有产后尿失禁症状者比较,无统计学意义。结论阴道分娩近期对盆底功能的影响大于选择性剖宫产。

(四)未育正常女性盆隔裂孔超声观察

应用三维超声观察未育正常女性盆隔裂孔的形态、结构是一种有效的影像学手段。为女性盆底结构的形态学观察提供一种有效的影像学方法。

选用三维探头经会阴部进行探测,获得三维盆底超声重建声像图,横断面上取耻骨联合内下缘和肛管直肠连接部平面用于观察盆隔裂孔的形态、结构、组成及大小。

结果所有受检者均能清晰显示盆隔裂孔,正常未育女性的盆隔裂孔形态呈菱形,结构完整紧凑,盆隔裂孔内从前至后呈直线依次排列尿道、阴道、直肠,盆隔裂孔两侧耻骨内脏肌对称且连续性好。盆隔裂孔前后径、左右径和面积分别为(4.31±0.72) cm、(3.98±0.61) cm、(11.22±2.61) cm²。

第五节　异常妊娠

一、流产

妊娠 28 周以前终止者称为流产。临床按流产发生的不同阶段分先兆流产、难免流产、不全流产、完全流产及过期流产。

（一）先兆流产

1. 二维超声

子宫腔内仍可显示妊娠囊，形态完整，并可见到胎心搏动。在妊娠囊周边可见低回声暗区，形态不一，范围及大小与出血量的多少有关。

2. 彩超表现

妊娠囊内仍可见胎心搏动血流信号。

（二）难免流产

由先兆流产发展而来。继续妊娠已不可能，临床表现为阴道出血量增多或有血块，超过正常月经量，甚至有羊水流出或胎膜膨出于宫口。

1. 二维超声

子宫内妊娠囊变形、皱缩，未见卵黄囊，胎心搏动及肢体活动消失。妊娠囊位置可下移至宫口。

2. 彩超表现

妊娠囊内无胎心搏动血流信号。

（三）过期流产

又称稽留流产，系指胚胎死亡达 2 个月以上尚未自然排出，孕妇多有先兆流产病史。

1. 二维超声

子宫小于孕周，子宫腔内显示枯萎的妊娠囊，其内未见正常胚胎结构，未见胎心搏动，子宫内可见液性暗区。

2. 彩超表现

妊娠囊内无胎心搏动血流信号。

（四）不全流产

1. 二维超声

子宫小于孕周，子宫腔内未见正常妊娠囊，而见不均质斑片状、团块状高回声，或见少许液性暗区。

2. 彩超表现

子宫腔内不均质高回声内无血流信号，但相邻局部肌层内可见丰富的血流信号，为低阻力的血流频谱。

（五）完全流产

子宫已经接近正常，子宫腔内未见正常妊娠囊及不均质高回声，可见少许积血所致的液性暗区。

二、胎死宫内

妊娠中晚期胎儿在宫内死亡称为死胎，由于胎死宫内时间较长（大于 4 周），能引起孕妇凝血功能障碍，故应及时诊断。

超声表现如下。

（1）胎儿颅骨重叠、塌陷，此因脑组织浸软。

（2）胎心、胎动消失。

（3）胎儿肌张力消失，脊柱失去正常弯曲，可变直或更弯曲、折叠，胸廓也塌陷，如果死亡时间较久可出现少量腹腔积液、头皮水肿,以及全身皮肤水肿。

(4)胎儿生长发育参数小于孕周。

(5)胎儿颅内、胸廓、腹腔内结构紊乱不清,见团状强回声。

(6)胎盘肿胀、增厚或萎缩、分离。

(7)羊水量减少,羊水多少可反映死胎时间。

三、异位妊娠

凡受精卵在子宫腔外的器官或组织中着床发育,称为异位妊娠,又称宫外孕。按孕卵着床部位的不同可分为输卵管妊娠(子宫部、输卵管峡、输卵管壶腹、输卵管漏斗、输卵管伞)、子宫颈妊娠、子宫角妊娠、卵巢妊娠、腹腔妊娠等,异位妊娠与宫内妊娠也可同时存在。

(一)输卵管妊娠

1.病因与病理

输卵管妊娠是指受精卵在输卵管腔内种植并发育,为最常见的异位妊娠,占95%。可发生在输卵管的任何部分,最多见在输卵管壶腹。

2.临床表现

临床表现有停经史、腹痛、阴道出血等症状,血尿 hCG 阳性。输卵管妊娠由于种植部位的差异,又有多种转归,声像图上变化也是多种多样的。

3.超声表现

(1)子宫稍增大,子宫腔内无真胚囊(为偏心环状液性暗区,周围由绒毛回声产生亮的光环),内膜增厚>10 mm,有阴道流血时,子宫腔可稍有扩张,少量积血为液性暗区,周边的蜕膜回声稍高似胚囊称假胚囊,但不具备偏心征。

(2)附件包块。附件区可见囊性或混合性包块,形态不规则,边界不清,内部回声不均。混合回声包块,是由于输卵管妊娠破裂后出血的血块、输卵管、胚胎组织或卵巢被网膜等组织包裹而形成。

1)未破裂型宫外孕:附件区可见囊性包块,见胚囊样结构,囊内可见胚芽和胎心搏动,甚至可以见到卵黄囊,盆腔内无明显积液。

2)流产型宫外孕:附件区见边界不清的肿块,内部回声不均匀,盆腔见少量积液。

3)破裂型宫外孕:常有剧烈腹痛,阴道出血,腹腔内出血量大时易发生休克。包块大小与出血量多少有关,也与出血后距检查时间长短有关,盆腹腔内见大量积液,子宫、附件及肠腔漂浮在液体内。

4)陈旧性宫外孕:阴道出血时间长,曾有剧烈腹痛后呈持续性隐痛,血尿 hCG 多为阴性或弱阳性。二维超声显示附件区边界不清的不规则实性包块,包块内呈不均质中等或高回声,子宫往往与包块分界不清,可有少量盆腔积液,彩色多普勒超声显示包块内血流信号不丰富。

(3)盆腹腔积液

1)直肠子宫陷凹:是最常见积液部位,是人体最低部位,少量积液即可在此积累。临床上后穹窿穿刺即是此处。

2)双侧髂窝或肝肾隐窝、脾肾隐窝:尤其患者因腹痛处平卧位时,此几处积血有时会多于直肠子宫陷凹。

3)急性大量出血时,子宫漂浮于血液中,腹腔内也可见到游离血液及血凝块。

鉴别诊断：黄体破裂、阑尾炎、盆腔炎。

(二)卵巢妊娠

卵巢妊娠较为少见，受精卵在卵巢组织内种植和生长发育，诊断标准是输卵管完整；孕囊必须在卵巢内；胚囊壁上多处有卵巢组织。

(三)腹腔妊娠

腹腔妊娠罕见，多见于继发于输卵管妊娠破裂或流产后，胚囊或胎盘进入腹腔，再次着床于腹腔生长、发育。声像图特点是子宫大小正常，宫内未见妊娠囊。腹腔内见胎儿各种结构及羊水暗区、胎盘。

(四)子宫颈妊娠

子宫颈妊娠少见，指受精卵在子宫颈管内着床、发育。声像特点：子宫轻度增大，宫内未见妊娠囊。子宫颈局部明显增厚，在子宫颈显示妊娠囊。

四、滋养细胞性疾病

滋养细胞疾病是孕卵发育过程滋养细胞层的病变，分为葡萄胎、侵蚀性葡萄胎及绒毛膜癌。当滋养层细胞增生，绒毛间质水肿变性，绒毛因肿胀、膨大形成大小不等的半透明样水泡，相连成串，如葡萄状。由于绒毛失去正常吸收营养功能，可使胚胎早期停止发育、死亡、自溶、吸收等。若妊娠中部分胎盘发生绒毛变性，少数胎儿尚可生存，则称为妊娠合并部分葡萄胎。若水泡样组织侵入子宫肌层或转移至其他脏器、部位，称之为侵蚀性葡萄胎（或称恶性葡萄胎）。最后也可恶变为绒癌。

(一)葡萄胎

1.临床表现

闭经后阴道不规则出血，尿和血 hCG 异常增高，妊娠试验为强阳性。分完全性和部分性葡萄胎。

2.超声表现

(1)完全性葡萄胎声像图特点：子宫明显增大，大于妊娠月份，宫内未见胎儿及胎盘回声，子宫周边有无回声区，系宫内积血所致。子宫腔内充满大小不等的如水泡样的暗区，密集光点、光斑如蜂窝状，点、片状回声。常合并双侧卵巢的黄素囊肿，即在双侧卵巢内见直径为 5～10 cm 大小的多房性囊性包块，边界清晰，壁光滑，内为液性暗区，可有较多分隔光带。

(2)部分性葡萄胎声像特点：子宫增大超过妊娠月份。子宫腔内除可见大部水泡状暗区外还可见完整胎儿，如胎儿存活，可见胎心搏动，但无法见到完整胎盘及羊水暗区。附件区有时可探测到黄素囊肿。

(二)侵蚀性葡萄胎(又称恶性葡萄胎)

1.临床表现

葡萄胎清宫术后，阴道持续不规则出血。hCG 仍持续阳性或呈阴性后又转为阳性。侵蚀性葡萄胎可侵入子宫肌层和转移至远处器官。如果穿孔出血可引起严重腹痛甚至发生休克。

2.超声表现

侵蚀性葡萄胎的病灶首先出现于子宫肌壁内，逐渐扩大，由小到大，可穿透肌壁扩展至子宫外，在子宫肌层呈密集不均匀点状及大小不等的多个低回声区或无回声区。在附件区可见黄素囊肿。彩色多普勒显示病灶及肌层内见丰富血流信号，呈五彩镶嵌，为低阻力血流。

（三）绒癌

1.临床表现

葡萄胎流产或其他类型流产后 1 年以上,阴道持续或间歇性不规则出血,hCG 测定持续不正常,有上升趋势或由阴性又转阳性。

2.超声表现

二维超声显示子宫增大,形态不规则,呈结节状突起,可见不规则的团块及点状回声。当病灶坏死、出血时有散在的液性暗区,多为不规则、边界模糊,同时也显示卵巢黄素囊肿,并有转移灶症状。彩色多普勒显示病灶及肌层内丰富血流信号,为低阻力血流频谱,并可出现动静脉瘘频谱。侵蚀性葡萄胎同绒癌的鉴别主要是靠病理切片。

五、胎儿宫内生长迟缓

胎儿宫内生长迟缓亦称胎盘功能不良综合征(IUGR),是指胎儿出生体质量低于正常同孕龄胎儿体质量的第 10 位百分位数或低于 2 个标准差,或足月胎儿体质量小于 2 500 g。可分为均称型 IUGR 和不均称型 IUGR。前者发生在妊娠早期,细胞增生能力低,细胞数量减少,胎儿所有器官均受影响,呈匀称型。多为胎儿先天畸形的表现之一,预后不良。后者发生在妊娠中、晚期,细胞数目正常,细胞体积减小,胎儿发育不匀称,多源于孕妇本身疾病或胎盘功能低下导致的。

超声判断胎儿宫内生长迟缓的指标:主要测量胎儿双顶径、头围、胸围、腹围、股骨长度等参数。如果测值低于同孕龄儿正常值的第 10 位百分位数(或低于 2 个标准差以下)者,考虑为胎儿宫内生长迟缓。

（一）双顶径（BPD）

双顶径的测量误差小,其增长与胎龄紧密相关。在 36 孕周以前,BPD 每周增长应大于 2 mm,对连续 2 次测量 BPD 增长速度均小于每周 2 mm 时,也可考虑宫内生长迟缓。

（二）胎儿头围与腹围比值（HC / AC）

腹围反映胎儿肝体积和腹部脂肪的多少。妊娠 36 周前胎儿头围较腹围大,妊娠 36 周后则相反。不均称型 IUGR 大多头围大于腹围,均称型则基本不变,据此可判断 IUGR 的类型。

1.股骨长（FL）

胎儿股骨长度与胎儿身长密切相关,13 孕周后可测量。妊娠 30 周前平均每周增长 2 mm,36 周后则平均每周增长 1 mm,IUGR 时则增长速度降低。

2.股骨长与腹围比值

(FL/AC)×100,正常值为 22±2,如果大于 24 则为非均称型。

六、子宫颈功能不全

子宫颈功能不全是指子宫颈内口关闭不全,以至反复发生流产和早产。主要原因是子宫颈发育不良、子宫颈损伤、子宫颈锥形切除术后等。

超声表现:正常妊娠子宫颈长度在 3 cm 左右,子宫颈内口闭合,子宫颈管呈线状闭合,在妊娠 10～14 周,子宫颈长度小于 3 cm。子宫颈内口扩张宽 1～2 cm 或胎囊、部分胎体脱入子宫颈管内,为诊断子宫颈功能不全的标准。

七、胎儿颈项透明层

胎儿颈项透明层(NT)是指胎儿颈部皮下的无回声带,位于皮肤高回声带与深部软组织高回声带之间。许多研究表明早孕期胎儿 NT 增厚与唐氏综合征、先天性心脏结构畸形、骨骼系统畸形以及其他染色体异常的危险性增高有明显相关性,因此现在临床上将 NT 检查列为早期胎儿畸形筛查的常规检查项目。

(一)测量时间

11~13^{+6}周,胎儿头臀长(CRL)45~84 mm。

(二)测量标准切面

胎儿正中矢状切面,胎儿颈部自然伸位(不后仰也不前屈),可清晰显示鼻骨、颈部皮下无回声带,图像放大,使头部及上胸占整个显示器的 3/4。

(三)测量方法

在皮肤与颈椎上的软组织之间最宽处的无回声带间垂直测量。

(四)正常值

目前多数学者认为 NT<2.5 mm 为正常,NT≥2.5 mm 为可疑增厚,NT>3 mm 为异常增厚。

(五)测量注意事项

特别注意区分胎儿皮肤与羊膜,切勿将羊膜与皮肤之间的厚度误测为 NT 值,这样往往会导致 NT 值明显增厚,此时应等待胎动时方能很好区别。

第六节　胎儿先天性畸形

胎儿畸形(fetal abnormality)是指由各种原因引起的胎儿发育过程中胎儿形态结构异常的出生缺陷。出生缺陷(birth defect)是指胚胎发育紊乱引起的形态、功能、代谢、精神、行为等方面的异常,包括先天畸形、智力障碍和代谢疾病等。发育中的胚胎受到致畸作用后,是否发生畸形以及发生什么样的畸形,不仅决定于致畸因子影响和胚胎的遗传特性,还与胚胎受到致畸因子作用时所处的发育阶段有关。胎儿发育中最易发生畸形的时期是胚期,即受精后第3~8周,此期胚胎细胞增生、分化活跃,胚体形态变化复杂,是主要器官、系统建立及分化的时期,当受到致畸因子干扰后,最易发生器官形态结构严重畸形,是致畸敏感期。受精后的前两周为胚前期,此期的胚胎受到致畸作用后容易发生损害,但以胚胎死亡多见。受精后的第 9 周至分娩为胎儿期,此时受致畸作用后也会发生畸形,但多属组织结构和功能的微小畸形和异常。

我国出生缺陷总发生率约为 1.1%,每年有 20 万~30 万肉眼可见的先天性畸形儿出生,加上出生后显现出的缺陷,先天残疾儿童占每年出生人口总数的 4%~6%。因此,产前诊断胎儿畸形非常重要,可对不良结果的妊娠及时干预,降低围生期病死率及发病率。

一、胎儿先天性畸形的分类与病因

(一)畸形的分类

1.依据畸形的病因学分类

胎儿畸形分为遗传因素引起的畸形、环境因素引起的畸形、原因不明的畸形。

2.依据畸形的形成方式分类

胎儿畸形分为胚胎组织形成不良(在致畸因子影响下,使胚胎出现缺陷而形成畸形)、变形(受外来机械力作用,胚胎组织器官受压变形)、阻断(受外来物质的破坏和阻断而形成畸形)。

3.依据畸形的病理学分类

胎儿畸形分为发育不全或不良、增生及发育过度、遗留结构、未分离和管道未形成、神经管闭合不全、骨骼发育异常、非典型分化等。

4.依据畸形的临床类型分类

如综合征、联合征、序列征、变形征、阻断征。

还可根据畸形声像图表现的不同时间进行分类:早期发现且不随孕周而发生改变的畸形;在不同的阶段具有不同的畸形声像图表现;一过性异常;多变性异常;迟发性异常等。

(二)致畸因素

目前公认的出生缺陷病因主要有两个:一是遗传因素,占 25%;二是环境因素,占 10%。遗传与环境因素相互作用和原因不明的占 65%。

1.遗传因素

遗传因素引起畸形是指遗传物质的改变,引起子代的各种畸形。遗传物质的改变是指生殖细胞或受精卵中的基因突变和染色体畸变,可由环境因素影响所致,也可由父系或母系遗传而来。

许多遗传病要到一定年龄才发病,在胎儿期或婴儿出生时可不表现出形态上的异常。但遗传因素引起的胎儿畸形大多在胎儿期及婴儿出生时即可表现出明显的结构畸形。一般来说,遗传病可分为单基因遗传病、多基因遗传病与染色体病三大类。

2.环境因素

(1)生物因子:主要有病毒(如风疹病毒、巨细胞病毒、流行性腮腺炎病毒、流感病毒等)、弓形体、梅毒,其他如细菌、支原体、立克次体等多种微生物亦可引起胎儿畸形。

(2)物理因子:电离辐射(X 线,β、γ 射线)、机械性压迫和损伤等。

(3)药物:抗生素如四环素类药物、氨基糖苷类药物、疱疹净、灰黄霉素、氯喹、乙胺嘧啶、甲苯咪唑、灭滴灵等均可能有致畸作用,妊娠期间应禁止使用。镇静药如反应停可引起严重的"海豹肢"畸形,已禁用。其他药物如抗癫痫药中的苯妥英钠是叶酸拮抗药,可导致胎儿乙内酰脲综合征。抗精神病药物丙咪嗪可导致骨骼畸形及唇裂;氟哌啶醇可引起胎儿肢体变短;碳酸锂可使胎儿发生先天性心脏畸形等。激素类药物中的肾上腺皮质激素可引起腭裂及脑积水等。

(4)化学物质:如铅、汞及其化合物、镉、砷、苯、二硫化碳、四氯化碳、多氯联苯、氯丁二烯、有机磷农药、有机氯农药及有机汞农药等,均有不同程度的致畸作用。

(5)其他致畸因子:孕母自身一些因素,如营养不良、缺氧、吸烟、酗酒、吸毒及患某些疾病(如甲状腺功能亢进、苯丙酮酸尿症、糖尿病等),亦可能影响胎儿的正常发育。

3.遗传与环境因素相互作用

在先天畸形的发生中,环境因素与遗传因素常常相互作用,共同引发先天畸形。单纯由环境因素或遗传因素引起的先天畸形只是少数,多数先天畸形都是由遗传因素和环境因素共同作用的结果。

二、胎儿中枢神经系统畸形

(一)脑积水和脑室扩张

脑积水(hydrocephalus)是指各种原因引起脑脊液循环受阻,导致脑脊液积聚于脑室内,致使脑室明显扩张,发病率为 0.1%～0.2%,是最常见的胎儿畸形之一。脑室扩张(ventriculomegaly)是指梗阻或非梗阻原因导致脑室内径的增大。脑室扩张既包括非梗阻的脑实质体积缩小,导致的脑室相对增大,也包括了脑脊液积聚引起脑室扩张。脑积水多指明显的脑室扩张,如中脑导水管阻塞所致的脑室扩张。

1.病因与病理

一般认为正常脑脊液90%来自于左右侧脑室的脉络丛,经室间孔入第三脑室,与其内脉络丛产生的脑脊液汇合经导水管入第四脑室,再与第四脑室脉络丛产生的脑脊液汇合经正中孔和侧孔入蛛网膜下隙,最后由蛛网膜颗粒渗入上矢状窦进入血液循环。引起脑积水的原因有脑脊液循环障碍、脑脊液吸收障碍和脑脊液产生过多。脑脊液循环障碍最常见的是第三脑室与第四脑室间的中脑导水管狭窄或阻塞,阻碍脑脊液循环造成的脑室扩张,这是发生在脑室系统内的非交通性脑积水。吸收障碍是蛛网膜颗粒阻塞,脑脊液回吸收减少所致。脑脊液产生过多可见于脉络丛乳头状瘤。常见病因有发育异常(占40%),如中脑导水管狭窄、胶质增生、隔膜形成;Dandy-Walker 畸形、Arnold-Chiari 畸形、脑贯通畸形、无脑回畸形等。非发育病因主要是胎儿宫内感染引起的粘连闭塞。

2.超声表现

(1)脑室系统扩张:正常胎儿侧脑室后角宽度<10 mm,侧脑室指数<0.35。一般认为,任何孕周侧脑室后角宽度>10 mm 即为异常;侧脑室 10～15 mm 及侧脑室指数>0.35,无合并其他超声可见畸形时,为轻度侧脑室扩张;侧脑室>15 mm,侧脑室指数>0.5 为明显脑室扩张。晚孕期正常第三脑室宽度<2 mm,任何孕周第三脑室宽度>3.5 mm,即为异常。

(2)其他颅内结构改变:脉络丛悬挂于扩张的脑室内、脑中线偏移、脑实质受压变薄、双顶径和头围增大、头围明显大于腹围。中脑导水管狭窄者可见双侧脑室及第三脑室扩张,Dandy-Walker畸形见第三脑室扩张。

3.注意事项

孕期由于颅骨多次反射伪像,使远场脑实质呈明显低回声或无回声,易误诊为脑室扩张。

脑积水常合并其他先天性异常,如脊柱裂、全前脑、Dandy-Walker 畸形、脑膨出、胼胝体缺失、染色体异常等。注意与水脑鉴别,水脑不存在大脑皮质组织,也无脑中线。

4.预后

超声诊断脑室扩张有重要价值。但并非所有的脑室扩张均代表胎儿预后不良,轻度脑室扩张是否有临床意义,目前仍有争议。有国外文献研究 234 例轻度侧脑室扩张患者大多数无不良后果,但出生后发生脑和神经系统发育不良及染色体异常的危险性较正常者高。也有报道认为,轻度脑室扩张可能是一种正常变异,因此,对于轻度脑室扩张建议超声连续观察、进一步染色体和胎儿头颅 MRI 检查。但重度侧脑室扩张及合并其他畸形者预后不良,应建议终止妊娠。

(二)露脑畸形和无脑畸形

露脑畸形(exencephaly)是眶上嵴以上颅盖骨穹顶缺失,脑组织完整而发育异常。无脑畸形(anencephy)是颅盖骨及双大脑半球缺失。有学者认为,露脑畸形是无脑畸形的早期阶段,并提出露脑无脑畸形序列的概念。

1.病因与病理

目前公认无脑畸形是遗传和环境因素共同作用的结果。孕早期外胚层发育成头皮,肌肉和颅骨这一过程发生障碍,颅盖不能形成而导致颅盖缺失,使脑组织暴露浸泡在羊水中,长期浸泡的化学刺激和机械因素(胎动、胎手反复碰触搔扒脑部)使脑组织破碎脱落于羊水中,逐渐仅剩下面部和颅底,发展成无脑畸形。

2.超声表现

(1)露脑畸形妊娠早期或中孕早期见胎儿颅骨光环消失,头部见隆起的不规则脑组织漂浮于羊水中,向左右分开;脑内结构紊乱,分辨不清,脑组织回声不均匀稍增强;无脑中线、侧脑室和脉络丛。随着孕周增长,脑组织越来越少。

(2)无脑畸形妊娠早期或中孕早期胎儿未见颅骨光环和脑组织回声,额部扁平,仅存面部和颅底结构,颈项短;冠状面显示两眼眶处于最高处无前额,眼部明显突出呈"青蛙样"面容。

(3)大多有羊水过多。提高增益,羊膜腔内可见漂动的细小光点回声。这是破碎的脑组织脱落于羊水中所致。

(4)露脑畸形与无脑畸形常合并脊柱裂及其他畸形。孕妇血清及羊水中的 AFP 高于正常妊娠。

3.注意事项

早期露脑畸形注意与巨大脑膨出鉴别。当见大量脑组织浸泡于羊水中时,主要应仔细观察颅盖骨缺失的部位及范围。另外,应与羊膜带综合征所致的头部无脑畸形鉴别,羊膜带综合征是由于部分羊膜破裂产生的纤维束或鞘,束缚缠绕胎儿阻断一些部位的分裂和发育而引起的畸形。根据畸形的多源性、非对称性和多发性,涉及胎儿的多个部位,羊水中可见多条线样的羊膜带回声等进行鉴别。

4.预后

露脑畸形与无脑畸形发生率为 0.1%,再发风险为 5%,孕早期自然流产发生率高,因此早期明确诊断可使孕妇得到适当的产前遗传咨询。该畸形为致死性畸形,一旦诊断,应建议孕妇终止妊娠。

(三)脑膨出与脑膜膨出

脑膨出(cephalocele)是指颅内脑膜和脑组织通过颅骨缺损处而膨出,发生率为0.03%～0.08%。如果仅是脑膜膨出,形成一囊肿样结构者称为脑膜膨出(meningocele);如果脑膜和脑组织均膨出称为脑膜脑膨出(encephalocele);如果颅骨缺损处无颅内组织膨出,称为隐性颅裂。

1.病因与病理

脑膨出与脑膜膨出的病因有遗传性和非遗传性因素,有报道具有家族倾向,是由胚胎头端的神经管闭合不全而导致脑组织从颅骨缺损口向外膨出所引起。一般发生在颅骨中线部位,少数可偏于一侧,颅穹隆部、颅底部均可发生。

2. 超声表现

(1)胎头旁见圆形或椭圆形大小不等、边界清晰、形态规则的包块,且随胎头运动而漂动,包块处颅骨光环回声中断。多位于枕部,其次是额部、顶部。

(2)脑膜膨出呈囊性无回声包块,囊内液体为脑脊液。脑膜脑膨出形成一混合性包块,内为实性不规则脑组织回声,沟回可见,CDFI 内见血流信号并与颅内血管相连,可有颅内中线偏移、结构紊乱等改变。

(3)常伴有小头畸形,脑积水、脊柱裂和 Meckel-Gruber 综合征等,额部脑膨出可合并唇、腭裂和眼距过宽。若膨出表面皮肤覆盖不完整时,脑组织或脑膜暴露于羊水,孕妇血清及羊水中的 AFP 可升高。

3. 注意事项

注意与颈部淋巴水囊瘤鉴别,颈枕部水囊瘤常为多房性,无颅骨缺损,常合并胎儿身体其他部位的皮肤水肿或胸腔积液、腹腔积液。当颅骨缺损较小且无颅内结构膨出或膨出包块较小时,超声不易显示。

4. 预后

严重的脑膨出,膨出的脑组织较多且合并其他畸形的预后不良,一旦诊断应建议终止妊娠。

超过 50% 的脑膨出患儿不能存活,但脑膜膨出者存活率 100%,存活者大多有智力低下或神经系统功能障碍,其严重程度与发生部位和受损程度有关。

(四)脊柱裂(spinal bifida)

脊柱裂是指脊椎中线缺损,导致椎管背侧或腹侧敞开,伴有或不伴有脊膜、脊髓膨出。

1. 病因与病理

脊柱裂的发生与染色体和环境因素有关。胚胎早期神经板形成脊柱过程中,若两侧椎弓在背侧融合发生障碍,则出现脊柱裂。脊柱裂分为开放性和隐性两种类型,大部分脊柱裂为开放性,病变处皮肤、皮下组织或脊膜均缺损,脊神经暴露于体表,或脊膜和脊髓脊膜膨出。小部分为隐性脊柱裂,仅有椎骨缺损,脊膜、皮肤及皮下软组织都正常。80%～90% 的脊柱裂位于腰椎或腰骶椎,常伴有脊髓发育异常。

2. 超声表现

(1)脊柱旁矢状切面见两条平行强回声光带间距局限性增宽,排列紊乱、不规则,有时脊柱异常弯曲,失去正常生理曲度。脊柱横切面见椎弓骨化中心向两侧分开,呈"U"形或"V"形。冠状切面上两条平行排列的串珠样椎弓骨化中心在病变处异常增宽。

(2)开放性脊柱裂皮肤及皮下组织延续性回声中断。有脊膜脊髓膨出时,局部可见无回声囊性包块或混合回声包块,大小不等,壁薄,可在羊水中漂动。

(3)合并的异常有头形改变,如双侧额部向内凹陷形成"柠檬头";颅内负压小脑变形形成"香蕉小脑",颅后窝池消失;脑积水。还合并足畸形(如马蹄内翻足)、羊水过多等。孕妇血清及羊水中的 AFP 明显升高。

3. 注意事项

隐性脊柱裂无脊膜膨出,皮肤及皮下软组织都正常,超声易漏诊。骶尾部脊膜脊髓膨出时注意与骶尾部畸胎瘤鉴别。畸胎瘤的根部在会阴部,肿瘤向臀部下方生长,壁厚,脊椎骨正常。

4.预后

开放性脊柱裂预后差,生存率低,存活者多有智力低下和周围神经功能障碍,即使手术修补后残废率也较高,脊柱裂严重者应建议终止妊娠并做染色体检查。

(五)全前脑(holoprosencephaly)

全前脑是由于前脑完全或部分未分裂而引起的一系列脑部结构异常和面部畸形,又称前脑无裂畸形。发生率约为0.01%。

1.病因与病理

全前脑致病原因尚不明确,目前认为该病与染色体异常有关,约34%全前脑有染色体三体畸变,包括13-三体、15-三体、16-三体、18-三体。对于非染色体异常所致的全前脑畸形多为散发性,其再发风险率为6%。前脑包括大脑半球、丘脑和丘脑下区。胚胎早期前脑泡发育障碍,导致前脑中线分裂和面部发育受阻而形成前脑无裂畸形。根据大脑半球分裂程度,分为无叶型、半叶型和叶状型全前脑3种类型。

2.超声表现

(1)无叶型全前脑大脑镰、半球间裂、透明隔腔和第三脑室消失,脑实质回声延续无分隔,丘脑融合靠近颅底。大脑皮质变薄,侧脑室呈新月形。半叶型全前脑声像图类似无叶型,但分为两个侧脑室,丘脑融合或不融合。叶状型全前脑胼胝体前下方脑实质呈左右延续,透明隔腔消失,此型声像图无明显特异性,诊断困难。

(2)合并面部中线畸形有眼畸形(独眼、无眼球、小眼球、眼间距窄)、鼻畸形(鼻阙如、喙鼻)、唇腭裂、小下颌等。半叶型面部畸形较轻,叶状型面部一般正常。

3.注意事项

全前脑应与严重脑积水、胼胝体和透明隔腔缺失鉴别。脑积水有中线结构,无面部畸形;胼胝体缺失有侧脑室后角扩张和前角狭窄,第三脑室扩张。

4.预后

全前脑预后极差,尤其是无叶型和半叶型产后病死率高。叶状型即使存活,也智力低下、脑发育不全,超声一旦诊断均建议中止妊娠并做染色体检查。

(六)Dandy-Walker 畸形

Dandy-Walker畸形是指小脑蚓部部分或完全缺失,伴有第四脑室和颅后窝池扩张的一组病变。发病率约为1/30 000。

1.病因与病理

Dandy-Walker畸形的病因与遗传、染色体和宫内病毒感染有关,一般认为是胚胎发育异常所致。由于菱脑顶部的斜形唇不能完全分化,来自翼板的斜形唇神经细胞不能正常增生和移行,导致小脑蚓部发育阙如及下橄榄核的异位而形成,伴有第四脑室侧孔、正中孔闭锁或狭窄而造成脑积水。

2.超声表现

Dandy-Walker畸形见小脑半球分开,小脑蚓部完全或部分缺失,第四脑室扩张,颅后窝池增大(>10 mm)与第四脑室间有细管状相通。也可伴有侧脑室和第三脑室的扩张。

合并畸形有脑部畸形(胼胝体缺失、脑回结构异常、脑组织异位、小头畸形、脑膨出)、心脑血管异常(房室间隔缺损、脑血管畸形、主动脉狭窄和右位心等)、骨骼畸形(多指/趾、并指/趾)等。

3.注意事项

正常胎儿孕 16 周前可见第四脑室扩张与颅后窝池相通,诊断时需慎重,宜在 22 周后评价 Dandy-Walker 畸形。

4.预后

Dandy-Walker 畸形预后不良,超声一旦诊断建议终止妊娠并做染色体检查。但单纯颅后窝池扩张则预后良好。

三、胎儿面部及颈部畸形

(一)颜面部畸形

唇裂(cleft lips)与腭裂(deft palate)是颜面部发育过程中组织融合障碍所致的畸形。我国发病率约为 1.5%,单纯性唇裂占 25%、单纯性腭裂占 25%、唇腭裂占 50%。

1.病因与病理

病因与遗传或环境因素有关,中央唇腭裂合并染色体异常的概率高达 52%,但也有部分病例病因不明。唇裂与腭裂的发生是由于胚胎时期上、下颌突,鼻突,球状突,腭突融合障碍所致。病理上唇腭裂分为单侧性、双侧性和中央性。根据病变累及的范围,分为单纯唇裂、唇裂合并腭裂及单纯腭裂。根据唇裂严重程度,分为Ⅰ度唇裂(唇红部裂)、Ⅱ度唇裂(裂至上唇皮肤)和Ⅲ度唇裂(裂至鼻孔底部)。腭裂分为原发腭裂、继发腭裂、完全腭裂和正中腭裂。

2.超声表现

(1)唇裂时面部冠状切面见上唇连续线回声中断,鼻形态改变,歪向病侧,并可见鼻孔与唇裂处相通。双侧唇裂时上唇左、右见两处回声中断,上唇中央部悬挂于两鼻孔之间并向前突出。中央性唇裂是指上唇中线裂缺,较少见,常合并鼻异常。

(2)原发腭裂时冠状切面及横切面显示上颌骨牙槽突弧形高回声光带连续性中断,乳牙在裂口处排列紊乱,完全腭裂时除原发腭裂改变外,还可显示鼻中隔与腭之间回声中断。双侧腭裂时胎儿鼻下方可见前颌骨牙槽突形成的团块状强回声结构,其两侧呈低回声改变。

3.注意事项

单纯性腭裂并不易诊断,尤其是不完全性腭裂。但大多数腭裂合并唇裂,当唇裂较深,胎儿伸舌时舌尖抵达鼻孔或有鼻畸形时,则提示存在腭裂可能。当胎儿人中较深、脐带垂直压在上唇或切面不标准时易误诊为唇裂。羊水过少时观察困难。

4.预后

单纯性唇裂一般预后很好,手术可完美修补。严重的唇腭裂对胎儿容貌、吞咽、呼吸及发音都有影响且手术难度较大。合并染色体异常或遗传综合征者预后不良。产前发现唇腭裂应仔细探查其他畸形或进行染色体检查。

(二)颈部畸形

颈部囊状淋巴管瘤(cystic hygroma of the neck)又称颈部淋巴水囊瘤,是胎儿淋巴系统发育异常,淋巴回流障碍,导致颈部、上肢等水肿的病变。发生率约为 0.5%。

1.病因及病理

病因与染色体异常有关,常见的染色体畸形为 Turner 综合征,其次为 18-三体及 21-三体。发病机制可能是胚胎期静脉丛中的中胚层裂隙融合形成大的原始淋巴囊未能与静脉系统相连,而导致淋巴回流障碍,产生囊状淋巴管瘤。如果与淋巴管系统主干不相通,可发生海绵状淋巴管瘤。

2.超声表现

颈部见囊性包块,囊壁可厚可薄,可无分隔或有分隔。无分隔的单房囊性包块,多位于颈前部两侧,体积多较小。有分隔多房囊性包块,多见于颈背部,体积多较大,形态多不规则,不对称,隔薄而光滑,囊液透声均匀。

3.注意事项

颈部囊状淋巴管瘤需与颈部脑脊膜膨出及脊髓脊膜膨出、颈部囊性畸胎瘤和颈部其他囊性疾病鉴别。肢体囊状淋巴管瘤需与血管瘤鉴别。

4.预后

无分隔淋巴水囊瘤不伴其他异常,且染色体核型正常者预后较好。有分隔淋巴水囊瘤常合并染色体畸形,伴有胎儿水肿者,病死率高达 $80\%\sim90\%$,预后差,应建议终止妊娠并做染色体检查。

四、胎儿胸部畸形(先天性膈疝)

胎儿胸部畸形是指腹腔内容物通过横膈上的裂孔、缺损进入胸腔。发病率1/3 000～1/2 000。

(一)病因与病理

由于膈肌发育过程中某一组成部分发育停止或发育不全,造成相应的缺损,使腹腔脏器通过缺损疝入胸腔所致。膈疝可分为胸腹裂孔疝、食管裂孔疝和胸骨后疝。$85\%\sim90\%$ 为胸腹裂孔疝,且左侧多于右侧,常见疝入胸腔的脏器为小肠,也有胃、结肠、脾和肝左叶,食管裂孔疝疝入的内容物多为胃。孕 10～12 周时易形成膈疝,此时生理性中肠疝消失,肠管回缩入腹腔,腹腔压力增高而使腹腔内容物进入胸腔。疝入的内容物可压迫肺组织造成发育不良,推移心脏造成循环障碍等。

(二)超声表现

(1)胎儿胸腔内心脏及纵隔向右或左移位,一侧肺组织径线小或未显示。如胃泡疝入胸腔时,胸腔内见胃泡回声而腹腔内胃泡消失;小肠或大肠疝入胸腔时,胸腔内见等回声肠组织形成的包块,胃、肠均可见变形或蠕动现象,胎儿腹围小于相应孕周。肝疝入胸腔时,胸腔内可见均匀一致的肝回声,彩超显示血流来自肝。

(2)严重的膈疝纵隔移位,影响胎儿静脉回流和羊水吞咽,出现胎儿水肿、胸腔积液、腹腔积液和羊水过多。继发性肠梗阻也可引起羊水过多。

(三)注意事项

(1)超声不能显示膈肌上的缺损,只有腹腔内容物疝入胸腔时才能做出膈疝诊断。超声亦不能判断膈疝的类型,只能根据疝入胸腔内容物间接做出判断。小肠或大肠疝入有时显示困难,需仔细观察蠕动现象,方可做出诊断。部分较大孕周胎儿疝入胸腔的内容物有时可回复到腹腔,应随访观察。

(2)易与先天性膈疝混淆的疾病有胸部其他囊性病变,如肺囊腺瘤样病变Ⅰ型和Ⅱ型、支气管囊肿、胸腔囊性肿瘤等。鉴别要点是声像图上先天性膈疝可有蠕动现象,而其他病例则没有蠕动。此外,当胸腔内出现单个较大的囊性包块而腹腔内仍有胃泡显示时,则应考虑胸腔原发性病变可能较大。

(四)预后

轻型膈疝、晚孕期才出现的膈疝并且无合并畸形者预后良好。膈疝引起胎儿心力衰竭伴有胎儿水肿、胸腔积液、腹腔积液和羊水过多时,如继续妊娠需应做染色体检查。膈疝引起肺发育不良者,出生病死率高,预后较差,建议终止妊娠。

五、胎儿消化系统畸形

十二指肠狭窄(duodenal stenosis)和十二指肠闭锁(duodenal atresia)是最常见的肠梗阻。发生率约为 1/5 000,占小肠闭锁的 37%～49%。

(一)病因与病理

发生十二指肠狭窄或闭锁的原因仍不清楚,一般认为是胚胎时期,十二指肠腔化过程障碍所致,也有人认为胎儿时期肠管血循环障碍,阻碍了小肠正常发育产生闭锁。此病与 21-三体综合征关系密切,致畸药物亦可引起十二指肠闭锁。

(二)超声表现

(1)典型的十二指肠闭锁声像图表现为胎儿胃泡与十二指肠扩张呈"双泡征",左侧为胃,右侧为十二指肠,二者之间有一长条囊状结构相连即幽门管,幽门肌肉肥厚管径狭小,因而两端相对扩张明显。孕 24 周后声像图表现更明显。

(2)常合并羊水过多,伴发其他畸形者有相应的超声表现。

(三)注意事项

胃小弯角切迹特别明显的病例,冠状切面的声像图会出现"双球"假象,但两个球均在中线的左侧。胃与膀胱或结肠可出现类似"双泡征",鉴别点是二者不相连续。如单纯胃泡极度扩张伴羊水过多而无"双泡征",则应考虑先天性幽门梗阻。

(四)预后

单纯十二指肠狭窄或闭锁而染色体正常的患儿,产后可手术治疗,预后良好。超声发现十二指肠梗阻,应对胎儿进行染色体检查,如伴有染色体畸形(如 21-三体综合征)或其他严重畸形,预后不良,一般建议终止妊娠。

六、胎儿泌尿生殖系统畸形

(一)肾阙如(renal agenesis)

有双侧肾阙如和单侧肾阙如。单侧肾阙如不影响胎儿生长发育,产后可正常生存。双侧肾阙如发生率 1/4 000,单侧肾阙如发生率 1/1 000。

1.病因与病理

由于胚胎发育过程中中肾管未长出输尿管芽,从而不能诱导后肾原基使其分化为后肾,而导致一侧或双侧肾阙如。

双侧肾阙如常伴羊水过少,胎儿宫内发育迟缓。严重的羊水过少可造成胎儿肺发育不良,面部受挤压出现特殊面容,肢体受挤压出现肢体畸形等。

2.超声表现

双侧肾阙如时膀胱不显示,胎儿脊柱旁未见双侧肾结构,双肾上腺形态及位置出现改变,呈长条状且与脊柱平行,称为"肾上腺平卧征",CDFI 未显示双肾动脉,严重羊水过少,胎儿宫内发育迟缓。单侧肾阙如仅表现为一侧肾及肾动脉不显示,一侧"肾上腺平卧征"。

3.注意事项

注意肾上腺平卧时不要误认为发育不良的肾脏;肾脏不显示时,注意有无异位肾可能;膀胱刚排空、胎儿型多囊肾和多囊泡肾亦可造成膀胱不显示,应注意鉴别。膀胱外翻时不显示充盈的膀胱,但见腹壁缺损,肾脏和羊水量显示正常。还应与羊水过少的其他畸形和病变鉴别(如胎膜早破、IUGR、双侧输尿管闭锁、尿道闭锁等)。

4.预后

双侧肾阙如是致死性畸形,一旦产前超声做出诊断,任何孕周均可终止妊娠。单侧肾阙如,不合并其他畸形,预后良好,预期寿命不受影响。

(二)先天性肾脏囊性病变

先天性肾脏囊性病变是由于各段肾小管和集合管发育异常扩张形成,肾实质内可见大小不等的囊肿。有单纯性和多囊性。

1.病因与病理

单纯性为发生于肾实质内的先天性发育异常,是与肾盂肾盏不相通的单纯性囊性结构。多囊性病变依据 Potter 分类法分为 4 型。Ⅰ型:婴儿型多囊肾;Ⅱ型:多囊性发育不良肾;Ⅲ型:成人型多囊肾;Ⅳ型:梗阻性肾性发育不良肾。

多囊肾为常染色体遗传性疾病,因遗传方式的不同又可分为常染色体隐性遗传性的婴儿型多囊肾和常染色体显性遗传性的成人型多囊肾。多囊性发育不良肾属非遗传性肾发育异常,为胎儿发育早期,肾盂、漏斗部或输尿管闭锁或严重狭窄,导致同侧后肾退化,实质丧失,残存扩张的集合管被原始发育不良的组织分隔,形成大小不等的囊泡。梗阻性肾性发育不良肾与多囊性肾发育不良相似,包括肾单位各段如肾小球的囊性转化、间质膨大且结构破坏、髓质和直小血管显著发育不全、发生管周围纤维肌环等。

2.超声表现

(1)单纯性肾囊肿见胎儿单侧或双侧肾实质的单个或多个囊性结构,囊壁薄。

(2)婴儿型多囊肾表现为双肾体积明显增大,轮廓正常,实质回声增强,皮髓质界限不清,肾周与腹围比值增大。常合并羊水过少,膀胱不显示。

(3)成人型多囊肾表现为双肾体积明显增大,形态失常,肾内见大小不等圆形无回声区,肾周与腹围比值增大。有家族史。

(4)多囊性发育不良肾表现为肾内多个大小不等囊肿,互不连通,仅见部分正常肾结构,严重者肾区无肾回声,大多为单侧病变。

3.注意事项

婴儿型多囊肾与成人型多囊肾鉴别,后者有家族史,双肾大小可不对称,且大多数胎儿羊水量正常。多囊肾与多囊性发育不良肾鉴别,后者多为单侧病变,婴儿型多囊肾常呈双侧对称且无较大的囊肿存在,有羊水过少。

4.预后

单纯性肾囊肿预后好,可出生后进行囊肿穿刺治疗。婴儿型多囊肾发病越早预后越差,双侧多囊性发育不良肾,产后不能存活,均建议终止妊娠。成人型多囊肾多可存活,出现症状的年龄不同。单侧多囊肾不影响生存,二者均有发展为高血压的可能。

(三)肾积水

肾积水分为生理性和病理性。

1. 病因与病理

生理性肾积水原因是胎儿泌尿系统受母体孕激素的影响而导致的扩张。另外,胎儿肾血管阻力、肾小球滤过率及浓缩能力不同,使其尿流量呈高流量状态而造成输尿管、肾盂扩张。病理性肾积水原因包括肾盂输尿管连接部狭窄或梗阻、输尿管膀胱连接部狭窄或膀胱输尿管反流、尿道后瓣膜和巨输尿管等。

2. 超声表现

(1)肾积水超声表现为集合系统分离,在肾横切面上测量其前后径≥10 mm。中度扩张,呈"花瓣状",严重者肾皮质变薄。

(2)输尿管扩张时,在胎儿下腹部可见条索状无回声结构,走行迂曲,可相互连通,并向上与一侧肾盂相连,多数同侧肾盂、肾盏也扩张。

(3)胎儿肾积水诊断标准:<20 孕周时肾盂前后径>6 mm;20~30 孕周时肾盂前后径>8 mm;>30 孕周时肾盂前后径>10 mm。肾盂前后径/肾前后径比值>0.35。

3. 注意事项

肾盂肾盏扩张需与多囊性肾发育不良肾鉴别。后者各囊泡间互不相通。扭曲扩张的输尿管有时与小肠扩张极为相似,但是小肠梗阻时肠管管径相对更宽大,且不存在肾盂扩张。梗阻引起的囊性肾发育不良肾需与多囊肾相鉴别。婴儿型多囊肾双侧肾体积明显增大,随访过程中肾越来越大,而囊性肾发育不良肾体积越来越小。

4. 预后

肾积水有很多是生理现象,出生后可逐渐恢复。输尿管扩张的预后与输尿管压力有关,梗阻不严重,无合并其他畸形,羊水量正常者,可超声动态观察。肾盂输尿管连接部狭窄者如肾大小基本正常且实质回声正常,预后较好。但严重的尿道后瓣膜者预后较差。

七、胎儿腹壁畸形

(一)脐膨出

脐膨出(omphalocele)为腹壁中线结构的缺损,腹腔内容物突入脐带内,表面覆盖以腹膜和羊膜。发生率 1/5 000~1/4 000。

1. 病因与病理

胚胎时期外胚层皮肤皱襞向中线包卷融合失败,导致中线局部腹壁缺损,腹腔脏器通过脐根部突入脐带内。最常见膨出内容物是肠管、胃泡、肝。膨出物表面覆盖有两层膜,腹膜与羊膜。病理上脐膨出分为巨型和小型,该病与染色体异常有关,特别是小型脐膨出与13-三体综合征和18-三体综合征、三倍体等有关。

2. 超声表现

(1)胎儿腹前壁回声中断,脐根部见膨出的混合性包块,内含物有肠管或(及)肝回声。包块表面有强回声腹膜或羊膜与腹膜,合并腹腔积液时,膜回声较清晰。脐带紧贴于包块表面或位于顶端,彩色多普勒可显示脐血管走行。

(2)常合并神经管、面部、心脏、胃肠道、肾、肢体等多种畸形(如肛门闭锁、脊柱裂、无脑儿、唇腭裂、先天性心脏病等)。

3. 注意事项

注意当胎儿合并大量腹腔积液而肠管漂浮于腹腔积液内时,易误认为腹裂。腹裂缺损多偏右侧,表面无膜状物覆盖,脐带连接于脐孔处。45%的脐膨出发生在28~37周,32%的脐膨出发生在38~40周,21%的脐膨出发生在40周以后,因此早期诊断应慎重,并与生理性中肠疝进行鉴别,还需与脐带本身包块和腹壁包块鉴别。由于脐膨出往往合并染色体异常,因此发现脐膨出时应建议染色体检查。

4.预后

脐膨出的预后主要取决于合并的其他先天畸形和是否有染色体异常,而不是脐膨出的本身,而且染色体异常胎儿往往伴有多发性畸形。脐膨出的病死率为25%~75%,合并染色体异常者,病死率增高。

(二)腹裂

腹裂(gastroschisis)是指脐旁腹壁全层缺损,伴腹腔内脏突出。发生率约为1/3 000。

1.病因与病理

胚胎发育中中央部位已融合而两侧壁之一腹壁发育不全,导致一侧脐旁的腹壁缺损。大多缺损位于腹中线右侧2~4 mm,突出的腹腔内脏主要是肠管,也可有膀胱、子宫、卵巢、胆囊、胃。

2.超声表现

(1)脐旁腹壁回声连续性中断。胃、肠等腹腔脏器经缺损处外翻于腹壁外漂浮在羊水中,局部肠管可扩张。胎儿腹围小于孕周,腹腔空虚,脐孔处腹壁正常。

(2)羊水增多。孕妇血清及羊水中AFP明显升高。继发肠畸形有肠梗阻、肠扭转和肠闭锁。

3.注意事项

当外翻的肠管较少时,易误认为男性胎儿外生殖器。与脐膨出鉴别的要点是脐膨出的部位在脐带附着处,缺损的范围相对较大,突出物表面有膜覆盖,有腹腔积液,腹裂时突出物少有肝。羊膜束带综合征所致的腹壁缺损也可造成肠管暴露在外,但腹壁缺损的部位不固定且常存在其他部位较严重畸形。

4.预后

很少合并染色体异常及其他部位的多发性畸形,预后多较好,如有肠梗阻征象,考虑提前分娩。

八、胎儿肿瘤

胎儿肿瘤的发生机制尚不清楚,一般认为胎儿肿瘤发生与畸形发生有着共同的作用机制。胎儿肿瘤按组织学来源,常见的有错构瘤、畸胎瘤、胚胎性肿瘤等。

畸胎瘤(teratoma)可发生于颅内、面部、纵隔内及骶尾部等处,而胎儿骶尾部畸胎瘤(sacrococcygeal teratoma)是最常见的胎儿先天性肿瘤之一。活产儿中发生率约为1/40 000。

(一)病因与病理

骶尾部畸胎瘤起源于胚胎时期的原结(原始细胞),最初该结节位于胚胎背部,以后逐渐向尾部移行,停留在尾部前方并最终消失。如果原结不消失而持续存在并无规律生长,即可在骶尾部形成畸胎瘤,其内可含有内胚层、中胚层及外胚层来源的各种组织。

骶尾部畸胎瘤可根据生长部位分为4种类型。Ⅰ型:肿瘤主要为外生性,从会阴部长出,突出于体腔外,表面覆盖皮肤。Ⅱ型:主要是外生性,既突出于体腔外但也向盆腔内生长。Ⅲ

型:瘤体主要位于盆腔和腹腔内,小部分突出于体腔。Ⅳ型:瘤体主要生长在骶骨前方而不向外生长。另外,骶尾部畸胎瘤根据分化程度可分为成熟性、非成熟性和恶性。

当肿瘤内出现动静脉瘘、静脉阻塞或者瘤内出血时可引起胎儿贫血或水肿。

（二)超声表现

(1)胎儿骶尾部见囊性、实质性或混合性包块,边界清楚,内回声杂乱,约 1/3 病例内有钙化灶。彩色多普勒显示包块内血流丰富,有动静脉瘘者可探及高速低阻血流频谱。

(2)肿块位于盆、腹腔较大时可压迫泌尿系统及肠道引起继发性梗阻征象。动静脉瘘形成可导致胎儿水肿、羊水过多及胎盘增大。合并其他畸形有无脑儿、脊柱裂、腭裂等。

(3)部分病例羊水中的 AFP 及乙酰胆碱酯酶含量升高。

（三)注意事项

位于骶尾部前方及盆腔内的畸胎瘤或肿瘤较小时,超声显示困难,容易漏诊。需与骶尾部脊膜膨出相鉴别,后者肿块多位于脊柱后方,常能见到椎体异常及双侧椎弓骨化中心向两侧分开。另外,需鉴别的其他胎儿臀部肿瘤有脂肪瘤、血管瘤、横纹肌瘤等。

（四)预后

胎儿期 90% 以上骶尾部畸胎瘤为良性,肿瘤较小者预后良好,出生后手术切除成功率高。肿瘤较大者,预后较差。本病的总的围生期病死率为 62.5%,恶性畸胎瘤几乎全部死亡;伴有贫血及水肿,胎儿预后较差。

九、肌肉骨骼系统及四肢畸形

肢体畸形种类繁多,受累部位亦多,形成原因复杂,产前超声很难对胎儿每块骨骼进行评价。目前常规检查的胎儿骨骼有颅骨、股骨、肱骨、椎骨等。当出现股骨长度或形态异常或其他异常时,尽可能地对胎儿骨骼系统中各骨进行观察与测量,如下颌骨,尺桡骨,胫骨,手、足、肋骨等。检查时需遵循连续顺序追踪超声检测法检测胎儿四肢及其畸形,否则容易导致肢体畸形的漏诊,尤其是膝关节及肘关节以下的畸形。

由于胎儿肌肉骨骼系统及四肢畸形发病机制尚不明了,因而分类较为困难,声像图较有特征性的骨骼畸形有致死性骨发育不良(成骨发育不全Ⅱ型、软骨发育不全Ⅰ型和Ⅱ型、致死性侏儒);非致死性骨发育不良(成骨发育不全Ⅰ型、Ⅲ型、Ⅳ型,杂合子软骨发育不全,窒息性胸廓发育不良);手足畸形。

十、胎儿染色体异常

（一)胎儿主要结构畸形与染色体异常的关系

胎儿不同类型的结构畸形可以出现在某种特定的染色体异常,而某种特定染色体异常又可表现不同类型的结构畸形,但每一种特定类型的染色体异常总是对应着某种或某几种结构畸形。胎儿各种结构畸形单独出现与多发畸形同时存在时,其染色体畸形发生率不同。

1.强烈提示胎儿染色体异常的常见结构畸形

颈部水囊瘤、颈部水肿、十二指肠闭锁、某些类型的心脏畸形、前脑无裂畸形、Dandy-Walker畸形、脑室扩张及脑积水、某些泌尿系统畸形、胎儿水肿、小的脐膨出。

2.发生染色体异常可能性低的常见结构畸形

单独的唇腭裂、单独足内翻畸形、腹裂畸形、空肠闭锁、大肠梗阻、单侧多发性囊性肾发育不良、卵巢囊肿、肠系膜囊肿、脊椎畸形、胎儿肿瘤、肺囊性腺瘤、脑穿通囊肿、脑裂畸形。

(二)染色体异常所致的胎儿畸形

大部分染色体畸形胎儿都存在或多或少解剖结构的异常，有些是解剖结构畸形，如先天性心脏病、膈疝等；有些是潜在的染色体异常指标，如颈项透明层增厚、肠管回声增强等；但有些则无明显超声异常发现，而绝大部分的18-三体及13-三体综合征都有严重的多发性畸形。没有明显结构畸形或仅有某些微小变化时，超声检出较困难，亦很难做出某种具体染色体异常的推断，只有进行胎儿染色体核型分析才能做出最后诊断，常见的染色体疾病有：13-三体、18-三体、21-三体、Turner 综合征、三倍体，其中最常见的是 21-三体综合征。

21-三体综合征（Trisomy 21）又称 Down 综合征，亦称先天愚型，是最常见的染色体异常，发生率为 1/800～1/600。

1.病因与病理

第 21 号染色体多了一条。多由于卵子或精子减数分裂时未分离，形成多一条 21 号染色体的配子，导致三体型异常子代。另外，还有夫妇之一为 21-三体综合征，其配子分裂时一半含有额外的 21 号染色体，受精后 50% 的合子为 21-三体型。

2.超声表现

超声不能直接观察染色体结构及数目，其诊断胎儿 21-三体综合征主要根据发现明显结构畸形和微小畸形做出提示性诊断。

常见的结构畸形有先天性心脏病（如房室通道畸形、室间隔缺损、房间隔缺损、法洛四联症、主动脉缩窄等）；胃肠道畸形（如气管食管瘘、幽门狭窄、食管闭锁、十二指肠闭锁等）；中枢神经系统畸形（如侧脑室轻度扩张、脉络丛囊肿等）；其他异常（如脐膨出、股骨短小、足畸形、小指的第二指骨缺失或发育不良等）。

据文献报道，21-三体综合征胎儿明显的结构畸形占 25%～33%，因此一些微小畸形在诊断中也有重要作用，如颈项透明层增厚、肠管回声增强、肾盂轻度分离、心腔内强光点、股骨短、肱骨短等。

孕中期母亲外周血生化检验指标异常，如 β-hCG 升高、AFP、PAPP-A 及 E_3 均降低。

3.注意事项

产前发现上述明显畸形和微小畸形时，应建议孕妇做染色体检查。应注意并非所有的21-三体综合征胎儿都有异常声像图表现，据统计，1/3～1/2 的胎儿无解剖结构畸形和微小畸形，因此多指标联合诊断，可提高 21-三体综合征诊断的敏感性。

4.预后

21-三体综合征在自然流产中较常见，75% 的患儿可在胎儿早期夭折，多见于孕 3 个月内，仅 20%～25% 的胎儿能被怀孕至出生。

出生后的患儿也因身体疾病，反复手术而较早去世。患儿智商明显低于正常，生活不能自理。产前做出诊断应选择终止妊娠。

第七节 输卵管积脓、积水

一、临床病理

（一）急性输卵管炎

(1)病原体主要来自子宫腔,常为淋球菌、链球菌、大肠埃希菌、某些厌氧菌和沙眼衣原体。

(2)感染途径:性接触,涉及子宫的手术操作,邻近盆腔器官(尤其是阑尾)感染的播散。

(3)腹痛、发热,脓性白带。

(4)血白细胞增多。

(5)可输卵管积脓和盆腔积脓。

(6)沙眼衣原体感染偶致附件肿物、腹腔积液,似恶性肿瘤。

(7)可致不孕、异位妊娠、子宫出血等。

急性淋病性输卵管炎:①淋球菌所致的性传播疾病。②主要累及输卵管黏膜层的化脓性炎症,管腔含有脓液;肌层和浆膜层炎症较轻。

（二）慢性输卵管炎

多由急性输卵管炎转变而来。

1. 肉眼病变

(1)输卵管增大、增粗,可与周围组织或卵巢粘连(引起输卵管—卵巢粘连,可形成输卵管—卵巢脓肿)。

(2)严重者,输卵管扩张,形成囊肿。

2. 光镜病变

(1)黏膜皱襞粘连(称为滤泡性输卵管炎)。

(2)皱襞纤维化,管壁、肌层萎缩或完全由纤维组织组成(称为瘢痕性输卵管炎)。

3. 类型

(1)输卵管积脓:①常继发于淋病性输卵管炎或结核性输卵管炎;②输卵管和卵巢可同时发生化脓性炎症并连通,形成输卵管—卵巢积脓;③输卵管浆膜的间皮细胞可呈立方或柱状并呈腺样排列,诊断为子宫内膜异位症。

(2)输卵管积水:①因炎症或输卵管远端闭塞所致,多继发于输卵管积脓;②输卵管—卵巢积水;③输卵管增粗、壁薄,管腔内充满清亮或稍混浊液体;④黏膜皱襞不明显,上皮细胞单层、扁平,可见少量低矮乳头,肌层破坏。

(3)滤泡性输卵管炎:①输卵管黏膜皱襞粘连,形成许多腺管或小囊腔,腔内少量积液;②黏膜层慢性炎细胞浸润。

(4)慢性间质性输卵管浆细胞浸润:①输卵管管壁全层(尤其是黏膜皱襞间质内)大量淋巴细胞、浆细胞浸润;②黏膜上层反应性增生或化生;③管壁纤维组织、平滑肌纤维可增生;④肌层、浆膜层可散在被覆上皮的裂隙,形似输卵管腺肌病。

二、超声表现

在附件区探及纺锤形或烧瓶状囊性肿物,边界模糊,有时可见周边高回声,囊内可有带状中等回声分隔,囊内容物回声随炎症分期有所不同,急性期可呈囊实性。输卵管积脓时囊内呈密集点状回声,偶可见由液体和脓液形成的液—脓平面。当输卵管积液合并出血时,囊内可见点状回声,有时囊壁可见由输卵管皱襞构成的小突起,似"车轮"状;输卵管积水时囊内容物呈无回声。盆腔内常可见积液,有时子宫直肠窝处也可见脓肿回声,子宫等邻近器官可粘连、变形或移位,肿物分隔处可见少量条状高阻力血流信号。输卵管卵巢脓肿形态不规则,内部回声常呈囊实性,肿物内可探及点状及条状高阻力血流信号。

第八节　盆腔结核

一、概述

　　女性结核性盆腔炎是结核杆菌侵入生殖器官所引起的一系列慢性炎性改变,可累及输卵管、子宫内膜、卵巢、宫颈及盆腔腹膜,引起各脏器的结核性炎症改变。近年来该病发病率呈上升趋势。

二、超声表现

(一)子宫内膜结核、结核性盆腔炎超声有两大特点

　　(1)缺乏特异性超声表现,由于早期临床症状缺乏特异性,病程长,病理改变复杂,声像图无特异性,容易误诊、漏诊。

　　(2)声像图变化大而且快,随着结核的病程变化,超声图像在短时间内会发生较大变化。

(二)结核性盆腔炎因其累及盆腔脏器不同,可有不同的超声表现

　　1.包块型

　　超声表现为子宫旁囊性、实质性或囊实性混合性回声,形态不规则,边界模糊,活动性差,囊性者囊内可见分布较为均匀的低回声或弥散性点状回声。包块型内为大量的干酪样坏死物。

　　2.包裹性积液型

　　表现为盆腔形态不规则的液性暗区,其间可见条状强回声光带及少量增强回声光点及光斑。

　　3.钙化型

　　可于子宫内膜、输卵管、卵巢内出现强回声团或强光斑,散在分布,卵巢可增大,双侧输卵管走行僵硬。总之,盆腔结核诊断困难,主要依靠临床及其他辅助诊断手段,诊断需要密切结合临床。

第九节　子宫切除后盆腔

一、概述

妇科疾病或妇科肿瘤的主要手术方式包括以下几点。

（1）子宫全切术：即子宫和宫颈均切除，保留一侧或两侧卵巢。

（2）子宫次全切术：即只切除宫体，保留宫颈、一侧或两侧卵巢。

（3）广泛子宫全切术：为切除子宫、宫颈和两侧附件；另外，恶性肿瘤还根据病情需要行盆腔或腹腔淋巴结清扫。

盆腔手术有一定的近期或远期并发症，例如阴道残端血肿，盆腔内血肿、积液、感染积脓、盆腔腹膜囊肿以及恶性肿瘤残留或术后复发等，发生盆腔形态学改变，可以通过超声检查辅助诊断。术后超声检查的指征包括出现阴道流血不止、持续发热、下腹疼痛，恶性肿瘤术后定期复查，扫查盆腔内有无肿瘤残留或复发等。

二、子宫切除术后盆腔

经腹超声扫查可见盆腔正中、膀胱后方无子宫回声，子宫全切除者可见阴道闭合气线，阴道线呈线状强回声，其上方无任何结构。

次全切除者膀胱后方可以显示宫颈的结构，因没有宫体，手术后残留的宫颈形态各异，经腹扫查宫颈结构往往难以辨认，经阴道超声可以较清楚地观察到宫颈的结构。若保留卵巢，在附件区可以探及卵巢结构。

三、子宫切除术后阴道残段血肿

阴道闭合气线上方或一侧可见低回声的肿块，形态不规则，边界欠清，内部呈不均匀低回声，有时呈液性暗区，暗区内可见细网状回声。结合术后阴道有不规则流血、下腹疼痛等病史可以确诊。当出血时间长、血肿机化时，可形成阴道上方实性低回声结构，容易与肿瘤复发、残留宫颈等混淆，可根据血肿内有无血流信号鉴别。

四、子宫切除术后盆腔积液、积脓

盆腔内无子宫图像，盆腔积液表现为阴道闭合气线上方不规则液性暗区。若暗区内有低回声，结合患者有腹痛、发热等病史，说明有盆腔感染积脓。

五、恶性肿瘤切除术后复发

在阴道闭合气线的上方可见实性肿块，边界不清，形态不规则，内部回声多为实性不均匀低回声，彩色超声检查在病灶较小时难以显示出瘤内血流信号，肿块增大时，多数病灶内可显示散在的血流信号，并呈低阻力血流频谱。

第八章 其他疾病的超声诊断

第一节 颅脑疾病超声诊断

一、颅脑解剖

颅脑包括头颅和脑部,头颅包括颅顶盖和颅骨。

(一)头颅

1.颅顶盖(头皮)

由浅至深分别为表皮、皮下组织、帽状腱膜、帽状腱膜下层和颅骨外膜共5层。表皮和帽状腱膜之间被皮下组织内的纤维结缔组织粘连,故此三层宛如一层,在颅骨外可被推动。帽状腱膜在头部前后延续于额、枕部肌肉。帽状腱膜下层为疏松的纤维组织。

2.颅骨

由颅顶和颅底组成。

(1)颅顶:由7块颅骨组成,即前面的额骨、后面的枕骨、额枕之间的左右顶骨、两侧左右颞骨及蝶骨的左右小翼。在胚胎时期,颅骨的发育需要经过膜的骨化过程,新生儿由于颅顶骨尚未骨化,因此很薄,并且在其相交处仍有膜性间隙存在,诸如前后囟门等。前囟一般在12~18个月闭合,后囟一般在3~6个月闭合。未闭合的前后囟门可做为透声窗做颅脑超声检查。随着年龄的增长,颅顶骨在骨缝处相互严密镶嵌结合。颅骨本身分为3层,即由骨密质构成的内外板和夹于其间由骨松质构成的板障。一般厚度为2~5 mm。由于超声波很难透过颅骨,所以成年人颅内超声检查甚为困难。

(2)颅底:为组成颅腔的底板,分为前、中、后3个颅窝。颅脑外伤时常致颅底骨折。由于颅底与硬脑膜紧密粘连,所以当颅底骨折时,易导致该处硬脑膜撕裂。

(二)脑部

1.脑膜

覆盖脑实质的外表面,由外至内依次为硬脑膜、蛛网膜和软脑膜3层。

(1)硬脑膜:硬脑膜外层为骨内膜,其内含有供应颅骨血液的血管。在小儿硬脑膜与颅骨紧密结合,所以儿童的硬膜外血肿很少见。成人的硬脑膜只在颅底处与颅骨紧密结合,在颅顶部很容易与颅骨分离,所以成年人的颅顶部容易发生硬膜外血肿。硬脑膜存在一些突起分隔颅腔,有:①大脑镰,它沿正中的矢状缝垂直向下插入两大脑半球之间,大脑镰下为胼胝体。②小脑天幕,是深入大脑与小脑之间的隔幕。它将颅腔分为天幕上的前中颅窝和天幕下的颅后窝。③小脑镰,它从小脑天幕的正中向下突入小脑两半球之间。

(2)蛛网膜:薄且透明,不含血管。它与硬脑膜之间为硬膜下腔,与软脑膜之间的间隙称蛛网膜下隙,内有脑脊液,并与蛛网膜下隙相通。由于大脑表面起伏不平,软脑膜随之曲折而行,故蛛网膜下隙宽窄不一。较宽处称为池,如枕大池(天幕下)、外侧池(外侧裂的表面)、视交叉池和脚间池等。

（3）软脑膜：为血管膜，紧贴于脑的表面，并深入脑的沟裂之中。在脑室的某些部位形成皱襞突入室腔，形成脉络丛。

2.脑

由大脑、小脑和脑干组成。

（1）大脑半球：左右各一，表面凹凸不平，总面积约为 2 600 cm²，被大量的沟、裂和回分为额、顶、颞、枕各叶和脑岛。在这些结构中，应该注意的是新纹状体中的尾状核部分（在种系发生上，尾状核和壳核是较新的结构，合称新纹状体。苍白球是纹状体较古老的部分，称旧纹状体。纹状体在人类为皮质下调节躯体运动的重要中枢）。尾状核位于丘脑的前外上方，分为头、体、尾三部分，和侧脑室的外侧壁室管膜相邻。在胎儿时期，有一胚性基质区（直径仅几毫米的胚芽隆凸），即位于尾状核的头部和室管膜上皮之间，此处血管壁薄弱，缺乏支持组织，是未成熟儿脑内出血的好发部位。随着胎龄的增长，此胚性结构逐渐消失，至孕龄 34 周左右便不复存在。

（2）间脑：位于中脑和大脑半球之间，主要为两侧丘脑，为皮质下感觉中枢。丘脑与大脑半球深部的基底神经节之间围成内囊，此处为脑出血的好发部位。因其间有大脑皮质与下级中枢的主要运动和感觉纤维通过，所以可致对侧半身感觉障碍、偏瘫、偏盲。在临床上可引起所谓神经元症状。

（3）脑下：包括中脑、脑桥（即桥脑）和延髓。

3.脑室系统

脑室有两个侧脑室、第三脑室和第四脑室。

（1）侧脑室：是位于两大脑半球白质内左右对称的窄裂，内含透明的脑脊液，超声探测易于显像，根据侧脑室所处部位及形态而分为体部（即中央部），位于顶叶内，是两条狭窄的水平裂，其顶为胼胝体，底为丘脑的背侧和尾状核。体部向前深入额叶形成前角，向后深入枕叶形成后角，向外下深入颞叶的部分最长形成下角。侧脑室内部的脉络丛位于体部和下角内，是产生脑脊液的主要源池。脑脊液经过室间孔（Monroi 孔）进入第三脑室，参与脑脊液循环。

（2）第三脑室：为丘脑和丘脑下部间的狭窄间隙，前方借室间孔与两侧脑室相通，后方由中脑水管（又名大脑导水管）与第四脑室连接。顶部有透明隔和胼胝体。透明隔腔在新生儿期比较宽大，并非第三脑室扩张，应加注意。第三脑室脉络丛位于室顶部，由两侧向下突入室腔，脑脊液由各室的脉络丛和脑室壁的室管膜产生。

4.脑脊液行径

由两侧脑室→室间孔→第三脑室→中脑水管→第四脑室→第四脑室中间孔和侧孔→脑蛛网膜下隙和脊蛛网膜下隙，最后由大脑半球外侧面上的蛛网膜颗粒吸收进入静脉，回流入血液循环系统。

5.脑脊液供应

供应脑组织动脉血液主要是两侧颈内动脉和两侧椎动脉。

（1）供应前 2/3 大脑的血液：①颈总动脉→颈内动脉→大脑前动脉；②颈总动脉→大脑中动脉。

（2）椎动脉→基底动脉→大脑后动脉：①供应后 1/3 大脑的血液；②天幕下脑组织的主要血供来源。

大脑前动脉在大脑半球内侧面,自下而上,由前向后而行。在脑血管造影中,病灶越近额叶前部,该动脉移位越明显。大脑中动脉主要沿外侧裂走行。

大脑纵裂、大脑镰、透明隔、第三脑室、松果体均位于颅脑的中线部位,一般称中线结构。此结构不仅为 A 型超声探测颅内有无占位性病变的主要依据,而且在判断 B 超声像图及 CT 图像时都是一个主要和明确的标志,对脑部病灶的诊断和定位甚为重要。

二、颅脑断面解剖

(一)矢状断面

1.正中矢状断面

可见大脑中央前回、中央后回和额上回、胼胝体、透明隔、第三脑室、中脑水管和第四脑室。

2.正中旁矢状断面

可见大脑中央前回、额中回,其下方为海马。海马的前方为侧脑室下角,海马的下方为颞极。颞极的后方是小脑半球。

(二)冠状断面

1.侧脑室前角冠状断面

可见顶部两侧大脑半球,其间是大脑纵裂。下方为胼胝体、透明隔。透明隔两侧为侧脑室前角,侧脑室前角的外侧为尾状核头部。

2.侧脑室体部及第三脑室冠状断面

可见顶部两侧大脑半球,其间为大脑纵裂。大脑纵裂下方为胼胝体干,其下方是透明隔。透明隔两侧为侧脑室中央部,透明隔下方是第三脑室。

3.侧脑室三角区冠状断面

可见顶部两侧大脑半球,其间为大脑纵裂。大脑纵裂下方为胼胝体压部。胼胝体两侧为八字形的侧脑室三角区,其底部为小脑。

(三)水平断面

1.侧脑室体上部水平断面

此断面位于外耳道孔上方 7 cm 处,可见两侧大脑半球间的大脑纵裂与大脑镰。脑中部被胼胝体分开,颞侧可见侧脑室体上部。

2.侧脑室水平断面

此断面位于外耳道孔上方 6 cm 处,可见两侧大脑半球,其前部为大脑纵裂,后部为大脑镰。正中线两侧可见 X 形的侧脑室底部,侧脑室前角突向额叶,后角突向枕叶。侧脑室后角内侧壁有脉络丛。

3.第三脑室水平断面

此断面位于外耳道孔上方 4~5 cm 处,可见两侧大脑半球,其前部为大脑纵裂,后部为大脑镰,两侧大脑半球间正中线上为第三脑室,呈裂隙状。其前方有两个羊角状裂隙,为侧脑室前角,后方有两个向两侧突出的侧脑室后角。

三、超声显像探测方法和正常颅脑声像图

颅脑超声检查主要适用于前囟门未闭合的新生儿和婴幼儿。前囟门已闭合的儿童和成年人的颅骨可引起超声波明显衰减,超声显像质量较差,诊断价值有限;因此,成年人和儿童颅脑

疾病检查宜选用 CT 及磁共振等影像技术。颅脑血管检查宜选用经颅多普勒超声(TCD)诊断技术。

(一)超声显像探测方法

一般可采用实时二维超声显像诊断仪或彩色多普勒血流显像超声诊断仪。探头选用扇扫及小凸阵探头为宜。婴幼儿经前囟门探查选用 3.5~5 MHz 频率的探头,成年人及儿童经颞部扫查选用 2.5 MHz 频率探头。术中选用频率为 5~10 MHz 的探头。

1.颅外扫查

(1)二维超声显像:①矢状面扫查:探头置于前囟门表面,与头部长轴平行,先将探头偏向一侧观察一侧脑室及脑室周围结构,然后转向另一侧观察。②冠状面扫查:将探头旋转 90°,使扫查平面与头颅额部平行,先将探头偏向前方,然后由前至后做一系列冠状面扫查。③水平面扫查(轴位):探头置于耳上方颞部,变化探头角度使声束向上指向头顶部,向下指向颅底部。

(2)彩色多普勒血流检查:①前囟路径:经前囟门扫查。正中矢状位,声束从前向后扫查;冠状位,声束先垂直,然后向后扫查检测颅脑重要血管。②颞侧路径:经颞侧扫查水平位。经颞横向水平扫查,显示 Willis 环。

2.术中扫查

颅脑手术中超声检查需在打开颅骨后方能进行。探头消毒后,用无菌生理盐水作耦合剂,探头置于硬脑膜外扫查。可进行超声引导下的穿刺活检术、超声监视下脑脓肿血肿穿刺抽吸术及进行肿瘤定位。

(二)正常颅脑声像图及正常测值

1.颅脑结构的二维超声显像

正常脑实质为弥散均匀的中低回声。脑沟回为边界清晰的高回声带。脑室腔为细窄光滑的高回声,脑室内脑脊液为无回声,脑室内的脉络丛为均匀的高回声。大脑镰和大脑中裂呈高回声带,颅骨内板为弧形高回声带。

(1)矢状扫查(前囟路径):①正中矢状切面:从浅层至深层依次显示回声为中等强度的弧形胼胝体、无回声的透明隔腔,下方呈三角形的第三脑室及其内呈高回声的脉络丛。第三脑室下方为三角形无回声的第四脑室。以上结构的周围是脑组织。后下方回声稍强的小脑蚓部和其下方呈无回声的小脑延髓池,最深面的强回声带是颅底。②正中旁矢状断面(通过侧脑室):将探头由正中矢状面向颞侧扫查,直至显示眉梢状无回声结构——侧脑室及位于其下方的圆形低回声区丘脑,后者似眉梢下的眼球。尾状核位于丘脑上方,好似眉梢外下方的眼睑部。侧动探头可以观察到全部侧脑室,包括前角、体部、枕角、颞角及三角区。若将探头偏离中线然后再对准第三脑室(正中平面),则可显示第三脑室与侧脑室相交通的室间孔。③正中旁矢状断面(通过脑岛):由上述通过侧脑室的正中旁矢状断面继续向外侧转动探头,可见侧脑室和丘脑回声消失,出现颞侧大脑组织的纵断面。

(2)冠状扫查(前囟路径)。可以采用不同角度的多切面扫查,显示整个脑室系统及周围脑组织结构。为了扫查颅脑特定部位,应选用最合适的扫查角度。①额叶切面:显示中低回声两侧对称的额叶及嗅束。两侧大脑半球中间有胼缘动脉和胼周动脉。②侧脑室前角切面:脑实质为弥散的中低回声。前侧中央可显示胼周动脉,其后为透明隔腔,两侧是侧脑室、尾状核和豆状核。③侧脑室体部切面:前侧中央为胼胝体,后方两侧是侧脑室底部,似羊角状。透明隔后方是第三脑室,其后方为脑桥。脑桥前方两侧有大脑脚。④侧脑室后角切面:图像中部显示左、右侧脑室。侧脑室下方有脉络丛,其后方为小脑幕。

(3)水平扫查(颞侧路径)。从外耳道上方颞部向对侧颞部方向做自下而下的扫查。①脑干—小脑水平切面:中间为前正中裂、蝴蝶形大脑脚,其后为中强回声的小脑实质。②丘脑—第三脑室水平切面:可显示脑中线及两侧对称的椭圆形低回声结构(丘脑)。此处第三脑室呈裂隙状,位于两侧丘脑之间。两侧侧脑室前角的外侧壁线状回声位于丘脑前中线两旁。③侧脑室水平切面:两侧侧脑室外侧壁呈两条对称分布的弧形线,位于中线两侧。侧脑室旁可见"八"字形的高回声,为侧脑室内的脉络丛。④高位侧脑室水平切面:图中显示三条平行纵线,中间高回声长线条代表大脑纵裂和大脑镰。两侧较短的平行线条为侧脑室体部外侧壁。继续向颅顶部扫查,两条平行的条状侧脑室回声逐渐消失,仅存中央的大脑纵裂和大脑镰的中线高回声。

2.彩色多普勒血流显像

彩色多普勒血流显像可显示颅内的主要血管。

(1)前囟路径,经前囟门做矢状位与冠状位结合扫查,能清楚显示颅内解剖结构和大部分颅内血管。①矢状位:前中矢状位浅层可见胼周动脉及其分支,其后方为基底动脉的末端。后中矢状位可显示脑内静脉、下矢状窦、胼胝体的扣带回。②冠状位:从 Willis 环前逐渐向后扫查,可见大脑前动脉、颈内动脉末端及胼周动脉。转动探头,声束向后扫查,图像从前至后可显示基底动脉和椎动脉(两侧椎动脉不在同一切面)。左右大脑后动脉部分均显示为红色血流。

(2)颞侧路径,图像可显示丘脑"心"形结构及完整的 Willis 环,特别可显示大脑中动脉全段。通过颞侧水平横向扫查显示呈红蓝色彩环状的 Willis 环、左侧探测大脑前动脉 A_1 段(左侧呈蓝色,右侧呈红色)、大脑中动脉(左侧呈红色,右侧呈蓝色)、大脑后动脉(左呈红色,右呈蓝色)及前后交通动脉。三对大脑动脉多普勒频谱呈中等阻力型、完全充填的搏动性层流。三对大脑动脉多普勒频谱特征相似。

(3)颅脑超声测量及正常值,通过前囟门冠状扫查,在侧脑室体部和丘脑水平切面进行测量,测量项目包括以下内容。①侧脑室宽度:为侧脑室内侧壁与外侧壁之间的最大距离。②侧脑室外侧壁与中线的距离。③侧脑室比率(LVR)测定:即侧脑室外侧壁至中线距离与同侧大脑半球横径比值。

以上 3 项指标,临床以测量侧脑室宽度最为常用。

新生儿侧脑室在冠状切面上呈狭窄的羊角形,尖端呈锐角,也可呈裂隙状。其宽度为 $1 \sim 3$ mm,一般为 (1.9 ± 0.7) mm。侧脑室外侧壁至正中线距离为 $7 \sim 11$ mm,平均为 8 mm。正常侧脑室比率(LVR)为 0.33 ± 0.03。

新生儿第三脑室呈窄的裂隙状,宽为 $1 \sim 3$ mm,为 1.8 ± 0.8 mm,有时仅隐约可见。如果第三脑室呈圆形,即表示脑室扩大。

成年人脑室测量需采用 2 MHz 超声探头,可通过颞侧水平位扫查。第三脑室宽为 (2.3 ± 0.6) mm。通常侧脑室内壁不易显示。

四、颅内囊性病变

(一)脑脓肿

1.定义

脑脓肿是化脓性细菌侵入脑内,引起脑的化脓性炎症,并形成局限性脓腔。有时真菌及原虫,如溶组织阿米巴侵入脑内,也会引起脑脓肿。耳源性脑脓肿以变形杆菌和链球菌感染多见;源于鼻旁窦者多为链球菌和肺炎球菌;开放性颅脑损伤和血源性感染以葡萄球菌多见。脑邻近的感染灶引起脑脓肿最为常见,约占50%,由鼻旁窦炎、中耳炎、乳突炎、脑内静脉炎和颅骨骨髓炎等感染病灶直接蔓延所致;血行播散占20%,由口腔、肺部、皮肤、消化道和心脏等处的病灶经血行播散所致。

2.分期

本病病理分3期,初期为急性脑炎期,病理改变为炎性细胞浸润,脑组织坏死、液化;中期为脓腔形成期,液化区扩大,形成脓腔,有少量肉芽组织增生,周围出现水肿及胶质细胞增生;末期为包膜形成期,肉芽组织增生,形成包膜。脑脓肿常为单发,也可为多发。单发病灶可形成多房。

3.临床表现

脑脓肿的典型临床表现以发热、嗜睡、抽搐等感染症状为主,伴有颅内压增高、局部占位和脑膜刺激症状。诊断除依靠病史和临床表现外,影像学检查有一定价值。以CT和MRI最有诊断意义,可确定脑脓肿的存在、位置、大小、数目和形状。

在脓肿前期,超声显像显示病变部位为紊乱的不均质高回声团块,边缘不规则。以后团块中心坏死、液化,形成脓腔,声像图表现为无回声区,其内可见点状回声,并可见点状回声飘动。最初囊腔壁界限不清,边缘不规则,继之在无回声区周围出现环状增强回声、厚薄不一。

4.鉴别诊断

(1)化脓性脑膜炎:在脑脓肿早期,两者均有明显的全身感染症状和脑膜刺激征,难以鉴别。脓肿形成后,影像学检查即可明确诊断。

(2)胶质瘤:胶质瘤起病较慢,脑脓肿起病较急。脑脓肿以发热、抽搐等感染症状为主,而胶质瘤以颅内压增高及局部占位症状为主。影像学检查可以鉴别。

(3)脑转移瘤:隐源性脑脓肿或慢性脑脓肿无典型的全身感染症状和脑膜刺激征,与囊性脑转移瘤鉴别有一定困难。转移瘤有肿瘤病史,经抗生素治疗后,脑脓肿的脑水肿可减轻,但转移瘤的脑水肿改变不明显,有时需要术中冷冻切片和囊液沉淀物细胞学检查或病理切片帮助明确诊断。

(二)脑贯通性囊肿(porencephalic cyst)

1.定义

脑贯通性囊肿为脑内实质出血后遗症,一般由较大的血肿逐渐演化而来。脑梗死、感染及脑实质外伤亦可发生。囊肿经常和脑室或蛛网膜下隙相通,内有脑脊液。

2.超声显像

表现为:①脑实质内显示囊性无回声,外形不规则或呈分叶状;②囊肿边缘不光滑,囊壁厚薄不均匀;③由脑内实质出血发生的囊肿囊内为无回声,在无回声下部可见到强回声血块,可伴有脑室系统扩张表现。

(三)积水性无脑畸形(hydraencephalic)

1.定义

积水性无脑畸形为先天性大脑畸形。通常为胎儿早期双侧颈内动脉阻塞,两侧大脑实质完全未发育。残余的脑室为一薄膜。颅底可存有脑干、视丘下、基底节及部分枕叶,大脑镰仍存在。

2.超声显像

表现为：①内无大脑实质，由巨大液性囊腔所代替；②颅内中央可见强回声大脑镰；③颅底结构为中低回声团块。

(四)蛛网膜囊肿

1.定义

蛛网膜囊肿一般是由软脑膜先天性套叠或软脑膜炎症所引起的囊肿。囊肿好发于脚间池及基底池附近，或由第三脑室向后扩展而来。囊内含有脑脊液，压力较大，可压迫脑组织。重度脑积水发生时，囊肿可疝入侧脑室三角区，甚至疝入小脑幕下，压迫颅后窝结构。

2.超声显像

①正中矢状面第三脑室后方可见圆形、囊性肿物压迫周围脑组织；②冠状切面显示第三脑室相对较小并可阻塞；③侧脑室显著扩大。

第二节 眼科疾病超声诊断

一、眼球解剖

眼是人体重要的感觉器官，感受外界光线，由视神经传导至大脑，产生视觉。眼球近似圆形，位于眼眶前部，直径约为 24 mm。眼球包括眼球壁与眼内容物两大部分。眼球壁由 3 层膜构成，外层为角膜与巩膜(纤维膜)，中层为色素膜，内层为视网膜。

角膜约占眼球壁外膜前部 1/6，无血管，厚度为 0.8~1.0 mm。角膜后面的虹膜颜色因人种不同颜色各异。巩膜为角膜延续，约占眼球壁外膜后 5/6，质地坚韧，色乳内，不透明，厚度为 0.4~1.0 mm。巩膜与角膜紧密相连，共同构成眼球的外壳，对保护眼内组织和保持眼球的一定形状，有着重要意义。

中层色素膜位于纤维膜和视网膜之间，呈棕黑色，状似葡萄，故又称葡萄膜。因其富有血管，亦名血管膜。色素膜包括虹膜、睫状体与脉络膜 3 部分。虹膜呈棕褐色，中央有一孔称瞳孔。瞳孔可扩大及缩小，正常人瞳孔直径为 2~4 mm，双侧等大。虹膜根部与睫状体相连，睫状体在眼球内部，从眼外无法看到。睫状体有调节作用和分泌房水以营养眼内组织、排泄新陈代谢产物及维持眼压的功能。脉络膜为色素膜的最后部分，含有丰富血管，以营养视网膜。此膜无感觉神经纤维，故发炎时无痛感。

内层视网膜为一透明薄膜，结构极为复杂。视网膜上有视神经盘与视神经连接。黄斑为视力最敏锐的部位。视网膜上并有中央动脉与中央静脉走行。这些结构均可用眼底镜看到。人体对光亮的感觉(光觉)、颜色的分辨(色觉)及物体形态的辨别(形觉)，均依赖于视网膜的正常功能。

眼球内容物包括房水、晶状体及玻璃体。眼球内被虹膜分隔为 2 个空间，虹膜前方称前房，后方称后房，前房与后房内充满透明的液体，即由睫状体分泌的不断流动的房水，总量约 0.3 mL。房水与眼内其他内容物对眼球壁产生一定的压力，称之眼压，以保持眼球的形状。

正常眼压为 12～22 mmHg。晶状体为双凸面的扇形透明体,有一定的弹性,直径为9～10 mm,厚度为 4～5 mm。晶状体通过悬韧带固定在玻璃体前面的睫状窝内,主要起调节视力的作用。因此,年老时晶状体硬化失去弹性后,则看近物不清,谓老花眼。玻璃体为无色透明的胶质体,充满晶状体后面的空腔内,主要起支撑视网膜内面的作用。故当玻璃体液化或脱失时,易发生视网膜剥离。

视神经:视神经起自眼球后极部。在眶内后行至眶尖部,通过视神经管至颅内。眶内视神经表面被覆软脑膜、蛛网膜和硬脑膜,长为 25～30 mm,宽为 3～4 mm,走行弯曲,略呈"S"形。

眼外肌:眼外肌共有 6 条,即内直肌、外直肌、上直肌、下直肌、上斜肌和下斜肌,分布于眼球周围。直肌长 40 mm,宽 10 mm,厚 1～3 mm,内直肌最厚,外直肌最薄。

泪器:泪器由分泌泪液的泪腺及分泌导管构成。泪腺位于眼眶外上角的凹窝内,形状和大小类似杏核,有数条排泄管开口于结膜囊上穹,泪液借闭眼活动湿润眼球,防止角膜干燥。泪腺为眶内肿瘤和慢性炎症的好发部位。

二、眼眶解剖

眼眶略呈四棱锥状,为 2 个骨质空腔,有额骨、蝶骨、筛骨、腭骨、泪骨、上颌骨及颧骨 7 块颜面骨组成。眼眶内有许多裂、管、孔,为血管神经的通路,如视神经孔有视神经与眼动脉通过。由于眼眶的骨壁包绕着眼球,并形成环状隆起,牢固坚硬,对眼球有重要防护作用。眼眶内脂肪组织有衬垫作用,以减少眼球的剧烈震动。眼眶内尚有眼外肌鞘膜与眶骨膜,两者的连络可以固定眼球位置,并可防止眼球超常转动。

眶内血管:眶内结构由眼动脉获得血液,静脉血由眼静脉经眶上、下裂注入海绵窦。眼动脉起自颈内动脉,经视神经孔入眶,先在视神经下外侧,渐转至其上方,沿上斜肌下缘迂曲前进,至内眦附近分为鼻背动脉及额动脉二终支,眼动脉发出下列动脉滋养眼球。

(1)视网膜中央动脉于眼球后方 1.5～2 cm 处进入视神经内,营养视神经与视网膜。

(2)睫状后短、后长动脉:睫状后长动脉有 2 支,穿透巩膜,于脉络膜外间隙前行至睫状体,与睫状前动脉吻合。睫状后短动脉为 10 数条小支,穿透巩膜,于脉络膜上形成丰富的血管丛。睫状后长动脉于虹膜根部与后短动脉吻合,形成虹膜动脉大环,并于虹膜瞳孔缘形成动脉小环。两环相互吻合。

(3)睫状前动脉:来自眼动脉肌支,于角膜缘附近穿透巩膜,入睫状体,分布于睫状体并参与虹膜动脉环。

眼球中膜前半部的静脉汇入睫状静脉,中膜后部的静脉合成 4 条涡静脉。它们最终合成眼上、下静脉。眼上静脉起于内眦,沿眶上壁后行,眼下静脉沿眶底后行。两者在前方与面静脉吻合,向后经眶上、下裂注入海绵窦。

三、超声显像检查方法和正常声像图

眼位于头部表浅部位,由于其组织结构规整、层次分明、界面清楚,声学性质差别很大(对比度大),除晶状体外,眼内各组织含水量达 99％以上,声衰减很少,特别适合超声检查。二维超声显像很方便和直观显示各结构形态及病变情况。彩色多普勒血流显像可显示和检测眼内重要血管血流方面信息。因此,目前超声显像检查已成为眼科疾病诊断中有重要价值的技术。

检查眼部疾病所应用的超声显像诊断仪,除眼科专用超声显像诊断仪以外,其他各类型二维超声显像诊断仪和彩色多普勒血流诊断仪均可采用。临床应用时,应注意选择高频探头

(7.5~10 MHz),调低探头能量发射,并在尽可能短的时间(1~2 min)内完成检查,避免超声波过多照射眼球。因此,具备熟练的操作技术是很重要的。

眼科超声显像检查无须特殊准备。检查前应详细阅读超声显像检查申请单,详细了解病史,参考眼科其他各项检查资料。对不能合作的儿童可适当给予镇静药,使其入睡后再检查。对眼外伤患者,应注意保护伤口,避免感染。超声检查分直接扫查和间接扫查(将一水囊放置在眼睑表面,探头置于水囊上进行扫查)。目前大多采用直接扫查法。患者仰卧,双眼轻轻闭合,眼球直视正前方。眼睑皮肤表面涂耦合剂后,探头垂直轻贴眼睑使声束方向与眼轴平行,采取横、纵切面,不断转动探头方向和角度进行全面扫查。重点观察病变区域及与周围结构关系,应同时进行双眼对比观察。

彩色多普勒血流显像可显示眼动脉、睫状后短动脉、视网膜中央动脉及相应静脉,以及球内、眼眶内肿瘤血流和眼内血管病变。由于眼内血管细小,血液流速缓慢,扫查时需用小取样容积、低脉冲重复频率及低滤波设置。调节声束与眼内血管血流方向尽量平行一致,持续记录6个搏动周期,选择频谱最为鲜亮清晰者停帧,进行测量和拍照。

1. 特殊扫查技术

(1)眼球后运动试验:探测球内异常回声时,探头固定不动,嘱患者眼球上下左右转动,眼球活动停止后仍有飘动即为后运动试验阳性,用于球内异常回声的鉴别。

(2)压迫试验:用探头轻轻压迫眼球,使压力传递至病变区域,观察眶内肿块有无变形。

(3)磁性试验:了解眼内异物是否有磁性时,首先应确定异物的位置,然后用电磁铁放于一侧,由远至近,观察异物有无移动或颤动。若有移动,并感眼球疼痛则为阳性。

2. 正常声像图及常用正常值

(1)眼球。眼球的超声显像图像为一近似圆形无回声区,前后径24 mm。周围有强回声光带,为球壁,厚1.5 mm。眼球表浅部分的小无回声区为前房,其前方表面光带为眼睑和角膜。两侧宽带强回声为虹膜及其后方的睫状肌。中央为双凸面椭圆形的晶状体,厚度3.5~4.5 mm。正常情况下晶状体仅能显示其后缘,为弧形强光带。晶状体后方与球后壁光带之间的圆形无回声区为玻璃体,前后径为14~15 mm。

眼球壁由3层膜组成。外膜的前1/6为透明的角膜部分,后5/6为致密的纤维膜构成的巩膜,呈强回声光带;中层膜由虹膜、睫状体与脉络膜组成,因脉络膜富含血管,彩色多普勒血流显像可显示。脉络膜与睫状体的汇合点称锯齿缘,是确定视网膜脱离程度的前界;内膜由色素细胞层(外层)和视网膜细胞层组成。眼球壁的3层膜较薄,正常情况下较难分别显示,出现视网膜或脉络膜脱离时,才能分别显示其光带。

(2)眼眶后间隙。眼眶后间隙声像图为三角锥形,呈密集的高回声光点,前后径为20 mm,由球后软组织充填,包括脂肪、眼肌、血管和神经。由于脂肪体为高回声,可衬托出弱回声的视神经、眼外肌等结构(对比度高)。眶内肿瘤、炎症和血管病变均易出现异常回声。

视神经为眼眶后间隙正中前后走行的带状低回声,多呈"S形",厚度为4~5 mm,视神经眶内段长度为25~30 mm。

眼外肌共有6条,均为低回声。四条直肌起自眶尖,呈放射状前行,附着于眼球四周,在声像图上显示眶壁与脂肪强回声之间的低回声带即为直肌。眼肌最大厚度不超过3.5 mm。

彩色多普勒血流显像很容易显示眼眶内血管,因超声束与眼眶后间隙血流方向几乎平行。动脉与静脉分别设定以红色及蓝色显示。眼动脉起自颈内动脉,常于眼球后1.5~2.0 cm处视神经稍偏颞侧,探及到红色的动脉血流,其频谱呈一个高尖的收缩期峰,随后跟着一个稍低的重搏波和持续的舒张期低峰。收缩期峰值速度为 $25\sim30$ cm/s。眼动脉的血流速度与人体体位有关,仰卧位时速度比坐位或站立位时高,年龄与速度成反比。视网膜中央动脉为眼动脉的分支,在眼球后极视神经处可显示并行的呈红色的视网膜中央动脉和蓝色的静脉。其动脉频谱与眼动脉频谱相似。血流速度较低,形似斜三角形。收缩期峰值速度为 $8\sim12$ cm/s。文献报道随眼内压增高,收缩期峰值速度降低,伴舒张期血流消失。当眼内压 >80 mmHg(10.7 kPa)时,不能检测到动脉血流信号。睫状后短动脉的超声显像扫查与探测视网膜中央动脉的同一位置进行,将探头向两侧偏移,即可获得睫状后短动脉的血流信号。其频谱与眼动脉相似,收缩期峰值速度为 $10\sim12$ cm/s。

四、晶状体疾病

(一)病因病理

晶状体是一个双凸面的透明体,富有弹性,屈光力极强。晶状体内无血管、神经等,其营养完全从眼内液中获得。因此,晶状体疾病较为单纯,主要病变就是白内障(cataract)。因先天缺陷、外伤、老年代谢障碍和其他原因致使晶状体内纤维组织增多、导致晶状体逐渐混浊增厚并影响视力,即称为白内障。

(二)白内障超声显像

显示晶状体肿胀增厚、回声增强,若累及包囊与核时,可出现"双同心圆征"。慢性白内障可发生晶状体钙化,出现强光点、光斑回声。白内障手术前超声显像检查可测量眼球各径,以便选择适当人工晶状体。另外还可排除视网膜脱离等其他异常。由于外伤、手术或其他原因致使晶状体脱入玻璃体内即为晶状体脱位。经眼底镜检查,可看到晶状体随体位改变而活动。超声显像检查在正常晶状体位置扫查不到晶状体,而在玻璃体内可见梭形晶状体前后缘的弧形强光带,转动眼球可见晶状体活动。

五、玻璃体疾病

(一)病因病理

玻璃体为无色透明的胶状体,充满在晶状体后方的空腔里,无血管和神经,仅有部分游走细胞。玻璃体的原发病多为退行性变,从不发生炎症和其他疾病。但其邻近组织有病,就会很快波及玻璃体,导致玻璃体混浊。另外玻璃体内可有寄生虫存在。

玻璃体常见病变为玻璃体积血(vitreous hemorrhage)及混浊。玻璃体混浊(vitreous opacity)范围较广,患者自觉有飞蚊幻视,眼前有黑点或黑块状物浮动,视力减退等症。凡有真性渗出物、游走细胞、色素颗粒、类脂状粒、纤维条索、出血机化等,均可出现玻璃体混浊,如视网膜和脉络膜血管疾病、糖尿病动脉硬化、视网膜中央静脉血栓形成、眼球外伤、手术损伤、白血病及恶性贫血等病变引起视网膜和脉络膜出血时,血液流入玻璃体腔即可导致玻璃体混浊。玻璃体积血临床表现为眼球萎缩、视力下降或消失,眼底镜内可见血块或黄色小点。若机化牵引可导致视网膜脱离。

(二)超声显像

显示玻璃体多量积血时,可见块状回声;中量出血可为散在回声光点;少量出血可见散在纤细光点。玻璃体积血常有明显的后运动。若已机化,则出现块状及条索状高回声。有时可伴发牵引性视网膜脱离。

六、视网膜脱离

(一)病因病理

视网膜脱离(detachment of retina)是指视网膜的神经上皮层(内层)和视网膜的色素上皮层分离,分为原发性视网膜脱离和继发性视网膜脱离。原发性视网膜脱离常见于高度近视、屈光不正等患者。其病理改变为视网膜周边部位或黄斑区域囊性变、玻璃体液化、玻璃体萎缩及视网膜发生裂孔。患者大多为男性,多为单眼。部分患者有外伤史或家族史。继发性视网膜脱离是由于炎症、肿瘤、外伤、糖尿病等引起视网膜神经上皮层和色素上皮层粘连松弛而发生分离。

视网膜脱离时,患者常有闪光感,视物如云雾遮盖,眼前黑影可由一个方向向中央移动。如脱离波及黄斑时,则中心视力受损,出现视物变形。若完全脱离时,视力全部丧失。眼底镜检查时,可见玻璃体混浊,脱离的视网膜呈灰白色或青灰色隆起和皱褶,形状不一。其上血管轻度弯曲。眼球转动时,脱离的视网膜随之飘动。大多数患者都可找到裂孔,裂孔多为圆形或马蹄形。

(二)超声显像

显示原发性视网膜脱离图像简单明确,即在玻璃体无回声区内眼球壁前方可见脱离的视网膜回声带,光带凹面向前。后端连于视神经盘,前端可达锯齿缘。眼球运动时,视网膜脱离光带随之活动。脱离的视网膜光带与眼球壁之间为无回声区,是液化的玻璃体经裂孔流至视网膜下所致视网膜下液。视网膜下液之宽度可反映视网膜脱离的程度。宽度<5 mm为浅脱离,>5 mm为高度脱离。视网膜伴有裂孔形成时,可见视网膜光带连续性中断。但周边部位的小裂孔常难以显示。根据视网膜脱离程度、范围和时间长短,可分为部分性、完全性、陈旧性视网膜脱离,分别表现为"—""V"及"～"形的光带回声。彩色多普勒血流显像显示脱离的视网膜光带上可见彩色血流信号,而玻璃体机化膜上则无血流显示,可资鉴别。

由渗出性视网膜脉络膜炎、外伤、出血、脉络膜肿瘤及糖尿病引起的视网膜脱离称为继发性视网膜脱离。这些疾病的视网膜下液可为渗出物或血液,随着视网膜下液的吸收,脱离的视网膜可以恢复原位。脉络膜肿瘤可将视网膜从后方顶起。玻璃体内机化物因其纤维组织收缩,可将视网膜向内牵拉,使色素上皮层与视网膜其他部分脱离。

继发性视网膜脱离的超声显像与原发性视网膜脱离相似,在距眼底相应部位出现脱离的视网膜高回声带。由肿瘤引起者可在脱离的视网膜光带后方显示低回声实性肿块,并向玻璃体内突出。属牵拉性者,可在玻璃体内见到不规则树枝状的玻璃体机化物,并与脱离的视网膜相连。

七、视网膜母细胞瘤

(一)病因病理

视网膜母细胞瘤(retinoblastoma)是眼科较为常见的恶性肿瘤之一,以往称视网膜神经胶质瘤。此瘤多见于5岁以下的小儿,偶见于成年人。男女发病率相近。约3/4为单眼发病,双眼发病者多有家族性。本病病因不明,部分患者常染色体显性遗传,家族发病率为15%。肿瘤内含有细胞团块、坏死区及钙化斑。本病恶性程度较高,发病后1～2年内死亡。

视网膜母细胞瘤临床分为 4 期。

(1)眼内生长期：外眼正常，视力下降，表现为斜视及眼球震颤。病情发展可使视力丧失、瞳孔散大。瞳孔区可见黄光反射，极似猫眼，故称之黑蒙猫眼。眼底检查于视网膜任何部位，更常见后极部偏下方，可见边界清楚、表面不平、白色或黄色隆起，为圆形或椭圆形，其上可有新生血管。可为单个瘤体，亦可在一个大的肿瘤附近，发生数个大小不一的子瘤。肿瘤可向玻璃体内生长，也可向脉络膜生长，常使视网膜脱离。

(2)青光眼期：肿瘤增大，使眼压升高。因头痛、眼痛，可使患儿精神萎靡，哭闹不安。因眼压增高，可导致眼球扩大，形成"牛眼"。此期尚可出现假性前房积脓和虹膜结节。

(3)眼外扩展期：肿瘤穿破角膜形成富有血管的溃疡巨块，突出于睑裂外面。肿瘤穿破巩膜形成眶内肿物，使眼球外突。肿瘤尚可沿视神经向颅内扩展。

(4)全身转移期：为肿瘤晚期，瘤细胞通过血供和淋巴向全身转移，可转移到淋巴结、骨骼、脑、肝、肾、脾、肺等处，最终死亡。

(二)超声显像

显示视网膜母细胞瘤基本表现为视网膜局部增厚并隆起。因临床分期不同，肿瘤大小和范围有各自表现。超声显像于玻璃体内可见高回声的圆形、半圆形或不规则的实质性肿块，与球壁紧密相连。肿块内部回声不均。如有液化时，内部可出现无回声区，亦可因钙化形成强回声光斑，后方伴声影。肿块大小不等，边缘不规则。较大肿块可占满整个玻璃体腔。玻璃体内可出现继发性视网膜脱离的光带回声。眼外扩展期，肿瘤可向眼球外生长或向四周浸润性生长，使球壁回声中断。视神经增粗，球后组织正常结构被破坏。彩色多普勒血流检测可见肿瘤内有斑点状或条带状彩色血流信号，由基底部伸向内部或包绕肿瘤周边，多呈搏动性动脉频谱。

八、恶性黑色素瘤

(一)病因病理

恶性黑色素瘤(melanoma)是成年人最常见的眼内恶性肿瘤。多见于 50～70 岁老年人，为单侧性。男女发病率无差别。病因尚不明确，但有遗传因素。自觉症状与肿瘤部位有关。早期或有闪光感，或有视力障碍。继之眼压升高，出现头痛、恶心、呕吐。

虹膜恶性黑色素瘤于虹膜上可见有一褐色或黄褐色结节，表面不平，富于血管，肿瘤长大可继发青光眼。

睫状体恶性黑色素瘤早期不易发现。肿瘤增大可将虹膜向前推移，使虹膜根部离断而突向前方。肿瘤向后扩大进入玻璃体呈球形棕色肿块，可引起白内障和青光眼。晚期引起视网膜脱离。有的肿瘤向外蔓延穿破巩膜。

脉络膜恶性黑色素瘤较以上 2 种黑色素瘤更为多见，常发生在脉络膜后部。最初肿瘤呈灰褐色多角形或椭圆形隆起，边界较清楚。肿瘤上面的视网膜血管呈轻度迂曲状。肿瘤增大进入玻璃体内，则形成一个典型的蘑菇状，并引起继发性视网膜脱离和青光眼。晚期肿瘤可穿破眼球向邻近组织、颅内扩散，有时也向肝、肺转移。

(二)超声显像

显示玻璃体无回声内可见边缘光滑、锐利的圆形或蘑菇状回声光团。肿块前部光点密集，后部接近球壁处回声减弱，似无回声区，出现"挖空现象"。肿瘤内部可出现坏死、钙化而呈强回声,后方伴声影。

肿瘤基底部因脉络膜被肿瘤组织代替而出现"脉络膜凹陷"征,即局部眼球壁较周围正常者回声减低。视网膜脱离时,玻璃体内出现异常光带回声。彩色多普勒血流检测肿瘤内可见彩色血流信号,部分从基底部呈分支状进入肿瘤中央,周边也常可见血管环绕,血流频谱呈低阻型动脉频谱特征。血管丰富的黑色素瘤对放疗敏感,且在放疗后血流速度逐渐减低,直至血流消失。

恶性黑色素瘤需与以下疾病鉴别。

(1)脉络膜血管瘤:多位于眼球后极部,呈小的扁平状隆起光团,内部光点分布较均匀,无脉络膜凹陷及声影。

(2)转移癌:多见于肺癌、乳腺癌转移,呈不规则的光团,基底部较宽,回声不均,有原发病灶存在。

(3)脉络膜血肿:多发生于患有血管性病变的老年人或眼内手术后,新鲜出血未凝时,呈无回声区。陈旧性出血多为光点或光斑,随访可见血肿逐渐缩小。

(4)视网膜母细胞瘤:儿童多见,呈圆形或不规则光团,边缘不规整,无脉络膜凹陷及挖空现象。

九、眼眶疾病

眼眶疾病的常见病因为炎症、肿瘤、血管畸形和外伤等。由于眼眶的特殊解剖关系,一旦出现感染病灶,极易引起扩散,甚至危及生命。眼眶疾病共有的特点是眼球突出。眼眶肿瘤多位于眼眶深部,部分也可继发于眼眶的邻近器官肿瘤或身体其他部位肿瘤。早期表现除眼球突出外,缺乏其他体征。

X线检查仅在眼眶肿瘤晚期才可见到眼眶扩大或眶壁骨质破坏等变化。采用对比剂检查或血管造影,虽可早期发现肿瘤,但均属侵入性方法。超声显像可迅速准确地发现肿瘤,检出率可达88%~98%。常见眼眶疾病有以下几种。

(一)眼眶蜂窝织炎(orbital cellulitis)

1.病因病理

本病是眶内软组织的急性化脓性炎症,病情严重,来势凶猛。多为单侧发病,偶见双侧。鼻旁窦炎,尤其是筛窦炎是致病的主要原因。其他邻近感染病灶都可能引起本病。眼外伤、手术后感染、急性传染病、败血症、菌血症等也是常见致病因素。因此,本病发病前常见有局部感染灶,特别是头面部,或有外伤、手术史等。患者出现头痛、寒战、高热、恶心、呕吐。严重者出现昏迷、惊厥及精神症状。外观可见眼睑红肿、球结膜明显水肿、眼球突出,重者眼球固定不能转动。引起暴露性角膜炎时,早期视力无改变,但炎症引起视神经炎,视神经萎缩时,可导致失明。

2.超声显像

眼眶蜂窝织炎的超声显像在球后眼眶间隙可见异常回声,边界不规则,与周围组织界限不清,其内回声不均,呈强弱不等的光点光团及有间隔的小无回声区,似蜂窝状。脓肿形成时,可见边界清楚的无回声区,内有细小光点。眼眶蜂窝织炎需与球后眼眶肿瘤鉴别。良性肿瘤多有清楚的边界。恶性肿瘤形态不规则,回声不均匀。动态观察可进一步明确病变性质和治疗效果。

(二)眼眶囊肿(orbital cyst)

1.病因病理

眼眶囊肿最常见者为先天性囊肿,儿童期即存在,青春期生长加快。好发部位为眶上外缘处,少数为眶上内上缘。大多为球形、大小不一,表面光滑,无痛感。部位表浅的小囊肿不引起眼球突出。位于球后深部者,病程缓慢,眼球逐渐向内下方或外下方突出,并可导致骨质破坏。

2.超声显像

表现为囊性无回声,与邻近组织有明显分界。加压可致囊肿变形。黏液囊肿是鼻旁窦黏膜为衬里的囊肿,囊腔逐渐扩大,由筛窦或额窦向压力小的眶内深入,有时眼球后壁压陷。皮样囊肿是由胚胎时期异位上皮组织发展而来,常见于青年人。因病理内容物来自三胚层组织,声像图显示较为复杂。囊肿内可出现一些弱回声的脱落上皮碎屑等结构。有机化时可出现强回声。

(三)神经源肿瘤

神经源肿瘤包括视神经肿瘤和末梢神经瘤。

1.视神经肿瘤

视神经肿瘤又可分为视神经脑膜瘤(meningioma)和视神经胶质瘤(optic glioma)两种。前者为起自蛛网膜细胞的良性肿瘤,主要向肌锥内生长。后者为起自视神经胶质内的良性肿瘤,常见于球后 10 mm 处。肿瘤与眼球构成葫芦状,易向颅内生长。视神经肿瘤可导致眼球向正前方突出,造成视力障碍和视神经盘萎缩。X 线片可见眼眶及视神经孔扩大。

2.末梢神经瘤

(1)病因病理。末梢神经瘤,分两种。①神经鞘瘤(neurilemmoma):起源于神经鞘膜细胞,一般属良性,病程缓慢,可发生于任何年龄。多见于眼眶上方或眼睑皮下,也可起于肌锥内,若恶变则生长迅速。②神经纤维瘤(neurofibroma):为良性肿瘤,乃神经纤维在眶部的大量增生。表现为眼睑皮肤增厚,可扪及略有弹性的索状物。瘤组织可扩散到眶内,亦可单独出现在眶部。发展较慢,可有眼球突出。

(2)超声显像:神经源肿瘤的超声显像表现为圆形实质性不均匀的低回声,与周围结构有分界,并有明显的前界。视神经瘤可产生眼球后壁向前的光滑凹陷。视神经锐角变钝或弯曲。末梢神经肿瘤则在眼眶中位置不一。

(四)泪腺肿瘤

1.病因病理

泪腺肿瘤大多来源于眶部泪腺,少数起源于睑部泪腺或副泪腺。常见者为泪腺混合瘤,属良性肿瘤,有包膜。病程长,一般不易转移,少数可恶变。多发于中年人。泪腺癌发展快,转移早。泪腺肿瘤表现为眼球向内下方突出,眼球向外上方运动受阻。可在外上方眶缘扪及肿块,表面光滑,边界清楚,或为结节状,质地软硬不一。后期可有眼底受压征和视力减退。与眶缘粘连时,可引起明显头痛、眼痛和压痛。泪腺窝有骨质破坏则提示恶变。

2.超声显像

显示泪腺混合瘤大多为球形,位于泪腺窝,内部为中等回声。囊腺癌、腺癌及未分化癌呈圆形或椭圆形,透声性差,为不均匀低回声。超声显像定位眶内肿瘤的位置有可能提示肿瘤的组织类型。在肌锥内累及视神经者最可能为神经源肿瘤、胶质瘤、脑膜瘤或神经纤维瘤。若位于眶的颞上方,最可能为泪腺瘤。超声显像还可显示肿瘤向后扩张的情况。

(五)眼眶血管疾病

眼眶血管疾病多为畸形和炎症所致,主要有 3 种。其中海绵状血管瘤(cavernous angioma)、静脉曲张和颈动脉海绵窦瘘较为常见。

1.眼眶血管瘤(orbital angioma)

(1)病因病理:在眼眶肿瘤中,血管瘤是比较常见的良性肿瘤。眼眶血管瘤多为先天性血管发育畸形,以后逐渐长大形成,绝大多数为实性即海绵状血管瘤,有完整包膜,少数为毛细血管瘤,无包膜呈弥散性生长,并常与眼睑或结膜血管瘤并存。本病一般发病于儿童或青壮年,起病缓慢,病程长。主要症状是眼球向正前方突出,低头时突然加重。早期视力一般不受影响。检查时在眼眶深处可触到边界不清略带弹性的光滑肿物,无压痛。后期可出现眼球运动障碍和视力减退。

(2)超声显像:眶内海绵状血管瘤的超声显像表现为眶内球后间隙圆形或椭圆形、边界清楚的不均匀高回声区,有包膜肿瘤内部可见间隔的低回声,或小的囊性无回声,呈蜂窝状,为大小不等的血窦构成。因透声较好,肿瘤后壁可清晰显示并有增强。彩色多普勒血流显像显示肿瘤内部彩色斑点血流信号,收缩期峰值速度较低。

2.眶静脉曲张(orbital varicocele)

(1)病因病理:即静脉性血管瘤,是一种先天性静脉畸形,较多见于上眶。临床表现为体位性眼球突出,其他如咳嗽、深呼吸以及各种导致颈内静脉压增高的因素均可使眼球突出。

(2)超声显像:显示眼球未突出时为正常眼声像图。因颈内静脉受压致眶内静脉充血、眼球突出时,球后间隙回声区内出现一个或多个弯曲的管状无回声区。彩色多普勒检测可见呈静脉频谱的彩色血流信号。

3.颈动脉—海绵窦瘘

(1)病因病理:外伤性颅底骨折或海绵窦内段颈内动脉瘤破裂致动脉血进入静脉窦,引起眶内静脉充血、扩张和软组织水肿。临床表现为搏动性突眼、杂音。

(2)超声显像:特点为眼球上静脉扩张,视神经与上直肌间出现管状无回声区。彩色多普勒检测显示眼静脉扩张,呈动脉化频谱及双向血流,血流速度增快。用"Valsalva"手法可见暂时的血流逆转。彩色多普勒血流显像还可显示瘘管栓塞治疗后获得的正常血流图像。

十、眼外伤

(一)病因病理

眼球位于体表,易受外界伤害,其中眼球贯通伤最为常见,发生率占眼外伤的 50% 以上。致伤原因多为以铁屑、铁片、铁丝、树枝、竹签、石头、小刀、剪刀、缝衣针、玻璃片等扎伤。眼球贯通伤口无论是在角膜或巩膜,只要伤口较大,都可伴有眼内容物如虹膜、睫状体、玻璃体等脱出。眼球贯通伤还可引起白内障、虹膜睫状体炎、前房积血、眼内异物、青光眼、眼内炎、玻璃体积血等。最严重的是交感性眼炎。

(二)超声显像

眼球贯通伤的超声显像可见眼球壁光带连续性中断,其间出现无回声裂隙,破口处嵌有无回声的玻璃体,眼球内径较正常缩短。脱出的玻璃体在眼球周围形成无回声区或低回声区。玻璃体无回声区内因出血而出现光点或光斑回声。

眼部有异物时,超声显像于眼球无回声区或眼眶内出现强回声光点或光团,因异物不同显示大小形态不一,后方可有声影。若异物较大而形态规则,其后方出现"彗星尾"征。位于球后组织内的异物强回声,在降低增益后,则正常结构回声消失而该异物回声仍然存在。若磁性试验阳性,提示为金属异物。尚可出现继发性改变,即玻璃体内出血因机化形成而出现相应异常光点或光带回声。若眼球壁穿孔破裂,则见球壁回声光带连续性中断,眼球缩小,失去正常形态。也可因继发感染导致玻璃体内出现异常回声。

十一、缺血性眼病

近年来全球区域的高血压、糖尿病、动脉硬化、心脑血管疾病及外伤的发生率均有明显增高,尤其是以上疾病的发生目前已呈年轻化的趋势。这些都是缺血性眼病的基础。以往眼科界认为缺血性眼病是少见的疑难病症。近年则认为缺血性眼病是常见病、多发病。缺血性眼病包括原发性眼缺血和继发性眼缺血。前者有全身血管病变的基础,如高血压、动脉硬化、血管痉挛、低血压和糖尿病等。继发性眼缺血大多由直接或间接的眼外伤引起,而没有上述全身血管病变。眼外伤引起的眼缺血不仅受伤眼缺血,健眼也缺血。健眼缺血的程度与伤眼损伤程度成正比。缺血性眼病的发生大多有严重的精神创伤(如生气、着急、亲人故去等导致的情感激动、过度疲劳及惊吓,及过重的心理负担等)。以上诸多因素的精神创伤在原发性眼缺血中占90%以上。至于眼外伤引起的继发性眼缺血则100%都经受了精神创伤,致使自主神经系统调整血管运动功能失调。眼是重要的感觉器官,与中枢神经密切相关。眼球的脉络膜有大量的自主神经,很容易发生眼缺血。眼缺血主要是脉络膜缺血,脉络膜由众多大血管、中血管和毛细血管构成,交感神经和副交感神经调节脉络膜血流量。脉络膜的血流量是全身各器官中血流量最大的器官之一,是脑血流量的3倍,肝血流量的2倍,与肾血流量相当。

近年来试验及临床研究显示,血流量和血流速度上,脉络膜比视网膜大20多倍。颞侧视网膜血流量比鼻侧大3倍。脉络膜血流量大且速度快。

90%以上的血液进入葡萄膜,4%～5%进入巩膜,只有2%～3%进入视网膜。

脉络膜血流分布在不同区域分布不同,在后极部特别是黄斑部脉络膜血管密度大,血流量分布也不同。脉络膜血管含有眼部最大血流量,占整个眼球血流量的85%左右,而视网膜血流量仅占眼血流量的4%以下。

(一)缺血性眼病病因

眼缺血主要是脉络膜缺血,多种因素参与脉络膜血流量的调节,如自主神经系统、氧和二氧化碳浓度、花生四烯酸类物质以及循环中的激素和递质等。在微循环系统中,细胞间的温度差、生化物的浓度差、酶的作用等,都是由自主神经中枢自动调节和控制的。正常情况下,其缩血管的作用总是处于动态平衡,以维持正常的血流状态。

临床上许多眼病如老年黄斑变性、急性多发性脉络膜缺血病变(急性后极部多发性鳞状色素上皮病变)、周边部视网膜变性、高度近视脉络膜视网膜病变、视网膜色素变性、眼底玻璃膜疣以及眼外伤等所致的三角综合征等,都和脉络膜循环障碍有关。

1.局部因素

(1)视网膜脱离手术及闭合性内眼手术:视网膜脱离术后有时可见脉络膜血管闭塞。若环扎带过紧或后极部外加压不当,可致脉络膜小动脉循环障碍或阻塞,或睫状前动脉阻塞;电凝或冷凝也可能阻塞睫状后长动脉,从而产生后部脉络膜或眼前段的缺血性损害。闭合性内眼手术如玻璃体切割术(术中或术后惰性气体膨胀),发生眼压增高、持续时间长,可致脉络膜灌注压下降、脉络膜血管闭塞而缺血。

(2)青光眼:青光眼急性发作时导致眼压与睫状后动脉压的平衡失调(眼压高而睫状血管的灌注压低),发生脉络膜血管或供应眼前段的血管阻塞,如前部缺血性视神经病变、虹膜节段性萎缩。

(3)眼球钝挫伤:挫伤后脉络膜血流量下降。重度挫伤可见脉络膜毛细血管形态学损伤,大、中血管阻塞,出现三角综合征等。

(4)解剖因素:脉络膜血管床分水界的位置是视盘和黄斑部容易发生缺血的解剖基础。视盘生理杯小或阙如,或远视小视盘,或视盘玻璃膜疣是视盘缺血的解剖因素。

2.全身因素

(1)血管狭窄:眼缺血常是全身血管性疾病的临床表现之一。如高血压、小动脉硬化、痉挛、糖尿病、巨细胞性动脉炎、多发性结节性动脉炎等。前述疾病多伴高血脂、高血黏度而致血液黏稠,使血流变缓,严重时血流中断,使组织缺血、缺氧。这种情况发生在心脏可引起冠心病;发生在脑则出现脑卒中;发生在眼底血管则致眼缺血、视力下降及失明。

(2)血流阻滞:分为血栓性、高血脂、高血黏度或低血压性。血栓以胆固醇为主,在血管壁上沉积,逐渐形成小斑块。这些斑块增多、增大,阻塞血管致组织缺血、缺氧。也可由血小板异常——血小板增多、聚集性增强,或与心内膜炎有关的栓子因素引起。血黏度高常见于红细胞增多症、巨球蛋白血症、白血病等。低血压性因素常见于外伤性休克、大出血及麻醉时,均可致脉络膜循环障碍。

上述危险因素容易损伤血管内皮细胞,致自由基增高,在血管壁上沉积大量胆固醇、三酰甘油、低密度脂蛋白等"血液垃圾",成为动脉硬化的基础。

(二)缺血性眼病的发病机制

缺血性眼病发病机制甚为复杂,上述的全身和局部因素相互影响,互相引发。在多种因素的基础上遇到精神因素诱因(情绪激动、过度劳累及外伤等),交感神经过度兴奋使其调整脉络膜血管功能失调,致使脉络膜血管高度痉挛,严重者发生闭塞,从而发生脉络膜缺血,进而影响视神经和黄斑功能。经研究证实血管多肽内皮素是作用最强、持续最久的收缩血管的活性肠肽。其作为激素神经调节肽在循环、中枢神经、呼吸、生殖、泌尿系均有生理调节功能。其存在于人眼组织内,并发现在脉络膜组织中含量最高。这种内皮素的主要作用是调节脉络膜血管张力和脉络膜血流量,参与眼压调控及视觉传导生理功能。

(三)彩色多普勒超声对正常人眼血流动力学研究

眼部的血管行径和血流方向决定了彩色多普勒血流显像检测的可靠性。高敏感度彩色多普勒血流显像(慢速血流)是多普勒超声显像诊断技术的又一进展,现在已经应用在眼科疾病的诊断与研究中,具有方便和非侵入性特点。眼球内部血管和眶内血管均源于眶间部位的视神经孔,动脉血管行径由后向前,静脉血管与动脉伴行,行径由前向后。轴位彩色多普勒血流显像检查时,动脉血流恰好与探头做迎(正)向流动,静脉血流则呈反向流动。因此,眼动脉、睫状体后短动脉和视网膜中央动脉均显示为红色血流束,蓝色显示为静脉血流。以上血管血流方向与探头声束方向基本一致,这就决定了眼动脉、睫状体后短动脉和视网膜中央动脉彩色多普勒血流显像检测的可靠性和准确性。

(四)彩色多普勒超声在缺血性眼病中的应用

探讨低眼压性青光眼(LTG)的发病原因是目前青光眼研究的重要课题之一,在原发性开角型青光眼中有 15% 为 LTG。这些患者眼压一般不超过 2.8 kPa(1 kPa = 7.5 mmHg),但常合并全身相关疾病,如低血压、远端血管痉挛等。因此 LTG 的发病原因更倾向于血管学说。近年来一些学者应用彩色多普勒血流显像对 LTG 的血流动力学进行研究,且多数人侧重于对眼动脉或视网膜中央动脉进行检测,但对其血流参数变化报道不一。Butt 等对 34 例 LTG 的眼动脉和视网膜中央动脉的血流进行检测,结果眼动脉的 V_{min} 降低,眼动脉和视网膜中央动脉的 RI 增高。Harris 等对 LTG 进行血流检测,亦发现眼动脉的 V_{min} 降低,RI 增高。Rojanapongpun 等采用经颅多普勒检测青光眼和正常人眼动脉血流速度,结果原发性开角型青光眼和 LTG 的眼动脉血流速度与正常人比较,差异均有显著性。

有研究结果显示,LTG 睫状后短动脉血流参数有明确改变,支持 LTG 视盘损害的血管学说。由于睫状后短动脉供应脉络膜的血流量占整个眼球血流量的 90%,且筛板区是视神经轴索受损害的主要部位,所以对于 LTG 检测睫状体后动脉具有重要意义。有学者认为检测睫状体后动脉较困难,且不能分辨睫状体后短动脉和睫状体后长动脉。有学者认为应用现代高敏感度彩色多普勒血流显像技术确定睫状体后短动脉并不困难。彩色多普勒血流显像可清晰显示睫状体后短动脉的颞侧支和鼻侧支,该学者对颞侧支进行检测。最后的研究结果表明,LTG 组睫状体后短动脉的血流速度低于正常人组,对揭示 LTG 的病因有重要意义。由于睫状体后短动脉的血流速度变慢,筛板区域血液供应减少,导致其结构变化和功能不良。研究结果支持 LTG 乳头损害的血管学说。

第九章 肺部肿瘤的CT诊断

第一节 孤立性肺结节

孤立性肺结节（solitary pulmonary nodule,SPN）是指不伴有肺不张或淋巴结肿大、边界清楚、直径小于3 cm的肺实质内病变。CT对孤立性肺结节的部位、形态、内部结构、边缘及其对周围结构的影响等方面的显示明显优于胸部X线片,因而是SPN鉴别诊断中最常用的检查方法,CT从以下几个方面进行分析和诊断。

一、结节的部位

一般而言,肺结核结节或结核瘤多发生于上叶尖后段和下叶背段,发生于上叶前段、中叶和下叶基底段的结节以肺癌多见,位于肺门附近者恶性多见,位于肺周边部的良性多见。

二、结节的边缘

结节的边缘特征是CT鉴别诊断中仔细观察的要点之一,通常类圆形、边缘光整的结节大部分为肉芽肿或错构瘤,当然少数恶性肿瘤如类癌、腺癌或孤立的转移瘤也可表现为光滑的边缘;边缘呈毛刺状或分叶状的结节,恶性可能性大于边缘光整的结节。胸膜尾征多提示恶性但不具特征性,在肺周围的肉芽肿也可见。Furuya将肺内结节HRCT的边缘特征分为六型:类圆形的、分叶状、浓密毛刺状、凹凸不平状、触须状和晕状,并对193例最大径小于3 cm的肺结节进行了回顾性分析,其结果显示82%的分叶状、97%的浓密毛刺状、93%凹凸不平状和100%的晕状结节为恶性,83%的触须状结节为炎性,66%的类圆形结节为良性。

三、结节的内部结构

结节内有时可见直径1～3 mm的小泡状低密度影,称为小泡征,多见于肺癌。良性肿瘤和炎性结节一般密度均匀,后者密度较低,在肺窗向纵隔窗转变时结节消失或大部分消失。在随访过程中孤立性磨玻璃密度结节内出现实性成分或部分实性结节变为完全实性提示恶性病变,磨玻璃密度结节见到微血管征(即结节内见较大血管影)也多为恶性。错构瘤50%可见脂肪密度。良、恶性结节内均可见空洞,对鉴别诊断的帮助不大,空洞的出现提示病变处于活动过程。空洞的形态有一定的鉴别意义,恶性空洞多为偏心性或洞壁凹凸不平。SPN内见到空气支气管征可诊断恶性病变,尤其不能排除细支气管肺泡癌和淋巴瘤,在HRCT空气支气管征更常见于原发性肺癌。结节内不同的钙化形态也有助于结节的定性诊断,弥散性、分层状、爆米花样或中心钙化的结节为良性,偏心性或散在点状钙化结节良恶性病变均可见。

四、结节周围改变

光滑的SPN周围有卫星病灶提示为结核,炎性结节的周围可见增粗的血管影,癌性结节的近肺门侧可见增粗的血管影与之相连(血管集束征),邻近胸膜的结节因其内成纤维反应收缩牵拉胸膜可形成胸膜凹陷征,多见于周围型肺癌,但也可见于肺结核结节。

五、结节的生长速度

了解结节的生长速度有助于评价其良、恶性。孤立性结节的生长速度常用结节的倍增时间(doubling time)进行评价,倍增时间是指 SPN 体积增大一倍所需的时间,对于一个球体而言,其体积增大一倍相当于直径增大 25%,因此可通过对 SPN 直径增大情况的前后对比确定其倍增时间。有研究显示肺癌结节的倍增时间为 1 个月到 2 年,但是巨细胞癌(大细胞癌的一个亚型)、癌肉瘤和肺母细胞瘤的倍增时间可小于 1 个月,然而在偶然情况下腺癌和类癌的倍增时间可大于 2 年。良性肿瘤生长很慢或长期不变,倍增时间小于 1 个月者多见于恶性病变。

六、结节的强化

结节的强化程度和时间-密度曲线有助于定性诊断,但多缺乏特异性。比较统一的结论是增强值< 15 Hu 的 SPN 多为良性病变,增强值>15 Hu 的 SPN 无特异性,炎性病变和恶性肿瘤均可见。Yamashita 将结节的强化类型分为 4 型:均匀强化、中心强化、环状强化和边缘强化,中心强化和均匀强化多见于肺癌,后两者多见于结核瘤。有人通过对 SPN 的强化峰值出现时间和时间-密度曲线进行研究,其结果是肺癌的强化峰值一般出现在注射对比剂 2 min 以内且较偏前。肺的炎性假瘤可呈均匀性强化,与肺癌相似。

第二节 肺部恶性肿瘤

肺部恶性肿瘤包括原发性和转移性肿瘤。原发性恶性肿瘤以支气管肺癌常见,少数为类癌、肉瘤、淋巴瘤等;转移瘤也是常见的肺部恶性肿瘤,全身各部位的恶性肿瘤均可转移至肺部。

一、支气管类癌(bronchial carcinoid)

支气管类癌也称肺类癌(pulmonary carcinoids,PCs),是起源于支气管黏膜神经内分泌细胞、分化良好的低度恶性神经内分泌肿瘤,在 2010 年的 WHO 分类中归入 G1 和 G2 级,在肺部的发生率为 5%。可分为中央型和周围型,据文献报告 90% 为中央型,多发生于肺门附近,也有文献报告周围型多见(占 57%)。支气管类癌生长缓慢,很少转移。2004 年 WHO 分型中将其分为典型类癌、非典型类癌、大细胞神经内分泌癌和小细胞癌。由于类癌与小细胞未分化癌(small cell undifferentiated lung cancers,SCLC)均源于支气管黏膜的 Kulchitzky 细胞(KC),故统称为 Kulchitzky 细胞癌(Kulchitzky cell cancer,KCC),其中将典型的类癌称为KCC-Ⅰ型,非典型的类癌称为 KCC-Ⅱ型,SCLC 称为 KCC-Ⅲ型。类癌发病年龄 90% 小于50 岁,4% 发生于儿童和青少年。男女之比为 1∶10,中央型类癌临床表现有气短、咯血、咳嗽、呼吸困难和胸痛,周围型类癌一般无症状,常为偶然发现。10% 左右可有类癌综合征或库兴综合征。支气管类癌的手术切除率和治愈率很高,典型类癌 5 年生存率为 95%。CT 增强扫描是诊断支气管类癌的金标准,病理检查利于正确分型。

CT 表现：中央型类癌除见肺门区肿块外，还可见支气管阻塞及肺不张、阻塞性肺炎、肺气肿等。周围型类癌表现为肺外围结节或团块影，大小不等，平均 2.2 cm，密度均匀，边缘光整，可有浅分叶，但无毛刺，以右肺居多，尤其好发于下叶，极少数可有空洞形成。肿瘤钙化较为常见，液化、坏死及囊变少见。增强扫描有一定特征性，肿瘤呈明显均匀强化，强化幅度为34～73 Hu，近似于血管的强化程度（多数类癌由支气管动脉供血且血供丰富）；不典型类癌可表现为不均匀强化或不强化，薄层 CT 可见结节近侧亚段支气管受侵及远侧透亮度增加、支气管扩张和肺不张。随访复查可见病灶增大，但胸内淋巴结肿大和胸腔积液少见。

二、支气管肺癌（bronchogenic carcinoma）

支气管肺癌简称肺癌，是当前世界各国最常见的恶性肿瘤之一，近年来其发病率逐年增加并已成为目前人类因癌症而死亡的主要原因，据统计在癌症死因中肺癌占男性的首位、女性的第二位，且近年随着青年女性吸烟人数的增加，其肺癌的发病率也在增加，2007 年美国肺癌新发病例 213 380 人，由肺癌导致的相关死亡人数 160 390 人，分别占美国男性、女性癌症病死率的 31% 和 26%，在美国肺癌的男女之比已由 20 世纪 60 年代的 7∶1 升到现在的 2∶1。我国肺癌的发病率也在明显上升，从 1973 年到 1990 年肺癌的平均年递增率为 11.9%，居各种恶性肿瘤之首。由于肺癌临床表现多种多样，自出现症状到确诊耗时在 3 个月以上者达半数以上，其中出现症状 3 个月以上者占 1/3，且有 25% 的肺癌患者在诊断时无症状，因此有 70%～80% 的肺癌在确诊时已失去根治性切除的手术机会，使得肺癌的 5 年生存率尚不足 10%，80% 在诊断后 1 年内死亡。肺癌的常见临床症状有咳嗽、咯血、胸背痛、食欲缺乏、气短、乏力、发热、胸闷、消瘦等，有时血丝痰可能为唯一症状。约 8% 的肺癌患者以转移引起的症状为首发症状。

（一）病因学

肺癌发生原因是多方面的，举世公认最重要的原因是吸烟，近年许多研究认为吸烟是导致肺癌流行的主要因素，据估计美国 85%～90% 的肺癌与吸烟有关。有文献报告每天吸烟超过40 支者与非吸烟者相比，其患肺癌的可能性增加了 20 倍，接近 10% 的大量吸烟者将患肺癌，尤其是鳞癌和小细胞癌与吸烟关系密切。其他致癌因素有接触石棉、砷、铬、镍等致癌物质、大气污染、家庭装饰材料散发的有害物质如氡子体以及烹调的油烟等。

（二）肺癌的组织学分型

肺癌病理组织学分为四个主要类型。

1. 鳞癌

鳞癌为最常见类型，占肺癌的 40% 以上，多见于 50 岁以上的男性，80% 有吸烟史。好发于叶段支气管分叉处，但有 1/4～1/3 发生于叶段以下小支气管，易于坏死形成空洞，发生转移晚。

2. 小细胞癌

小细胞癌是肺癌中恶性程度最高的一种，发生率低于鳞癌和腺癌，约占肺癌的 1/5，但近年来似有增多，发病年龄较轻，多有吸烟史，目前认为它起源于支气管黏膜的神经内分泌细胞，能分泌异位激素。好发于肺门附近的主支气管，易向黏膜下浸润，常侵犯支气管外肺实质，易与肺门、纵隔淋巴结融合成不规则肿块。该型肺癌生长快，侵袭性强，几乎 100% 在诊断时都有淋巴结转移，早期即可转移至肝、脑、肾上腺和骨骼，通常原发肿瘤可能很小，甚至有时 CT

也难以发现。小细胞癌很少有空洞。

3.腺癌

腺癌约占肺癌总数的 35％,发生率还在增加,有文献报道近年来腺癌所占比例明显增加,已取代鳞癌的位置,成为各种性别、种族最为常见的组织学类型。女性多见,好发于肺边缘小支气管的杯状细胞和黏液腺,易向管外生长,常较早转移,侵犯淋巴结和血管,易转移至胸膜引起胸腔积液,也易转移至肺、肝、脑等脏器,是非吸烟患者的最常见细胞类型。细支气管肺泡癌是腺癌的一个亚型,占 1％～4％,源于细支气管末端的上皮基底细胞和Ⅱ型肺泡上皮细胞,与瘢痕和肺纤维化有关,可局限形成一个结节或局限性实变而类似于肺炎,也可多中心弥散分布,病程长,淋巴结肿大、胸腔积液和空洞少见。

4.大细胞未分化癌

大细胞未分化癌占 2％～9％,又分巨细胞癌和透明细胞癌,以周围型多见。巨细胞癌临床过程险恶,早期即可通过淋巴、血管转移。透明细胞癌以肺上叶多见,早期可以发生血管浸润、转移。其他少见类型如黏液表皮样癌和囊腺癌常起源于气管或主支气管,多为局部浸润,生长缓慢,很少转移。

(三)肺癌的大体分型

在大体病理形态上根据肿瘤的发生部位分为三型。

1.中央型肺癌

中央型肺癌是指肿瘤发生于肺段及肺段以上支气管的肺癌,根据肿瘤生长方式又分为管内型、管壁型和管外型。

2.周围型肺癌

周围型肺癌是指肿瘤发生于肺段以下支气管的肺癌。

3.弥散型肺癌

弥散型肺癌是指肿瘤在肺内弥散分布。

肺上沟癌又称 Pancoast 瘤,是指发生于肺上沟的支气管肺癌,由于肿瘤常侵犯上部肋骨或椎体、臂丛神经或交感神经链而引起 Horner 综合征和上臂疼痛。肺上沟癌可见于各种细胞类型,但以鳞癌最为常见。不对称的顶胸膜增厚是常见的早期影像学表现。

(四)肺癌的转移

肺癌可以多种途径发生转移,但以淋巴道转移最为常见,50％的肺癌病例在诊断时已发现有肺门、纵隔淋巴结的转移。肿瘤在肺内血行转移可形成单发或多发肺结节影,多见于小细胞癌,也可转移至远隔脏器如肾上腺、脑、骨骼和肝脏。胸膜转移可引起胸腔积液和胸膜面结节,转移到胸壁可引起胸壁肿块和肋骨骨质破坏,转移至心包可引起心包积液。

(五)2009 IASLC 国际肺癌 TNM 分期

肿瘤原发灶(T):T_0,无原发肿瘤。T_1,≤3 cm,被肺或脏层胸膜包绕,未累及叶支气管近端以上位置,T_{1a}≤2 cm;T_{1b}>2 cm 但≤3 cm。T_2,>3 cm 但≤7 cm 或肿瘤具有以下任一项:侵犯脏层胸膜,累及主支气管、距隆突≥2 cm,肺不张/阻塞性肺炎蔓延至肺门但未累及全肺,T_{2a}>3 cm 但≤5 cm;T_{2b}>5 cm 但≤7 cm。T_3>7 cm,或直接侵犯胸壁/膈/膈神经/纵隔胸膜/壁层心包,或肿瘤位于主支气管、距隆突<2 cm,或全肺肺不张/阻塞性肺炎,或分开的肿瘤结节位于同一肺叶。T_4 任何大小肿瘤侵犯至心脏/大血管/气管/喉返神经/食管/椎体或隆突,或分开的肿瘤结节位于同侧不同肺叶。区域淋巴结(N):N_0 无区域淋巴结转移;N_1 转移

至同侧支气管周围和(或)肺门周围淋巴结及肺内淋巴结,包括直接蔓延累及;N_2 转移至同侧纵隔和(或)隆突下淋巴结;N_3 转移至对侧纵隔淋巴结、对侧肺门淋巴结、同侧或对侧斜角肌淋巴结、锁骨上淋巴结。远处转移(M):M_0 无远处转移;M_{1a} 分开的肿瘤结节位于对侧一个肺叶,或肿瘤伴有胸膜结节或恶性胸膜播散;M_{1b} 远处转移。

(六)肺癌的分期

肺癌根据 TNM 分期分为四期,分期以胸部 CT、支气管镜及纵隔镜对纵隔淋巴结受累情况进行评价,CT 对评价淋巴结受累特异性较低,MR 除对胸壁和臂丛受累显示较佳外与 CT 相比对肺癌分期并无优势。对纵隔淋巴结受累的描述依据前述 ATS 分组标准。Ⅰ 期:包括 T_1 和 T_2 期病变,无淋巴结(N_0)、远处转移(M_0),肿瘤通常能够切除,预后最好,5 年生存率为 65%。Ⅱ 期:肿瘤为 T_1、T_2 期,并伴有同侧肺门支气管周围淋巴结受侵(N_1),但无远处转移(M_0),尽管此期的肿瘤也可切除,但预后较 Ⅰ 期差,5 年生存率为 40%。Ⅲ 期:又分为 Ⅲ A 和 Ⅲ B,Ⅲ A 有隆突下和同侧纵隔淋巴结受侵(N_2)或有局限、可以切除的胸壁或周围脏器受侵(T_3);Ⅲ B 肿瘤侵及重要脏器如心脏、大血管而不能切除(T_4)或有锁骨上、前斜角肌淋巴结受侵(N_3),但无远处转移(M_0),可行放射治疗。Ⅳ 期:任何大小肿瘤伴远处转移。

(七)CT 表现

肺结节或肿块是周围型肺癌最常见的表现,结节多具有前述恶性病变的特征,如边缘不规则、有毛刺、分叶或棘状突起,内可见小泡征,尤其见于肺腺癌和大细胞癌。鳞状细胞癌常表现为大的肺内肿块,且多有空洞形成,空洞常为厚壁,内壁多不光整,发生率约 15%,偶见钙化,可为偏心性结节样或中心无定形钙化。弥散性钙化的黏液腺癌十分少见。中央型结节其远侧气道阻塞可致肺叶、肺段不张或阻塞性肺炎,多见于鳞癌和小细胞癌,后者多有淋巴结肿大,CT 增强扫描延时期图像可清楚区分肿块和不张肺组织。

三、原发性肺淋巴瘤(primary pulmonary malignant lymphoma)

淋巴瘤包括霍奇金氏病(Hodgkin disease)和非霍奇金淋巴瘤(non- Hodgkin lymphoma, NHL),是全身性淋巴组织的恶性肿瘤,约占全身恶性肿瘤的 5.3%。肺淋巴瘤分为原发性肺淋巴瘤、继发性肺淋巴瘤、获得性免疫缺陷综合征相关淋巴瘤和器官移植后淋巴增殖(post -transplantationlymphoproliferative disorders),原发性肺淋巴瘤是指仅有肺实质病变而无纵隔、肺门和其他部位淋巴瘤改变,非常罕见,占恶性肺肿瘤的 0.5%～1%,主要见于 NHL,最常见者为黏膜相关淋巴组织淋巴瘤(mucosa-associated tissue lymphoma,MATL)。发病年龄 40～69 岁多见,男性多于女性。临床表现取决于肿瘤的部位、大小及并发症,肿瘤较大、位于肺门区或病变的后期,临床可有气急、呼吸困难、呼吸道阻塞等症状,并有不同程度的贫血、消瘦等恶液质表现。恶性程度较发生于淋巴组织的淋巴瘤低,病程进展缓慢,手术效果较理想。继发性肺淋巴瘤多见于何杰金氏病,在肺部有病变时几乎都有胸内淋巴结肿大,分为结节型、支气管血管—淋巴管型和肺炎肺泡型,后者可见于 13% 的肺部霍奇金氏病和 26% 非霍奇金淋巴瘤患者中,呈弥散型肺实变表现者有时难以与肺部感染,尤其是非典型的药物反应或放疗后改变相鉴别,但 CT 显示纵隔淋巴结肿大和 HRCT 对肺实质和间质细微结构的改变,有助于本病的诊断,肺穿刺活检是唯一能明确诊断的方法。

原发性肺淋巴瘤的 CT 表现较为复杂,常见 CT 表现如下。

(1)肺实质单发结节或肿块,轮廓光整或模糊,密度均匀,大小为 1～8 cm,80% 可见偏心空洞,病变可侵犯胸膜跨叶间裂生长,但很少出现积液,发展缓慢,常可见空气支气管征,据此有助于与肺癌鉴别。

(2)多发边缘清楚或模糊、大小不等的肺结节影。

(3)肺炎样或肺段实变影,内可见空气支气管征,有文献报告此征象最为常见。

继发性肺淋巴瘤的 CT 表现为肺结节影并肺门、纵隔淋巴结肿大,肺内结节可多发或单发,边缘不甚清晰,密度较低,内可见空气支气管影,此为本病的特征性表现,可有放射状毛刺或卫星状小结节,有的结节可伴有空洞,单侧或双侧肺均可受累,以中下肺多见;胸腔积液和心包积液也为继发性肺淋巴瘤的常见表现。与肺癌、肉瘤或转移性肿瘤的结节相似,须结合病史才能做出明确的诊断。

四、肺假性淋巴瘤(pulmonary pseudolymphoma)

肺假性淋巴瘤是指肺内局部淋巴组织增生性疾病,又称结节性淋巴组织样增生(nodular lymphoid hyperplasia),病因及发病机制至今不清楚,曾被认为是肺淋巴瘤的先兆病变,组织学表现为分化好的小 B 淋巴细胞性淋巴瘤,用免疫荧光技术可区分两者,目前认为可能与免疫反应异常有关,属于自身免疫性疾病,是一种良性的局限性反应性多克隆淋巴增殖性病变。病变具有相对静止的过程,进展缓慢。平均发病年龄 65 岁,多见于女性,常无临床症状而被影像检查偶尔发现(70%),部分患者气短、咳嗽和胸痛。本病为病理学诊断疾病,因此必须依靠病理活检做出诊断。

CT 表现:常见表现为孤立性肺结节,有时可见累及肺叶或段的大片实变影,含有支气管气像,很少出现空洞、钙化、淋巴结肿大和胸腔积液。偶可表现为多发结节或浸润。

五、肺部其他恶性肿瘤

(一)原发性肺肉瘤(primary pulmonary sarcoma)

原发性肺肉瘤是一种极少见的肺部原发性恶性肿瘤,起源于肺的间叶组织,约为肺部原发性恶性肿瘤的 1/500,各种不同类型的肉瘤不论临床或肉眼病理特征上很相似,包括平滑肌肉瘤、纤维肉瘤、横纹肌肉瘤、滑膜肉瘤及癌肉瘤等。男性多于女性,可发生在各种年龄,临床症状有咳嗽、咳痰、痰中带血及胸闷、胸痛、发热等,与四肢软组织肉瘤相比,原发性肺肉瘤的 5 年生存率仅 35%(前者为 71%)。

CT 表现:原发性肺肉瘤的主要 CT 表现为单发肺实质内圆形或类圆形软组织密度肿块或结节,边缘清楚、密度均匀,略有分叶,偶有毛刺,钙化少见,增强扫描有不均匀性强化,55% 的病例瘤体>5 cm。支气管内型者可见支气管内结节及阻塞性肺炎和肺不张。肿瘤易发生局部胸膜侵犯。龙莉玲等报告 10 例,其中肉瘤 7 例(纤维肉瘤 2 例、平滑肌肉瘤 2 例、横纹肌肉瘤 1 例、脂肪肉瘤 1 例、未分化肉瘤 1 例),癌肉瘤 3 例,CT 表现均为单发病灶,大小 5~10 cm,8 例位于肺野外带,肿块形态呈圆形或椭圆形,密度均匀、边缘清楚、无毛刺征象,8 例肺门及纵隔无淋巴结肿大。

(二)肺母细胞瘤(pulmonary blastoma)

肺母细胞瘤又称肺胚胎瘤,由不成熟间叶成分和上皮细胞组成,是肺部很少见的原发性恶性肿瘤,其发病率占肺原发性恶性肿瘤的 0.25%~0.5%。本病可发生于任何年龄,自 2 个月到 80 岁,平均 35 岁,男性多于女性。按年龄分类,肺母细胞瘤可分为儿童型和成人型。肺母细胞瘤多分布于肺外周,常见的症状为咳嗽、咯血、胸痛和呼吸困难,少数患者有反复发作的"肺炎"史。成人型肺母细胞瘤又分为双向型和上皮型两种。双向型即经典的肺母细胞瘤,是由类似于胎儿腺癌的恶性原始上皮成分和原始间叶成分共同构成的双向性肿瘤;上皮型肺母细胞瘤即分化好的胎儿型腺癌,是一种含有类似于分化好的胎儿腺癌的原始上皮成分而没有原始间叶成分的单向性肿瘤。按发病部位分类,肺母细胞瘤又分为中央型和周围型。

CT 表现:肺母细胞瘤多表现为肺内圆形、类圆形软组织密度肿块,以肺外围邻胸膜下分布多见,边界清楚,多无分叶及毛刺,少数可有浅分叶,钙化非常少见,肿块最大径在 1.5～26 cm,多数大于 5 cm,病变以单发为主,瘤体中可见液化坏死。增强扫描有明显强化,瘤体实性部分 CT 值升高 27～48 Hu,平均升高 39.5 Hu,文献报告部分病灶在增强动脉期中病灶内可见明确增粗供血动脉延伸入病灶内,发生率高达 62.5%,这种"肺血管引入征"可能是肺母细胞瘤的重要影像特点。肺门和纵隔淋巴结肿大少见。

(三)肺癌肉瘤(lung carcinosarcoma)

肺癌肉瘤是指组织学特征为癌和肉瘤的混合性肿瘤,非常罕见,预后较差。国内文献报道最多一组 11 例。癌的成分以鳞癌最多见,也可为腺癌、肺泡癌和大细胞癌,或几种成分的混合,肉瘤以纤维肉瘤最为多见,亦可为平滑肌肉瘤、软骨肉瘤、骨肉瘤或横纹肌肉瘤。文献对其组织发生学说法不一。发病年龄大于 50 岁者占 76.9%,男性多于女性。根据生长部位不同分为周围型(又名肺实质型)及中心型(又称支气管腔内型),临床表现与生长部位有关,周围型因其生长速度快,易产生临床症状,主要症状有咳嗽、咳痰、血痰、胸痛和乏力等;中心型的症状主要根据支气管的阻塞程度不同而表现为阻塞性肺炎、肺不张等的相应症状。肺癌肉瘤局部和远处转移常见。

CT 表现:周围型呈肺内圆形或类圆形软组织密度肿块,边缘清楚,部分有分叶和短毛刺,病灶内可见低密度坏死区,部分病例可见纵隔肺门淋巴结肿大。阮晓明等报告 11 例肺部癌肉瘤的 CT 表现显示具有肺癌和肉瘤的双重特征,肿瘤边界大多不甚清晰、边缘不光整,具有癌块的边缘征象,如分叶、毛刺等周边浸润征象。增强扫描显示癌肉瘤具有类似肉瘤的强化表现,如较厚的环状强化、肿块中央常为不规则的密度减低区。

六、肺转移瘤(pulmonary metastasis)

肺转移瘤是较为常见的肺部恶性肿瘤,由于肺的特殊解剖功能关系,肺为转移瘤的好发脏器,根据肺外恶性肿瘤患者尸检统计,肺转移占 20%～54%,30% 的恶性肿瘤可发生肺转移瘤,以血行转移最为常见,另有 15% 的恶性肿瘤肺部是唯一的转移部位,87% 发生于 50 岁以上,全身所有部位的恶性肿瘤均可转移到肺部,尤以血供丰富且直接回到体静脉的肿瘤如甲状腺癌、肝细胞癌、肾癌、骨肉瘤、滋养细胞癌和黑色素瘤的转移更为多见。典型肺转移瘤多表现为肺内多发病灶,但也有约 10% 病例表现为孤立性肺转移瘤,在所有的孤立性肺结节中有 5% 为转移瘤,最可能的原发瘤是肾细胞癌、胃癌、结肠癌、睾丸瘤和乳腺癌、肉瘤和黑色素瘤。对一个已知有胸外恶性肿瘤的患者在治疗中或治疗后又发现肺内孤立性结节,要考虑其为原发性肺癌还是孤立性肺转移瘤,有文献报道 1 组胸外恶性肿瘤治疗 1 年后又发现肺内孤立结节,其中 63% 为新的原发肿瘤,仅有 25% 为孤立性转移瘤。

临床表现:多数肺转移瘤患者有原发肿瘤的临床症状和体征,但约有 20% 的患者缺乏原发肿瘤的症状和体征,肺部转移瘤少而小时,可无临床症状。

CT 表现:单发性肺转移瘤 CT 表现多呈圆形、卵圆形结节影,很少的呈线条状、三角形或不规则形,表面光滑,界面清楚,密度多较均匀,大多数直径小于 2 cm,60% 位于胸膜下、25% 位于肺周围部,2/3 位于两肺下叶,结节一般不侵犯邻近支气管,追踪观察过程中孤立性结节演变为多发结节则多数情况下原孤立性结节可确诊为孤立性肺转移瘤。

第三节　肺部良性肿瘤

肺部良性肿瘤较为少见,但种类较多,可起源于肺和支气管的所有不同类型细胞,其中以肺错构瘤最为常见,其他包括脂肪瘤、软骨瘤、纤维瘤、平滑肌瘤、血管瘤等。

一、肺错构瘤(pulmonary hamartoma)

肺错构瘤是肺部最常见的良性肿瘤,占所有孤立性肺结节的第 3 位,占全部肺肿瘤的 8%、良性肺肿瘤的 75%～77%,它是因内胚层和间胚层发育异常而形成。根据其发生部位分为周围型和中央型,周围型是指位于段以下支气管和肺内的错构瘤,瘤组织学主要由软骨组织构成,并杂有纤维组织、平滑肌和脂肪等组织,较多见,约占 2/3,无恶变可能,多无临床症状而被 X 线检查偶然发现。中央型肺错构瘤是指发生于肺段及段以上支气管内者,阻塞支气管可引起肺炎和肺不张,临床表现有咳嗽、咳痰、发热、呼吸困难,极少数有咯血等症状。发病年龄为 40～60 岁,男女之比为 3:1,生长缓慢,每年其直径可增大 5 mm。

CT 表现:周围型肺错构瘤可见肺内周边部或胸膜下结节或肿块,平均直径约 2.5 cm,一般 <4 cm,轮廓光整,很少有分叶,3% 病灶内可见钙化(密度值 >150 Hu),典型的钙化为"爆米花"样,50% 瘤体内可见脂肪密度(CT 值为 -70 Hu～-120 Hu),HRCT 检查有助于显示和检出小病灶瘤体内的脂肪或钙化,其检出率分别是 34%～50% 和 15%～30%,结节内见到脂肪密度诊断错构瘤是十分可靠的,尤其对直径 <2 cm 的病灶,如同时可见钙化和脂肪密度则可确定肺错构瘤的诊断。文献报告随着病灶的增大,钙化出现率增加,直径 <2 cm 的病灶,10% 可见钙化,而直径 >5 cm 时,其钙化率增至 75%。但空洞非常少见。增强扫描大多数病灶无明显强化,可见肺动脉分支与病灶相连,但肺静脉分支与病灶不相连,这有别于肺癌。中央型肺错构瘤 CT 可见主支气管或肺叶支气管内的肿瘤结节,偏于一侧壁,边缘光滑,结节附着处管壁无增厚,发生于肺段支气管的肺错构瘤可仅表现为支气管截断,远端肺组织可有阻塞性肺炎或不张的实变影。螺旋 CT 三维重建可从不同方位显示病灶与支气管的关系。滑炎卿等报告一组 53 例,结果显示均为单发病灶,直径小于 20 mm 者 44 例,大于 20 mm 者 9 例;边缘光滑者 11 例,边缘分叶和(或)长毛刺者 42 例;密度均匀者 15 例,不均匀者 38 例,测得钙化或(和)脂肪密度者 15 例;注射对比剂后轻度强化者 2 例,无强化者 51 例。

二、支气管腺瘤(bronchial adenoma)

支气管腺瘤是指发生于支气管黏膜下腺体或腺管的一种交界性肿瘤,常具有低度恶性肿瘤表现。80% 起源于肺叶、肺段或亚段支气管,20% 发生于肺外围。本病发病年龄 35～45 岁 (12～60 岁),90% 病例 <50 岁,是 16 岁以下儿童最常见的原发性肺肿瘤,男:女为 1:1。临

床表现有咯血、不典型哮喘,较长时间的咳嗽和反复发作的阻塞性肺炎表现,10%的患者可无症状。支气管腺瘤分为4型:类癌90%、囊腺癌(或称圆柱瘤)6%、黏液上皮样癌3%、多形性癌1%。肿瘤为低度恶性,可转移至邻近区域的淋巴结甚至有远处转移。文献报告支气管腺瘤的术后5年生存率为95%,15年生存率为75%。

CT表现:支气管腺瘤的常见表现为主支气管或叶支气管内见结节或息肉样影,边缘光滑,阻塞远端可有阻塞性肺炎和肺不张,有时可见支气管扩张。发生于肺内者表现为单发结节影,大小2～5 cm,边缘光滑,可有浅分叶,增强扫描可显著强化。与肺结核、肺癌等鉴别困难时可行支气管镜或肺穿刺活检。

三、肺其他良性肿瘤

肺的其他良性肿瘤均少见,包括脂肪瘤、软骨瘤、纤维瘤、平滑肌瘤和血管瘤等,除脂肪瘤由于其特征性的脂肪密度、软骨瘤有特征性钙化而易于诊断外,其他均表现相似,肿瘤可发生于大支气管内或肺内。位于支气管内的肿瘤可有咳嗽、咯血、发热、胸痛等症状,肺内肿瘤多无明确临床表现。肺平滑肌瘤可起源于支气管平滑肌、肺血管平滑肌或周围肺实质平滑肌,因而肿瘤可位于支气管内或肺实质,发病年龄多在40岁以下。

CT表现:肺良性肿瘤的CT表现多无特征性,发生于支气管内者表现为支气管内结节影,无管外侵犯,可引起阻塞性肺炎和肺不张。发生于肺内者多呈孤立结节病灶,圆形或类圆形,可有浅分叶,脂肪瘤结节密度多在－80 Hu左右,软骨瘤结节内可见环形或结节状钙化,增强扫描无强化或仅有轻微强化。

第四节　肺转移瘤和弥散性恶性肺肿瘤

一、肺淋巴管癌病(pulmonary lymphangitic carcinomatosis)

肺淋巴管癌病又称肺癌性淋巴管炎,是肺的淋巴性转移瘤,是指肿瘤在肺的间质或淋巴系统内播散产生的肺转移,占肺转移性肿瘤的3%～5%。原发肿瘤最常见于支气管肺癌、乳腺癌(56%)、胃癌(46%)、甲状腺癌、鼻咽癌、结肠癌、前列腺癌和胰腺癌等。肺内淋巴道主要分布于支气管血管周围、小叶间隔和胸膜下,多数瘤栓先经肺动脉到肺的小动脉和毛细血管,停留于周围的毛细血管,再穿过肺毛细血管壁进入小叶间隔、胸膜下间质、支气管血管周围间质,并在其内继续不断地生长,充满毛细血管和淋巴管而致远端毛细血管和淋巴管扩张,引起小叶间隔的异常和间质性肺水肿。也可为纵隔或肺门淋巴结的肿瘤直接侵犯淋巴道。原发肿瘤为肺癌的可引起单侧或局限性肺淋巴道转移。肺淋巴管癌病的临床表现有呼吸困难、干咳、咯血、体质量减轻、低氧血症等。预后较差,患者多在1年内死亡。临床表现可先于胸片异常,胸片诊断本病的准确率仅23%,且病理证实的淋巴道转移瘤病例中50%胸片是正常的,CT尤其是HRCT诊断肺淋巴道转移癌的敏感性较高,根据原发肿瘤史、严重的呼吸困难,结合HRCT的典型表现多能做出诊断。文献报告,PET/CT对弥散性肺淋巴道转移癌有很高的特异性,但对局灶性病变也可误诊。

　　CT 表现：常规 CT 表现为肺内网状阴影及小结节影，不易做出诊断，而 HRCT 有较为特征性的表现，主要表现为两肺多发小结节，结节沿淋巴管分布，使支气管血管束不规则，呈结节状或不规则界面，小叶中心也可见结节影，表现为小叶中心的分支状影或点状结节影增多，小叶间隔光滑性和结节状增厚，有的可构画出多角形的肺小叶轮廓（约占本病患者的 50%），多角形中可见小点状或分支状影，系小叶中心动脉被增厚的轴状间质包绕所致，这为最具特征的 HRCT 表现。由于间质内结节的形成可表现为"念珠"状小叶间隔增厚，也为特征性表现之一，可分布于肺尖和肺外围，但最常见于下肺野，肺结构不被扭曲是与其他癌病鉴别的特点之一。胸膜下间质增厚表现为叶间裂呈光滑性或结节状增厚。有 30%～50% 的病例可见胸腔积液、肺门或纵隔淋巴结肿大。文献报告约有 50% 的肺淋巴管癌病 HRCT 表现呈局灶性或单侧性，而非弥散性。

二、细支气管肺泡癌 (bronchoalveolar carcinoma，BAC)

　　细支气管肺泡癌是支气管肺癌中的一个特殊类型，占原发性肺癌的 1.5%～6%，起源于 II 型肺泡上皮和支气管柱状上皮细胞，早期文献认为是肺腺癌的一个亚型，与非小细胞肺癌的其他亚型相比 BAC 具有不同的临床表现、肿瘤生物学特性、治疗反应及预后。尽管在 2011 年国际上 3 个权威的学术团体即国际肺癌研究协会、美国胸科学会和欧洲呼吸学会（IASLC/ATS/ERS）新的肺腺癌组织学分型中推荐不再使用"细支气管肺泡癌"这一术语，但国内学者目前仍沿用。细支气管肺泡癌的病理特征为癌细胞沿肺泡壁或细支气管壁生长，不破坏肺网状支架，瘤体主要由充满黏液的高柱状细胞（类似细支气管黏膜细胞）组成，80% 患者有黏液分泌并足以产生黏液性肺炎。BAC 生长速度差异较大，病程长短不一，短者仅 1 年，长者可达 10 年余。临床表现有咳嗽、咯血或痰中带血丝及胸痛等症，20%～50% 咳黏稠血色泡沫痰，弥散型细支气管肺泡癌病变广泛时患者胸闷、气急症状较明显，也有部分患者可无症状，为查体时偶然发现。发病年龄 50 岁左右，男女差异不大，也有文献报告女性多见（占 60%）。痰液细胞学检查阳性率较高。鉴别诊断困难时可行 CT 导引经皮肺穿刺活检。

　　CT 表现：细支气管肺泡癌根据 CT 表现分为孤立结节型（43%）、肺实变型（30%）和弥散型。孤立结节型主要表现为肺外围或胸膜下区域的孤立性球形影，多数可见分叶，周围有短毛刺及胸膜凹陷征，内部可见小泡征和支气管充气征，增强扫描可有强化。实变型 BAC 表现为肺段或整个肺叶分布的实变影，边缘清楚平直或折角样，叶间裂可有膨出，其内可见多发囊腔、空洞、小泡征、支气管空气征（更多为枯树枝征），有时可见 CT 血管造影征等，实变密度较低（低于肌肉）且不均匀，分布于肺外围，同时合并有同一肺叶或其他肺叶的结节影有助于与肺炎实变进行鉴别，Jung JI 等认为在肺叶实变影内的充气支气管影被拉直、挤压、突然消失、分支角度增大和叶间裂膨出有助于 BAC 与肺炎的鉴别。弥散型 BAC 表现为肺外围分布为主的结节状、斑片状及磨玻璃密度影或实变影，通常有一主要病灶，CT 及 HRCT 表现为弥散性 2～4 mm 小结节影，分布无明显倾向性，边缘清楚，可伴有小叶间隔增厚。弥散型细支气管肺泡癌有时与粟粒性肺结核和转移瘤鉴别较为困难，Masanor 等对 38 例弥散型 BAC 的 HRCT 表现进行了分析，并与 12 例粟粒性肺结核、12 例多发性肺转移瘤进行了对照，结果显示弥散型 BAC 的结节分布主要位于小叶中心，而粟粒性结核和转移瘤则为随意分布。结节与实变共存、小叶中心结节与同侧磨玻璃样结节（GGO）同在是弥散型 BAC 的 HRCT 特征。支气管充气征和 CT 血管造影征（CT 增强扫描在实变病变中出现树枝状分布的高密度血管强化影像）

是 BAC 较有价值的两个 CT 表现。

三、肺转移瘤(pulmonary metastases)

肺转移瘤占肺恶性肿瘤的 30%,原发肿瘤可经血行播散、淋巴转移或直接侵犯至肺部,以血行转移最为常见,大部分经体静脉及肺循环入肺,少数可经淋巴道入肺,胃肠道的肿瘤可经门静脉系统入肺,而原发于肺的肿瘤可侵及肺静脉后经体循环转移到肺。人体各个部位的恶性肿瘤在晚期多可以转移至肺部,约 30% 有恶性肿瘤病史的患者会发生肺转移,另有 15% 的恶性肿瘤肺部是唯一的转移部位。

常见易发生肺转移的原发肿瘤有绒毛膜癌、黑色素瘤、肉瘤、肾细胞癌、甲状腺癌、乳腺癌和睾丸癌,肺癌肺转移在临床工作中也不少见。诊断为肺转移瘤患者,其很有可能的来源是乳腺癌、头颈部肉瘤和结肠癌。肺转移瘤与其他病变的主要不同点是:病灶变化快,短期内可见肿瘤体积增大、数目增多,但也有的患者在其原发肿瘤被切除或经过放疗、化疗后,肺部转移瘤也可消失。临床表现:肺转移瘤发生于各年龄组,但 50 岁以上者占 87%。病变少而小时,可无临床症状,大多数患者发现原发肿瘤的同时或在随访过程中发现有肺转移瘤,但也有部分患者是在肺内发现转移瘤以后才找到原发癌的。当累及大气管、脏层或壁层胸膜时可有相应的症状,当转移灶较多时可出现气急、咳嗽及血痰不多见,胸膜转移者还可伴有胸痛或胸闷等症状。转移瘤中心坏死、形成空洞者多见于鳞癌,空洞性肺转移瘤的发生率约为 4%,原发肿瘤男性见于头颈部恶性肿瘤,女性多为泌尿生殖道肿瘤,但也可见于肉瘤、结肠癌和黑色素瘤。全身化疗药物影响可能增加肺转移性肿瘤空洞出现的机会,临床有肿瘤性发热,结合病史及系列影像学资料有利于与结核空洞、肉芽肿病变、组织细胞增生症 X 等进行鉴别。引起出血性肺转移瘤的原发肿瘤包括滋养层细胞癌、黑色素瘤、甲状腺癌和肾癌,尤其是滋养层细胞癌在原发病灶切除再加适当化疗之后,肺内病灶也可在短期内迅速缩小、甚至消失,给鉴别诊断带来困难,有上述原发肿瘤病史,肺部出现斑片阴影时要考虑到出血性肺转移瘤的可能。钙化性转移病灶少见,可见于骨肉瘤、软骨肉瘤、乳腺癌、甲状腺癌、小肠和卵巢的黏液腺癌以及放疗和化疗后,以骨肉瘤最为多见。

CT 表现:肺转移瘤绝大多数具有典型 CT 表现,呈两肺弥散分布的大小不等、边缘清楚的圆形结节影,75% 可见结节与肺动脉分支相连,分布以两下肺和肺外带为多见,82% 分布于胸膜下,密度均匀,多为软组织密度。根据临床有其他部位的原发恶性肿瘤病史和上述典型表现多可做出诊断。但也有部分肺转移瘤 CT 表现复杂,诊断中需与肺部其他病变鉴别。甲状腺癌和黑色素瘤肺转移可表现为不可数的粟粒样结节影,须与粟粒肺结核进行鉴别,前者多有原发瘤的病史,临床表现较轻,结节分布多不均匀,短期复查可见病灶增多、增大;急性粟粒性肺结核临床症状较重,结节大小、分布、密度均匀,无明显增大但可有融合。肉瘤、精原细胞癌、肾细胞癌、甲状腺癌和结肠癌肺转移可表现为大结节影或大肿块影。空洞性肺转移瘤以多发常见,多为圆形,壁薄而均匀,直径多为 0.5~0.8 cm,也可出现 2.0 cm 左右的厚壁空洞,与非空洞性转移瘤相似,以周围性分布多见,单发性空洞性肺转移结节或肿块位于肺野中外带,空洞直径常为 1.0~2.0 cm,壁厚薄不均,少有壁结节及液平,结节或肿块边缘光整,可与支气管血管束相连,常伴有胸膜下结节和支气管血管束旁结节影等表现。出血性肺转移瘤 CT 表现为边缘模糊的多发斑片状模糊影,分布于肺周围及肺底等部位,颇似肺炎样浸润阴影,HRCT 可见结节周围有磨玻璃密度晕圈影。此外,肺转移瘤的非典型表现还见于胃肠道肿瘤肺转移可表现为肺内气腔实变影,骨肉瘤肺转移可见气胸,支气管内转移常表现为肺不张,肉瘤肺转移的肿块内可见扩张血管影,肺动脉 CTA 可显示中、小肺动脉分支的瘤栓,少数良性肿瘤如子宫平滑肌瘤和骨巨细胞瘤极少数也可发生肺转移。

第五节　肺动脉瘤

肺动脉瘤是肺动脉主干或其分支的瘤样膨出,大于其邻近正常肺动脉直径的 50%,可分为先天性和继发性肺动脉瘤。

先天性肺动脉瘤多是动脉导管未闭、室间隔和房间隔缺损等的伴发表现,继发性者则因感染、贝赫切特综合征(白塞病)、动脉硬化、血管炎、创伤等所致。

一、病理改变

(一)肺动脉主干瘤

肺动脉主干瘤中层平滑肌细胞空泡,弹力层薄且断裂。

(二)周围肺动脉瘤

周围肺动脉瘤内膜可为血栓取代,或钙化、增厚;中层可有坏死,弹力层断裂;外膜可不受累,或为肉芽组织代替。

二、临床表现

(一)肺动脉主干巨大中央型动脉瘤

肺动脉主干巨大中央型动脉瘤压迫心脏及大血管,引起心律失常。

(二)周围肺动脉瘤

周围肺动脉瘤常较小,可无症状。

三、CTA 表现

(1)肺动脉局部囊状、纺锤状扩张,瘤腔与肺动脉管腔相通。

(2)瘤腔大小、密度与是否合并栓子有关:无血栓时,瘤腔密度均匀,合并血栓,瘤腔可出现低密度充盈缺损。

(3)贝赫切特综合征继发肺动脉瘤表现为血栓性肺动脉瘤。

四、鉴别诊断

表现典型,常无须与其他疾病鉴别。表现为肺动脉弥散扩张时应用瘤样扩张描述。

第六节 肺动脉肉瘤

原发性肺动脉肉瘤是指发生于肺动脉半月瓣和(或)肺动脉主干的原发性恶性肿瘤,非常罕见。

一、病理改变

病理上可分为未分化肉瘤、平滑肌肉瘤、梭状细胞肉瘤、恶性纤维组织肉瘤、纤维黏液肉瘤、横纹肌肉瘤和软骨肉瘤等。

上述病理类型中,平滑肌肉瘤预后最好,横纹肌肉瘤预后最差。

二、临床表现

(1)一般起病隐匿,无症状。

(2)当肿瘤阻塞肺动脉,可引起肺循环血流量减少、肺动脉高压时,表现为呼吸困难,可伴有胸痛、咳嗽、咯血、乏力和明显的体质量下降。

(3)当肺动脉主干严重阻塞时,造成心排出量下降,可导致昏厥和猝死。

三、CTA 表现

(1)表现酷似肺动脉栓塞,肺动脉主干及左右肺动脉主干内不规则充盈缺损或完全闭塞,管壁僵硬,管腔扩张,但可侵犯至管腔外,形成软组织肿块。

(2)肿瘤组织可明显强化,也可因坏死、出血及骨化而表现为强化不均匀。

(3)少数病例可累及肺动脉瓣和右心室流出道。

(4)少数晚期病例有远处转移瘤。

四、诊断要点

(1)以肺动脉主干为主的肺动脉不规则充盈缺损和(或)完全闭塞,侵及至管腔外形成软组织肿块,增强后肿瘤组织可有强化。

(2)晚期病例有远处转移瘤。

五、鉴别诊断

临床主要注意肺动脉肉瘤与慢性肺栓塞的鉴别诊断:①发病率不同。肺动脉肉瘤罕见,肺动脉栓塞常见。②肺动脉肉瘤常累及肺动脉主干及左右肺动脉主干近端,病变段肺动脉明显扩张,且完全不成比例,可侵犯至血管腔外,形成软组织肿块,而肺栓塞有从外周向肺动脉主干延伸的倾向,病变段肺动脉扩张不明显,无软组织肿块。③肺动脉肉瘤增强后有强化,而肺栓塞栓子则无强化。④肺动脉肉瘤对抗凝治疗无效,这是鉴别的关键点,肺栓塞常有其相关危险因素。

第七节　小型肺癌

一、小型肺癌概念

肺泡仅有很少的间质,采用消化管和子宫等管腔脏器浸润深度评价方法困难,把同有肺泡构造的破坏作为判定早期肺癌的指标也困难,早期肺癌的概念还不清。一般 3 cm 以下的癌作为 T1b 癌,2 cm 以下的 T1a 癌称谓"小型肺癌",1 cm 以下的作为"微小肺癌"(绝大多数是腺癌)等,以预后因素之一的大小来表达。小型肺癌的病理和临床定义还没有确定,小型肺癌不等于早期肺癌,只是早期肺癌多,预后较好。

近年来,螺旋 CT、高分辨率 CT(HRCT)、MDCT 等 CT 设备的开发和普及,CT 筛查,小型肺癌检出率日渐增多。了解小型肺癌的特性十分重要,小型肺癌已出现了中分化和低分化腺癌、鳞癌、类癌等各组织型。小型肺癌进展度 $T_1N_0M_0$ 占 80%,有不同程度的淋巴管血管侵袭,术后 5 年复发率为 9%～16%,病死率为 13%～38%。肿瘤直径 15 mm 以下肺腺癌35 例研究,N_2 例为 17%,20 mm 以下的 N_2 例为 24%,ⅢA 和ⅢB 以上的病例已相当多,说明大小 1.5～2 cm 的小型肺腺癌,也存在着恶性度高的病例;切除肺腺癌大小与预后相关,2 cm 以下的腺癌25%有淋巴结转移,5 年生存率 11%。桥爪报道,239 例直径 20 mm 肺腺癌,含气型无 1 例淋巴结转移,充实型则为 11%;胸膜浸润、血管浸润和淋巴管浸润含气型为1%～2%,充实型达 30%～40%。术后病理病期含气型全部Ⅰ$_A$,充实型Ⅰ$_B$ 以上约占 30%。Yoshida 报道,切除肺癌 1 051 例,其中 1 cm 以下周围型原发性肺癌 13 例,平均直径 8.6 mm(4～10 mm);组织型腺癌10 例、小细胞肺癌 1 例、未分化鳞状上皮癌 1 例、类癌 1 例;发现 1 例腺癌淋巴管浸润、静脉浸润以及隆突下淋巴结转移,小细胞肺癌区域淋巴结转移,小细胞肺癌和另一例腺癌可见淋巴管浸润;10 例腺癌中,6 例野口分类 B 型,4 例进展期癌 C 型(2 例淋巴管浸润);13 例中(含野口分类 C 型)1/3 以上组织学上出现浸润倾向。

二、小型肺癌的分型

关于腺癌进展方式,对野口(Noguchi)236 例 2 cm 以下周围型肺腺癌(1962～1993 年手术例)依据低倍镜下病理组织学进展方式、肿瘤间质性状(主要是纤维化)、肺泡腔状态,分为置换肺泡上皮型增殖腺癌和非置换肺泡上皮型增殖腺癌两大类 6 个亚型已做简单介绍。该分类的优点是表达小的初期肺癌发生与恶化的生物学行为,揭示了肿瘤生物学恶性度与预后的关系,可以把腺癌分为预后良好和预后不良的两类;低倍镜下组织构造为基础的病理形态学,虽未深入到细胞所见的分类,但与肿瘤的 HRCT 所见明显一致性;该分类法容易掌握,在日本广泛使用,并得到许多国家学者的认同。

铃木报道,C 型中心部瘢痕径不足 30%的小型腺癌 5 年生存率为 100%,主张从 C 型中再划分出预后良好的 C'型亚型,扩大缩小手术适应证(一般指肺部分切除术和肺段切除术等肺切除范围小的手术)。中心瘢痕径不足 30%,指充实性阴影部分(软组织密度)与全结节影各自最大长径比(GGO 70%以上)。GGO 是间质纤维性肥厚和肿瘤细胞置换肺泡上皮型增殖部分,充实性阴影部分相当于非置换型增殖、瘢痕和肺泡萎陷部位。

桥爪提出早期肺癌 CT 概念,20 mm 以下的小肺腺癌,纵隔条件下病变大小不足肺野条件图像的 50%含气型病变。该条件下:①未见淋巴结转移;②胸膜浸润和血管浸润停留于

1%～2%水平;③病期全部 I_A;④切除后无再发,5 年生存率为 100%。符合上述条件有 A 型、B 型,还包括预后良好的 C 型一部分。

野口分类 A 型、B 型相当于 WHO 分类的非浸润癌中的细支气管肺泡上皮癌(bronchioloalveolar carcinoma,BAC),C 型相当于浸润癌的混合型腺癌。细支气管肺泡癌大致分为产生黏液性和非产生黏液性的腺癌。

三、小型肺癌发生率

野口报道的 6 型发生率,A 型是 7.2%,B 型是 7.2%,C 型是 59.7%,D 型是 18.6%,E 型是 3.8%,F 型是 3.4%。西胁 2 cm 以下肺腺癌 557 例(1987～1996 年手术例)研究,野口 A 型 47 例(8.4%),B 型 84 例(15.1%),C 型 323 例(58%),D 型 60 例(10.8%),E 型 19 例(3.4%),F 型 24 例(4.3%);A 型、B 型的发生率 23.5%,增加倾向(可能与检查设备技术的提高有关。另外,A 型、B 型的 5 年生存率为 100%,而 C 型、D～F 型分别是 87%、66%,预后不良,再次确认野口分类与预后有关。从 1997～2001 年肺恶性肿瘤切除例来看,发生率最高的为最大径1.5 cm 以下的小肺癌组织型,83.3%～96.6%是高分化、中分化腺癌,其他组织型甚少。

四、异型腺瘤样增生

异型腺瘤样增生(atypical adenomatous hyperplasia,AAH),野口认为 AAH 是发生初期就进行置换肺泡上皮型增殖的早期腺癌(A 型、B 型、C 型)的生发组织和癌前病变。Kitamura 对 AAH 的形态学研究,Kodama 的形态测量学研究,Ohshima 的分子生物学研究都得出 AAH 是癌前病变或已是肿瘤(adenoma)。1999 年《肺和胸膜肿瘤的组织学分类》第 3 版中,AAH 被定义为癌前病变。病理学上为大小 5 mm 以下的局限性病变,也有的学者主张 8 mm 以下,5～15 mm 为均匀的轻度异型性立方状到圆柱状上皮细胞(类似 D 型肺泡上皮细胞或 clara 细胞),置换固有肺泡和呼吸性细支气管上皮的异型性增殖病变。既保持固有的肺泡构造又进行置换末梢气道上皮。无胸膜浸润、无血管浸润、更无淋巴结转移,与 BAC 对比肺泡间隔轻度肥厚,细胞密度低。核异型性也比腺癌轻,异型细胞间散在缺乏异型性的细胞。有时可见明显淋巴细胞浸润的淋巴滤泡,偶见萎陷灶,肿瘤细胞无核分裂像。同腺癌的界限目前还没有明确界定指标。AAH 具有多发性,因此肺腺癌切除病例同时性肺多发癌占 14.6%～20%。

CT 上 10 mm 以下的类圆形纯粹的 GGO (pure GGO)应视为 AAH,该所见与上述局限型 BAC 的 A 型和 B 型非常相似,生物学上无论是 BAC 还是 AAH 其 5 年生存率都是 100%,似乎可以说没必要分类,AAH 到底多大使癌变成末梢肺腺癌还不清楚,目前还没有一定的形态学标准。期望今后累积更多的小型 pure GGO 病变。

据铃木薄层 CT(TS-CT)研究认为,AAH 全部是含气型病变,其中完全消失型(肺窗转变为纵隔窗完全消失)23/26 病变(88%),不完全消失型 3/26 病变(12%)。内部构造 77%是淡而均匀 GGO,23%的病例为内部明显密度差的复合型 GGO (也称为混合型)。可见肺血管相连的占 85%,胸膜凹陷征或胸膜内凹的占 35%,支气管充气像的占 38%。从历来的文献报道来看,AAH 呈多彩的影像所见,AAH 多为境界清楚圆形的 GGO,其中的细支气管充气像不像细支气管肺泡上皮癌那么多。从影像的形态学观察癌前病变 AAH 与预后良好的 A 型 B 型差异不明显,分类鉴别均困难。病理组织学也未确立诊断标准,有的学者主张直径为10 mm 以下,类圆形密度淡而均的 pureGGO 影 AAH 可能性大,15～20 mm 的,野口等 A 型可能性大。今后还需要累计更多的病例,进一步研究。

五、小型肺癌 CT 表现

(一)小型肺癌的内部构造或密度

(1) GGO:指轻度肺野密度升高区,又称毛玻璃样阴影(ground -glass opacity,GGO)。

界定指标:比正常肺野密度稍高,低于肺血管和支气管壁,内部可透见血管—支气管分支线影和小叶间隔。卷入的细支气管无破坏消失,有的轻度扩张形成小囊状影,GGO 显示密度不均匀,好似存在许多小透亮影等。GGO 所占的 CT 值范围,相当视觉可认识的 $-700 \sim -400$ Hu。

加藤报道,GGO 病灶密度均匀可透见肺固有构造,边缘清楚类圆形为 A 型和 B 型。有小泡征,比较粗糙(类似海绵样)的 GGO 多为乳头型和管状型混合的中分化腺癌和表层浸润型鳞癌。

GGO 中出现软组织密度样影(不含血管影),是病变恶性度指标。病变中产生肺泡萎陷灶(alveolar collapse)和瘢痕为纤维化灶所致,上述软组织密度样影多见于肿瘤中央或偏胸膜侧部分。C 型中的 GGO 所占比例与 B 型相比少,仅存在于病灶边缘部。Kadama 报道,20 mm 以下的肺腺癌,GGO 占 50% 以上的几乎都是 BAC,无淋巴结转移,也无复发,3 年生存率 100%。

GGO 中出现界限清楚的高密度区(不含血管影),是病变恶性度指标。最大结节径 2 cm 以下,结节内的 GGO 所占面积比,划分为不足 10% 的软组织密度型,10% 以上不满 50% 的软组织密度优势型,50% 以上不满 90% 的 GGO 优势型,90% 以上的 GGO 密度型。GGO 密度型的 88%、GGO 优势型的 60% 为小型肺腺癌野口分类的 A 型和 B 型腺癌。软组织密度优势型 51% 是 C 型腺癌。22% 是 A 型和 B 型腺癌。软组织密度型 35% 良性病变,28% 是 D 型、E 型、F 型腺癌,15% 为其他的原发性肺癌。因此,2 cm 以下的周围型肺癌 HRCT 上 GGO 占 50% 以上的病变多为预后良好的早期肺癌。在确定肺癌缩小手术适应证时,不仅要注意肿瘤径还要关注 GGO 在肿瘤中所占的面积比。推测病变良恶性是可能的,作为决定治疗方针的参考 GGO 形成机制:古泉对肺腺癌 HRCT 和病理组织学所见进行了对照研究,认为 GGO 区是高分化腺癌置换肺泡上皮型发育形式和肺泡间隔纤维性肥厚表现。松月对术前预定要切除全肺叶的 19 例肺癌,HRCT 检查发现 8 个 GGO 病变,多数是肺泡间隔间质和肺泡腔内纤维化以及炎性细胞浸润,即含有肺泡腔部分充填的部分,仅有 1 例间质内有肿瘤细胞浸润。黑崎发现 GGO 部分病理上具有明显核异型性的肿瘤细胞和肺泡间隔肥厚,中央的高密度区相当于泡隔肥厚、泡腔萎陷或肺泡壁弹性纤维断裂和消失。另外,呼吸和血液量的增加等也可见到GGO 影。一般层厚 10 mm、5 mm 的 CT,软组织和肺实质相贴的部分,因部分容积效应同样可出现 GGO,要注意。

组织学观察呈现 GGO 的病变,恶性的有 A 型和 B 型肺腺癌,癌前病变 AAH,非癌性病变炎症、局灶性纤维化、机化性肺炎、结节病、淋巴增殖性疾患等。由于炎症影像上边缘多半不清,局限性机化性肺炎的炎性瘢痕与支气管动脉束有关,CT 像上局限性机化性肺炎伴有支气管动脉束肿大可作为两者鉴别的指标。渡边报道,结节周围有 GGO 仅见于高分化腺癌,是提示癌的组织型指标。

(2)肿瘤内出现支气管充气像/细支气管充气像(air bronchogram/air bronchiologram),

指孤立性肺病变中出现边缘清楚、圆形、椭圆形或条状、Y 字状，直径 2 mm 以上连续的含气腔，有的伴有支气管扩张性变化。栗山对肺良恶性结节的支气管细支气管充气像的 CT 影像和病理检出率进行了研究，分化高的腺癌影像上 13/18 例（72％），病理上 14/18 例（78％）可以见到支气管细支气管充气像，肺良性结节病变仅 1/20 例（5％）。肺癌的其他组织型，包括低分化腺癌未见该征象，认为支气管细支气管充气像是分化度高的腺癌特征性所见。2001 年野口报道，肿瘤径 10 mm 以上的病灶，肺癌与良性病变对比，多支血管相连，支气管充气像肺癌出现率高，两者同时出现的达 89％，而良性病变仅为 10％，有助于鉴别靠近肺门部发生的高分化腺癌，反映病灶中心部瘢痕—纤维化的收缩机制，邻近支气管往往扩张。含支气管充气像（air bronchogram）的结节，高分化腺癌可能性大，支气管充气像也见于良性疾患。含支气管充气像的肺充实样结节病变有腺癌（adenocarcinoma）、细支气管肺泡癌（bronchioloalverlar carcinoma）、淋巴瘤（lymphoma）、淋巴细胞增殖性肺疾患（lymphoproliferative diseases）、局灶性肺炎（focal pneumonia），肺梗死（infarction）、特发性机化性肺炎（COP）、圆形肺不张（rounded stelectasis）。

（3）小泡征（bubble like lucency）：指病灶内部有多发的大小在 2 mm 以下的含气构造，不论有否连续性，泡沫呈海绵样，检出率为 56％。除产生黏液型腺癌外，野口 A～C 型病变内均可见到，大部分是 B 型，D 型则无。支气管充气像和小泡征病理组织学上是末梢支气管扩张像或卷入肿瘤内肺泡管、细支气管、支气管，或因瘢痕收缩机制牵拉扩张所致，两者没必要分开。虽然也见于良性病变，但高分化腺癌（特别是乳头状腺癌）和 BAC 检出率更高，提示组织型的特征性所见。小岛报道，小泡征型肺腺癌的四个特征如下：①形态不整，边缘直线化；②周围少许 GGO；③内部多发性小支气管扩张像；④明显的胸膜凹陷像。发育缓慢，倍增时间长达 1 167 d。由于肺泡萎陷和 BAC 占大部分，17 例术后无复发预后良好。从病理所见、影像所见、预后分析是否相当于 Noguchi 的 B 型。良性结节肺结核、隐球菌症、非特异性炎症等结节内残存不均匀含气，类似小泡征，随诊观察常常缩小，要注意鉴别。

小病变（10 mm 以下的）的小泡征检出率低。GGO 病变中，被覆癌细胞的肺泡壁无破坏性收缩肥厚，肺泡腔变小，肺泡管（alveolar duct）扩张充气，内部形成海绵状含气间隙，都可视为支气管充气像、小泡征。

齐藤随诊观察 4 例小泡征样影的腺癌病例，发育缓慢，倍增时间为 4 065±822 d。

产生黏液性杯状细胞腺癌，病变内部均一充实样，无 GGO 区和含气像，病理上富含细胞质高圆柱状细胞，置换肺泡上皮型增殖，肺泡腔内充满黏液和浮游的癌细胞，含气消失，形成近似软组织密度的结节影，与非产生黏液性 BAC 在 HRCT 上完全不同，内部构造类似 D 型。桥爪报道，A 型、B 型合计 83 例中 11 例显示充实样病灶影。支气管充气像还见于恶性淋巴瘤。

（4）空洞（cavity）：为壁厚 1 mm 以上包绕的透亮像。肿瘤的空洞是因组织坏死与支气管交通，坏死物质排除，空气进入形成的。腺癌常常见到小空洞，肿块泡沫状或内含多房性小空洞样改变，几乎都是恶性肿瘤，被认为是腺癌的特征。瘤体内还含有被卷入的正常肺泡、肺气肿部分、含气囊肿、支气管扩张等含气肺组织。腺癌空洞壁薄，很少是单房性空洞，壁无明显的凹凸为特征，不过良性病变也有类似改变。鳞癌约有 10％产生空洞，最先受累的支气管完全闭塞，后来受累的支气管可以排除坏死物质，因此多为远侧和偏心性空洞。空洞壁厚而不整，局部最大厚度可达 15 mm 以上，可有壁结节（mural nodule），多发或单发。鳞癌多为单房性空洞，多出现于 3 cm 以上的肿块，腺癌肿块不足 3 cm 就可形成空洞，至于 1 cm 以下结节内空洞多见于结核。

　　（5）CT 值和钙化。1980 年美国学者 Siegelman's 利用薄层 CT 对肿瘤密度进行了研究，认为孤立性肺结节影（solitary pulmonary nodule，SPN）CT 值在 164 Hu 以上无肺癌，作为良性的定量指标，开创了用 CT 进行"质的诊断"新时期。许多后继者研究指出，CT 值受层厚、患者体位、肿块部位、CT 设备等因素影响很大，再现性差。一般肿块越大，出血、坏死、变性越明显，密度越不均。

　　使用非离子型造影剂，恶心、呕吐等不良反应少，急速静脉注射（2 mL/s）造影性 CT，通过测定 CT 值可对结节进行造影诊断。方法是急速静注后隔 1 min 测一次 CT 值，与造影前的 CT 值对比，如果增强效果在 15 Hu 以内者良性可能性极高，15 Hu 以上的增强效果恶性的可能性大。敏感度 98%，特异度 58%，但是 10 mm 微小结节和含气构造的 GGO 病变实用性低。

　　钙化（calcification）大致相当于骨密度的高密度区。肿块内出现钙化多见于良性病变，弥散性、弧状、中心型或苞米花样为良性钙化形态；肺癌的钙化多为偏心性、斑点状，钙化发生率为 7%～15%，小肺癌极少出现钙化。钙化在良恶性病变间差异不显著。肿瘤钙化机制有：①原来就存在含有钙化的瘢痕或肉芽肿病变，后因肿瘤进展卷入肿瘤内，因此钙化多显示偏心存在；②肿瘤坏死部分钙盐沉着，偶见于放疗、化疗中的肺癌，出现于肿块缩小过程中；③肿瘤本身产生钙盐沉着或骨化，如某些肺腺癌等出现点状或不整形钙化。转移瘤当以大肠癌为首，其次为卵巢癌、胃癌、骨肉瘤等。骨肉瘤的肺转移常常出现不整形骨化影，乳癌的肺转移同乳头状癌一样呈弥散性钙化。良恶性病变的鉴别，单纯依赖有无钙化灶和结节的 CT 值高低是危险的，重要的是识别钙化的形态、分布。

（二）边缘性状

　　边缘清楚（well defined）指肿块最大截面与周围肺组织之间界限大致可辨认，多见于密度高的孤立性病变。相反的，不能清楚辨认界限的称为边缘不清（ill defined），主要见于密度低的病变。读影医生之间认识差别很大，从一些论文中就反映出来。黑崎对 36 个 GGO 病变进行了 HRCT 探讨，25 个 BAC 病变中 21 个境界清楚。与境界不清楚对比，境界清楚者病理组织学上肺泡间隔高度肥厚。高分化腺癌结节周围的 GGO 区界限不清的多。田中报道，肺腺癌中 46% 境界清楚，多为含气肺泡腔消失，充实性发育或产生黏液的腺癌，腺癌以外的组织型中 92% 境界清楚。边缘清楚的圆形、卵圆形 GGO 结节（20 mm 以下）为野口氏 A 型；边缘清楚的圆形卵圆形充实性肿块，多为良性肿瘤和转移瘤，即使与周围肺之间有反应性纤维化也很轻，见不到肺癌和肺炎修复期（机化性肺炎）那种支气管血管、胸膜被牵拉表现。产生黏液的腺癌，虽然与分化型腺癌同样是肿瘤细胞置换肺泡上皮型进展，但由于肺泡腔和细支气管腔内充满着肿瘤产生的黏液，形成类似压迫增殖型肿块，呈密度高境界清楚的充实性肿块影。

　　（1）CT 晕征（CT-halo sign）：表示病变的边缘不清，HRCT 上结节或肿块影周围围绕 GGO 的所见。最初由 Kuhlman 报道，急性白血病合并侵袭性曲菌病（IPA），IPA 病初期的特征性所见。病理学上真菌侵入中、小肺动脉由于浸润、阻塞引发出血性肺梗死，坏死性病变周围包绕着出血，CT 上相当于周围的 GGO 所见。后来发现结节周围伴有出血呈现 CT 晕征的还见于毛霉菌症、白色念珠菌症、肺隐球菌症等其他真菌的机会性感染，该征象对免疫低下患者判断有否真菌感染有帮助。绒毛膜上皮癌、Wegener 肉芽肿、Kaposi's sarcoma（KS）等血管侵袭引发肺泡出血的病变 CT 晕征高发生率。还见于血管肉瘤等富含血液性肿瘤的肺转移，还有结核等抗酸菌症，特发性机化性肺炎、慢性嗜酸性细胞肺炎、CMV 肺炎、疱疹病毒性肺炎、骨肉瘤的肺转移。近年来还发现除出血性结节外,结节型细支气管肺泡上皮癌、黏液腺癌肺转移、移植后淋巴增殖性肺疾患、恶性淋巴瘤、结节病等也出现 CT 晕征,认为是非特异性所见。

(2)毛刺或棘状缘(spiculation):是自肿瘤边缘放射状伸延长度(或称厚度)1～2 mm 细线影、羽毛状影或棘状缘,又称细毛刺(fine spicula)、癌放射、放射冠(corona adiata)等,检出率为 75%。厚度 2 mm 以上的线状影称为粗毛刺(coarse spiculation)。毛刺多半是全周性的,也可以是部分的,是腺癌的特征性所见。二见对 20 mm 以下的周围型小肺腺癌干板断层摄影片(xerotomogram)研究指出,毛刺和分叶同时出现的,全例都是腺癌,主要见于野口 C 型和 B 型。组织学上毛刺:①为肿瘤周围向外伸延的纤维性增生(desmoplasia)条索构造,是小叶间隔纤维性肥厚;②肿瘤细胞浸润支气管血管周围结缔组织和淋巴管内进展(或称局限性癌性淋巴管炎);③肿瘤细胞在周围肺泡腔内杆状增生区(fme spiculation)或破坏性索状增生区(coase spiculation);④古泉研究发现,肺腺癌周围的条索影,还可以是肿瘤中心瘢痕收缩牵拉挤压,局部形成可逆性肺不张所致。有报道指出,结核、炎症性疾患和其他良性病变也常见到毛刺,所不同的是毛刺较粗、尖角状、卷曲状;肿块边缘直线状或内凹,无肿瘤那种增殖性膨胀性发育改变,只要能综合毛刺(specula)、分叶(lobula-tion)、内凹切迹(notch)等所见鉴别是可能的。

(3)分叶缘(lobulation)和内凹切迹:肿瘤边缘分叶状凹凸称为分叶缘或称分叶,内凹部分称为内凹切迹。内凹切迹是肿瘤发育受到支气管血管阻挡,于肿块边缘形成的内凹。其次血管卷入部也可形成内凹切迹,肺癌的内凹切迹检出率高达 80%～94%。分叶缘和棘状缘,是肿瘤向周围肺组织压迫增殖性进展速度的不均衡和大小不同的癌细胞巢充填肺泡型发育的表达,提示增殖性病变的指标,是与良性肿瘤的鉴别点。一般充实型肺癌肿块,如见不到毛刺、分叶缘和棘状缘,一定会见到内凹切迹。错构瘤等良性结节也可出现分叶缘,但边缘光滑仅有分叶(良性指标),内凹浅不明显,且多半出现于没有与支气管血管相贴的部位。分叶仍不失为肺癌的特征性表现。微小肺癌边缘缺乏特征。

(4)结节边缘直线化和内凹缘:边缘直线状称为直线化。邻近肺向病灶中心突出,于结节边缘形成内凹缘,良性结节出现率为 52.4%,原发性肺癌有 17.2%,差异显著。病理学上小叶间隔壁阻止病变进展的缘故。肺结核等肉芽肿性疾患和机化性肺炎常常见到边缘直线化或尖角状突出互相间形成内凹,呈星芒状,是鉴别良恶性的指标。另一方面,由直线化构成的多角形结节和纵横径比值高的(细长的)结节,高度提示良性。Takashima 报道,分析 72 个 1 cm 以下的小结节,三维重建纵横径比值 1.78 以上的,诊断良性结节,特异性达 100%。

(三)小型肺癌 HRCT 诊断

1995 年野口分析了 236 例周围型小型肺腺癌,依肿瘤的增殖形态和肿瘤间质性状进行分类,发现同预后有明显的联系。

通过 H-E 染色可把腺癌大致分为置换肺泡上皮型增殖腺癌 A、B、C 型,非置换肺泡上皮型增殖 D、E、F 型两组。

1.A 型

置换肺泡上皮型增殖腺癌,肿瘤内无纤维化灶。HRCT 上通常为类圆形、境界清楚的 GGO,无支气管血管集中像和胸膜凹陷像,纯粹的 GGO(pure GGO)。大致相当于 WHO 分类的细支气管肺泡上皮癌(brongchioioalveolar carcinoma,BAC)。

2. B 型

置换肺泡上皮型增殖腺癌,肿瘤内出现致使肺泡萎陷的纤维化灶,HRCT 上病灶不一定都是境界清楚的 GGO,GGO 内部密度多半不均,出现密度升高部分,相当于肺泡萎陷灶。上述两型相当于日本肺癌学会分类的乳头型肺癌的亚型细支气管肺泡型,相当于 WHO 的非浸润癌的细支气管肺泡上皮癌。

3. C 型

肿瘤内可见活跃的纤维母细胞增殖灶和纤维化,周围置换肺泡上皮型增殖,是发病率最高的腺癌,也是日常工作最常遇到的腺癌亚型,占周围型肺腺癌的 60%。上述置换肺泡上皮型增殖腺癌 A 型、B 型、C 型,都含有 GGO,是 GGO 型腺癌。其中 C 型占 70%。A 型、B 型腺癌 5 年生存率为 100%,而 C 型腺癌为 75%。换言之从生物学角度来看 A 型、B 型可视为上皮内癌。C 型病变内出现软组织密度部分,病变边缘是单层或数层肿瘤细胞置换肺泡上皮型进展呈 GGO,出现支气管血管集束偏位和胸膜凹陷等收缩性变化。C 型有间质浸润,具有进展期癌要素,即使小型还有 28% 出现淋巴结转移,不是早期肺癌已是进展期癌。

研究发现,C 型中的 GGO 占的比例(面积)与预后相关,GGO 范围越大预后越好。尤其是术前还未获得腺癌组织亚型和有无淋巴结转移证据情况下,有必要通过 HRCT 对 GGO 区域定量,进行非侵袭性的组织型推测和预后判定。有助于日后制定治疗策略、选择手术术式。Suzuki 报道,3 cm 以下的腺癌,含肺泡萎陷的纤维化灶在 5 mm 以下,5 年生存率为 100%。Kodama 根据以前的手术疗效,认为 HRCT 上肿瘤径 15 mm 以下 GGO 面积 50% 以上,预后良好的早期肺腺癌可能性大,复发风险小,倡议作为缩小手术的基准。Takaraochi 利用层厚 10 mm 的常规 CT,分别肺野条件转变为纵隔条件下,肿瘤最大径和与之交叉的最大垂直径乘积,如果缩小率(或消失率)在 0.8 以上,可诊断为无淋巴结转移的腺癌。提示 GGO 占大部分的病变,淋巴结转移少、早期肺腺癌可能性大。

4. 不显示置换肺泡上皮型增殖腺癌

不显示置换肺泡上皮型增殖腺癌发病率相对较少,分为充实性增殖的低分化腺癌 D 型,管状腺癌 E 型,非置换肺泡上皮型增殖的真性乳头状腺癌 F 型三个型。D 型、E 型、F 型三个型腺癌边破坏固有肺泡构造边增殖,推测癌发生初期具有 BAC 构造,发生阶段即恶性化进入进展期,待发现时早已失去 BAC 特征。因此即便是小型腺癌预后也不良。非置换肺泡上皮型增殖腺癌,肿块内无充分的含气构造,CT 像上不出现 GGO 所见。因此当 CT 疑为 GGO 型腺癌,即使没有进行活检等组织学检查,术前就可否定非置换肺泡上皮型增殖腺癌。有的原本就是非置换肺泡上皮型发育,只是边缘肺泡充填程度不同,肿瘤细胞团在肺泡腔内浮游状态或继发性炎症等,边缘呈现 GGO 样混合型阴影。D 型低分化腺癌的 CT 表现见肺腺癌部分。管状腺癌(E 型)病例少,主体表现倾向不清。乳头状腺癌(F 型)多表现为分叶状充实性肿块,可产生小空洞,经支气管播散形成小叶中心性分布的结节影。产生黏液型腺癌,边缘部分无 GGO 影,呈轮廓清楚软组织密度影。病灶 HRCT 依肿瘤影的含气不同,出现的密度差,大致分为 GGO、软组织密度充实影和两者的混合型影。通过观察 GGO 内部构造(以含气构造为中心),反映亚肉眼(低倍镜)病理组织像诊断是可能的。

第十章 纵隔疾病的 CT 诊断

第一节 纵隔感染性病变

一、急性纵隔炎和纵隔脓肿

急性纵隔炎并不常见，主要病因为食管破裂或穿孔，见于吞咽鱼刺、鸡骨或内镜检查损伤等，引起食管穿孔的其他原因还包括 Boerhaave 综合征（自发性食管破裂）、肿瘤坏死侵蚀食管管壁。少见原因如气管插管致气管破裂、食管手术后食管纵隔瘘、邻近脏器感染播散等，有时口腔、颈部的化脓性感染沿颈部深筋膜间隙向下蔓延至纵隔间隙也可引起纵隔感染。病理上当外伤或手术并发症造成气管或食管穿孔时，气体及炎性物质进入纵隔疏松结缔组织内并沿疏松结缔组织蔓延到整个纵隔，当形成脓肿后还可破入胸膜腔形成脓胸及脓气胸，气体还可沿疏松结缔组织到达全身皮下形成皮下气肿。急性纵隔炎常见的临床表现有高热、寒战等毒血症症状以及胸骨后疼痛、吞咽困难等。实验室检查可见白细胞计数增高。急性纵隔炎和纵隔脓肿根据病史、临床症状及 CT 表现一般可做出诊断，必要时纵隔穿刺抽出脓液即可确诊。

CT 表现：感染早期纵隔脂肪间隙内可见条索状软组织密度影，随着病变进展可见局部液体积聚和气泡影。形成纵隔脓肿者可见含有气液面的占位病变，边缘模糊，增强扫描脓肿壁有强化。对可疑为食管穿孔或破裂者 CT 检查时可让患者口服含有可溶性对比剂的水溶液并行增强扫描，有助于发现破口位置。Exarhos 等报告 40 例急性纵隔炎的 CT 表现为纵隔脂肪密度增高（100%）、局限性纵隔积液（55%）、纵隔内游离气泡（57.5%）、纵隔淋巴结肿大（35%）、心包积液（27.5%）、胸腔积液（85%）、肺部浸润（35%）、胸骨裂开（sternal dehiscence，40%）、纵隔胸膜瘘（2.5%）。该研究还显示开胸术后患者在前 17 d 内急性纵隔炎的 CT 检查敏感性和特异性分别为 100% 和 33%，17 d 后为 100% 和 90%，急性下行性坏死性纵隔炎（acute descending necrotizing mediastinitis，ADNM）CT 检查的敏感性为 100%，可疑纵隔穿孔患者的敏感性和特异性也均为 100%。由此可见 CT 检查是发现各种原因纵隔炎的高敏感技术。

二、慢性纵隔炎（chronic mediastinitis）

慢性纵隔炎也称特发性纵隔纤维化（idiopathic fibrosis of mediastinum），分为肉芽肿性和硬化性纵隔炎，多数病因为感染所致，大部分源于结核病、组织胞浆菌病、真菌感染、肿瘤或结节病，少见原因有淋巴道阻塞和自体免疫性疾病。感染可引起纵隔内肉芽组织和纤维组织增生硬化导致纵隔结构的压迫或闭塞。可发生于各年龄段，但以青年人多见，男女发病相似。临床症状取决于纵隔器官受侵及阻塞程度，气管、主支气管、上腔静脉及心包受侵均可发生，最常见的表现有咳嗽、呼吸困难、反复肺部感染、咯血及胸痛，也可有发热、体质量减轻等全身性表现。肺动脉受压可导致肺梗塞，肺静脉受压可引起肺水肿。放射影像对纵隔炎的诊断和治疗起着很重要的作用，CT 和 MR 断面图像可明确诊断该病和纵隔受侵范围，也有助于最佳治疗方案的选择。

　　CT 表现:典型表现为纵隔脂肪间隙被浸润性软组织密度肿块充填,包围或侵犯周围结构,中纵隔结构最常受累,包括气管两侧、隆突下及肺门区,前、后纵隔累及较少。也可显示钙化堆积的淋巴结影压迫纵隔器官。增强扫描可见肿块呈不均匀性强化,并伴有明显的肺动脉高压征象,可清楚显示纵隔血管受压狭窄程度。

第二节　纵隔淋巴结增大

　　纵隔淋巴结增大(lymphadenovarix)是多种肿瘤性病变和炎症性疾病的最常见 CT 表现,也是胸部 X 线片上纵隔增宽的常见原因,由于 CT 具有高密度分辨力和清晰的横断层面影像,因此对纵隔淋巴结检查的敏感性很高,甚至不足 5 mm 的淋巴结都能被发现。纵隔淋巴结的正常大小依赖于在纵隔内的位置,变异较大,隆突下淋巴结正常大小的上界为 12 mm,而心膈角区淋巴结通常小于 5 mm。正常淋巴结的大小各家文献报告不一,Baron 等报告正常淋巴结直径小于 1 cm,若大于 2 cm 为异常;Osborne 等认为正常淋巴结直径小于 0.7 cm;而 Faling 等则认为此值为 1.5 cm;Genecreux 等认为 95% 的淋巴结最大直径小于 1.1 cm,99% 在 1.6 cm 以下。国内有学者研究报告正常纵隔淋巴结短径的 MSCT 标准是:7 区和 10R 区≤8 mm,2 L、6 区和 10 L 区在 5 mm,其余 5 个区均在 6 mm。对纵隔淋巴结大小的测量以短轴径为准,通常以最大径 1 cm 为大部分纵隔淋巴结的正常上限,但需要理解的是单纯依靠淋巴结大小判断正常或异常有一定的局限性。还应该特别指出的是并不是 CT 所发现的淋巴结都是病理性的,大于 1 cm 的淋巴结可能为良性的,而小于 1 cm 的淋巴结也有可能已经有恶性病变,故正常大小的淋巴结不能除外病理过程。有人报告支气管肺癌患者有 40% 的淋巴结转移者淋巴结无肿大,而 CT 显示有淋巴结肿大者手术发现 30% 的病例在病理上未见淋巴结转移。通常认为淋巴结直径大于 2.0 cm 者多为肿瘤转移引起,成串增大的淋巴结并淋巴门消失应该高度怀疑为病理性的。有些结构在 CT 影像上可类似淋巴结肿大,其中最多见的是血管断面,左肺动脉顶部所形成的影像由于部分体积效应也可类似主动脉窗内的肿大淋巴结,静脉团注增强扫描利于血管与淋巴结的鉴别。在左肺动脉层面或略高层面上,有时在升主动脉后方可见一弧线状、新月状或三角形水样密度结构,此结构为心包上隐窝,不应误认为是淋巴结肿大。左、右心耳及胸腺和胸内甲状腺偶尔也可被误认为纵隔淋巴结肿大。因此在观察纵隔淋巴结时,应该了解淋巴结肿大最常发生的部位,不要把其他结构误认为是肿大的淋巴结,对于可疑患者 MSCT 多平面重建有助于准确评价,同时还应正确认识纵隔淋巴结肿大的临床意义。

　　纵隔淋巴结异常 CT 表现包括以下几种。①淋巴结肿大:大部分纵隔和肺门淋巴结转移表现为淋巴结肿大,最常见于胸内肿瘤(如支气管肺癌),也可见于乳腺癌、肾癌、睾丸癌、头颈部癌和黑色素瘤等胸外肿瘤。此外,纵隔肺门淋巴结肿大也是淋巴瘤最为主要的表现。炎症性病变如结节病、结核和真菌感染以及吸入性疾病如尘肺等也可引起淋巴结肿大。②淋巴结钙化:最常见于治愈的肉芽肿性疾病,包括结核、组织胞浆菌病和其他真菌感染及结节病,看到钙化淋巴结几乎可肯定排除恶性病变,AIDS 患者卡氏肺囊虫感染的坏死性肉芽肿也可显示钙化淋巴结。吸入性病变如尘肺可合并淋巴结钙化,其转化可为蛋壳状、中心性或弥散性,蛋壳状钙化淋巴结还可见于结节病和治愈的淋巴瘤。罕见情况下,淋巴结钙化可见于骨肉瘤、细支气管肺泡癌及结肠、卵巢的黏液腺癌转移。③低密度淋巴结:见于分支杆菌和真菌感染的淋巴结以及可产生坏死的原发性肺癌、睾丸癌、卵巢癌等原发性肿瘤的转移淋巴结,坏死性淋巴结在活动性肺结核患者较常见。静脉团注对比剂后增强扫描可见大于 2.0 mm 的淋巴结显示中央性低密度,并伴有边缘不同程度的强化。④淋巴结强化:静脉团注对比剂后淋巴结有明显的密度增加(即 CT 值增加)称为强化,引起纵隔淋巴结显著强化的病变有 Castleman's 病、血管免疫母细胞淋巴瘤以及富血供的转移瘤,特别是肾细胞癌、甲状腺癌和小细胞肺癌的淋巴结转移。有时在结节病患者也可见明显强化的淋巴结。

一、淋巴瘤(lymphoma)

淋巴瘤是一种起源于淋巴造血组织的恶性实体瘤。根据其病理特性可分为何杰金氏病(Hodgkin's disease,HD)和非何杰金氏淋巴瘤(non-Hodgkin lymphoma,NHL)两种。其中 HD 在淋巴瘤中占 25%~30%,临床上有 71%~85% 的 HD 有胸部病变,其中 90%~99% 的常见表现为纵隔和肺门淋巴结肿大。NHL 占淋巴瘤的 70%~75%,其中有 23%~45% 有胸部病变,10% 的患者只累及纵隔。Romano 等报告比较一组 200 例 HD 和 NHL 病例,胸部受累分别为 75% 和 48%,淋巴结肿大为 74% 和 28%,胸部受累和淋巴结肿大以 HD 更常见。在美国,恶性淋巴瘤是引起癌症死亡的第七位原因,我国恶性淋巴瘤虽相对少见,但近年来新发病例逐年上升,其发病率与病死率占所有恶性肿瘤的第 11~13 位。50% 恶性淋巴瘤的病因目前尚未完全阐明,一般认为其发病与病毒感染、细菌感染、免疫缺损、某些自身免疫疾患、电离辐射、遗传因素等有关。在我国恶性淋巴瘤具有一些特点:①发病率和病死率在中部沿海地区较高;②发病年龄曲线高峰在 40 岁左右,没有欧美国家的双峰曲线,而与日本相似呈一单峰;③何杰金氏病所占的比例低于欧美国家,但有增高趋向;④在非何杰金淋巴瘤中弥散型占绝大多数,滤泡型所占比例很低;⑤近十年的资料表明我国的 T 细胞淋巴瘤占 34%,与日本相近,远多于欧美国家。

临床表现:恶性淋巴瘤可发生于任何年龄,但以青壮年患者居多,男多于女,城市高于农村。恶性淋巴瘤的特征性临床表现为无痛性、进行性淋巴结肿大,尤以浅表淋巴结最为显著,常伴有脾脏增大,晚期患者有贫血、发热和恶病质等表现。本病不经治疗的自然生存期为 6~18 月,也有达数年之久的病例。与何杰金氏病相比非何杰金氏淋巴瘤的预后相对较好。

CT 表现:恶性淋巴瘤胸部 CT 主要表现为纵隔淋巴结肿大及由肿大淋巴结融合而形成的不规则软组织密度肿块。HD 常累及纵隔多组淋巴结,但以前纵隔淋巴结受累为主,血管前组和气管旁组淋巴结受累达 84%~98%,纵隔淋巴结肿大合并肺门淋巴结肿大者占 20%,但单纯肺门淋巴结肿大的 HD 少见,前纵隔病变可蔓延至纵隔其他部位的淋巴结(如主肺动脉窗、隆突下、后纵隔和内乳淋巴结等),单侧气管旁淋巴结肿大者占 26%,肺门组淋巴结受累者占 39.5%。而在 NHL 仅累及纵隔一组淋巴结者较 HD 常见,纵隔淋巴结肿大者占 82.5%,其中位于上中纵隔者占 60%,位于气管一侧者占 7.5%,肺门淋巴结占 18%,后纵隔淋巴结受累者占 2%,后纵隔和心包组淋巴结受累在 NHL 更为常见。纵隔淋巴瘤受累淋巴结也可以表现为单发淋巴结肿大。肿大淋巴结可有清楚的边界,也可融合成不规则肿块,甚至包绕气管、血管等纵隔结构,肿瘤可以发生坏死和囊性变,尤其是放疗后。肿大淋巴结内发生钙化的少见,可见于放疗或化疗后。增强扫描可见均匀性强化。淋巴瘤可以侵犯胸腺、心包或胸膜,表现为胸腔积液、心包积液或胸膜不规则结节状增厚,肺部受侵(占 NHL 24％,HD 8％)可表现为自肺门向肺野的条索影,HD 有侵犯胸腺的倾向,表现为胸腺增大或肿块。

二、纵隔淋巴结转移性肿瘤

全身许多脏器的原发性恶性肿瘤均可转移至纵隔引起淋巴结肿大。最常见的原发性恶性肿瘤为支气管肺癌,其次为乳腺、胃肠道、胰腺、肝脏、结肠、前列腺、肾、骨、甲状腺及鼻咽等部位的原发恶性肿瘤,大多数为淋巴道转移至纵隔淋巴结,其次为直接侵犯,也可经血液循环转移至肺或纵隔间隙后再经淋巴引流转移到淋巴结。

CT 表现:转移性淋巴结多发生于中纵隔,以气管前间隙、主动脉弓旁、隆突上下区常见,受累范围常局限于淋巴引流通道的淋巴结,如支气管肺癌常转移至同侧肺门淋巴结及其相应引流区域的纵隔淋巴结,但小细胞肺癌常引起肺门和纵隔淋巴结的广泛转移,并可相互融合成不规则软组织密度肿块。前纵隔淋巴转移少见,可见于肝癌、乳腺癌等,乳腺癌转移常引起同侧腋窝及胸骨后淋巴结肿大。肿大淋巴结呈单发或多发的圆形、类圆形软组织密度影,直径多＞2 cm,边缘清楚或不清楚,也可融合,中央区域可有坏死。可压迫或侵犯邻近器官组织。增强扫描有轻度均匀、不均匀或环状强化。有文献报告＞4 cm 的多个或融合的淋巴结,或单个淋巴结几乎全为癌转移,2～3 cm 的淋巴结 60％～70％为癌转移,＜2 cm 的单个淋巴结30％为癌浸润。

三、肉芽肿性病变纵隔淋巴结受侵

(一)纵隔淋巴结结核(tuberculosis of mediastinal lymph nodes)

纵隔淋巴结结核多继发于肺结核,约占 60％。部分患者肺内病灶消失而纵隔淋巴结肿大可持续存在。本病好发于中青年,但近年来原发性结核病的发病年龄后移,成人原发性结核有增多趋势,结核菌从肺内的原发感染灶通过淋巴管达到肺门和纵隔,致使纵隔内的淋巴结病灶比肺内原发灶大,成人和老年人免疫力降低也使纵隔淋巴结结核增多。临床表现有午后发热、盗汗、体质量减轻等,部分患者有肺结核病史。多个研究认为 CT 特别是增强 CT 扫描是确诊本病的首选方法。

CT 表现:病变部位以气管周围特别是气管右侧和隆突下组及右侧肺门区多见,谢汝明等报告成人纵隔淋巴结结核 39 例,CT 检查共发现 180 个纵隔和(或)肺门肿大淋巴结,在纵隔内的分布由多到少排列前 5 位的是 2 R 区 28 个(15.6％),7 区 26 个(14.4％),4 R 区 24 个(13.3％),10 L 区 16 个(8.9％),6 区 15 个(8.3％)。肿大淋巴结边缘清楚或不清,可有融合,可与周围邻近结构粘连,其密度不均匀,中心可有略低密度干酪坏死灶,有钙化及脂肪密度者高度提示结核性淋巴结肿大的可能。淋巴结突破包膜或破溃时可引起纵隔炎。增强扫描病变淋巴结密度多不均,外周增强,而内部有一个或数个低密度区,此为结核性淋巴结的较特征性表现,可与其他病变鉴别。直径＞2 cm 的淋巴结结核最常见的增强表现依次为不均匀强化、环形强化、均匀强化和不强化,环形强化和不均匀分隔样强化多见于结核。肖文莲等对成人纵隔淋巴结核和淋巴瘤的 MSCT 表现进行对照研究,结果显示结核比淋巴瘤更易累及 10 R和 10 L 区淋巴结,而在其他纵隔解剖区分布上两者无明显差异,90％淋巴结结核呈环形强化(其中 14.6％伴有分隔样强化,5.6％伴有小结节样强化),5％为均匀强化,5％无明显强化;

91.8％淋巴瘤呈均匀强化,8.2％呈较均匀强化合并有部分坏死。同一部位多个结核性淋巴结相对独立,即使粘连,也仍可分辨其单个淋巴结边界;淋巴瘤的肿大淋巴结常融合成块并侵犯纵隔结构,根据两者的 MSCT 表现和强化特点可资鉴别。

(二)结节病(sarcoidosis)

结节病(sarcoidosis)是一种病因未明、多器官受累的非干酪性上皮细胞性肉芽肿性疾病。任何器官均可受累,但以肺和胸内淋巴结受累最常见,约占 90％,推测约 20％的结节病发展为慢性肺病导致肺纤维化。本病特征性的病理表现为淋巴细胞和单核-巨噬细胞集聚及非干酪性类上皮肉芽肿形成。结节病可发生于各年龄段的男女性,但多见于中、青年人,女性发病率略高于男性,地域分布以寒冷地区和国家较多,热带地区较少。美国年发病率(11～40)/10 万,北欧地区年发病率为(17.6～20)/10 万,日本为 20/10 万左右,该病在我国并不少见,但目前尚无确切的流行病学资料。结节病多呈自限性,大多预后良好。由于结节病是一种多系统性疾病,临床表现与受累脏器有关,急性者少见,临床以隐匿的亚急性或慢性起病者常见,缺乏特异性临床表现,约 2/3 患者无任何症状,而在健康体检时偶然发现,最常见的临床表现为呼吸系统症状,如咳嗽、呼吸困难及支气管高敏导致的干咳,全身症状可能有发热、乏力、消瘦、盗汗等。诊断主要依据病理检查和 Kveiru 试验。CT 是检出胸部结节病最为敏感的方法,CT 的应用发现了较胸片更多的淋巴结肿大和肺内病变,进一步提高了本病影像诊断的准确性和可靠性,尤其是 HRCT 在显示结节病有无肺部异常及其分布和范围上要明显优于胸片。CT 增强扫描在鉴别淋巴结的病理性质方面有重要价值,可作为鉴别诊断的依据。

CT 表现:胸部淋巴结增大为结节病最常见表现,发生在 75％～80％的患者中。纵隔淋巴结增大常多组同时发生,以中纵隔淋巴结增大最为常见,累及前、后纵隔淋巴结者较少。多发生在主动脉弓旁、上腔静脉后及支气管分叉上下间隙内,肿大淋巴结不压迫腔静脉与其他大血管,结节中心无干酪坏死。单发的前纵隔淋巴结增大少见,约占 10％,多伴有其他区的淋巴结增大。单发后纵隔淋巴结增大更为少见。肺门淋巴结增大呈两侧对称性为其典型表现(50％～80％)。肿大淋巴结边缘清楚,密度较均匀,常呈分叶状,同一区域内有多个肿大的淋巴结时,淋巴结之间没有融合,无浸润性改变。结节病的病变淋巴结可以发生钙化,以蛋壳状钙化较有特异性。CT 增强扫描结节病的淋巴结多为中至高度的均匀一致性强化。肺间质性浸润和肉芽肿结节为结节病的肺部最常见表现,约占病例的 77％。

四、纵隔巨大淋巴结增生症

巨大淋巴结增生症是一种少见的良性慢性淋巴组织增殖性疾病,其最早于 1954 年由 Castleman 报道,故又名 Castlemans 病,也称血管滤泡性淋巴结增生症(angio-follicularlymph-node hyperplasia, AFH)及血管淋巴样错构瘤,其特点为巨大淋巴结增生,可发生于全身各部位的淋巴结,沿全身淋巴链分布,但最常见于纵隔、肺门及腹膜后区域的淋巴结,约 60％～70％发生于胸部,沿胸部淋巴链分布,以中纵隔和肺门淋巴结肿大最为常见。病理组织学分为透明血管型、浆细胞型和原浆细胞型。临床分为单中心型和多中心型,临床表现差异较大,单中心型多无临床症状,多为体检时胸片偶然发现,可发生于任何年龄,发病高峰在 30～40 岁,女性多于男性,多为透明血管型(95％),手术切除后预后良好。多中心型常合并 HIV 和人类疱疹病毒 8 型(HHV-8)感染、免疫状态异常及慢性炎症,常有临床症状和体征,如发热、乏力、贫血、浅表淋巴结肿大、肝脾肿大、血沉加快、多克隆性免疫球蛋白血症和骨髓浆细胞病等,多发生于 50～60 岁,女性两倍于男性,多为浆细胞型,治疗以放疗和激素疗法为主,但预后较差。在 CT 检查时,位于前纵隔的实性肿块需与胸腺肿瘤和淋巴瘤鉴别,位于后纵隔者需与淋巴瘤、神经源性肿瘤及胸部起源的孤立性纤维瘤鉴别。组织学上 Castleman 病可能与胸腺瘤或恶性淋巴瘤鉴别困难。

CT 表现:单中心 Castleman 病在 CT 上表现为肺门或纵隔内孤立性肿块,境界清楚,平扫呈肌肉密度,多较均匀,少数可见中心斑点状钙化,病变体积多较大,直径可达 16 cm。多中心型者可有多个淋巴结肿大。CT 增强扫描透明血管型病灶可显著强化,其强化程度接近主动脉,并且持续时间较长,这种强化特点有助于与其他原因的纵隔或肺门肿块进行鉴别。浆细胞型淋巴结增生可有轻微强化或不强化。弥散型巨大淋巴结增生症有时同时可见肺部小叶中心结节影,这是由于淋巴细胞性间质性肺炎所致。

第三节　气管病变

气管是由 14～20 个"C"形软骨环和后部的膜性结构封闭而形成的管状结构,起自颈部环状软骨,止于大约在胸 5 椎体平面的隆突,长为 10～14 cm,在颈部位于中线,进入胸部略偏右侧。隆突角为 70°～80°,右主支气管较垂直,气管的平均内径女性大约为 15 mm,男性为 18 mm。随着年龄的增大,气管软骨环可以钙化,常见于老年女性,70～80 岁患者在 CT 上约有 50％可见钙化。使用华法林钠的儿童和成人气管可过早钙化。

一、气管狭窄(tracheal narrowing)

气管狭窄是指由于各种原因导致的气管内径小于正常。可由气管外病变如甲状腺肿块、肿大淋巴结压迫和纤维性纵隔炎等所致,也可由气管本身病变引起,狭窄可以是局限性的也可呈弥散性。非肿瘤性狭窄见于气管插管、气管切开术后和肉芽肿性感染以及系统性病变如复发性多软骨炎、淀粉样变性、韦格士肉芽肿、结节病等,也可见于剑鞘样气管、气管支气管骨化病和支气管结石。随着 CT 的广泛应用,使得气管支气管狭窄的早期诊断成为可能,MSCT 三维重建可直观显示狭窄范围、程度、管壁增厚的特征。

(一)局限性气管狭窄(tocal tracheal narrowing)

局限性气管狭窄最常见于医源性损伤,如长期气管插管和气管造口置管术后。近年来为维持患者通气做气管切开或气管插管者日益增多,由此造成气管壁损伤导致气管狭窄的也不时可见,此类病例临床上均有气管切开插管史,患者有气促、喘鸣、喘息等症状,少数有进行性呼吸困难和反复肺部感染,临床表现与气管狭窄程度成正比。

局限性外压性气管狭窄见于多种情况。①甲状腺肿大:正常情况下甲状腺包围气管的前壁和外侧壁,特别是胸内甲状腺不但与气管关系密切而且其周围间隙极小,因此一旦有病变造成其体积增大或形成肿块极易导致外压性气管狭窄。②纵隔肿块:纵隔肿块如食管癌、支气管囊肿也多与气管关系密切,大都可造成气管狭窄,其狭窄程度及造成狭窄的原因 CT 均能清楚显示。中央型肺癌尤其是小细胞癌,由于其恶性程度高、转移早,86％病例见肺门纵隔淋巴结肿大、融合，并可发展为纵隔内巨大肿块，将大血管及气管包绕，引起气管受侵、受压和管腔狭窄。③血管环：血管环(vascular ring)双主动脉弓畸形是纵隔大血管畸形的一种，有些人因某些原因而做胸部 CT 时偶然发现，也可能因气管、食管的压迫症状而就诊被发现，CT 是一种无创性检查，对识别、诊断与鉴别诊断有重要意义。

CT 表现：气管切开后导致的局限性气管狭窄表现为在先前有气管切开处见肉芽组织突入管腔内、气管萎陷和局限性纤维化，前外侧气管壁向内回缩造成局限性气管狭窄；气管切开插入套管而导致损伤者在气管切开处下方 1~1.5 cm 有长为 1.5~2.5 cm 的环状狭窄，现在由于高容、低压套管的应用该并发症已有所减少。胸内甲状腺肿瘤常在胸廓入口处可见与颈部甲状腺相连结的肿块压迫气管致气管移位(多向左后方)，肿块较大或恶性肿瘤侵犯气管时可表现为气管狭窄、变形或局部管壁显示不清等。纵隔肿块压迫气管导致的气管局限性狭窄、移位，如为单纯压迫，其管壁厚度正常，恶性肿瘤侵犯则可造成气管管壁增厚并形成腔内肿块，同时可见邻近的肿块影；发生于主支气管的小细胞癌、鳞癌侵及隆突、气管下段时表现为气管局限性狭窄、管壁增厚或形成突向腔内的结节影，周围间隙消失，与邻近的软组织块影相连，气管旁淋巴结转移亦可致气管受压狭窄。血管环在胸部 CT 增强扫描较高层面可见升主动脉分成左、右两弓，左弓位于气管的左前方，在正常主动脉弓的位置，右弓更靠头侧在气管的右侧和食管的后方加入左弓汇合成降主动脉而形成血管环，引起气管和食管的压迫和管腔狭窄，CT 三维重建能更为直观地显示该畸形。

(二)弥散性气管狭窄或管壁增厚

1. 放射性纤维化(radiation fibrosis)

放射性纤维化是由于食管癌或其他恶性肿瘤在放疗后因局部大剂量或超剂量照射，在气管周围和纵隔内出现纤维浆液渗出，随后因非化脓性炎症不能吸收，则发生纤维化，大量纤维组织增生导致了气管管腔的狭窄。临床表现主要是顽固性咳嗽、反复性气管感染及进行性呼吸困难。

CT 表现：放射性纤维化导致的气管狭窄表现为与照射范围相对应区域的气管呈局限性对称性或非对称性狭窄，边缘光整，最窄处气管内径仅为 0.3~0.8cm。

2. 纤维性纵隔炎(fibrosing madiastinitis)

纤维性纵隔炎亦称硬化性纵隔炎(sclerosing mediastinitis)，是机体对组织胞浆菌抗原等的异常免疫反应性疾病。由于感染或炎症刺激导致胶原组织在纵隔间隙内沉积，可呈弥散性浸润或形成局限肿块压迫纵隔结构，发病年龄在 20~50 岁，临床症状有咳嗽、呼吸困难、咯血、咽下困难和上腔静脉压迫综合征等，病变部位主要位于上中纵隔气管旁、气管前和肺门附近。可合并腹膜后纤维化。

CT 表现：纤维性纵隔炎最常见 CT 表现为局限性纵隔肿块，弥散性浸润者表现为纵隔脂肪间隙消失，密度增高，气管旁或肺门区见分叶状肿块(86%有钙化)，纵隔器官受压，上腔静脉、肺动脉或气管、主支气管受压，管腔狭窄。

3. 剑鞘样气管(saber-sheath trachea)

剑鞘样气管于 1905 年由 Simmods 尸解发现后首先报道，后由不少研究者从临床、X 线、肺功能等方面进行了对照研究，病因尚不明确。有人认为其形成可能是由于反复咳嗽而造成的气管软骨环的损伤、退行性变或同时受到纵隔两侧已经存在的过高压力压迫所致。研究结果表明剑鞘样气管的存在与慢性阻塞性肺病密切相关，主要见于男性肺气肿患者。诊断本病时须注意与气管软化症鉴别,后者随呼吸气相气管内径有变化。

CT 表现:颈段气管直径正常,胸内段气管冠状径狭窄,矢状径正常,在主动脉弓上 1 cm 处测量冠状内径/矢状内径(即气管指数),若冠状径小于矢状径的 2/3(气管指数 0.67),并伴有胸腔入口以上气管突然增宽者即可诊断本病,气管壁厚度正常,狭窄的气管侧壁向内弯曲并可见弧形钙化影。

4. 气管骨化病(tracheopathia osteochondroplastica)

气管骨化病是以软骨或骨化结节突入气管、支气管腔内为其特征的罕见疾病,至今国内文献报告 32 例,原因尚不明确。典型病变位于气管下 2/3 和主、叶、段支气管,病变仅局限于气管、支气管内正常有软骨的部分。男性多于女性,通常发生于 50 岁以后,常无症状,有症状时主要表现为呼吸困难、咳嗽、咳痰、喘鸣、咯血、发热或反复的肺炎。多数患者胸部 X 线检查通常无异常,CT 常能高度提示该病的诊断。纤维支气管镜有特征性改变,气管、主支气管前侧壁见多发性钙化结节即可确诊。

CT 表现:气管管腔畸形,气管壁增厚,同时在气管前壁或侧壁可见有钙化或骨化结节突入到气管腔内,结节大小 1~10 mm,不累及气管后膜,发生于叶或段支气管者可同时合并肺不张和阻塞性肺炎。国内报道的 32 例均有气管或主支气管的狭窄。

5. 淀粉样变性(amyloidosis)

淀粉样变性是一种多糖蛋白组成的淀粉样物质沉积在多种组织内的疾病。病因不明,气管、支气管型淀粉样变性是淀粉样物质主要沉积在气管和支气管壁,主要在黏膜下层、肌层和外膜,导致管腔的不规则狭窄和管壁增厚。临床表现以气短、咳嗽、咳痰、支气管哮喘和咯血为主要症状,以阻塞导致的症状主要取决于阻塞支气管的部位和程度,中老年人发病为主。本病应与支气管内膜结核、复发性多软骨炎、气管肿瘤等鉴别。本病的定性诊断须经支气管或肺穿刺活检,其他器官和组织病灶的活检也有助于诊断。

CT 表现:气管及主支气管弥散性管腔狭窄,呈向心性或偏心性改变,气管、支气管壁增厚,形态不规则,厚薄不均,内缘光滑,其内有薄层或斑点状钙化、壁结节或腔内结节性肿块,管壁外缘较模糊,脂肪层存在。结节内弥散性钙化或骨化岛是诊断本病的重要依据,气管支气管管腔狭窄的主要继发改变是肺不张、阻塞性肺气肿和阻塞性肺炎、支气管炎,支气管阻塞远端可见杆状或圆形黏液栓。气管软骨正常,但可有弥散性或结节样钙化或骨化,而无气管软化。喉部亦可受侵犯,造成声带肿胀,喉腔狭窄,但周围喉软骨、甲状软骨无破坏。

6. 复发性多软骨炎(relaping polychondritis)

复发性多软骨炎是一种累及耳、鼻、呼吸道及关节软骨的原因不明性炎症。病理上表现为软骨破坏、软骨钙化及结缔组织增生。累及呼吸道主要侵犯气管和支气管所有含有软骨的部分,临床少见,菜花样耳和马鞍鼻变形为特征性表现,半数以上患者累及气管和中心支气管,出现呼吸困难、声音嘶哑等症状,严重者可危及生命,病死率高达 50%。

CT 表现:气管、支气管壁明显增厚,管腔广泛狭窄、变形或萎缩,气管软骨增厚、钙化。累及喉部时环状软骨和会咽软骨也可增厚钙化。半数以上患者有喉和呼吸道阻塞及反复的肺炎。76% 合并多发性关节炎,80% 有耳软骨炎,CT 可见耳廓软骨钙化。

7. 气管支气管软化症(tracheobronchomalacia)

气管支气管软化症为先天性气管支气管树软骨缺乏,分为原发性和继发性,原发性气管支气管软化症为一种先天性发育异常,继发性者可由外压、放疗、气管内插管损伤造成气管、支气管软骨缺血性坏死,合并感染或外伤后继发感染可进一步使软骨遭受破坏导致软骨缺乏。临床上以原发性者多见。软骨缺乏由增生的纤维组织和肉芽组织代替,导致气管狭窄。临床表现为喘鸣、喘息和咳嗽,过度的伸颈呼吸和反射性呼吸暂停常提示本病。

CT 表现:气管动态 CT 扫描显示呼气末气管横断面面积较吸气末减少达 50% 以上时可诊断气管软化,气管的内壁光整,管壁无增厚,也无钙化。这种非固定性气管狭窄在吸气末时的检查中气管的径线和形态可呈正常,动态呼气扫描不仅可显示气管狭窄,而且对由气管软化导致的肺部空气潴留也更为敏感。国内罗征秀等报告气管支气管软化症 62 例中原发性软化症 59 例,继发性软化症 3 例。影像学表现为气管和中央支气管在吸气时扩张,呼气时萎陷。这种气管的非固定性疾病的动态表现用低剂量多层螺旋 CT 做呼、吸气动态(dynamic expiratory CT)扫描检查最好。

8. 气管、支气管结核(tracheobronchial tuberculosis)

肺结核患者中 10%～20% 累及气管及大支气管,病变最常见于气管下段和主支气管,并多伴有肺实质内病变。支气管镜检查对本病的诊断有重要作用。螺旋 CT 三维重建可准确显示气道局部狭窄的长度,同时也可判断病变有无活动性。

CT 表现:气管结核多侵犯远端气管,病变气管或大支气管管壁增厚,内缘凹凸不平,气管不规则狭窄、变直、缩短或变形,支气管周围软组织增厚、淋巴结肿大及支气管管腔内息肉样肿块形成,使得气管、支气管管腔呈不同程度的狭窄和阻塞。同时可见肺实质节段性不张、实变及空洞形成。在纤维性中央气道结核,CT 呈光滑的管腔狭窄,管壁增厚较轻,管腔常无结核结节。气管、支气管结核的另一特点是病变范围较长。

9. 先天性气管狭窄(congenital tracheal stenosis,CTS)

先天性气管狭窄是一种罕见的气管疾病,发生率约为 1/4000。目前对于其发病机制还不清楚,可能与胚胎期咽气管沟发育障碍有关。狭窄的部位多发生于声带的下方或气管隆突的上方,狭窄段可长可短,大多是部分性或节段性的。可分为两类:一类主要是气管纤维性狭窄或闭锁,可有气管内隔膜(气管蹼)形成。另一类为气管软骨环发育不全或畸形引起,有全环状即“O”形软骨环或多发性软骨软化等,导致气管固定性狭窄。

CT 表现:气管软骨环完整,气管直径一般小于 10 mm,范围较广泛,管腔形态可为圆形或椭圆形,管壁常无增厚。

二、气管管径增大(tracheal enlargement)

气管管径扩大是指气管冠状径在男性 >26 mm、女性 >23 mm 的异常状态。

气管支气管巨大症(tracheobronchomegaly)是伴有慢性反复下呼吸道感染的气管和大支气管的显著扩张,亦称 Mouniei-Kuhn 综合征或气管扩张症,病因尚有争论,多数研究者认为系先天性气管、支气管发育不良所致。患者大多为男性,出现症状的年龄以 30～40 岁为多,多数患者在确诊本病时有 10 年以上的病史,临床症状无特异性,可有高声咳嗽伴大量咳痰、反复发作的肺炎。诊断时须与获得性气管巨大症鉴别,后者见于弥散肺纤维化患者或长期的气管内插管患者,无主支气管扩大可与本病区别。

CT 表现:本病 CT 表现明显,可见气管管腔扩大,目测其大小若大于或等于同层面的椎体大小即可认为可能有扩大,测量管腔的径线或其横断面积大于正常值(吸气末矢状径为 18.28 ± 1.71 mm,冠状径为 16.97 ± 1.98 mm,横断面积为 228.36 ± 46.74 mm^2)上限可诊断本病,总之如在主动脉弓上 2 cm 处测量气管径线大于 3 cm 时可考虑有气管扩大。MSCT 冠状位重建可见软骨环间的气管壁囊状或憩室样膨出。肺部可见肺气肿或周围肺大泡表现。

三、气管肿瘤

原发性气管肿瘤远较支气管肿瘤、肺肿瘤和喉部肿瘤少见,肿瘤可起源于气管的任何部位,但气管的上、下 1/3 为肿瘤的高发部位。原发性气管肿瘤主要发生于黏膜上皮和腺体,其种类甚多且以恶性居多,占气管肿瘤的 60%～80%,其中最为常见的是鳞状上皮细胞癌,其次为囊性腺样癌,此外尚有少见的类癌、黏液上皮样癌、癌肉瘤、软骨肉瘤等。原发性气管良性肿瘤有错构瘤、乳头状瘤、平滑肌瘤、软骨瘤、纤维瘤、血管瘤等。喉、支气管、肺、甲状腺、食管、纵隔等处的原发恶性肿瘤亦可侵入气管形成继发性气管肿瘤。CT 扫描可以较清晰地显示肿瘤的位置、浸润范围、气道受阻程度及肿瘤向外浸润程度等情况。

(一)气管恶性肿瘤(tracheal malignant neoplasm)

原发性气管恶性肿瘤大多生长于软骨环与膜部交界处。鳞状上皮细胞癌可呈现为突入气管腔的肿块或溃破形成溃疡,有时病变可浸润长段气管,晚期病例常有纵隔淋巴结转移或扩散入肺组织,也可直接侵犯食管、喉返神经和喉部。囊性腺样癌一般生长较为缓慢,发生转移较晚,有时呈现长段黏膜下浸润或向纵隔内生长,有的肿瘤呈哑铃状,小部分突入气管腔,大部分位于纵隔内,晚期病例可侵入纵隔和支气管。

气管恶性肿瘤的临床症状常无特异性,因肿瘤的部位、大小和性质而异。常见的早期症状为刺激性咳嗽、痰少或无痰,有时可带有血丝,气管近端的肿瘤可破坏声带或使喉返神经麻痹而产生声音嘶哑,远段气管肿瘤可向主支气管突入并阻塞支气管。肿瘤长大逐渐阻塞气管腔50% 以上时,则出现气短、呼吸困难、喘鸣等,常被误诊为支气管哮喘而延误治疗。气管恶性肿瘤晚期病例可侵及或压迫食管而出现吞咽困难、气管食管瘘,或纵隔器官组织受压迫、颈部淋巴结转移和肺部化脓性感染等所产生的各种症状。CT 能够显示气管肿瘤的位置、大小、形状、密度以及气管腔内、管壁和管腔外情况,MSCT 三维重建直观显示气管肿瘤沿气管壁纵向、环状浸润范围和肿瘤向气管腔内外生长情况及气管狭窄的程度和范围,对肿瘤浸润周围器官及与周围组织器官的关系做出准确的评价,有助于治疗方案的制订和预后判断。

CT 表现:病变气管管壁明显增厚,可呈环形增厚或一侧增厚,也可表现为气管壁内不规则软组织密度肿块,大小为 2～4 cm,有的呈菜花状。常见于气管的远侧 1/3,多起自气管的后外侧壁,管腔不对称性狭窄。有 30%～40% 患者可见肿瘤向管腔外延伸,直接侵犯到纵隔内,推挤或包绕邻近脏器。同时可见纵隔、肺门淋巴结肿大。肺部继发性表现有肺气肿、肺不张或肺炎。合并胸膜转移可见胸腔积液。

(二)气管良性肿瘤(tracheal benign tumors)

原发性气管良性肿瘤种类较多,形态不一,发生率约占成人气管支气管肿瘤的 10%,多数肿瘤生长缓慢,表面光滑,黏膜完整,常有瘤蒂,不发生转移。但若切除不彻底易复发。乳头状瘤多发生于气管膜部,突入气管腔底部,常有细蒂,大小自数毫米至 2cm,有时为多发性,表面呈疣状,质软而脆易脱落,破裂时出血。临床表现:肿瘤较小时可无任何症状或仅有反复咳痰、咯血,瘤体较大致气管管腔狭窄出现进行性、阻塞性呼吸困难并有特殊的喘鸣。本病易误诊为支气管哮喘、慢性支气管炎、慢性喉炎、肺炎及肺结核等。

CT 表现:气管良性肿瘤多位于气管黏膜表面,向管腔内生长,呈边缘清楚的圆形软组织密度结节影,大小多为 1~3 cm,可带蒂,其密度的高低取决于肿瘤的组织来源,如脂肪瘤为低密度,其 CT 值为－120~－80 Hu,错构瘤可见脂肪密度和骨化钙化区。肿瘤与邻近气管分界清楚,管壁无明显增厚,无管壁外肿块或浸润。除血管瘤外多无明显强化。

(三)气管转移瘤

中央气道的转移性肿瘤非常少见,喉、支气管、肺、甲状腺、食管、纵隔等处的原发恶性肿瘤可直接侵入气管,血行转移见于乳腺癌、黑色素瘤及泌尿生殖系肿瘤。临床症状除有气管阻塞而产生的呼吸困难、喘鸣、刺激性干咳外,可合并有原发肿瘤的症状,食管癌可有吞咽困难、甲状腺癌可触及颈部不规则结节性肿块,喉癌可有声音嘶哑等症状。远处肿瘤的气管转移在未发现原发肿瘤之前与气管的原发肿瘤不易鉴别。

CT 表现:食管上段癌向前侵犯气管后壁 CT 可见气管后壁不规则增厚或有息肉状或结节状软组织密度影突入气管使管腔不规则狭窄,增强扫描肿块有轻度强化。甲状腺癌侵及气管前壁及两侧壁使气管呈圆形或三角形狭窄,少数可侵入气管形成息肉状肿块。喉癌累及声门下区可使气管呈环形狭窄。

第四节　食管病变

一、食管贲门失弛缓症(esophageal achalasia)

贲门失弛缓症又称贲门痉挛、巨食管,本病为一种少见病(估计每 10 万人中仅约 1 人),是由于食管神经肌肉功能障碍所致的疾病,下段食管括约肌呈失弛缓状态,食物无法顺利通过,滞留于食管,逐渐导致食管张力减退、蠕动消失及食管扩张的一种疾病。病因仍不清楚,但可能是多因素致病,文献提及的因素包括环境因素或病毒感染,使食管肌层神经束产生自体免疫反应性炎症致食管括约肌功能障碍。其主要特征是食管缺乏蠕动,食管下端括约肌(LES)高压和对吞咽动作的松弛反应减弱。临床表现为咽下困难、食物反流和下端胸骨后不适或疼痛。可发生于任何年龄,但最常见于 20~39 岁年龄组。儿童很少发病,男女发病大致相等,较多见于欧洲和北美。主要并发症是吸入性肺炎和食管癌。食管贲门经食管吞钡 X 线检查,发现具有本病的典型征象,就可做出诊断。食管压力测定是诊断本病的金标准。

CT 表现:食管中上段扩张积液,至食管下段贲门处明显狭窄,周围脂肪间隙清楚。继发返流性食管炎时可见局部食管壁对称性增厚(多小于 10 mm),管腔相对性局限性狭窄。由于食管炎性纤维收缩使食管纵向缩短,则可引起裂孔疝,于膈上可见小的疝囊或脂肪组织影。MSCT 多平面重建可显示与食管造影检查类似的表现。

二、食管静脉曲张(esophageal varices)

食管静脉曲张是食管黏膜下层的静脉丛异常迂曲呈瘤样扩张。门静脉和腔静脉系统可由食管静脉彼此交通,食管静脉远端与胃冠状静脉及胃短静脉吻合,上端经奇静脉与上腔静脉相通,当门静脉高压、门静脉系统狭窄时,上述静脉的侧支吻合成为门静脉与体循环之间的通路之一,食管静脉位于黏膜下的疏松结缔组织内,易于形成静脉曲张。由于形成的门—腔静脉侧支循环的静脉网主要位于食管下段,故食管静脉曲张通常位于食管下段和胃底。

CT 表现:病变轻者 CT 平扫仅见食管下段管壁增厚,重者可表现为食管腔内及胃底部见分叶管状软组织密度影。增强扫描可显示食管静脉曲张呈多数圆条状、分叶状及蚯蚓状强化高密度影,强化幅度同腔静脉,肝脏病史结合上述强化特点有助于做出诊断。

三、食管裂孔疝(esophageal hiatal hernias,EHH)

食管裂孔疝是因为多种因素造成的食管裂孔扩大,环绕食管的膈肌脚薄弱而产生的腹段食管、贲门和胃底随着腹压的升高而经扩大的食管裂孔进入膈上纵隔内。国外文献报告其发病率为 $4.5\% \sim 15\%$,国内文献报道约 3.3%。一般认为老年人随着生理机能的减退,构成食管裂孔的膈肌脚以及膈食管膜逐渐萎缩松弛变薄,因而引起食管裂孔增大和食管或胃固定不牢,如伴有导致腹内压增高的肥胖、腹腔积液或腹部肿瘤等因素更易导致 EHH 的形成。根据贲门是否在正常位置而将 EHH 分为滑动型和食管旁型,其中滑动型占 70%,根据疝入膈上的组织或器官不同将 EHH 分为胃肠型和非胃肠型,以前者多见。食管裂孔疝易引起胃内容物反流。临床表现:部分小型滑动疝可无症状。儿童患者多在 3 个月内出现症状,主要表现为频繁呕吐、脱水和体质量减轻,部分患者伴有血丝或咖啡样呕吐物。

CT 表现:CT 扫描尤其是增强扫描可清楚显示食管裂孔疝的宽度和疝囊的大小。扫描时可常规口服 2% 的含碘溶液。EHH 的直接 CT 表现为食管裂孔上方层面心脏后可见蘑菇状或圆形软组织肿块影,内可见气液平面和对比剂充盈;食管裂孔松弛扩大,表现为膈肌脚间距离增大(国人正常膈肌脚间距一般为 13.44 ± 4.41 mm,并随年龄的增大而逐渐增大),但需注意也有少数 EHH 患者膈肌脚间距并未增大。胃肠型的膈上疝囊与膈下胃腔或十二指肠相连,增强 CT 扫描可清楚显示黏膜。若网膜随疝进入膈上时可见食管下段周围脂肪增多。非胃肠型少见,其疝内容物为网膜脂肪或水,食管受压移位,CT 值测定有助于确定疝内容物的性质。食管旁型裂孔疝可见部分或全部胃经裂孔进入胸腔,但食管胃结合部仍位于膈下。当膈疝患者合并有大量腹腔积液时,液体进入后下纵隔而类似于纵隔脓肿、肿瘤坏死和前肠囊肿(foregut cyst),须注意鉴别。

四、食管癌(esophageal cancer)

食管癌是我国的常见恶性肿瘤之一,约占整个食管肿瘤的 95%,在胃肠道肿瘤中占 1%。发病年龄在 30 岁以后明显增加,以男性发病居多,北方发病率高。食管癌的发病原因尚不完全清楚,但相信与长期饮烈性酒、常吃过热、过硬及辛辣食物、吸烟、贲门失弛缓症、Barrett 食管及食管狭窄等因素有关,慢性食管炎患者尤需警惕食管癌的发生。食管癌病理组织学以鳞状细胞癌最为多见,国内统计约占 90% 以上,其次为腺癌,其他类型少见。80% 的食管癌发生于食管的中下段。早期症状轻微或无症状,故发现和诊断困难。在诊断时常表现为纵隔肿块并常有淋巴结转移和周围播散。当癌肿逐渐增大时,会有吞咽困难、胸骨后疼痛、呕吐、体质量减轻等,晚期出现恶液质,食管癌易形成溃疡和出血,呕血和便血也是食管癌的晚期症状。食管癌可直接侵犯周围纵隔器官,也可经淋巴转移至颈部、胸部或上腹部淋巴结,通过血行转移肝脏、肺部和骨骼等部位。早期食管癌的诊断主要依赖于食管造影和食管内镜检查。CT 检查是显示肿瘤侵犯范围、周围器官受累及区域淋巴结转移的敏感方法,根据 CT 分期标准可指导手术、放疗、化疗等。CT 预测气管、支气管受侵的准确率达 $85\% \sim 100\%$。

CT 表现：中晚期食管癌 CT 表现有：食管管壁环状或不规则增厚（＞3 mm）；腔内息肉样肿块；管腔偏心性狭窄；狭窄区以上食管扩张；周围脂肪层消失、模糊；周围器官受侵表现为肿瘤包绕、延伸至邻近器官使器官移位、变形或结构破坏，包括气管支气管、心包、主动脉受侵等，与食管之间的脂肪界面消失是其主要表现。淋巴结转移：食管癌可转移至食管旁淋巴结、纵隔其他组淋巴结以及锁骨上、颈部和上腹部的淋巴结，CT 判断转移的依据仍根据淋巴结的大小，但并不是非常准确（准确性 39%～85%），因为正常大小的淋巴结在显微镜下也可见肿瘤转移。1981 年 Moss 等提出食管癌 CT 分期标准：Ⅰ期：食管腔内息肉样肿块或局限性管壁增厚达 3～5 mm，无淋巴结肿大；Ⅱ期：食管管壁增厚大于 5 mm，无周围和远处转移；Ⅲ期：食管管壁增厚并直接扩散到周围组织，可有或无局部或区域淋巴结肿大；Ⅳ期：任何期病变并远处转移。

第五节　前纵隔病变

前纵隔病变在 CT 上多以肿块为主要表现，多见于不同病因的肿瘤性病变，包括胸腺、甲状腺、甲状旁腺以及淋巴结、心包、血管和神经来源的肿瘤，通常情况下通过测量肿块的 CT 值可缩小鉴别诊断的范围，肿块含有脂肪、水或钙化密度可提示一些诊断。静脉团注增强扫描肿块显示的不同强化程度和强化形态也有助于确定诊断。前纵隔含有脂肪的肿块有畸胎瘤、胸腺脂肪瘤及胸骨旁疝（morgagni hernias）；以水样密度为主的肿块有心包囊肿、胸腺囊肿和脓肿、淋巴管瘤及神经源性和生殖细胞肿瘤；含有钙化的肿块较多，包括甲状腺肿和癌、胸腺瘤、胸腺癌及类癌、治疗后的淋巴瘤、生殖细胞肿瘤、甲状旁腺瘤以及尘肺、结节病、结核和真菌感染所致的淋巴结钙化。增强扫描显著强化的前纵隔肿块富血供病变，如甲状旁腺瘤、巨淋巴结增生和血管源性肿瘤。此外，对于前纵隔病变的鉴别还应结合肿块的位置、形状以及临床表现，如患者年龄、性别、症状、体征、实验室检查等。

一、胸内甲状腺肿（intrathoracic thyroid）

肿大的甲状腺全部或部分地坠入胸廓入口以下称为胸内甲状腺肿。Haller 于 1749 年最早描述胸内甲状腺肿，1820 年 Klein 最先在病理上证实胸内甲状腺肿。我国自 1995 年开展全民食盐加碘后，甲状腺肿的发病率明显下降，但仍有 5% 的人口患有甲状腺肿，其中有 1%～15% 的甲状腺肿为胸内甲状腺肿。根据其发生的部位、起源和血液供应不同而分为原发性胸内甲状腺肿和继发性胸内甲状腺肿。原发性胸内甲状腺肿也称迷走性胸内甲状腺肿，其产生的原因是胚胎发育过程中的畸形，此型少见，约占胸内甲状腺肿的 1%，其血供来源于胸内血管。继发性甲状腺肿是由于颈部甲状腺肿大时向下后方移位，加之下方阻力低和肿大腺体自身的重力，较易向胸廓入口发展，接近胸廓入口时，又受到胸腔负压的持续吸引和吞咽产生的压差作用，使肿大的甲状腺坠入胸内所致。左右两侧腺体坠入胸内的机会相近，以右侧略为多见，其血液供应来源于甲状腺下动脉。临床上所见的胸内甲状腺肿，绝大多数属于此种类型。病理上可为甲状腺肿、甲状腺囊肿、腺瘤或癌。

临床表现:胸内甲状腺肿多见于女性,男女之比约为 1∶3,好发年龄在 40～50 岁之间。气管受压引起的症状为最常见,约有 1/6 患者无明显症状。肿块较大产生的胸部压迫症状有胸闷、胸痛,常呈钝痛,程度不严重。呼吸道症状有咳嗽、气短,严重时则发生呼吸困难。神经刺激症状包括交感神经受压症状(眼睑下垂、瞳孔缩小、眼球内陷);臂丛神经受压可有肩部、上肢疼痛;喉返神经受压可致声音嘶哑;膈神经受压可见呃逆、膈肌痉挛。心血管症状有心慌、心律不齐,颈静脉怒张,面部、颈部、上胸部水肿等症状;肿块压迫或侵犯食管可出现吞咽困难。此外,有时可见上腔静脉综合征。若患者出现突发性吸气性呼吸困难时,可能是腺体嵌顿在胸廓入口,也可能是囊内自发性出血或外伤引起出血所致。若临床上出现无明显诱因的上消化道出血,应考虑到胸内甲状腺肿,这是由于肿大的腺体压迫食管产生食管静脉曲张所致。在检查颈部肿块时,若不能触到肿大甲状腺下极就应考虑胸内甲状腺肿。颈部和胸部 CT 扫描具有诊断性意义,三维重建可直观显示甲状腺肿块与周围组织、器官的关系,文献报告能谱 CT 增强扫描测定肿块碘含量对判断良恶性具有一定的参考价值。

CT 表现:胸内甲状腺肿最常见于前上纵隔和胸廓入口处,肿块多位于气管前方和侧方,多与颈部甲状腺峡部或下极相连,位于气管右侧者多将无名静脉和上腔静脉向前外侧推移,位于气管左侧者将左颈总动脉和左锁骨下动脉向外侧缘推移,气管多向肿块对侧移位。少数肿块位于气管后方,将气管和食管分离。胸内甲状腺的 CT 值高于周围软组织,边界清楚,密度不均匀,局部常有不同形态的钙化灶和单个或多个低密度区,后者为肿块内的囊变坏死或陈旧性出血。增强扫描肿块实性部分呈显著性持续性明显强化,低密度区不强化,两者间界限清楚,并可显示肿块的血液供应来源,有助于确诊是否为原发性胸内甲状腺肿。当肿块边缘不规则,与邻近结构脂肪间隙不清,包膜中断侵犯周围结构,或有颈部淋巴结肿大时应考虑胸骨后甲状腺癌。钙化在良恶性病变均可见。虽然 CT 检查对甲状腺良恶性病变的判断仍存在一定难度,但可根据病变的一些重要特征在较大程度上做出定性诊断。国内外文献资料表明,CT 区别甲状腺良恶性病变的重要征象是病灶边缘是否规整、清晰,颈部是否存在肿大淋巴结,而病灶密度、钙化、延伸范围及对气管压迫情况等均无良恶性鉴别意义。

二、胸腺囊肿(thymic cyst)

胸腺囊肿在起源上可为先天性、炎症性、创伤性或退化性,甚为少见,约占前纵隔肿块的 3%。先天性胸腺囊肿是起源于胸腺咽管或胸腺导管的发育异常,多因导管未闭合,导管上皮分泌物或出血逐渐扩张而形成囊肿,因此可发现于颈部及纵隔内,以单房多见,囊壁厚薄较均匀,多见于儿童,一般无症状,肿物较大时可压迫邻近脏器而出现症状。炎症性囊肿可能与 HIV 感染有关;退化性囊肿与肿瘤有关,特别是淋巴瘤、郎罕细胞性组织细胞增生症及胸腺瘤在肿瘤放疗或化疗后形成;创伤性囊肿由纵隔挫伤或胸部手术所致。临床症状与囊肿的不同起因有关。

CT 表现:先天性囊肿表现为前纵隔圆形或椭圆形囊性肿块,薄壁、边缘光滑,CT 值为水样密度,部分病例由于囊内蛋白成分或出血而使密度增高,类似软组织密度,但增强扫描无强化。与坏死、炎症、创伤有关的囊肿常为厚壁或含软组织成份的肿块。大多数胸腺囊肿为单房性,而炎性囊肿往往为多房性。极少数囊壁可见弧形钙化,若见到有明确的囊壁或伴有钙化时强烈提示为后天性者。王妍焱等报告一组 12 例胸腺囊肿直径为 1～12 cm,平均为 3.6 cm;圆形或类圆形 10 例,长圆或圆柱形 2 例;位于前上纵隔 9 例,前下纵隔 1 例,从主动脉弓至横膈

2 例;边缘光整 12 例,境界清楚 9 例,与心脏大血管或心包联系紧密 3 例;未突出纵隔轮廓 5 例,突出纵隔轮廓 7 例;薄壁 10 例,厚壁 2 例;单房 11 例,多房 1 例;均匀水样密度 9 例,接近肌肉密度 3 例;7 例增强扫描囊内容物均无增强。

三、胸腺增生(thymic hyperplasia)

胸腺增生是指胸腺体积大小和质量的全面增加,而显微镜下表现正常,多发生于急性疾病、应用肾上腺糖皮质激素或胸腺放射治疗及化疗后(主要是淋巴瘤和生殖细胞瘤)的胸腺反跳性再生。胸腺增生好发于青春期,为儿童最常见的前纵隔肿块,也是重症肌无力最常见的原因之一,有 45%～65% 的重症肌无力患者可发现胸腺增生。常见病因有甲状腺功能亢进、Graves 病、原发性甲状腺功能低下治疗后和特发性甲状腺增大等。组织学表现为胸腺淋巴滤泡增生和髓质扩大。

CT 表现:胸腺实质弥散性增大,密度增高,CT 值接近于胸壁肌肉密度,多数仍能保持正常的形态,偶尔呈圆形。增强扫描有轻度强化。也有接近一半的胸腺增生者其胸腺大小可正常。

四、胸腺肿瘤(thymic tumors)

胸腺肿瘤以上皮性肿瘤最为常见,其他有胸腺脂肪瘤、生殖细胞瘤、类癌、霍奇金淋巴瘤等,但均很少见。胸腺上皮性肿瘤(thymic epithelial tumors,TET)包括胸腺瘤和胸腺癌,2004 年 WHO 组织学分型根据上皮细胞形态及淋巴细胞与上皮细胞的比例将 TET 分为 A、AB、B_1、B_2、B_3、胸腺癌(包括神经内分泌癌)等亚型。肿瘤细胞形态是梭形和卵圆形上皮细胞为 A 型,树突状或上皮样细胞为 B 型,具有以上两种肿瘤细胞形态者为 AB 型胸腺瘤,B 型胸腺瘤根据上皮细胞和淋巴细胞的比例和肿瘤细胞的异型性进一步分为 B_1、B_2 和 B_3 型。CT 是评价胸腺肿瘤的主要影像技术方法。

(一)胸腺瘤(thymoma)

胸腺瘤是前纵隔最常见的原发性肿瘤,多见于 40 岁以上患者,70% 发生于 50～60 岁,少数发生于青年人,儿童少见,男女发病率相等。大约 95% 的胸腺瘤发生在前纵隔,少数发生在纵隔以外的部位如颈部、肺门和肺实质内。病理特征:所有胸腺瘤均起源于胸腺上皮细胞,绝大多数胸腺瘤是胸腺上皮细胞和淋巴细胞混合组成的。单纯从病理形态学上很难区分良性或恶性胸腺瘤,近年来,有学者认为胸腺瘤的良、恶性并不依赖肿瘤的组织学形态,而主要依据肿瘤的生物学行为分为非侵袭性(良性)和侵袭性(恶性)两种。影像学上一般将胸腺瘤分为非侵袭性和侵袭性两类,文献报告双源能谱 CT 因其具有定量指标能区分低度恶性和高度恶性胸腺瘤。病理学家认为有无包膜及邻近组织浸润或种植为非侵袭性与侵袭性胸腺瘤主要鉴别诊断依据。Masaoka 等把胸腺瘤临床分期分为 4 期:Ⅰ 期大体上包膜完整,无包膜镜下侵犯;Ⅱ 期侵及到纵隔脂肪或包膜,或镜下侵及包膜;Ⅲ 期侵及心包、大血管或肺;Ⅳ$_A$ 期有胸膜或心包种植,Ⅳ$_B$ 期有淋巴或血行转移。

临床表现:胸腺瘤起病隐匿,常无任何临床症状,待肿瘤逐渐长大压迫周围组织或结构时才出现相应症状或在体检时发现。有时因肿瘤占据纵隔可引起局部症状,胸部钝痛、气短和咳嗽是最常见的局部症状,也可见肿瘤压迫或侵犯致上腔静脉梗阻综合征;膈神经受累致膈肌麻痹;喉返神经麻痹致声音嘶哑等。胸腔和心包积液为较严重的临床表现。有 18% 的胸腺瘤患者可以出现体质量减轻、乏力、发热、盗汗和其他全身症状,有 40% 的胸腺瘤可有各种伴随疾病,常见的伴随疾病有以下几种。①重症肌无力:重症肌无力是胸腺瘤患者最常见的伴随疾病,约有 30% 的胸腺瘤患者伴有该症,10%～15% 的重症肌无力患者有胸腺瘤。谭晔等报道 B 型胸腺瘤合并重症肌无力的发生率为 87.6%,明显高于其他各型。②单纯红细胞再生不良:胸腺瘤所伴随的严重贫血是骨髓中的红细胞再生不良所致。约有 50% 的单纯红细胞再生不良患者伴有胸腺瘤,而仅有 5% 的胸腺瘤患者伴有单纯红细胞再生不良。③低丙种球蛋白血症:胸腺瘤特别是梭形上皮细胞型胸腺瘤可伴有获得性丙种球蛋白缺乏症。④系统性红斑狼疮:胸腺瘤患者伴发系统性红斑狼疮的情况较少见。⑤伴发其他器官的肿瘤。CT 扫描有助于确定胸腺瘤的范围,而且还能发现胸片不能发现的胸腺瘤。

CT 表现:非侵袭性胸腺瘤多表现为突向纵隔一侧的圆形或类圆形实质性肿块,有包膜,边界光整,密度均匀,肿瘤—心血管接触面(mass-cardiovascular interface,MCI)类型多为凸出型、平坦型或凹陷型,可有钙化或囊变,后者多见于放疗后的胸腺瘤,增强扫描瘤体呈轻至中度强化,与周围组织结构分界清晰,周围脂肪间隙显示良好,肿瘤与邻近结构之间通常有一低密度透亮带。侵袭性胸腺瘤呈软组织密度肿块,形态多不规则,呈分叶状,内部密度不均匀,囊变坏死多见,少数可见钙化,周围脂肪层受侵,纵隔结构被包绕,增强扫描多数呈显著不均匀强化,部分病例可见肿瘤突入血管内,并可出现纵隔淋巴结肿大、心包积液或增厚、邻近肺组织受侵、胸膜结节和胸腔积液。

(二)胸腺癌(thymic carcinoma)

胸腺癌较少见,约占胸腺上皮性肿瘤的 20%,与胸腺瘤不同,胸腺癌可基于组织学表现做出恶性的诊断,肿瘤为侵袭性生长,较侵袭性胸腺瘤更易引起远处转移,国内谭晔等报告 1 组胸腺上皮性肿瘤 133 例中胸腺癌 17 例,纵隔淋巴结和远处转移的发生率为 47.1%,明显高于 B3 型胸腺瘤,其他类型的胸腺瘤均无淋巴结及远处转移。胸腺癌常见的转移部位是肺、肝、脑和脊髓,预后较差。临床症状多由肿块压迫所致,常可出现上腔静脉综合征,胸腺瘤中常见的副肿瘤综合征在胸腺癌罕见,上述 17 例中仅有 1 例合并重症肌无力。

CT 表现:胸腺瘤与胸腺癌在 CT 上难以鉴别,除非纵隔内可见淋巴结或有远处转移。其 CT 典型表现是伴有或不伴有低密度的较大肿块,肿瘤长径>5 cm 者占 70.6%,形态不规则,边界模糊,易侵犯纵隔脂肪、大血管、胸膜及心包。增强扫描强化明显,常可见未强化的坏死囊变区。

(三)胸腺脂肪瘤(thymolipoma)

胸腺脂肪瘤是罕见的胸腺良性肿瘤,占所有纵隔和胸腺肿瘤的 2%～9%,主要有脂肪构成,有完整的包膜,可含有数量不等的胸腺组织。国内仅见个案报告,见于任何年龄组,但最多见于年轻成人,平均年龄为 26.7 岁,无性别差异。胸腺脂肪瘤生长缓慢,一般很少有症状,大多数都是意外发现的,故诊断时体积多较大,由于肿瘤不断生长及重力作用,常位于前下纵隔。随着肿瘤体积的增大,压迫邻近器官如心脏、大血管、肺、支气管等而出现一系列压迫症状,如上呼吸道感染、胸闷、胸痛、气短、呼吸困难及慢性非特异性胸部症状等,严重者可出现呼吸衰竭。极少数胸腺脂肪瘤还可合并重症肌无力或免疫异常。Damadoglu 等报告 10 例中 5 例有重症肌无力。

CT 表现:典型表现为前纵隔胸腺区脂肪密度肿块,有完整包膜,以脂肪密度为主,CT 值为 −60～−40Hu,内杂有线条状高密度影,形态与邻近结构相一致,瘤体可很大,平均直径达

18 cm。也可位于前下纵隔一侧膈肌上方。CT 显示肿块与胸腺相连可提示诊断。

五、甲状旁腺肿瘤(parathyriod tumor)

甲状旁腺肿瘤绝大多数位于颈部,好发于下颈部的甲状旁腺,发生于纵隔内者非常少见,大多为单发性,2 个以上的多发性腺瘤仅占 1%～4%。多见于 40～60 岁,女性较多,常伴有甲状旁腺功能亢进。甲状旁腺癌罕见,其中部分为功能性,可致甲状旁腺功能亢进,好发于 30～40 岁,肿瘤生长较慢,约 1/3 病例可见颈部淋巴结转移,偶尔也可有远处血行转移。由于甲状旁腺癌罕见,临床对该病认识不足,往往作为骨关节疾病或尿路结石疾病治疗,以致延误治疗时机,因此临床上遇到反复发作的泌尿系结石和骨关节疼痛、肌无力、轻微外伤可致病理性骨折的患者,其 X 线检查又显示骨质广泛脱钙、疏松并呈囊样变者应考虑到甲状旁腺肿瘤。实验室检查血钙和碱性磷酸酶增高,而血磷降低,对本病诊断有重要价值。在甲状旁腺相应部位触到肿块,B 超或 CT 检查发现增大的甲状旁腺则可以诊为甲状旁腺肿瘤,甲状旁腺癌则需病理确诊。CT 检查是甲状旁腺肿瘤最常用和重要的诊断方法,其敏感性为 76%,准确率为 64%,CT 扫描范围应包括上胸部,以便能发现异位瘤灶。

CT 表现:甲状旁腺肿瘤好发于下一对甲状旁腺,多为单发。常见于颈下部气管食管隐窝区,居颈动脉鞘内侧,瘤体较小,具有完整包膜,常为圆形或卵圆形,边界清楚,肿块除与甲状腺下极相连外,还可在颈根部或上纵隔。增强扫描瘤灶呈轻至中度均匀强化,易于与血管、肌肉、肿大淋巴结等鉴别。

第六节　纵隔囊性病变

一、支气管囊肿(bronchogenic cysts)

支气管囊肿是纵隔先天性囊肿中最常见的一种,属前肠囊肿,为先天性支气管发育异常所致,来自前肠或气管支气管树的异常芽未能由索状结构演变为贯通的管状结构,其远端支气管内分泌物潴留、积聚膨胀而形成囊肿,通常与支气管不相通。常见于气管分叉或主支气管附近,可发生于纵隔任何部位,但大多位于中后纵隔气管隆突水平附近,向一侧胸腔突出,囊肿内膜为假复层纤毛柱状上皮,外层有平滑肌及软骨,囊内含黏液。发病多在青年或幼年期,男性发病率高于女性。若无并发症,一般无症状,较大的囊肿可压迫气管或主支气管造成呼吸困难,压迫上腔静脉可出现上腔静脉阻塞症状。若食管受压,则可引起吞咽困难。如囊肿破入支气管,可继发感染。

CT 表现:囊肿常位于隆突下区并延伸至纵隔右侧,也可位于气管旁或升主动脉周围。多呈单房囊性肿块,边缘光整,大小不等,密度均一,呈水样密度,CT 值 0～20 Hu。但某些囊肿由于其内含有较多蛋白质,也可呈均一软组织密度,CT 值达 20～50 Hu。与周围结构分界清楚。增强扫描囊壁可轻度强化,而囊内容物不强化,囊壁显示更清晰。高密度囊肿,囊内容物无强化有助于与其他实体性肿瘤鉴别。

二、食管重复囊肿(esophageal duplication cyst)

食管重复囊肿也称肠源性囊肿,系先天性囊肿,较为少见,占所有食管肿瘤的0.5%～2.5%,其来源与支气管囊肿大致相似,也起源于前肠,好发于后纵隔。食管囊肿常呈圆形或椭圆形,也可呈管状,囊肿包膜完整,外表光滑,大小多在5～10 cm之间。大多数含有棕色、混浊浆液性液体,囊壁可含黏液腺,但不含软骨,镜下见囊壁内有双层平滑肌是病理诊断食管囊肿的特征性表现。可发生于任何年龄,以男性多见,囊肿较小时,一般无任何症状,如囊肿较大,可压迫邻近组织器官而出现吞咽困难、呼吸困难、胸骨后疼痛等不同症状。食管重复囊肿术前诊断较为困难,经放射学及内镜检查常诊断为食管良性肿瘤,最后确诊主要依据手术切除的病理标本。

CT表现:胸部CT扫描显示后纵隔囊性密度肿块,边缘光滑,呈圆形或类圆形,多位于右后纵隔食管周围,与周围结构分界清楚,CT值10～20 Hu,囊液黏稠者,CT值可接近软组织密度。增强扫描囊肿壁强化而囊内容物不强化。若囊肿与食管相通,则囊内可见气体影。

三、神经管肠源囊肿(neuroenteric cysts)

纵隔神经管肠源囊肿非常少见,为位于后纵隔的前肠囊肿,由胚胎早期内胚层与脊索的不完全分离以后发育而成,组织学上囊肿壁含有肠道和神经组织。常合并有脊髓纵裂、半椎畸形等脊柱异常,囊肿与椎体间可见纤维条索影相连。

CT表现:后纵隔脊柱旁圆形、类圆形或不规则形的囊性肿块,轮廓光整,呈水样密度,囊内容物含蛋白时呈高密度,类似于纵隔的其他囊肿,合并有脊椎异常时可提示本病的诊断。

四、纵隔淋巴管瘤(lymphangioma)

纵隔淋巴管瘤也称囊样水瘤,为少见的良性先天性畸形,是因淋巴管发育不全、淋巴引流梗阻、管腔异常扩张导致淋巴管瘤样增大,由表现为多囊状或海绵状的增生成熟淋巴组织组成,占所有纵隔肿瘤的0.7%～4.5%。大部分淋巴管瘤发现于2岁前,最常见于颈部和腋窝,约10%的可延伸至纵隔,仅有1%完全局限于纵隔。组织学上分为毛细管型、海绵状型和囊样型,以囊性淋巴管瘤最为常见。由于瘤体较软易变形,很少产生临床症状,但若纵隔结构受压可有胸痛、咳嗽和气短,淋巴管瘤的并发症有感染、乳糜胸和乳糜性心包积液。

CT表现:CT通常表现为纵隔内边缘光滑的圆形、卵圆形或分叶状肿块,通常为类似于水样的均匀低密度,但也可为高密度或由液体、实性组织和脂肪构成的混杂密度肿块,很少有钙化,可呈单房或多房状,在肿块内有时可见薄的间隔影,囊壁薄。增强扫描囊液不强化,囊壁及分隔可有轻度强化。有时CT可显示纵隔肿块与颈部或腋窝囊性肿块相连、相通。文献报道囊性淋巴管瘤有沿周围间隙攀爬的生长特性,相邻组织可受压移位。

五、成熟型囊性畸胎瘤(mature cystic teratomas)

成熟型囊性畸胎瘤也称皮样囊肿(dermoidcysts),是最常见的纵隔胚胎细胞性肿瘤,是由分化好的三个胚层中至少两个胚层成分构成的囊性肿瘤,外胚层成分有皮肤、牙齿和头发,中胚层成分为骨、软骨和肌肉,内胚层成分可见支气管、胃肠道上皮和胰腺组织等。囊肿壁通常由纤维组织和表皮样组织构成,囊内容物为皮脂样物质和头发等。常发于年轻的成年人,大部分无症状而被偶然发现,但当肿瘤较大时可有胸痛、气短、咳嗽或其他压迫症状,若囊肿破入支气管内,患者可咳出毛发等物质,具有定性诊断价值,但非常罕见。成熟型囊性畸胎瘤大部分位于前纵隔,仅有 3%~8%者位于后纵隔。

CT 表现:前纵隔中部心脏前方的囊性肿块,边缘清楚、光滑,以多房为主,囊壁大多显示清晰,壁厚为 2~5 mm,囊壁厚度不均,囊内可包含软组织、液体、脂肪和钙化这四种组织成分,但含液囊性成分是主要的。Moeller 等报告所有的纵隔成熟性畸胎瘤实际上都含有软组织成分,88%有液体,76%有脂肪,53%有钙化,在同一个病例中含有所有这些成分者占 39%,15%的患者病变既无脂肪也无钙化而仅有囊性病变。大部囊性畸胎瘤是多房状的,但单房状的也可发生,钙化可为局限性的或环状,少数病例可见牙齿或骨骼影。肿块内脂—液平面是一个高度特异性的表现,但较少看到。增强扫描囊壁可见强化。

第十一章 血管CT成像

第一节 颅脑血管CT成像概述

目前,由于16层以上(含16层)的多层螺旋CT (multi-slice CT,MSCT)真正实现了扫描中体素采集的各向同性,从而为实现各种高质量的影像后处理及获得高空间分辨率影像奠定了基础。MSCT短时间内完成大覆盖范围的连续扫描,加上强大的计算机后处理功能,多层螺旋CT血管成像(multi-slice CT angiography,MSCTA)已广泛用于全身各部位血管结构的显示,尤其是在脑血管成像。

一、发展简史

1989年,单层螺旋CT问世,CT血管成像(CT angiography,CTA)即开始应用于脑和全身血管疾病的诊断。1998年出现了4层螺旋CT),随后几年相继出现了8层、10层螺旋CT,以及2001年又推出了16层螺旋CT,在脑部CTA方面的应用更多,为临床医生提供了细节非常清晰的诊断信息。2003年出现了64层螺旋CT,成为螺旋CT发展的新亮点。

由于单层螺旋CT空间分辨率低,并且存在扫描速度慢、阶梯伪影及运动伪影等问题,对于脑部血管疾病,单层螺旋CTA影响了小动脉瘤的检出及细微病变结构的显示。MSCT的主要优势体现在以下几个方面:①空间分辨率明显提高,层厚更薄,可以显示微小血管病变;②时间分辨率明显提高,由于探测器排数增加,显著提高了薄层采集速度,加上计算机后处理功能的显著提高,实际操作时间可控制在10 min以内,适合急诊的要求;③对比分辨率更佳,高速扫描保证了对比剂团注(bolus)的效果,尽可能地拉开了所要显示的血管与不需要显示的结构之间的密度差,保证了后处理重建的效果。但是,由于受扫描速度的影响,16层及其以下的多层螺旋CT不能确定血流方向,不易准确掌握最佳延迟时间,难以排除大脑静脉血管影像的干扰。64层螺旋CT采用更宽的探测器及更快的扫描速度(0.33~0.35秒/周),进一步提高了采集信息的时间分辨率,缩短了扫描时间,所以能够分别显示动脉期及静脉期。

二、原理与方法

(一)成像技术

CTA是螺旋CT问世后不久出现的一种非创伤性的血管检查方法。基本原理是经静脉注射对比剂,利用螺旋CT在对比剂充盈高峰期,进行连续原始数据的容积采集,然后运用计算机的后处理功能,最终重建靶血管立体影像的血管成像技术。

延迟扫描时间对脑血管CTA非常重要。目前确定延迟扫描时间的方法有经验设定、小剂量对比剂测试及SmartPrep跟踪触发技术3种,后二者较前者更客观准确。以经验值设定延迟时间,选取范围为17~20 s,因个体差异的存在,很难保证每位患者都能获得最佳血管影像,常常会因过早地实施扫描而使靶血管未显影或因过晚扫描而使靶血管内对比剂峰值已逝,显影浅淡。小剂量对比剂测试虽可获得个体化的强化曲线,准确设定延迟扫描时间,但需要增加对比剂的用量,也延长了检查时间。MSCT 中的 SmartPrep 跟踪触发技术直接采用 CT 值作为触发阈值,所以比小剂量试验以延迟时间预测要达到的 CT 值更为方便。血管内对比剂峰值到达阈值触发到真正开始扫描有 3~4 s 延迟,触发阈值较难统一,且每个人的增强峰值不同,采用同一阈值不完全符合个性化处理原则。如何选择最佳延迟时间,值得进一步研究。

(二)图像后处理技术

常用的脑血管 CTA 重组技术如下。

1. 多平面重组技术(MPR)

包括曲面重组技术,主要用于观察血管的毗邻关系,使迂曲的血管在同一平面上显示。

2. 大密度投影(MIP)

大密度投影(MIP)图像优点是将不在一个平面的结构显示在同一个二维平面上,显示细节较精细,但是立体感差,不能去除血管周围骨骼及钙化等高密度结构的遮盖。

3. 容积再现(VR)

容积再现(VR)主要用于三维立体观察血管情况,因不同结构间有一定的透明度,且利用了容积扫描范围内所有的数据,较表面遮盖法重组技术图像更精细,又有很强的三维"空间感",尤其适合显示重叠的血管、血管与邻近结构的三维关系。

4. 表面遮盖法(SSD)

表面遮盖法(SSD)可直接提取血管,作用同容积再现,但三维立体空间效果不如后者,容易丢失部分原始数据,有时出现伪像,易受所选阈值的影响。

三、临床应用

(一)动脉瘤(aneurysm)

动脉瘤是动脉壁因病变局限性向外突出而形成的永久性扩张,可为管壁的先天性缺陷所致,也可以是获得性的。动脉瘤破裂引起的蛛网膜下隙出血病死率可高达 50%。

1. 主要优点

①迅速获得数据结果,并且费用低;②能够提供更为完整的解剖信息,如动脉瘤的邻近结构及其关系、瘤体与瘤颈的关系、瘤壁的钙化及瘤腔内的血栓等;③有利于快速、准确地制定手术计划;④CTA 检查几乎没有危险和不适。对于大小约为 4 mm 的动脉瘤,有报道认为 CTA 的敏感性要比传统的 DSA 高,其特异性与 DSA 相同。对于颈内动脉来源的动脉瘤,尤其是床突下的动脉瘤,由于受到颅底骨质影响,CTA 难以显示瘤体全貌,也不易显示瘤颈。

2. 主要作用

①通过图像的旋转,术者可通过"按图索骥"的方法找到动脉瘤并成功夹闭;②由于 CTA 能显示 A1 段的优势侧,有助于确定从何侧颈内动脉进行插管,特别有益于老年主动脉弓过度扭曲者;③能测量动脉瘤的大小,了解颈内动脉虹吸段是否有急剧的转弯,有助于确定是否需要采用瘤颈辅助技术;④能充分了解动脉瘤与一些分支血管的关系,防止误栓。对于动脉瘤钛夹夹闭术后,CTA 可以较好地评价术后瘤体的闭塞程度,有无瘤颈的残留,载瘤动脉及大血管的通畅程度,有无血管痉挛等。至于钛夹引起的金属伪影,非常轻微,并不影响对图像的观察。

(二)脑血管畸形

脑血管畸形属先天性中枢神经系统血管发育异常,其中以动静脉畸形(arteriovenous

malformations，AVM)为主,占 90％以上。CTA 能清楚显示 AVM 的供血动脉、畸形血管团及引流静脉,并能清楚显示其空间关系以及病灶的毗邻结构,为预测动静脉畸形出血的可能性提供重要信息。

CTA 亦能清晰显示与动静脉畸形相关的动脉瘤（AVM relative aneurysm）,如供血动脉动脉瘤及引流静脉的静脉瘤（venous aneurysm）。另外,CTA 对急性出血期的动静脉畸形有独特的价值,由于血肿的 CT 值与增强后的脑血管相差较大,故不影响图像质量,并且可显示动静脉畸形与血肿的关系。还可利用 CTA 原始图像,准确测量病灶大小,显示并发症（如出血、脑梗死软化、萎缩）等,这对手术方案的选择非常重要。

（三）颈内动脉海绵窦瘘

颈内动脉海绵窦瘘（internal carotid-cavernous fistulae,ICCF）是指颈内动脉海绵窦段或其分支破裂,与海绵窦之间形成异常的动静脉沟通,可引起突眼、眼球运动障碍、耳鸣等。CTA 能够显示 ICCF 的大小、形状、范围及引流静脉,可直接显示瘘口部位、大小及数目;并能清楚显示颈内、外动脉及主要分支的走行、管腔大小、管壁厚度、与海绵窦的关系及其他供血动脉,全面了解眼眶、颌面部骨骼和软组织与异常血管的关系。对于颈内动脉海绵窦瘘栓塞术后的评价,MSCTA 能够清楚显示栓塞部位,有无瘘口残留。

（四）头颈部血管狭窄及闭塞性病变

颅内动脉及颈部动脉的慢性狭窄、闭塞是引起脑缺血的常见原因,大多数患者表现为反复短暂性脑缺血或可逆性缺血性神经功能丧失,发生完全性脑卒中的概率明显增高,所以必须早期诊断和治疗。对于头颈部血管狭窄及闭塞病变的显示,CTA 具有以下优势:①血管成像范围广,能很容易完成头颈部血管联合显示;②可同时显示血管及其相邻骨结构,从而判定它们之间的关系;③能判断血管腔内及管壁斑块。在判断血管阻塞方面,急性期同时行 CTA 与 DSA 检查者,两者一致性达 86％～100％,亚急性期血管造影可能因阻塞血管的自发性再通或继发性再出血而与急性期不一致,即使如此,当 CTA 与所有亚急性期及急性期 DSA 结果相比较时,二者的符合率仍可达 86％。尽管有部分学者认为 CTA 过低估计了血管狭窄程度,但近年来随着螺旋 CT 的发展,其层厚更薄,特别是 16 层及 64 层螺旋 CT 0.6～0.625 mm 层厚的原始图像能清晰显示血管腔和血管壁的细微改变,对管腔狭窄程度以及斑块性质的评价更准确。另外,多层螺旋 CT 灌注成像（CT perfusion imaging,CTP）也已经较为广泛地应用于临床。CTP 能够分析脑组织的血流动力学改变,在做 CTP 检查的同时,还可进行 CTA 检查,对颈动脉及颅内外其他动脉的狭窄程度以及有无侧支循环做出准确的判断,这有利于从功能和形态学方面,指导临床选择治疗方法和评估预后。

（五）颅内动脉延长扩张症

CTA 可以充分显示粗大血管的真实面貌,并可以清楚显示血管腔及壁的钙化。基本可以判定,高质量的 MSCTA 图像对于本病的诊断可以取代 DSA。

（六）烟雾病

烟雾病（moyamoya diease,MMD）,又称 Moyamoya 病、"脑底异常血管网症",其特点是颅内动脉闭塞性改变,并有脑底部"烟雾状"纤细新生血管网形成。CTA 可显示颅内大动脉闭塞性改变,并可见自颅底向上的多支纤细血管影,还能显示 DSA 无法显示的脑实质继发改变。CTA 对烟雾病诊断的相关报道甚少,其价值有待进一步研究。

(七)静脉窦的通畅性

CTA 可清晰显示静脉窦是否通畅。对颅缝早闭,CTA 可显示静脉窦,防止术中损伤。

(八)脑肿瘤

CTA 能够显示肿瘤邻近血管的闭塞、压迫与移位,还可显示肿瘤与血管、颅骨的位置关系。对于血供丰富的肿瘤,用 MIP 重建,可显示瘤内的小血管和丰富的血供,用 VR 重建,可显示瘤周和瘤内粗大血管的位置与通畅情况。

(九)头颈外伤

CTA 可同时显示面颅骨和头颈部大血管的损伤。

四、优势与不足

DSA 最初广泛用于颅内占位性病变和脑血管病的诊断。CT 诞生后,颅内占位性病变首选 CT 检查。DSA 仍被认为是脑血管病最有效的检查手段,但因具有创伤性,可诱发颅内出血,使其应用受到限制。急性脑出血或蛛网膜下隙出血的患者常因不能及时获得病因诊断,延误治疗而导致死亡。CTA 弥补了 DSA 的不足,并具有以下优越性。

(一)安全性好

CTA 检查是经肘前静脉注入对比剂,几乎无创伤,不会造成严重不适反应,一般不诱发颅内出血,较 DSA 安全。对于怀疑动脉瘤的蛛网膜下隙出血患者,CTA 是及早获得诊断的安全有效检查手段。在国内外,CTA 在某种程度上逐步取代 DSA,使 DSA 的应用范围进一步缩小。

(二)检查时间短

螺旋 CT 扫描速度快,增强扫描多在 30 s 内完成。扫描后的数据处理和 3D 重建均在计算机工作站完成,并且在检查中不需中断治疗。

一次扫描可显示双侧颈内外动脉系统和椎—基底动脉系统的血管结构,不需多次打药和扫描。尤其适于不能配合检查的躁动患者。

(三)病变定位准确

CTA 可显示脑血管三维空间的立体结构,并可进行任意方位和角度的旋转,以使病变得以最清晰的显示。CTA 不仅可显示脑血管病变的形态、大小及与周围血管的解剖关系,而且能够显示脑血管与颅骨的关系,有助于手术方案的制定。

(四)图像清晰

CTA 可同时显示颈动脉系、椎—基底动脉系及 Willis 环,利于观察颅内动脉供血全貌,DSA 则难以做到。与 MRA 相比:①CTA 的矩阵为 512×512,而 MRA 是 256×256,CTA 空间分辨率高,显示血管的精确度及清晰度优于 MRA;②CTA 成像在于血管内对比剂,不存在 MRA 因血流状态的微小改变引起信号丢失而致的伪像;③CTA 可同时显示血管性病变中血管壁的钙化;④体内有电子装置金属异物者不能进行 MRA,而 CTA 不受此限制;⑤CTA 扫描时间短,图像受脑内血肿或蛛网膜下隙出血密度干扰小。

(五)适用范围广

CTA 不仅可显示动脉瘤、AVM、颅内大血管闭塞等脑血管病,还可显示脑血管与肿瘤、颅骨之间的关系。

CTA 有以下不足之处：①对细小血管显示不如 DSA；②与 MRA 相比须注入对比剂，具有创伤性和过敏反应可能；③CTA 扫描需确定对比剂剂量、注射速度、延迟扫描时间、层厚、重建间隔等多个参数，扫描后图像要进行计算机后处理，因此对操作者的技术和经验要求较高；④对于脑血管痉挛患者，CTA 对病变显示不良，易出现假阴性结果，对于颈内动脉海绵窦痿的显示较差；⑤CTA 和 MRA 都不能像 DSA 那样动态地显示血管病变。

　　随着多层螺旋 CT 技术的不断发展，多层螺旋 CT 在头颈部血管成像中的不足必将得以完善，其临床应用价值将进一步提高。对于头颈部血管性疾病，CTA 有望在诊断方面取代 DSA，并在预防、治疗方法的选择、疗效评估和预后判断方面提供更有价值的信息。

第二节　颅脑血管 CT 成像检查的技术规范

一、适用范围

　　颅内动脉瘤、颅内动静脉畸形、硬脑膜动静脉痿、颈内动脉海绵窦痿、静脉性血管畸形、颅内动脉延长扩张症、烟雾病、静脉血栓、颅内动脉狭窄和闭塞性疾病以及了解颅内肿瘤与血管关系等。

二、扫描前准备

　　(1)用软垫填塞头部与头托的间隙，再用两条绑带分别固定额部和下颌。对于需要行时间减影的患者，特别要求被检者在平扫和增强两次扫描时保持头部不动。

　　(2)无须胃肠道准备和呼吸训练。

　　(3)去除被检者头颈部饰物和金属物品。

　　(4)被检者平躺于检查床上，仰卧，头先进，下颌内收，头部正中矢状面与纵向(激光)定位线平行，瞳间线与横向定位线平行，水平定位线齐耳屏。重型颅脑外伤、颅内手术后及颈椎外伤等特殊情况，可放宽标准摆位要求，但头部仍需置于扫描野中心。

　　(5)做好解释工作，消除患者的紧张心理，取得患者配合。嘱被检者在扫描过程中头部保持不动，不要吞咽。

　　(6)用铅围裙遮盖包裹甲状腺和生殖腺。

　　(7)头部可扪及肿块须敷贴高对比标记物，用作定位。

三、扫描要求

(一)定位扫描

　　定位扫描范围包括第 7 颈椎至颅顶，取侧位定位像。必要时，采用正侧位双定位像，以精确计划扫描范围。

(二)扫描范围及方向

　　颅脑血管扫描范围包括第 1 颈椎至颅顶，从足至头方向扫描。也可根据具体情况，以颅底动脉环或病变为中心进行局部扫描。

（三）扫描参数

建议使用 4 层以上螺旋 CT。采用螺旋扫描方式，管电压为 $100\sim120$ kV，毫安量为 $200\sim300$ mAs。能量减影时，使用 80 kV 和 120 kV 两种电压。多层 CT 采集层厚为 $0.5\sim1$ mm，准直宽度为 $4\sim40$ mm，螺距为 $0.6\sim1.2$。

（四）重建参数

重建层厚为 $0.6\sim1.2$ mm，重建间隔为 $0.5\sim1$ mm，平滑卷积核。同时重建一组层厚 5 mm、间距 5 mm 的横断面图像，用于拍片。重建视野为（$200\sim250$）mm×（$200\sim250$）mm，重建矩阵 512×512。必要时，可缩小重建视野观察细节。

（五）增强扫描

碘对比剂浓度为 $320\sim370$ mg I/mL，碘对比剂总量为 $50\sim80$ mL，注射速率为 $3.5\sim4$ mL/s。使用双筒高压注射器时，在注射碘对比剂之后，紧接着以同样速率注射 $20\sim30$ mL 生理盐水冲管。

延时时间的经验值为 $16\sim22$ s。推荐应用小剂量预试验法测定对比剂到达靶血管的时间，碘对比剂总量 20 mL，生理盐水 20 mL，注射速率与正式扫描时相同，监测点为第 4 颈椎水平的颈总动脉或鞍上池层面的大脑中动脉。也可应用对比剂团注跟踪技术，监测层面为第 4 颈椎水平，触发阈值 80 Hu，诊断延时 $4\sim6$ s。

四、后处理

（1）主要运用 VR 和 MIP 后处理显示技术，进行多方位多角度观察。

（2）具有减影功能或去骨软件的设备，应尽可能地消除颅骨，以显示颅底段颈内动脉，辅以手工编辑去骨方法。也可以取 $20\sim30$ mm 厚的层块进行 VR 或 MIP 显示，部分消去颅骨的遮蔽。

（3）动脉瘤以 VR 后处理为主，重点显示动脉瘤部位、形态、瘤颈与载瘤动脉的关系等。采用 MPR 显示动脉瘤壁的钙化和瘤内血栓，动脉瘤的大小、瘤颈/瘤体比等径线测量应在 MPR 图像上进行。

（4）血管畸形以 MIP 后处理为主，重点显示畸形血管、供血动脉、引流静脉等。以 $20\sim30$ mm 厚的连续层块 MIP 多方位显示为佳。

（5）了解肿瘤与血管关系时，以 MPR 和层块 MIP 后处理技术为主。

五、照相

（1）根据具体情况，适当调整显示窗宽、窗位和阈值。

（2）常规取前后视图、左右视图、斜视图、上下视图以及病变重点方位的 5 维重组图像进行拍片。

（3）横断面图像胶片数 1 张，每张胶片不超过 40 幅；后处理图像胶片数一般为 1 张，每张胶片以不超过 20 幅图像为宜。

六、需要说明的临床情况

颅内静脉成像检查，延时时间较动脉成像延迟 $10\sim15$ s。碘对比剂总量 $70\sim90$ mL，图像后处理以 MPR 和 MIP 为主。

第三节　颅脑血管的解剖和变异

一、颅内动脉系统

颅内动脉系统由两对动脉,即颈内动脉和椎动脉及其分支构成。颈内动脉供应大脑半球的前 2/3,间脑前侧 2/3;椎动脉一般供应大脑半球的后 1/3(包括颞叶的一部分、枕叶)、间脑尾侧 1/3、小脑和脑干。两个动脉系统在脑底面通过动脉环互相交通,形成脑底动脉环(Wills 环)。

(一)颈内动脉系统

颈内动脉在甲状软骨上缘平面起于颈总动脉,在视交叉外侧分出大脑前动脉和大脑中动脉两终支。

1.颈内动脉

颈内动脉分段有几种方法,但尚无统一的命名方法或分段数字。Bouthillier 等的分类较为实用,其按照新的解剖知识和临床实践经验及血流方向使用了逻辑的数字分段。该分类根据邻近的结构及经过的解剖部位将颈内动脉分为 7 个解剖段:C_1=颈段,C_2=岩段,C_3=破裂孔段,C_4=海绵窦段,C_5=床突段,C_6=眼段,C_7=交通段。

(1)颈内动脉颈段(C_1 段)。①大体解剖:在第 3~4 颈椎或第 4~5 颈椎水平起自颈总动脉分叉处至颞骨的颈动脉孔为止,该段无分支,是鉴别颈内、外动脉的依据。该段和颈动脉分叉处易发生动脉粥样硬化病变,是颈动脉狭窄的好发部位。②解剖变异:颈内动脉颈段起源、走行及形态均常有变异。颈内动脉正常起源点平甲状软骨(第 4 颈椎)水平,但有时起源点高达第 1 颈椎或低至第 2 胸椎水平或颈内动脉直接起源于主动脉弓。近侧的颈内动脉常走行于颈外动脉外侧,有 8%~15% 位于颈外动脉内侧。除了颈动脉球部之外,颈内动脉颈段多外形光滑,直径粗细均匀,5%~15% 的颈内动脉颈段出现卷曲甚至蜿蜒成襻状。

(2)颈内动脉岩段(C_2 段)。①大体解剖:位于颞骨岩部的颈内动脉管内,有两个亚段:垂直段和水平段,两者交界处称为膝部。颈内动脉在垂直段上升,在膝部向前内转,垂直段长约 10 mm,自膝部颈内动脉向前内走向颞骨岩部尖端,水平段长度为垂直段的 2 倍。②解剖变异:无。

(3)颈内动脉破裂孔段(C_3 段)。①大体解剖:此段动脉起始于岩骨颈内动脉管延伸至岩舌韧带。该段通常无分支。②解剖变异:无。

(4)颈内动脉海绵窦段(C_4 段)。①大体解剖:始于岩舌韧带上缘,止于硬脑膜环。可分为 3 个亚段:后升部或垂直部、水平段及前垂直部,与水平段相连接的两个垂直部形成微圆的弯曲,分别称为后膝部和前膝部。主要分支有脑膜垂体动脉和包膜动脉。脑膜垂体动脉起源于第 1 弯曲(即后膝部)。②解剖变异:a.过度迂曲,颈内动脉海绵窦段可非常迂曲,在后及前弯曲可形成环襻;b.旁正中(接吻式)颈内动脉,双侧颈内动脉海绵窦段在蝶鞍内走向正中线,而不是沿颈动脉沟向外走。此解剖变异在经蝶窦垂体切除术时有潜在的危险,应在 CT 报告中提示。

(5)颈内动脉床突段(C_5 段)。①大体解剖:始于近侧硬脑膜环,颈内动脉前膝部弯曲之上,止于颈内动脉进入蛛网膜下隙处的远侧硬脑膜环,是颈内动脉各段中最短的一段。该段通常无分支。②解剖变异:无。

(6)颈内动脉眼段(C_6段)。①大体解剖:始于远侧硬脑膜环,止于后交通动脉起点近侧。分支有眼动脉(90%起源于硬脑膜内)和垂体上动脉。②解剖变异:眼动脉起源于颈外动脉系统(脑膜中动脉)。

(7)颈内动脉交通段(C_7段)。①大体解剖:此段在后交通动脉的起点近侧开始,终于颈内动脉分叉处,即大脑前动脉与大脑中动脉分叉处。主要分支有后交通动脉和脉络丛前动脉。②解剖变异:无。

2.大脑前动脉

(1)大体解剖:大脑前动脉从颈内动脉分出后,斜向前内侧行,越视交叉或视神经至大脑纵裂,再向后上绕过胼胝体膝部,沿胼胝体沟后行,过胼胝体压部,在此与大脑后动脉分支吻合。两侧大脑前动脉在视交叉前或上方借前交通动脉相连。主要供血区域为顶枕沟以前的大脑半球内侧面、部分额叶底部、大脑半球凸面额、顶两叶上部、尾状核头部、豆状核前部和内囊前肢。

大脑前动脉的分段有不同方法,曾划分为3~5段,最常用的简单分段法分为3个段。

1)水平段:即A1段,此段从大脑前动脉起点水平延伸到达与前交通动脉汇合点。

2)垂直段:即A2段,此段从前交通动脉垂直延伸至胼胝体膝部。主要分支有穿支动脉(内侧豆纹动脉、Huebner返动脉、胼胝体穿支)和皮质支动脉(眶额动脉、额极动脉)。

3)远侧段:即A3段,此段自胼胝体膝部开始,沿胼胝体沟后行,过胼胝体压部,在此与大脑后动脉分支吻合。主要分支有胼周动脉、胼缘动脉、顶上动脉、顶下动脉。

(2)解剖变异。

1)有孔畸形(也称开窗畸形):大脑前动脉A1段该畸形罕见,尸检发生率约为4%,血管造影发生率约0.058%。A2段有孔畸形尸检发生率为2%。

2)大脑前动脉数目变异:单支大脑前动脉,发生率为0.2%~4.0%,该畸形常常合并前脑无裂畸形、神经元移行异常及易发生动脉瘤。单支大脑前动脉发生狭窄和(或)闭塞时,将引起双侧大脑半球大脑前动脉供血区缺血和(或)梗死。三支大脑前动脉,三支大脑前动脉A2段共同起源于前交通动脉,发生率为2%~13%。

3)单侧大脑前动脉A2段发育不全:同侧大脑前动脉血供来自对侧大脑前动脉A2段。该发生率为2%~7%。需与单支大脑前动脉鉴别,但两种血管畸形如发生闭塞,都会发生双侧大脑半球大脑前动脉供血区缺血或梗死。

4)大脑前动脉A1段发育低下或阙如:10%发育不良,1%~2%阙如。该侧的血供由对侧大脑前动脉经过粗大的前交通动脉提供。如同侧大前动脉发生狭窄或闭塞,引起同侧大脑半球血供降低,增加发生脑缺血或梗死风险。

5)脉络丛前动脉增粗:大脑后动脉颞枕部分支起源于脉络丛前动脉时,该动脉增粗,发生率为1.1%~2.3%。

3.大脑中动脉

(1)大体解剖:大脑中动脉是颈内动脉在大脑外侧裂内侧端正对前穿支分出大脑前动脉以后的延续段,发出后即横过前穿支,向后外行,在岛叶附近分支。分支前的一段称大脑中动脉水平段,分支后称为侧裂段。水平段的主要分支有豆纹动脉、眶额动脉、颞前动脉;侧裂段主要分支有额顶升动脉、中央沟动脉、顶后动脉、角回动脉、颞枕动脉、颞后动脉。主要供血区域为额顶叶上部、颞叶下部和枕叶下部的大脑半球外侧面大部分及基底节区。

(2)解剖变异。

1)大脑中动脉分叉变异:多在近岛叶处分支,双分叉者占 50%,分叉者占 25%。有时大脑中动脉在岛叶以前分叉,此类型分叉临床上不易发生动脉瘤。

2)重复大脑中动脉畸形:发生率为 0.2%~2.9%,该畸形没有直接临床意义,但有报道起源于重复大脑中动脉的动脉瘤。

3)有孔型大脑中动脉(开窗畸形):发生率约为 1%(尸检)和 0.17%(血管造影),主要位于大脑中动脉水平段近段。

(二)椎—基底动脉系统

1.椎动脉

(1)大体解剖:按其行程分为 4 段。骨外段(V1 段):起自锁骨下动脉的上方,向上进入第 6 颈椎横突孔。椎间孔段(V2 段):通过第 6 至第 3 颈椎横突孔,呈倒 L 形通过第 2 颈椎。脊椎外段(V3 段):自第 2 颈椎上行转向外出枢椎,再转而上行通过寰椎,并止于穿硬脑膜处。硬脑膜内段(V4 段):先向前内走经过枕骨大孔,然后在斜坡下部后方走向内上,在脑桥及延髓交界处合并形成基底动脉。

主要分支有颈部分支(主要发出各椎间隙肌支及脊髓支)、脑膜分支(主要发出脑膜前、后分支)及颅内分支(发出数支小脑膜动脉、脊髓后动脉及脊髓前动脉、穿动脉及小脑后下动脉)。

小脑后下动脉起自椎动脉,走向舌咽、迷走及副神经根之间。主干可分成 4 段 2 个襻。第 1 段(延髓前段)在延髓池内向后外走行,并从橄榄核下端绕过。第 2 段(延髓外段)在小脑延髓裂内继续后行,并在延髓尾侧卷曲,形成第 1 襻。第 3 段(延髓后段)到达延髓后缘,并在后髓帆内上升。第 4 段(小脑扁桃体上段)在扁桃体上方行走,并形成第 2 襻。在襻顶部分成扁桃体半球支及小脑蚓部支。

(2)解剖变异。

1)两侧椎动脉的相对大小变化甚大,绝大部分左侧较右侧粗。

2)小脑后下动脉及小脑前下动脉共干。

3)小脑后下动脉起源于颅外椎动脉。

4)重复小脑后下动脉。

5)椎动脉起源异常:多起源于主动脉弓。

6)重复及有孔型椎动脉,发生率为 0.3% ~2.0%。

2.基底动脉

(1)大体解剖:基底动脉由左右椎动脉汇合而成,终末分支多在脚间池,正常管径为 3~4 mm,平均长为 32 mm。主要分支有迷路动脉、小脑动脉(小脑前下动脉、小脑上动脉)、大脑后动脉。

(2)解剖变异。

1)小脑前下动脉与小脑后下动脉共干。

2)副小脑前下动脉代替部分小脑后下动脉供血区。

3)重复及有孔型基底动脉(开窗畸形):尸检发生率为 5%,血管造影发生率为 0.6%,主要位于基底动脉近侧段,该畸形并发动脉瘤率为 7%。

3.大脑后动脉

(1)大体解剖:大脑后动脉是基底动脉终末支,呈分叉状左右开口,位于中脑、间脑和端脑结合处。大脑后动脉分叉后,向外行一短距离,即与后交通动脉吻合,组成大脑动脉环。以大脑后动脉与后交通动脉吻合点为界,将大脑后动脉分为交通前段和交通后段。动眼神经位于大脑后动脉与小脑上动脉之间,此处发生动脉瘤时,可能压迫动眼神经,引起眼球运动障碍。大脑后动脉的供血区域是颞叶下面、底面和外下缘以及枕叶内侧面和凸面、部分海马、背侧丘脑、下丘脑、底丘脑和中脑等。

(2)变异。

1)大脑后动脉与同侧小脑上动脉共干:发生率为 $2\%\sim22\%$,无临床意义。

2)有孔型大脑后动脉畸形。

(三)脑底动脉环(Willis 环)

1.大体解剖

脑底动脉环位于脑底池内,由成对的大脑前动脉水平段、大脑后动脉交通前段、后交通动脉及不成对的前交通动脉组成。脑底动脉环在脑的血液循环中具有非常重要意义,可提供良好的侧支循环,为脑血液循环侧支代偿的一级侧支;也是颅内动脉瘤的好发部位,在自发性蛛网膜下隙出血患者应特别仔细观察脑底动脉环。根据组成动脉的发育情况将 Willis 环分为以下 4 型。

Ⅰ型(对称型):组成 Willis 环的各支血管发育好,两侧对称。

Ⅱ型(前循环发育不良型):前交通动脉和(或)大脑前动脉发育不良或阙如,后循环动脉相对正常。

Ⅲ型(后循环发育不良型):后交通动脉和(或)大脑后动脉发育不良或阙如,前循环动脉相对正常。

Ⅳ型(混合发育不良型):同时存在前、后循环的多支动脉发育不良或阙如。根据前、后循环的发育情况将Ⅳ型分为 5 个亚型:Ⅳa 型,双侧后循环发育不良或阙如,伴一侧前循环发育不良或阙如;Ⅳb 型,一侧前、后循环发育不良或阙如;Ⅳc 型,一侧后循环发育不良或阙如,伴对侧前循环发育不良或阙如;Ⅳd 型,前交通动脉阙如、后循环发育不良或阙如;Ⅳe 型,前交通动脉及双侧后交通动脉阙如。

2.解剖变异

正常人群中,仅有 9.2% 的 Willis 环是完整的。脑底动脉环变异较多见,尤其在环的后部。这些结构变异会影响其血流代偿、改变血流动力学,与脑血管病的发生、预后明显相关。常见的变异有大脑前动脉水平段发育低下或阙如、前交通动脉多血管通道(发生率约 18%)、前交通动脉阙如(5%)、后交通动脉发育低下或阙如、漏斗状后交通动脉、大脑后动脉胚胎起源、大脑后动脉交通前段发育低下或阙如。

二、颅内静脉系统

颅内静脉系统分为浅静脉、深静脉、颅后窝静脉和硬脑膜静脉窦。

(一)浅静脉组

浅静脉组沿表浅脑沟走行,主要收集大脑半球皮质和皮质下髓质的静脉血,分别汇入附近的硬脑膜静脉窦内。主要分为上、中、下三组,这些静脉变化不一,多无具体名称,但有三大支皮质静脉常可认出:外侧沟以上的大脑上静脉、外侧沟附近的大脑中浅静脉和外侧沟以下的大脑下静脉。正常表浅静脉变异相当大,大脑中浅静脉变异常见且多发。如有脑裂畸形或皮质发育不良等先天畸形,覆盖于脑上的静脉也往往异常。

(二)大脑深静脉

大脑深静脉引流大脑半球深部的静脉血,主要属支如下。

1. 大脑内静脉

大脑内静脉称小 Galen 静脉,两侧的大脑内静脉起于室间孔止于透明隔的后下面,其主要属支有丘脑纹状体静脉脉络从静脉、透明隔静脉、丘脑上静脉及侧脑室静脉。收集大脑半球深部、间脑、脉络丛和基底核的静脉血。

2. 基底静脉

基底静脉又称 Rosenthal 基底静脉。由大脑深中静脉汇合而成,再回流到大脑大静脉。主要接受额叶底面、岛叶、大脑纵裂、基底神经节及颞叶内下面的血流。

3. 大脑大静脉

大脑大静脉又称 Galen 大静脉。为短粗的静脉干,由两条大脑内静脉汇合而成,然后向上呈一浅凹形与下矢状窦一起汇入直窦内,主要接受两侧的大脑内静脉、基底静脉和枕静脉的血流。

(三)硬脑膜静脉窦

1. 大体解剖

硬脑膜静脉窦是位于两层硬脑膜之间的静脉道,窦壁的外层由致密的胶原纤维组成,坚韧无弹性;内层由疏松的细胶原纤维构成。窦腔内表面衬有内皮,与静脉内皮相续,但无瓣膜。在大脑静脉和小脑静脉汇入静脉窦的入口处具有瓣膜装置,如半月瓣、小梁和中隔等,有调节入窦血流的作用。硬脑膜静脉窦可分为后上群与前下群。后上群包括上矢状窦、下矢状窦、左右横窦、左右乙状窦、直窦、窦汇、左右岩鳞窦及枕窦等;前下群包括海绵窦,海绵间窦,左侧岩上、岩下窦,左右蝶顶窦及基底窦等。此外,还有旁窦、大脑镰静脉和小脑幕静脉。

(1)上矢状窦:上矢状窦位于大脑镰凸缘附着处,起自近鸡冠处(在此处与面静脉及鼻静脉交通)。然后沿颅内面的矢状沟向后行,至近枕内隆凸处,多偏向右移行为右横窦,也有的后端分叉,分别移行于左、右横窦。上矢状窦接受大脑半球浅层的血液,在后端还接受颅骨骨膜的静脉,静脉陷窝处引流板障静脉和硬脑膜静脉的血液。

(2)下矢状窦:下矢状窦是一相对小的管道,在大脑镰下的游离缘内缘后行。下矢状窦从大脑镰前 1/3 与中 1/3 交界处起始,位于胼胝体前面上方,后部稍增大。在大脑镰小脑幕顶部与大脑大静脉结合并形成直窦即终止。按受大脑镰静脉、胼胝体、扣带和大脑半球内侧面的属支。

(3)直窦:直窦位于大脑镰与小脑幕结合处的两层硬脑膜之间,开始部明显膨大,向后下行,近枕内隆凸处偏向左移行为左横窦,或入窦汇,或分叉为左右两支,参与左、右横窦。直窦除接受大脑大静脉和下矢状窦外,还直接接受小脑幕静脉和小脑静脉。直窦的横切面也呈三角形。

(4)横窦:横窦是一对大的硬脑膜静脉窦,从枕内隆突开始。一般右横窦多续于上矢状窦,左横窦续于直窦,但也可以共同起于窦汇,或由上矢状窦与直窦分叉,分别形成左右横窦,类型复杂。横窦从起始部开始后,在小脑幕附着缘弧形向前外,并轻度凸向上弯曲,至近颞骨岩部底急弯向下移行为乙状窦。横窦横切面呈三角形或扁圆形。横窦除接受上矢状窦和直窦的血液以外,还接受大脑下静脉、Labbe 吻合静脉、小脑及脑干的静脉、导静脉和板障静脉的血液,在移行为乙状窦处附近,还接受岩上窦的血液。

(5)乙状窦:乙状窦位于颞骨乳突部乙状沟内两层硬脑膜之间,在横窦离开小脑幕处开始,沿乙状沟弯曲向下内行,横过颈静脉突转向前,至颈静脉孔,终于颈内静脉上球。

(6)枕窦:枕窦是位于小脑镰附着缘的最小静脉窦,从枕骨大孔边缘上行至窦汇或其他静脉窦。枕窦的变异很大,但多为一条,汇入直窦及其分支。枕窦甚至可与乙状窦连结,一般都绕过枕骨大孔边缘再与乙状窦相连。枕窦还可与椎静脉丛交通。

(7)窦汇:窦汇是诸硬脑膜静脉窦在枕内隆凸处汇流的联合形式,窦汇可分六型。①窦汇型:即上矢状窦、直窦和左右横窦汇合于枕内隆凸处,约占 19%。②双分支型:上矢状窦与直窦均分为左右两支,分别汇合成为左横窦和右横窦,约占 34%。③上矢状窦分支、直窦偏侧型:即上矢状窦分为左右两支,直窦不分支偏向左侧或右侧,约占 16%。④直窦分支、上矢状窦偏侧型:即直窦分为左右两支,上矢状窦不分支偏向左侧或右侧,约占 28%。⑤单偏侧型:即上矢状窦和直窦均不分支,分别偏流于相反的一侧,约占 3%。⑥双偏侧型:即上矢状窦与直窦同偏流于左侧或右侧,少见。

综上六型,上矢状窦以偏流于右侧者较多,而直窦以偏流于左侧者较多,提示脑深部的静脉血以导向左横窦为主。绝大多数右横窦明显大于左横窦。

(8)海绵窦:海绵窦左右各一,位于蝶鞍两侧两层硬脑膜之间,前起于眶上裂内侧端,后至颞骨岩部的尖端,平均长约 2 cm,宽 1 cm。海绵窦的上壁厚 0.5~1 mm,固定于蝶小翼、前后床突及鞍背,移行为鞍隔。海绵窦内侧壁仅由 0.1~0.5 mm 厚的纤维层所构成,上方与垂体囊相融合;下方以薄骨片(0.5~4.0 mm)与蝶窦相隔。海绵窦的外侧壁,可分为两层,外层是一层致密结缔组织,内层为细的疏松结缔组织和大量的网状纤维所构成,内层自上而下有动眼神经、滑车神经、三叉神经的眼神经和上颌神经穿过,与窦仅隔以内皮。因此海绵窦的局部关系较其他静脉窦复杂,当海绵窦栓塞时,运动眼球的三对脑神经均受压迫,表现为眼球僵直。左、右海绵窦之间,鞍隔前后附着缘前面含有海绵间前窦,后面含海绵间后窦,连通左右海绵窦,环绕垂体,形成环窦。在蝶鞍底部还有海绵间下窦。海绵窦除由海绵间窦左右相通外,还通过汇集的许多分支与颅外静脉有广泛的交通。海绵窦通过眼上静脉、眼下静脉、导静脉与颅外静脉吻合;通过大脑中静脉和大脑下静脉颅内的静脉吻合;通过下大吻合静脉和前大吻合静脉,与横窦和上矢状窦交通;通过岩上窦与横窦交通;通过岩下窦通至颈内静脉。

(9)蝶顶窦、岩上窦及岩下窦。

1)蝶顶窦:左右成对,位于蝶骨小翼后缘两层硬脑膜之间,但存否不定。接受附近硬脑膜静脉,有时接受硬脑膜中静脉的额支,开口于海绵窦前端。

2)岩上窦:是狭小的静脉窦,位于颞骨岩部上缘岩上沟两层硬脑膜之间,左右成对,内侧端过三叉神经之上,与海绵窦后上部相通,外侧端终于横窦末段。

3)岩下窦:左右成对,起于海绵窦后下部,在岩枕裂上两层硬脑膜之间,向后行,于颈内静脉孔前面入颈内静脉上球。接受迷路静脉和延髓、脑桥和小脑下面的静脉小支。

2.硬脑膜静脉窦的重要变异

上矢状窦前部阙如,此种变异上矢状窦位于较后部位,由数个较明显的上部皮质引流静脉,如额静脉与 Trolard 静脉汇合而成。上矢状窦沿枕骨下降时常偏离中线向右移,变成横窦而终结。20%的正常人后部上矢状窦可偏离中线超过 1 cm。上矢状窦直接终于一横窦,对侧横窦常发育低下或阙如。常见模式为上矢状窦继续前进成为右横窦,直窦则连于左横窦,此时窦汇发育低下或阙如。上矢状窦高位分裂。单发的横窦部分或全部阙如或发育不良。这些变异与硬脑膜窦闭塞的区别在于没有增大的侧支通路,且不伴有脑实质出血。

(四)颅后窝静脉

1.上组静脉(Galen 组)

上组静脉包括小脑中央前静脉、蚓上静脉和脑桥中脑前静脉,汇入大脑大静脉。

2.前组静脉(岩组)

岩静脉在小脑脑桥角汇合,在内耳道上汇入岩上窦。

3.后组静脉(小脑幕组)

蚓下静脉较为重要,终于小脑幕窦。

第四节　脑动脉粥样硬化

脑动脉粥样硬化是以动脉内膜粥样瘤、纤维化或纤维斑块形成,继而导致管壁增厚变硬、失去弹性和管腔变窄或闭塞为特征的疾病。

脑动脉粥样硬化常见于基底动脉、大脑中动脉和 Willis 环。

一、病理改变

纤维斑块和粥样斑块常导致管腔狭窄,并因血栓形成等继发病变加重狭窄,甚至闭塞。长期供血不足可导致脑实质萎缩。急性的供血中断可导致脑梗死。因小动脉管壁较薄,脑动脉粥样硬化病变可形成小动脉瘤,破裂可引起致命性脑出血。

二、临床表现

临床表现多样。常见典型脑梗死临床症状和体征,如偏瘫和偏身感觉障碍、偏盲、失语等;小脑或脑干梗死时常有共济失调、吞咽困难、呛咳等症状。

三、CTA 表现

(一)CT 平扫

可无阳性表现,与闭塞血管供血区一致的低密度梗死区、占位效应及软化灶。

(二)CTA 表现

脑动脉管壁多发钙化斑块、管腔狭窄,甚至闭塞;血管走行僵硬、分支稀疏,严重的动脉粥样硬化引起动脉过度梭形扩张而形成梭形动脉瘤。血管闭塞时尚可见侧支循环形成。

(三)脑动脉狭窄程度分级

轻度狭窄,<30%;中度狭窄,30%~69%;重度狭窄,70%~99%;闭塞,100%。

(四)CT 灌注成像表现

缺血或梗死区血流量和血容量正常或降低,平均通过时间或达峰时间延长。

四、诊断要点

(1)多见于老年人,脑卒中病史。

(2)CTA 示管壁多发钙化斑块、管腔粗细不均、分支稀疏、侧支循环形成。可结合 CT 灌注成像或多模态磁共振成像技术,尤其是扩散加权成像等综合诊断脑梗死。

五、鉴别诊断

(一)脑动脉痉挛

大多有蛛网膜下隙出血病史,结合临床病史或随访资料有助于鉴别。

(二)脑动脉炎

脑动脉炎多见于儿童和青壮年,实验室检查血沉加快,结合临床病史资料鉴别。

(三)烟雾病

CTA 示颈内动脉末端及大脑前和中动脉起始部狭窄或闭塞,伴有异常血管网。

(四)椎—基底动脉梭形动脉瘤

椎—基底动脉硬化表现为严重的迂曲扩张时,酷似梭形动脉瘤,但椎—基底动脉硬化血管增粗为全程自然的扩张,不是局限性扩张。

第五节　烟雾病

烟雾病又称脑底异常血管网病(Moyamoya disease),是一种病因未明的颈内动脉虹吸部及大脑前动脉、大脑中动脉起始部进行性狭窄或闭塞,颅底软脑膜动脉、穿通动脉形成细小密集吻合血管网为特征的脑血管疾病。

一、病理改变

受累动脉内膜明显增厚、内膜弹性纤维层高度迂曲、断裂、中层萎缩变薄,偶见淋巴细胞浸润。脑底和大脑半球深部可见畸形增生及扩张的血管网,管壁菲薄,偶见动脉瘤形成。

二、临床表现

(1)主要发病年龄范围 8 个月至 71 岁不等,以儿童和青少年多见,呈 5 岁及 40 岁左右双峰分布。

(2)主要表现为脑缺血和出血两组症状。

(3)儿童患者以缺血性表现为主,成人患者以出血性表现为主。

三、CTA 表现

(一)CT 平扫图像

可见脑萎缩、脑出血、脑梗死等继发征象。

(二)颈内动脉狭窄或闭塞

典型者表现为双侧颈内动脉末端及大脑前、中动脉近段不同程度的狭窄或闭塞。

(三)脑底部异常血管网

脑底出现杂乱、不规则的、异常增粗的血管网。

（四）颅内动脉代偿表现

多为大脑后动脉及后交通动脉及其分支粗大、迂曲延长或分支血管数目增多，脑表面软脑膜血管增多、增粗，形成脑膜侧支循环通路。

（五）其他

可并发颅内动脉瘤。

四、诊断要点

（1）双侧颈内动脉末端及大脑中动脉近段狭窄或闭塞。

（2）脑底部异常毛细血管网。

五、鉴别诊断

（一）脑动脉炎

（1）脑动脉炎所致的血管狭窄不限于虹吸部，常常多发。

（2）结合病史有助于诊断。

（二）脑动脉粥样硬化

常见于老年人，而烟雾病多见于儿童和青壮年及中年人。

（三）脑血管痉挛

蛛网膜下隙出血时可引起动脉痉挛，结合随访资料可鉴别。

第六节　颅内动脉瘤

颅内动脉瘤是颅内动脉壁的异常膨出，多位于动脉侧壁、动脉分叉处或动脉顶端。总的发病率为 1%，发病高峰年龄为 40～60 岁，通常位于脑底动脉环或大脑中动脉分叉部。

一、病理改变

（1）组织学显示动脉瘤壁仅一层内膜，缺乏中层平滑肌组织，弹性纤维断裂或消失，瘤壁内炎性细胞浸润和动脉粥样硬化等。电镜下可见瘤壁弹力板消失。

（2）动脉瘤顶壁最薄弱，98% 的动脉瘤出现瘤顶破裂，引起蛛网膜下隙出血，继发交通性脑积水。

二、临床表现

（1）头痛最常见，占 85%～95%。

（2）第二常见的临床表现为脑神经病变，以单纯的动眼神经麻痹最常见。

三、CT 表现

（一）CT 平扫

蛛网膜下隙出血、脑室积血及脑血肿，有时可见动脉瘤呈高密度，瘤壁可有钙化。判断蛛网膜下隙出血的位置和程度有助于预测动脉瘤的位置。

（二）CTA 表现

囊状动脉瘤表现为病变血管或分叉部管壁呈囊状扩张；梭形动脉瘤表现为血管均匀扩张，两端逐渐均匀缩小；圆柱状动脉瘤表现为血管突然呈滚筒状扩张，突然过渡为正常管径；舟状动脉瘤表现为血管壁呈一侧性扩张，而对侧血管壁则无变化，常见于动脉夹层；蜿蜒状动脉瘤表现为相近的血管段相继呈不对称性扩张。

（三）术前评估

动脉瘤的位置、大小、形态、载瘤动脉、瘤颈、指向、瘤腔内部情况（钙化、血栓），以及与周围组织和颅骨的关系等。

（四）术后评估

瘤体闭塞程度、有无瘤颈残留、载瘤动脉及大血管的通畅程度、有无动脉痉挛等。

四、诊断要点

典型者依据脑动脉囊状或梭形扩张易诊断，起自较细小血管或少见部位者应仔细观察。

五、鉴别诊断

（一）正常血管结构

较小的颅内动脉瘤需要与一些正常结构，如血管襻、动脉圆锥等鉴别。

（二）颅内占位病变

鞍区及其附近的肿瘤因瘤内出血类似血栓性动脉瘤表现，应注意鉴别。

（三）脑动脉痉挛

颅内动脉瘤破裂致蛛网膜下隙出血可引起动脉痉挛，酷似动脉闭塞，应提示临床。

（四）椎—基底动脉严重粥样硬化

椎—基底动脉硬化表现为严重的迂曲扩张时，酷似梭形动脉瘤，但椎—基底动脉硬化血管增粗为全程自然的扩张，不是局限性扩张。

（五）少见部位动脉瘤

例如小脑后下动脉瘤、颅内动脉远端动脉瘤易漏诊，应特别注意鉴别。

第七节　颅内动静脉畸形

颅内动静脉畸形是一团发育异常的病态脑血管，由一支或多支迂曲扩张的动脉供血和静脉引流而形成的一个血管团。根据发生部位不同可分为脑实质动静脉畸形和硬脑膜动静脉畸形（瘘）。脑实质动静脉畸形男女发病率相等，发病高峰年龄为 20～40 岁，90％以上发生在幕上。

一、病理改变

畸形血管团由供血动脉、异常动静脉血管团和引流静脉 3 部分组成。

畸形血管团内有脑组织,其周围脑组织因缺血而萎缩,呈胶质增生带,有时伴有陈旧性出血。

二、临床表现

(1)主要临床表现为颅内出血(50%)、癫痫(16%～53%)、顽固性头痛(7%～48%)。

(2)小于 10%的脑动静脉畸形患者可产生一过性或进行性神经功能缺失。

(3)可伴颅内出血。

三、CTA 表现

(一)CT 平扫

畸形血管为稍高或等密度不规则病灶。占位效应及脑水肿不明显,局部常见钙化、脑萎缩。出血时表现为高密度血肿、血肿周围水肿带和占位效应。

(二)典型的动静脉畸形

(1)畸形血管巢,多位于皮质下区,病变可呈团块状、蚯蚓状或密集成球的血窦状。

(2)供血动脉,畸形血管团显示时可见增大迂曲的供血动脉,围绕病变并进入病灶内。

(3)粗大的引流静脉。

(三)不典型动静脉畸形

仅见一条供血动脉和(或)一条引流静脉。有时动静脉畸形病灶较小,CTA 不能显示供血动脉和引流静脉,需要结合其他影像资料诊断。

四、诊断要点

(1)典型动静脉畸形三大要素:畸形血管巢、供血动脉和粗大的引流静脉。

(2)不典型动静脉畸形需要结合 DSA、MRI 等其他检查方法。

五、鉴别诊断

(一)脑肿瘤

占位效应明显,无异常供血动脉、畸形血管巢和引流静脉。

(二)脑内其他出血性病变

动静脉畸形伴出血常与其他出血性病变相混淆,CTA 发现畸形血管即可鉴别。

(三)硬脑膜动静脉瘘

供血动脉是颈外动脉,脑内动静脉畸形供血动脉是颈内动脉。

第八节　硬脑膜动静脉瘘

硬脑膜动静脉瘘是指发生在硬脑膜动脉和硬脑膜静脉、脑膜静脉或皮质静脉之间的病理性分流,占颅内动静脉畸形的 10%～15%。

硬脑膜动静脉瘘多为后天性,常由于颅脑手术、外伤、静脉窦炎或栓塞、静脉压力高、体内激素水平失衡、肿瘤压迫等原因造成,少数为先天性因素。

一、病理改变

(1)由硬脑膜静脉窦壁内的大量成簇的动静脉短路构成,包括多根供血动脉和引流静脉。以横窦—乙状窦区发生率最高。

(2)畸形血管团的供血动脉主要来自硬脑膜动脉,并经过硬脑膜静脉窦或颈外静脉引流。

二、临床表现

(一)临床症状与病灶的位置有关

搏动性耳鸣提示病灶多位于横窦和乙状窦。病灶位于海绵窦多表现为眼肌麻痹、眼球凸出、结膜水肿、眶后疼痛或视力降低。

(二)严重的临床症状

严重的临床症状包括颅内出血、癫痫、震颤性麻痹、神情淡漠、三叉神经痛。

三、病变分型

简易的三型分法如下。

Ⅰ型,脑膜动脉的血液直接引流入脑膜静脉或硬脑膜静脉窦,属良性病变。

Ⅱ型,脑膜动脉的血液部分引流入脑膜静脉或硬脑膜静脉窦,部分引流到皮质静脉内,导致静脉性高血压。

Ⅲ型,脑膜动脉的血液完全引流到皮质静脉内。

四、CTA 表现

(一)CT 平扫

显示颅内血肿和静脉淤血性脑水肿。可见静脉窦扩大。

(二)增强扫描

显示脑表面、特别是静脉窦周围的扩张血管,并显示静脉窦扩大。

(三)CTA 表现

可见供血动脉、畸形血管团、动静脉瘘口、早显并迂曲的引流静脉和扩张的皮质静脉。

五、诊断要点

CTA 典型表现:多支供血动脉、脑硬膜内的畸形血管团、动静脉瘘口、早显并迂曲的引流静脉、扩张的皮质静脉。

六、鉴别诊断

(一)脑实质血管畸形

脑实质动静脉畸形存在脑表浅部位,供血动脉主要来自颈内动脉系统。硬脑膜动静脉瘘主要分布在硬脑膜,供血动脉来自于颈外动脉系统。

(二)颈内动脉海绵窦瘘

发生在外伤后,单纯海绵窦及眼上静脉扩大。硬脑膜动静脉瘘发生在海绵窦时,供血血管有多支,甚至海绵窦呈丛状表现。

（三）脑静脉窦血栓形成

临床表现为静脉压升高,影像学表现为静脉淤血改变,静脉窦扩大,CT 横断面增强图像可显示脑静脉窦有无血栓是诊断关键。

第九节　脑发育性静脉异常

脑发育性静脉异常是一种常见的脑血管畸形,由引流正常脑组织的髓质静脉的先天发育异常造成。尸检发现率为 2.5%,占脑血管畸形的 1.7%~6.5%。脑静脉畸形好发于脑深部近脑室的白质内,65% 发生在幕上,额叶约占 40%,35% 发生在幕下,小脑约占 23%。

一、病理改变

在组织学上,脑发育性静脉异常的组成为单个或多个扩张的髓质静脉,汇集到一支中心静脉,穿越大脑半球或小脑半球引流入浅静脉或深静脉,然后进入相邻的脑静脉窦,无明显供血动脉及直接的动静脉引流短路,而其所在区域内无正常的静脉引流通路。脑发育性静脉异常的血管间分布着正常的脑组织。

二、临床表现

(1)大多数患者无临床症状。

(2)部分患者可表现为头痛、抽搐或局灶性神经功能障碍。

三、CT 表现

（一）CT 平扫

可阴性,典型者表现是圆形高密度影,是扩张的髓质静脉。

（二）CTV 表现

典型表现为“海蛇头”样的深部髓质静脉汇集到单根粗大的引流静脉,然后汇入表浅皮质静脉或硬脑膜窦。

（三）其他

幕上静脉畸形引流静脉汇入皮质静脉、硬脑膜窦、深部静脉、室管膜下静脉,幕下者汇入表浅皮质静脉或硬脑膜窦,发生于脑室壁上者“海蛇头”征不明显。

四、诊断要点

典型 CTV 表现多支扩张的深部静脉汇集到单根粗大的引流静脉,即“海蛇头”征。

五、鉴别诊断

当合并出血时,应注意和颅内血肿、海绵状血管瘤破裂、动静脉畸形出血、肿瘤出血、淀粉样变性出血等鉴别。建议结合颅脑 CTA、CTV 和颅脑 MR 检查进行鉴别。

第十节　颈内动脉海绵窦瘘

颈内动脉海绵窦是指颈内动脉与海绵窦存在直接瘘道,从而使动脉血直接经瘘道进入海绵窦,造成一系列循环紊乱和产生相应的临床症候群。

一、病理改变

正常海绵窦主要引流眼上静脉、眼下静脉、蝶顶窦、大脑中静脉和皮质静脉,海绵窦的血液向后经过岩上窦、岩下窦汇流到颈静脉。向下经过导静脉汇流到翼丛静脉,向侧方汇流到对侧海绵窦。

而颈内动脉海绵窦瘘时颈内动脉的血液经过瘘口直接流入海绵窦,导致静脉压力升高,血流重新分配。向前主要逆流入眼静脉系统,向后流入岩上窦、岩下窦或者基底静脉丛,向侧方流入对侧海绵窦、蝶顶窦;向下经过卵圆孔静脉和圆孔静脉流入翼丛静脉。

二、临床表现

(1)多因外伤引起,占颈内动脉海绵窦瘘的 $75\% \sim 85\%$。

(2)主要临床表现有颅内杂音、搏动性突眼、球结膜充血水肿、视力减退及神经功能障碍。

(3)颅内杂音特点为夜间响亮,患者往往不能入睡,难以忍受。

三、CTA 表现

(一)CT 平扫

海绵窦扩大,眶后脂肪间隙密度增高,可见增粗迂曲的条形或管状影,外伤者可同时显示颅面骨骨折。

(二)CTA 表现

海绵窦扩大并提前显影:海绵窦呈典型多结节样改变,可伴有异常增粗、迂曲或瘤样扩张的血管团。可显示海绵窦与扩张的眼上静脉沟通,眼上静脉增粗、扩张,可伴有内眦静脉和面静脉等扩张。

(三)术后评估

CTA 是血管内栓塞治疗后复查的首选检查方法,患侧海绵窦未见明显的早期显影、扩张,患侧眼上静脉扩张不明显,则提示未复发。

四、诊断要点

海绵窦扩大并提前显影,海绵窦与扩张的眼上静脉沟通。

五、鉴别诊断

(一)海绵窦区硬脑膜动静脉瘘

一般无外伤史,分流量相对较小,临床表现一般较颈内动脉海绵窦瘘为轻,部分患者有自愈倾向。

(二)眼眶静脉曲张

多无外伤史和海绵窦早显及沟通等表现。

（三）海绵窦区动脉瘤

海绵窦段颈内动脉瘤样扩张，无眼上静脉等增粗等表现，较易鉴别。

第十一节　脑血管痉挛

脑血管痉挛是指正常脑动脉在某些病理因素刺激下发生可逆性收缩，导致供血区脑组织灌注下降，脑组织缺血、缺氧的脑血管病变。下面主要讨论蛛网膜下隙出血引起的脑血管痉挛。

一、病理改变

蛛网膜下隙出血引起的脑血管痉挛的病理生理机制比较复杂。主要机制是血肿或血凝块对颅内动脉机械性牵拉、压迫，下丘脑释放的神经介质改变了交感神经张力，通过神经反射引起脑血管痉挛。

二、临床表现

（一）头晕

呈持续性，也可以呈发作性，主要表现为旋转性眩晕。

（二）头痛

持续性头痛、头部闷痛、压迫感、沉重感。

（三）其他症状

可伴恶心、呕吐，或可出现耳鸣、心慌气短等。

三、CTA 表现

在蛛网膜下隙出血的急性期，脑血管痉挛表现为脑血管不同程度的挛缩变细，管壁模糊；迟发期则大多表现为动脉瘤破裂侧血管狭窄甚或闭塞。随访研究显示血管管径恢复。

CT 灌注成像：平均通过时间是测量蛛网膜下隙出血后血管痉挛最敏感的灌注参数。脑血流量、脑血容量正常，平均通过时间延长，提示轻中度痉挛；脑血流量、脑血容量下降，平均通过时间延长，提示重度痉挛。

四、诊断要点

多伴有蛛网膜下隙出血，CTA 显示与蛛网膜下隙出血部位相匹配的血管狭窄，CT 灌注成像平均通过时间延长；随访检查受累血管管腔可恢复正常。

五、鉴别诊断

需与大动脉炎、烟雾病和动脉粥样硬化的血管狭窄鉴别，这些病变所致的血管狭窄随访研究时血管管径常不恢复。

第十二节　脑动脉夹层

脑动脉夹层是指脑动脉壁内膜的撕裂而导致血液成分通过破损的血管进入血管壁,使血管壁分层,造成血管狭窄、闭塞或形成假性动脉瘤。

一、病理改变

病理上动脉夹层分为两型。Ⅰ型当血流积聚在动脉内膜及中层,容易造成管腔狭窄或闭塞。Ⅱ型:当血肿主要累及动脉中膜与外膜,容易引起动脉瘤样扩张,又称为夹层动脉瘤。

二、临床表现

(1)临床表现与动脉夹层位置有关,常见头痛。

(2)颈内动脉颅内段夹层:通常伴有较大的脑卒中、蛛网膜下隙出血,受累动脉继发动脉瘤样扩张时,表现为占位病灶压迫邻近的脑神经或脑组织。

(3)椎动脉颅内段夹层:50%以上的患者出现蛛网膜下隙出血。

三、CTA 表现及诊断要点

(1)常累及脑动脉的后循环,椎动脉最常见,也可累及颈内动脉、大脑中动脉或大脑前动脉。

(2)典型表现为串珠征,即局部狭窄伴有远端扩张。

(3)CTA 可以直接显示病变段血管外径的扩张,管壁新月形增厚,管腔狭窄或闭塞。

(4)间接征象:脑卒中、蛛网膜下隙出血等。

四、诊断要点

动脉管壁新月形增厚,管腔外径增加。

五、鉴别诊断

(一)脑动脉粥样硬化

脑动脉夹层性狭窄需与脑动脉粥样硬化性狭窄相鉴别,两者鉴别困难。一般动脉粥样硬化多见老年人,病变范围广。

(二)梭形动脉瘤

脑动脉夹层所致的扩张应注意与梭形动脉瘤鉴别。

第十三节　椎-基底动脉延长扩张症

椎-基底动脉延长扩张症是指椎-基底动脉的长度延长和管径扩张的血管性疾病。

一、病理改变

病理学基础为内弹力膜广泛缺陷及中膜网状纤维缺乏,导致动脉管壁在长期血流冲击下发生扩张迂曲。另外,动脉扩张、血流速度减慢及畸形血管内血流动力学改变都可促进血栓形成、血栓附壁和脱落等继发性管壁损伤,进一步使管壁失去原有的支撑力,加剧延长和扩张,可伴或不伴动脉瘤。

二、临床表现

临床表现多样,常见者有脑神经刺激及脑干受压症状、后循环脑梗死、脑出血、梗阻性脑积水等。

三、CTA 表现

(1)基底动脉分叉点的高度以鞍背、鞍上池和第三脑室为界被分为 4 级:0 级,基底动脉分叉低于或平鞍背水平;1 级,低于或平鞍上池;2 级,位于鞍上池和第三脑室之间;3 级,达到或高于第三脑室。

(2)以鞍背和斜坡正中、旁正中、边缘和边缘以外或桥小脑脚为界在偏移度上被分为 4 级:0 级,基底动脉位于鞍背和斜坡正中;1 级,位于旁正中之间;2 级,位于旁正中和边缘之间;3 级,位于边缘以外或桥小脑脚。

(3)诊断标准:基底动脉分叉点高度≥2 级或位置偏移度≥2 级且直径≥4.5 mm,即可定义为椎—基底动脉延长扩张症。

(4)可合并基底动脉动脉瘤。

四、诊断要点

基底动脉分叉点高于鞍上池或位置偏移到鞍背和斜坡旁正中线以外且直径≥4.5 mm。

四、鉴别诊断

需与椎-基底动脉延长扩张症鉴别,主要鉴别点在于基底动脉分叉点的高度。

第十四节　脑静脉窦血栓形成

脑静脉窦血栓形成是一组由于多种原因导致的脑静脉窦系统血管性疾病。常见病因有妊娠高血压综合征、外伤、肿瘤、全身感染、吸毒等。

一、病理改变

静脉窦内栓子富含红细胞和纤维蛋白,含有少量血小板,随时间推移其被纤维组织替代。静脉窦闭塞使静脉回流受阻,导致脑组织淤血、水肿。

二、临床表现

(1)临床表现与血栓形成的部位、范围、进展情况及侧支循环的开放等因素有关。

（2）常见临床表现包括颅内压增高症状，如头痛、呕吐等。

（3）并发脑实质异常后出现的局部神经症状，如癫痫、肢体瘫痪、大小便障碍等。

（4）全身感染中毒症状，如高热、寒战、全身疼痛等。

三、CTV 表现

（一）直接征象

（1）束带征（索条征），为 CT 平扫征象，代表脑静脉及静脉窦内新鲜高密度血栓影像。

（2）Delta 征（空三角征），为 CT 增强扫描征象，表现为三角形的硬脑膜静脉窦断面上，血栓周边的硬脑膜明显强化，而血栓不强化。常见于上矢状窦后 1/3 处或顶部上矢状窦。

（二）间接征象

间接征象如脑梗死、脑水肿、脑出血等。

三、诊断要点

束带征（索条征）、Delta 征（空三角征）。

四、鉴别诊断

（一）假三角征

小儿脑实质密度低，静脉窦密度相对较高，CT 表现类似静脉窦扩大和空三角；外伤患者有时在静脉窦附近的硬脑膜下出血也类似静脉窦扩大。结合病史、CT 增强和 CTA 鉴别。

（二）静脉窦发育异常

如上矢状窦前部阙如、单侧横窦发育不良等。可结合 MR 静脉成像鉴别。

（三）脑缺血或出血性病变

静脉窦血栓形成的继发改变，脑内淤血水肿甚至梗死容易在 CT 上发现。当颅内高压症状与病变程度不成比例，CT 出现静脉窦扩大、束带征、空三角征，应考虑到脑静脉窦血栓。

（四）颅内肿瘤

颅内压迫、侵犯脑静脉窦可造成脑静脉窦闭塞，临床表现和影像表现类似，CT 如果发现原发肿瘤病变即可鉴别。

第十五节　主动脉 CT 血管成像

一、解剖和变异

（一）正常解剖

1. 主动脉

从左心室发出依次分为升主动脉、主动脉弓和降主动脉。以膈肌主动脉裂孔为界将主动脉分为胸主动脉和腹主动脉。胸主动脉包括升主动脉、主动脉弓和降主动脉胸段。

升主动脉约平第 3 肋软骨水平起于左心室，向右前上升至第 2 胸肋关节后与主动脉弓相续。主动脉弓呈弓状向左后方弯曲,分出头臂干、左侧颈总动脉和左侧锁骨下动脉,其至第4胸椎左侧延续为降主动脉。胸主动脉在心脏后方沿脊柱下降至第12胸椎平面穿膈肌主动脉裂孔移行为腹主动脉。腹主动脉沿腰椎体左前方下行,至第4腰椎下缘平面分为左、右髂总动脉而终。

2.胸主动脉分支

(1)支气管动脉。

(2)后肋间动脉。

(3)食管动脉。

3.腹主动脉分支

(1)壁支:膈下动脉、骶正中动脉和腰动脉。

(2)脏支:①成对,如肾动脉、生殖动脉;②不成对,如腹腔干、肠系膜上动脉、肠系膜下动脉。

(二)解剖变异

1.主动脉瓣变异

一叶瓣畸形、二叶瓣畸形和四叶瓣畸形。

2.升主动脉起源和旋转异常

大动脉转位、永存动脉干。

3.主动脉弓变异

双主动脉弓、右主动脉弓、颈部主动脉弓、迷走锁骨下动脉。

4.主动脉弓上分支异常

头臂干和左颈总动脉共干、椎动脉起自主动脉弓。

5.降主动脉变异

右位降主动脉、腹主动脉横行异常、腹主动脉离断。

二、主动脉粥样硬化

主动脉粥样硬化是指以主动脉内膜出现粥样瘤、纤维化、钙化,继而出现动脉管壁增厚、变硬、失去弹性、管腔变窄为特征的慢性疾病。常伴有血栓形成及相应器官供血障碍等。

(一)病理改变

分4个阶段:脂质条纹形成、纤维斑块形成、粥样斑块形成及粥样硬化的继发性改变。

(二)临床表现

(1)可无临床症状。

(2)动脉管腔变窄或闭塞,可出现所供应器官缺血性表现。

(二)CTA 表现

(1)平扫可显示主动脉管壁钙化(线样、弧形或环状)。

(2)管壁多发钙化斑块,管壁不规则增厚,管腔粗细不均、狭窄,甚至闭塞。

(3)慢性闭塞者,周围可见侧支循环形成。

(4)伴有动脉瘤形成,表现为主动脉局限性或弥散性扩张(囊状、梭形或不规则形)。

(三)诊断要点

主动脉壁多发钙化斑块,管壁不规则增厚,管腔粗细不均、狭窄,甚至闭塞。

（四）鉴别诊断

1. 主动脉夹层

典型临床表现为背部撕裂样疼痛，钙化内膜瓣移位是主动脉夹层的特征性表现。

2. 主动脉壁内血肿

临床可表现为急性主动脉综合征，平扫为环形高密度影，增强后增厚的内侧壁多光整，血肿不强化，可与主动脉粥样硬化鉴别。

3. 主动脉穿透性溃疡

常发生在主动脉硬化基础上，可见龛影形成。

4. 大动脉炎

大动脉炎多见于中青年女性，管壁环形增厚甚至闭塞，活动期增强扫描增厚的管壁可见延迟强化。

三、主动脉真性动脉瘤

主动脉真性动脉瘤是指局限性或弥散性主动脉扩张，血管壁仍保持完整，分为内膜、中膜及外膜三层结构。

（一）临床分型

根据动脉瘤的形态可将主动脉真性动脉瘤分为囊状动脉瘤、梭形动脉瘤、梭—囊状动脉瘤（混合型动脉瘤）。

（二）临床表现

（1）临床表现主要取决于主动脉真性动脉瘤的大小、部位、病因、对周围组织的压迫和并发症。

（2）胸主动脉瘤常见胸背痛，腹主动脉瘤常为腹部搏动性肿块及腹部疼痛。

（3）突发性撕裂或刀割样胸痛，提示动脉瘤破裂。

（三）CTA 表现

（1）平扫显示主动脉壁广泛粥样斑块，钙化；瘤体部管壁增厚，密度增高。

（2）管腔局部扩大，升主动脉管径＞5 cm；降主动脉管径＞4 cm。

（3）附壁血栓：主动脉瘤腔内低密度充盈缺损，多为偏心性。

（4）若主动脉瘤渗漏或破入周围脏器，通常表现为主动脉周围积液，为高密度影。

（四）诊断要点

（1）主动脉管腔局部扩大，升主动脉管径＞5 cm，降主动脉管径＞4 cm，伴或不伴血栓形成。

（2）腹主动脉瘤临床表现为腹部搏动性肿块及腹部疼痛。

（五）术前、术后评估

1. 术前

确立诊断、动脉瘤累及部位、范围及瘤体大小；邻近血管分支情况，分支血管到动脉瘤的距离，邻近正常主动脉管径大小及钙化情况。

2. 术后

血管置换术后主要观察置换血管管腔、管壁、位置、周围渗漏及附壁血栓等；支架术后主要评估支架位置、形态及管腔内情况，有无并发内漏及内漏分型等。

（六）鉴别诊断

1. 假性动脉瘤

常有外伤史，真性动脉瘤瘤壁与主动脉相延续，而假性动脉瘤瘤体向主动脉壁旁突出，结合临床病史，常较易诊断。

2. 马方综合征

根据主动脉根部大蒜头样典型 CT 表现及其他体征可鉴别。

四、主动脉假性动脉瘤

主动脉假性动脉瘤为主动脉管壁撕裂，在血管周围形成局限性血肿。

主动脉假性动脉瘤的瘤壁仅由纤维结缔组织构成，而不具有正常的动脉壁结构，瘤内血流通过破裂口与母血管相通。

（一）病理改变

主动脉血管壁破裂，血液外溢于血管周围形成局限性血肿并逐渐液化，在血流的冲击下，通过破口与主动脉管腔相通。

（二）临床表现

多见于外伤、术后、动脉硬化和感染等，以外伤最多见。瘤体较大时压迫周围器官引起相应症状。

（三）CTA 表现

(1)平扫显示紧贴主动脉壁的瘤样等密度影，管壁常欠光整。

(2)紧贴主动脉壁的瘤样扩张影像，与相邻主动脉同步同程度强化，并经破口与相邻主动脉相通，瘤体多位于主动脉轮廓之外，表现为"挂果征"或"纽扣征"。

(3)常见附壁血栓及钙化。

（四）诊断要点

(1)常有外伤史。

(2)瘤体多位于主动脉轮廓之外，典型表现为"挂果征"或"纽扣征"。

（五）鉴别诊断

1. 真性动脉瘤

假性动脉瘤多有外伤史，瘤壁与主动脉壁不延续，瘤体为主动脉壁旁血肿，而真性动脉瘤瘤壁与主动脉壁相延续，较易诊断。

2. 主动脉穿透性溃疡

主动脉穿透性溃疡多发生在主动脉粥样硬化的基础上，表现为增厚的管壁内单发或多发龛影，多呈宽基底，而假性动脉瘤多有创伤史，可见偏主动脉一侧的小突起经细茎与母血管相通。

五、主动脉夹层

主动脉夹层是指主动脉壁内膜撕裂，血液通过内膜撕裂口进入到内膜与中膜层，形成双腔主动脉。

此外，主动脉夹层与主动脉壁内血肿和穿透性动脉粥样硬化性溃疡统称为急性主动脉综合征。

(一)病理改变

在高血压或血流动力学变化促发下主动脉内膜出现裂缝,在主动脉腔与中膜间发生交通,血流进入中膜层,内膜与中膜分离,形成真、假两个腔隙或夹层内血肿形成。

(二)临床表现

1.病因

包括高血压、动脉粥样硬化、遗传性疾病、先天性主动脉畸形、创伤、主动脉壁炎症反应。

2.典型表现

典型表现为突然发作剧烈的背部撕裂样疼痛,向颈背部放射,并向下迁移到腹部及四肢。

3.并发症

可伴发休克和发绀,少数还有晕厥、呕吐、呕血等。

(三)临床分型

1.DeBakey 分型

可分为以下三型。

Ⅰ型,破口位于主动脉近端,病变累及主动脉弓和(或)降主动脉。Ⅱ型,破口位于升主动脉,病变终止于无名动脉水平。Ⅲ型,破口位于左侧锁骨下动脉以远,病变可伸展至腹主动脉。Ⅲ型根据累及范围又可分为 2 型,Ⅲa 型仅累及降主动脉胸段,Ⅲb 型累及主动脉全程,甚至髂动脉。

2.Stanford 分型

以左锁骨下动脉为分界点,分为 2 型。A 型,累及升主动脉,伴或不伴有降主动脉累及。B 型,累及左锁骨下动脉以远的主动脉。

(四)CTA 表现

(1)平扫表现为内膜瓣钙化内移,常可提示诊断。

(2)可见撕裂的内膜瓣、破口及真假腔。

(3)可见主动脉夹层渗漏或破裂表现,如心包、胸腔或主动脉周围组织积血。

(五)术前评估

确定主动脉夹层的分期和分型、确认破口入口和出口位置、明确夹层累及范围、确定真假腔(真腔多较小,假腔多较大)、评估径路血管条件、测量近端相对正常血管内径,以确定所用支架的直径。

(六)术后随访

(1)血栓机化情况及真假腔的变化、置换血管形状及位置、管腔通畅程度、管壁有无增厚。

(2)支架有无变形、是否在位、支架内通畅情况,以及有无内漏和内漏分型。

(七)诊断要点

(1)典型临床表现:剧烈的背部撕裂样疼痛,向颈背部放射。

(2)内膜瓣钙化内移及真、假腔形成,可见撕裂口。

(八)鉴别诊断

1.撕裂的内膜与伪影鉴别

前者为一层薄而略为弯曲的线样结构,而后者为较粗的直线形结构,在不同的 CT 扫描层面上其方向可以不同,特别是伪影常延伸至主动脉的边缘以外更具鉴别诊断价值。心电门控技术和大螺距技术能有效去除运动伪影,可选择使用。

2. 主动脉壁内血肿

若假腔充满血栓需要与主动脉壁内血肿鉴别,如见到内膜瓣钙化内移及残留的管腔狭窄或变形存在,则强烈提示主动脉夹层。

六、主动脉壁内血肿

主动脉壁内血肿指主动脉壁滋养血管破裂出血形成血肿所致,也被称为没有内膜破口的主动脉夹层或不典型主动脉夹层。

(一)病理改变

主动脉中层内滋养血管破裂出血形成主动脉壁内血肿,血肿可局限性或沿主动脉壁外膜下的中膜外层扩张形成广泛血肿。

(二)临床表现

强烈的烧灼样、撕裂样或搏动性胸痛且有移行性。

(三)病变分型

主动脉夹层 Stanford 分型同样运用于主动脉壁内血肿分型,将其分为以下 2 型:A 型,累及升主动脉或同时伴有降主动脉受累;B 型,仅局限于降主动脉。

(四)CTA 表现

(1)新鲜的壁间血肿密度高于邻近主动脉壁,平扫 CT 值为 60~70 Hu,随着时间推移,增厚的主动脉壁表现为等密度,晚期表现为低密度。

(2)主动脉壁新月形或环行增厚>0.5 cm,无内膜瓣或内膜裂口,主动脉壁内缘光整,多无主要分支受累。

(3)可有心包积液、胸腔积液、主动脉夹层、主动脉瘤等并发征象。

(4)提示病变恶化的征象:升主动脉受累、首次检查时主动脉最大径>5 cm、严重的心包积液、巨大的或进行性增加的胸腔积液、随访时发现主动脉进行性扩张、持续性疼痛或血流动力学不稳定、主动脉壁厚度增加、大的内膜侵蚀(>2 cm)。

(五)鉴别诊断

1. 主动脉夹层

典型主动脉夹层可见撕裂口,撕裂的内膜瓣将主动脉分成真、假两个腔。

2. 主动脉粥样硬化

40 岁以上患者多见,管壁不均匀增厚,钙化常见,钙化一般无移位。

3. 大动脉炎

年轻女性多见,多发大动脉受累,管壁环形增厚伴管腔向心性狭窄或闭塞。

七、主动脉穿透性溃疡

主动脉穿透性溃疡指主动脉溃疡穿透了弹力层,并在主动脉壁中层形成血肿的主动脉病变,常常在主动脉粥样硬化的基础上形成。

(一)病理改变

在主动脉粥样硬化基础上,溃疡穿透了弹力层并可在动脉壁中层内形成血肿,往往较局限,但不形成假腔,可进展为动脉瘤、主动脉夹层,甚至破裂。

（二）临床表现

(1)最主要的诱发因素：高血压、年龄偏大和全身动脉粥样硬化。

(2)患者常常出现突然发作的背部剧烈撕裂样疼痛。

(3)持续反复胸痛、胸腔积液增多及主动脉穿透性溃疡的最大径能预测病变进展。

（三）CTA表现

(1)主动脉壁广泛粥样硬化基础上突向增厚管壁的"龛影"为特征性表现，可单发或多发。

(2)可伴发主动脉壁内血肿。

(3)破裂出血时可见主动脉周围积血。

（四）诊断要点

主动脉壁广泛粥样硬化和突出于主动脉管腔的"龛影"。

（五）鉴别诊断

1.伴有溃疡性病变的主动脉壁内血肿

主动脉壁内血肿平扫可见弧形高密度影，可供鉴别。

2.主动脉粥样硬化

一般无明显临床症状，而发生穿透性溃疡时可出现突发剧烈的胸腹痛；CTA图像上根据主动脉壁有无龛影，可予以鉴别。

八、马方综合征

马方综合征是一种常染色体显性遗传性结缔组织疾病，其特征性病变见于心血管系统和眼部改变。

（一）病理改变

主动脉壁中层囊状坏死，使中层弹性纤维离断、碎裂、黏液变性和囊肿形成，导致主动脉窦、瓣环和升主动脉夹层、主动脉瓣关闭不全和左心功能不全。

（二）临床表现

(1)伴或不伴有主动脉瓣反流的升主动脉扩张，是诊断马方综合征的特征之一。

(2)胸骨右缘第2～4肋间舒张期杂音。

(3)肌肉—骨骼系统受累：肢体细长、蜘蛛指(趾)、韧带松弛、脊柱侧弯及漏斗胸等。

(4)眼部受累：晶状体脱位或半脱位，可表现高度近视。

（三）CTA表现

(1)冠状动脉窦或近心段升主动脉呈动脉瘤或动脉瘤样扩张，呈"大蒜头征"。

(2)可伴发升主动脉夹层、主动脉瓣关闭不全，左心室增大。

(3)胸廓呈鸡胸或漏斗胸，脊柱后凸或侧弯。

（四）诊断要点

(1)典型的临床特征。

(2)升主动脉呈"大蒜头征"。

（五）鉴别诊断

马方综合征需与主动脉瘤样扩张、升主动脉瘤及升主动脉夹层相鉴别。结合临床特征及其他系统受累情况一般诊断不难。

九、主动脉缩窄

主动脉缩窄是一种较常见的先天性心脏畸形,在各类先天性心脏病中占 5%～8%。主动脉缩窄绝大多数(95% 以上)发生在主动脉峡部、邻近动脉导管或动脉韧带区,极少数病例缩窄段可位于主动脉弓、胸部降主动脉,甚至腹主动脉。

(一)病理改变

主动脉缩窄系动脉导管纤维化闭锁过程中波及主动脉峡部或是主动脉峡部过度缩窄的结果,或者是胚胎时期血流分布不均,由于接受来自导管的血流,使通过峡部血流减少,受此血流动力学的影响所致。

(二)临床表现

1.主要表现

主要表现为头痛、头晕、耳鸣、眼花、气急、心悸、颈动脉搏动感、下肢发凉、易疲乏、间歇性跛行等症状。

2.婴儿表现

常合并心内外畸形,有严重血流动力学紊乱,常并发肺炎、心力衰竭等而导致死亡。

3.成人表现

成人常无特异临床表现,因病变部位、缩窄程度、是否并有其他心血管畸形可出现多种表现,其中以血压异常最常见,表现为上下肢血压差大,上肢血压明显高于下肢。

(三)病变分型

分以下 3 型。

1.导管旁型

缩窄段位于导管附着处。

2.导管前型

缩窄段位于动脉导管开口近端或主动脉弓。

3.导管后型

缩窄段位于导管开口处远端。

(四)CTA 表现

1.主动脉局部管腔狭窄

缩窄后远端主动脉往往可见扩张。

2.侧支血管

常见内乳动脉、锁骨下动脉及肋间动脉扩张并与主动脉端吻合。

3.其他畸形

如室间隔缺损、房间隔缺损、肺动脉高压、动脉导管未闭等。

(五)术前、术后评估

1.术前评估

观察缩窄位置、程度,侧支血管及合并畸形等,制订合适的手术方案。

2.术后随访

以外科旁路移植手术及介入腔内修复术治疗为主,术后观察旁路血管位置、管腔内通畅程度,支架位置、形态及支架内情况。

(六)诊断要点

主动脉峡部局限性狭窄,伴多发侧支血管形成。

(七)鉴别诊断

1. 大动脉炎

主动脉管壁环形增厚,活动期有炎性改变且累及范围广。

2. 主动脉弓离断

升主动脉与降主动脉之间管腔及血流连续性均中断,降主动脉通过动脉导管未闭与肺动脉相通,均合并有重度肺动脉高压且肺动脉显著扩张。

3. 主动脉缩窄后主动脉扩张

需与主动脉瘤鉴别,主动脉瘤一般不伴发管腔狭窄。

十、主动脉离断

主动脉离断是指主动脉弓未发育,升主动脉与降主动脉之间无直接沟通,管腔连续性中断。

(一)病理改变

主动脉离断是一种少见的先天性复杂心血管畸形,很少单独发生,常合并其他心血管畸形,最常见的合并畸形为动脉导管未闭及室间隔缺损,其他尚有合并主肺动脉窗、右心室双出口等畸形。

主动脉离断多于婴幼儿时期被发现。

(二)病变分型

分 3 型:A 型位于左锁骨下动脉远端,B 型位于左颈总动脉和左锁骨下动脉间,C 型无名动脉起始远端离断,左颈总动脉及左锁骨下动脉起自降主动脉。

(三)临床表现

(1)其特征性临床表现为差异性发绀。

(2)上肢血压高于下肢,或左右上肢血压不等,下肢脉搏弱,甚至摸不到。

(四)CTA 表现

(1)主动脉弓部局限性中断,升主动脉与降主动脉之间无交通及无连接组织。

(2)主肺动脉扩张,有时可见闭塞末端瘤样扩张。

(3)常并存动脉导管未闭,且较粗大,并与降主动脉相通。

(4)若无动脉导管未闭,则侧支血管异常丰富。

(五)诊断要点

(1)差异性发绀。

(2)升主动脉与降主动脉无直接沟通。

(六)鉴别诊断

主动脉缩窄:主动脉离断是主动脉局部阙如,而主动脉缩窄是局限狭窄,主动脉离断则侧支循环非常丰富,常常依赖肋间动脉、支气管动脉及双侧胸廓内动脉代偿供血。

十一、大动脉转位

大动脉转位是胚胎早期圆锥部旋转及吸收异常造成心室与大动脉连接不一致的一种复杂

先天性心脏畸形。

(一)病理改变

主要分为完全性和矫正型大动脉转位。前者为心房与心室连接关系正常,而心室与大动脉连接不一致;后者为心房与心室连接不一致,心室与大动脉连接也不一致。

(二)临床表现

(1)室间隔完整的完全性大动脉转位患者出生后即有明显发绀,而合并室间隔缺损的完全性大动脉转位发绀程度轻。第二心音响亮且较单一。

(2)单纯的矫正型大动脉转位者可无特殊临床表现。

(三)病变分型

1.完全性大动脉转位可分为 4 种类型

Ⅰ型,无室间隔缺损或有小的室间隔缺损,合并动脉导管未闭或卵圆孔未闭;Ⅱ型,合并大的室间隔缺损,肺血流量多数较大,易发生肺血管阻塞病变;Ⅲ型,合并室间隔缺损和肺动脉口狭窄,肺血流量少;Ⅳ型,室间隔完整或接近完整,合并肺动脉瓣和肺动脉发育不良。

2.矫正型大动脉转位分为左位型和右位型

左位型,主动脉瓣位于肺动脉瓣左侧;右位型,主动脉瓣位于肺动脉瓣右侧。

(四)CTA 表现

1.完全性大动脉转位

(1)特征是房—室连接一致,而心室—大动脉连接不一致,因此判断心室—大动脉的连接关系尤其重要。

(2)横断位于主动脉瓣层面可见肌小梁较粗的右心室的漏斗部直接与主动脉相连;肺动脉则与肌小梁纤细的左心室相连。

(3)合并畸形:室间隔缺损最常见,多合并肺动脉狭窄,尤其是肺动脉瓣狭窄。

2.矫正型大动脉转位

(1)除房—室连接不一致外,心室—大动脉连接也不一致。肌小梁较粗的为右心室漏斗部直接与主动脉相连,肌小梁较细的左心室与肺动脉相连。

(2)合并畸形:室间隔缺损最多见,其次常合并肺动脉狭窄。

(五)诊断要点

完全性大动脉转位是房—室连接正常而大动脉与心室起源关系异常的畸形。若房—室连接关系不一致,大动脉的心室起源异常,可诊断为矫正型大动脉转位。

十二、血管环

血管环指的是主动脉弓部先天性异常,血管结构和动脉韧带完全或部分包绕气管或食管,常引起气管阻塞和呼吸窘迫,是难以解释的引起婴幼儿呼吸道症状的原因之一。

(一)病理改变

由于胎儿发育早期成对的主动脉组成的血管环(即鳃弓型主动脉弓)未能正常地向单一主动脉(即哺乳型主动脉弓)过渡,右背侧主动脉退化吸收不完全或主动脉弓其他各段发育异常造成气管和(或)食管压迫的血管畸形。

(二)病变分型

主要包括双主动脉弓畸形、左主动脉弓畸形,右主动脉弓畸形及其他畸形。

(三)临床表现

(1)不完全血管环引起的症状较轻,而完全血管环引起的临床症状较严重。

(2)压迫婴幼儿气道可引起呼吸困难,压迫食管者可引起吞咽困难。

(3)血管环还可压迫迷走神经和喉返神经引起相关症状。

(四)CTA 表现

1.迷走右锁骨下动脉

右侧锁骨下动脉异常走行于气管食管后方。

2.双主动脉弓

CT 横断面增强图像示主动脉弓向前达气管,分为左、右两个动脉弓,并包绕气管和食管,然后延伸达食管后合并为降主动脉,降主动脉通常位于躯干中线的左侧。

3.左位主动脉弓伴右位降主动脉

主动脉向上折向气管左侧并自气管、食管左侧向右下后绕行后降主动脉位于躯干中线的右侧。

4.右位主动脉弓并迷走锁骨下动脉

主动脉弓及降主动脉上段出现在脊柱右侧。

左侧锁骨下动脉起源于降主动脉,走行在食管的左后方,动脉导管韧带从降主动脉延伸至肺左动脉,形成血管环。

(五)诊断要点

主动脉弓部异常,形成完整或不完整的环形结构。

(六)鉴别诊断

血管环为一组先天性异常的总称,根据典型表现,多易于诊断。

十三、大动脉炎

大动脉炎,又称"无脉病",是一种发生于大弹力动脉的慢性非特异性炎性疾病,好发于20～30 岁的年轻女性。

(一)病理改变

以 T 淋巴细胞、B 淋巴细胞和巨噬细胞浸润为主的透壁性血管炎,受累动脉外膜呈结节样增厚,中膜和内膜增生、纤维化,致管腔狭窄甚至闭塞;也可见管腔扩张、动脉瘤和(或)血栓形成。

(二)临床表现

(1)无脉、双侧肱动脉血压不等。

(2)发热、乏力、贫血和肌肉关节痛等。

(3)受累动脉供血终末器官缺血症状。

(三)病变分型

大动脉炎分为 5 型:Ⅰ型,仅累及主动脉弓主要分支血管;Ⅱ$_a$型,累及升主动脉、主动脉弓及其主要分支;Ⅱ$_b$型,累及升主动脉、主动脉弓及其主要分支和胸主动脉;Ⅲ型,累及胸主动脉降段、腹主动脉和(或)肾动脉;Ⅳ型,仅累及腹主动脉和(或)肾动脉;Ⅴ型,Ⅱ$_b$型＋Ⅳ型。

在上述分型的基础上,冠状动脉受累时为 C+,肺动脉受累时为 P+。

(四)CTA 表现

1.血管壁环形增厚

血管壁环形增厚为最典型表现,也是该病早期唯一表现。

CT 平扫上环形增厚的血管壁相对于管腔呈略高密度,增强扫描时增厚的管壁可出现"双环征"。

2.血管腔狭窄或闭塞

血管腔狭窄或闭塞为向心性狭窄,见于 90% 的患者,以胸主动脉降段和腹主动脉受累常见,最常受累分支血管为左锁骨下动脉、颈总动脉和肾动脉,肺动脉和冠状动脉也可受累。

3.管壁钙化

管壁钙化以透壁性钙化为典型表现,可见于 27% 的患者。

4.管腔扩张或动脉瘤形成

管腔扩张或动脉瘤形成以腹主动脉和升主动脉最常见。

5.侧支循环血管

侧支循环血管表现为狭窄或闭塞血管周围大量迂曲、增粗的小血管。

(五)诊断要点

(1)年轻女性,多发大动脉受累。

(2)管壁环形增厚伴管腔向心性狭窄或闭塞,可伴侧支循环形成。

(六)鉴别诊断

1.动脉粥样硬化

40 岁以上患者多见,管壁不均匀增厚,钙化常见,管腔偏心性狭窄。

2.巨细胞动脉炎

巨细胞动脉炎与大动脉炎病理和影像表现相似,但 50 岁以上女性多见,颈外动脉及其分支和颈内动脉受累最常见。

3.结节性多动脉炎

好发于 30～50 岁男性,以内脏动脉和肾动脉多发小动脉瘤为特征。

十四、主动脉腔内隔绝术后内漏

主动脉腔内隔绝术后内漏是指与腔内血管移植物相关的、在移植物腔外,且在被此移植物所治疗的动脉瘤腔及邻近血管腔内出现持续性血流的现象。主动脉腔内隔绝术后内漏是主动脉腔内隔绝术后主要并发症之一,也是影响远期疗效的关键。主要包括主动脉夹层和腹主动脉瘤腔内隔绝术后内漏。

(一)病理改变

(1)内漏可以来自置入物远端、近端及与移植物本身缺陷有关。

(2)近端内漏最可能的原因是移植物与管壁贴附不紧密,或移植物选择不合适,血流沿移植物与管壁之间的缝隙进入假腔。

(3)远端内漏因为移植物远端与血管壁贴附不紧密,致使血液经两者之间的缝隙反流向上进入假腔,也可能是主动脉夹层上存在多个裂口,当近端裂口被封闭后,远端裂口处的血流方向从原来由假腔流入真腔变为由真腔进入假腔,血液逆流向上,使假腔再度显影。

(二)病变分型

1. 主动脉夹层腔内支架植入术后内漏分型

(1) Ⅰ型:指血液经腔内移植物近心端或远心端的裂隙流入瘤腔。Ⅰa型为血液经腔内移植物近端的裂隙流入假腔,Ⅰb型为血液经腔内移植物远端的裂隙流入假腔。Ⅰ型内漏的预防主要是精确评估和恰当选择并准确定位释放腔内移植物。

(2) Ⅱ型:指腔内隔绝术后血液经腔内移植物与分支血管反流入假腔。包括Ⅱs和Ⅱo型,其中Ⅱs型为血液经左侧锁骨下动脉反流入假腔,Ⅱo型为血液经支气管动脉或肋间动脉流入假腔。

(3) Ⅲ型:指从腔内移植物破损处流入夹层假腔。

(4) Ⅳ型:指血液从腔内移植物针孔从分支血管反流入夹层假腔。

2. 腹主动脉瘤腔内支架植入术后内漏分型

(1) Ⅰ型:指血液经腔内移植物近心端或远心端的裂隙流入腹主动脉瘤腔。

Ⅰa型为血液经腔内移植物近端的裂隙流入瘤腔,Ⅰb型为血液经腔内移植物远端的裂隙流入瘤腔。

(2) Ⅱ型:指腔内隔绝术后血液经腔内移植物与分支血管反流入瘤腔。

常见分支血管包括腰动脉、肠系膜下动脉和其他侧支动脉。

(3) Ⅲ型:指从腔内移植物破损处流入瘤腔。

(4) Ⅳ型:指血液从腔内移植物针孔从分支血管反流入瘤腔。

(三)CTA 表现

(1)瘤腔内的对比剂外渗至移植物腔外。

(2)以Ⅰ型内漏最常见,Ⅱ型内漏相对不常见。Ⅰ型和Ⅱ型内漏需要及时处理。

(四)诊断要点

主动脉夹层或动脉瘤覆膜支架术后,支架腔外显影,根据原因确定其分型。

十五、主髂动脉闭塞

主髂动脉闭塞症常累及远端腹主动脉和近端髂总动脉,近端主动脉和远侧肢体的动脉通常正常。主髂动脉完全闭塞时,部分患者有丰富的侧支循环。

(一)病理改变

急性闭塞多见于主动脉骑跨栓或在原有病变的基础上继发血栓形成,慢性闭塞的主要由动脉粥样硬化和大动脉炎等引起。

(二)临床表现

1. 发病年龄

发病年龄多大于 45 岁,男女比例为(6~8):1。

2. 急性主髂动脉闭塞

发病急骤、病情凶险、常出现典型"5P"症状,即疼痛(pain)、麻痹(paralysis)、感觉异常(paresthesia)、无脉(pulselessness)和苍白(pallor)。

3. 慢性主髂动脉闭塞

出现不同程度间歇性跛行,有 30%~50%的男性患者可出现不同程度阳痿,病程晚期可有静息时缺血性疼痛或不同程度的缺血性组织坏死。体格检查见股动脉搏动减弱或消失。

（三）病变分型

主要分为以下 3 型。

1. Ⅰ型

主—髂动脉型，约占 10%，病变位于腹主动脉和髂总动脉，常见于女性患者，并有吸烟史。

2. Ⅱ型

主髂—股动脉型，约占 25%，病变涉及主动脉分叉段、髂总、髂外动脉及股动脉的近侧段，通常股动脉及其远侧动脉仍通畅。

3. Ⅲ型

多节段阻塞型，约占 65%，病变可发生在主动脉分叉部至胫—腓动脉的广泛范围内。一般年龄较大，常伴有糖尿病、高血压和涉及脑、冠状动脉和内脏动脉的动脉硬化病变，表现为进行性缺血的症状。

（四）CTA 表现

（1）主髂动脉血管闭塞，断端呈偏心形、漏斗形或鼠尾形。

（2）慢性主髂动脉闭塞可见丰富的侧支血管形成：腹、盆壁浅层、腰肋部及肠系膜动脉走行区内血管分支增粗、增多，走行迂曲。主要侧支循环包括下位肋间后动脉（或腰动脉）与旋髂深动脉通路、腹壁下动脉与腹壁上动脉通路、肠系膜上动脉与肠系膜下动脉形成通路。

（五）诊断要点

1. 临床表现

多见于男性，年龄>45 岁，间歇性跛行和静息痛，男性性功能障碍等。

2. CTA 表现

主髂动脉血管闭塞，丰富侧支循环。

（六）鉴别诊断

1. 主动脉夹层

剧烈的背部撕裂样疼痛，向颈背部放射，内膜瓣钙化内移及真、假腔形成，可见撕裂口。

2. 腹主动脉瘤合并急性血栓

主动脉管腔局部扩大，降主动脉管径>4 cm；伴或不伴血栓形成；临床表现为腹部搏动性肿块及腹部疼痛。

3. 大动脉炎

常见于年轻女性，多发大动脉受累，受累动脉管壁环形增厚伴管腔向心性狭窄或闭塞，可伴侧支循环形成。

第十六节　冠状动脉 CT 血管成像

一、解剖和变异

（一）正常解剖

1. 冠状动脉组成

冠状动脉由右冠状动脉、左冠状动脉主干、左前降支及左回旋支组成。

(1)右冠状动脉:起自右冠状窦,走行至后十字交叉处,依次发出圆锥支、窦房结支、右心室支、锐缘支、后降支、左室后支及房室结支。

(2)左冠状动脉主干:起自左冠状窦,走行一段距离后分为左前降支及左回旋支,可在左前降支及回旋支之间发出一支中间支。

(3)左前降支:为左冠状动脉主干的分支,走行于前室间沟左、右心室间,抵达心尖部。沿途发出对角支和室间隔支。

(4)左回旋支:为左冠状动脉主干的另一分支,沿左房室沟向左后行走至后室间沟。沿途发出钝缘支和左心房旋支。右冠状动脉优势者,回旋支可发育细小或不发育。

2.冠状静脉系统组成

冠状静脉系统主要包括冠状静脉窦及其属支。

(1)冠状静脉窦:主要位于心脏后部,走行于左心房及左心室之间的冠状沟内。

(2)主要属支:心大静脉、心中静脉、心小静脉、左心室后静脉及左心房斜静脉。

3.冠状动脉分段

参照美国心脏病学会制订的冠状动脉分段标准分段。右冠状动脉开口至第一转折处(1段)、第一转折至第二转折(2段)、第二转折至后降支分叉部(3段)、左室后支或后降支(选择粗大的一支为4段,另一支为4$^+$段,左优势冠状动脉时,4和4$^+$段归入回旋支)。左冠状动脉主干(5段)。前降支起始部至第一间隔支(或前降支近段为6段)、第一间隔支至心尖部均匀分成两段(或前降支中段和远段为7和8段)、第一对角支(或中间支)和第二对角支分别为9段和10段。回旋支开口至第一钝缘支发出(或回旋支主干的近1/3为11段)、第一钝缘支(选近段发出的粗大的一支为12段)、第一和第二钝缘支之间(回旋支主干中段为13段)、第二钝缘支(选中段发出的粗大的一支为14段)、回旋支主干的远段为15段。

(二)解剖变异

1.冠状动脉起源异常

冠状动脉起源异常包括高位起源、多个开口、单一冠状动脉、冠状动脉异位起源于肺动脉、冠状动脉或其分支起自对侧或非冠状窦。

2.冠状动脉走行异常

心肌桥和重复冠状动脉。

3.冠状动脉终止异常

冠状动脉瘘、冠状动脉弓及冠状动脉终止于心外。

4.冠状动脉其他异常

如冠状动脉发育不全、阙如或闭锁。

5.冠状静脉解剖变异

主要分为发育不全、成角型、狭窄型及瘘道型4种类型。

二、冠状动脉粥样硬化

冠状动脉粥样硬化是指由于冠状动脉斑块形成及斑块继发性病变引起的冠状动脉管壁增厚变硬、失去弹性及管腔狭窄。

由于冠状动脉粥样硬化使血管腔狭窄或阻塞而导致心肌缺血缺氧或心肌梗死而引起的心脏病称为冠状动脉粥样硬化性心脏病。常见于40岁以上中老年人。高血压、糖尿病、高血脂、吸烟等为其主要危险因素。

(一)病理改变

冠状动脉内膜脂质及复合糖类沉积、纤维组织增生及钙质沉着,并伴有中层逐渐退变,可继发斑块内出血、斑块破裂及局部血栓形成,从而造成冠状动脉管腔狭窄及心肌供血不足。

(二)临床表现

轻者无明显症状,重者可出现心绞痛、心肌梗死,甚至猝死。

(三)CTA 表现

1.冠状动脉钙化积分

(1)可反映冠状动脉病变的严重性及稳定性,与心绞痛和心肌梗死的发病率密切相关。

(2)冠状动脉钙化与狭窄的严重程度相关,但冠状动脉钙化程度与管腔狭窄程度不一定平行。

(3)严重的冠状动脉钙化会影响对冠状动脉管腔狭窄程度的正确判断。

2.冠状动脉粥样硬化斑块

(1)最常见于左前降支近中段。

(2)可分为非钙化斑块、混合型斑块及钙化性斑块。

3.冠状动脉管腔狭窄

(1)轻度:管腔狭窄程度<50%;中度:管腔狭窄程度 50%~75%;重度:管腔狭窄程度75%~99%;次全闭塞,管腔狭窄程度>99%;完全闭塞,管腔狭窄程度为 100%。

(2)冠状动脉次全闭塞与完全闭塞的鉴别:当伴有以下情况时应该考虑血管完全闭塞:①闭塞远段血管管腔的 CT 值出现逆向密度梯度(即闭塞远段血管的 CT 值由近至远逐渐升高);②闭塞病变的平均阻塞长度显著大于次全闭塞;③有侧支血管形成。

4.心肌缺血或梗死

CTA 上常表现为心肌低密度区,CT 灌注图像上表现为低灌注区,延迟成像上表现为延迟强化。

药物负荷 CT 灌注成像可区分缺血心肌的可逆性。

5.室壁瘤

常表现为局限性室壁变薄,收缩期和舒张期均见对比剂充填,壁可见钙化,4D 电影表现为收缩期和舒张期室壁的运动减弱或矛盾运动。

(四)诊断要点

冠状动脉管壁不规则增厚及钙化,管腔不同程度狭窄,可伴心肌缺血表现。

(五)鉴别诊断

1.运动伪影

冠状动脉运动伪影常见冠状动脉边缘模糊,周围伴条形或阶梯形伪影。

2.心肌桥

横断面图像所示冠状动脉与心肌的解剖关系及 4D 电影显示的"挤牛奶"现象可鉴别。

3.冠状动脉痉挛

冠状动脉痉挛为一过性,也可引起血管部分或完全闭塞及心肌缺血症状。随访观察有助鉴别。

4.其他原因所致的冠状动脉狭窄

其他原因所致的冠状动脉狭窄,如大动脉炎等。结合病史有助于鉴别。

三、心肌桥

心肌桥又称壁冠状动脉,是指冠状动脉节段性走行于心肌纤维下,覆盖于血管表面的心肌称为心肌桥,是最常见的冠状动脉走行异常,发生率为 15%～85%。

(一)病理改变

心肌收缩使壁冠状动脉血管受压,使供血区心肌血液量减少,特别是心肌舒张时间缩短所造成的心动过速,使心肌缺血更加严重。心肌桥前方血管由于长期的异常血流常伴有动脉粥样硬化性病变。

(二)临床表现

(1)许多患者可长期无症状。

(2)也可出现心肌缺血的症状,特别是在劳累、运动、情绪激动时,心肌缺血症状加重,可导致心绞痛、室性心动过速、房室传导阻滞、急性冠状动脉综合征、心肌顿抑,甚至心源性猝死。

(三)病变分型

可分为表浅型及纵深型。

1.表浅型

仅部分冠状动脉被心肌包绕,该段血管偏移或拉直,收缩期对冠状动脉血流量无影响或影响较小。

2.纵深型

冠状动脉被心肌完全包绕,心肌横向或斜向覆盖于壁冠状动脉表面,该段血管收缩期狭窄明显。

(四)CTA 表现

1.心肌内冠状动脉

最常见于左前降支中远段,表现为冠状动脉节段性走行于心肌内为该病的直接表现。曲面重组图像可清晰显示走行于心肌内的冠状动脉。

2.挤牛奶效应

收缩期出现冠状动脉节段性狭窄而舒张期基本恢复正常。

3.上下跳跃征

节段性走行于心肌内的冠状动脉与其近、远端走行于心外膜内的冠状动脉之间的成角现象。

4.心肌桥前

可伴有冠状动脉斑块、管腔狭窄或闭塞。

(五)诊断要点

心肌内冠状动脉、挤牛奶效应及上下跳跃征是诊断心肌桥的主要依据。

(六)鉴别诊断

1.冠状动脉粥样硬化

横断面图像和曲面重组图像可清楚显示冠状动脉与心肌的关系,4D 电影模式下"挤牛奶效应"也有助于鉴别病变性质。两者均可伴有斑块形成,冠状动脉粥样硬化狭窄处有斑块形成,而心肌桥的斑块常位于心肌桥前方血管。

2.肥厚性心肌病

需与不对称性的心肌肥厚鉴别,肥厚性心肌病常伴有室间隔的增厚并且 4D 模式下没有"挤牛奶效应"可帮助鉴别。

3.其他

有时前降支纵深型心肌桥血管纤细狭窄,偶尔需与重复冠状动脉及室间隔支鉴别,主要的鉴别点在于连续追踪可见心肌桥的血管到达心尖部。

四、冠状动脉起源于对侧窦或冠状动脉

冠状动脉起源于对侧窦或冠状动脉属于冠状动脉起源异常的一种,包括右冠状动脉起源于左冠状动脉窦或左冠状动脉(发生率为 0.05%~0.1%)及左前降支及左回旋支起源于右冠状窦或右冠状动脉(发生率为 0.67%)。

(一)病理改变

起源异常的冠状动脉开口处常扭转成拐角,长期的血流动力学改变易造成近端血管动脉粥样硬化,或者起源异常的血管走行于主动脉和肺动脉圆锥之间,运动时,扩张的肺动脉和主动脉挤压位于动脉之间的血管节段可导致心室舒张期间该血管间断性狭窄或闭塞,引起心肌缺血。

(二)临床表现

(1)可无明显临床症状。

(2)亦可在运动时或运动后出现心悸、胸闷、胸痛等心肌缺血的症状,严重者可出现心肌梗死,甚至猝死,动脉间型患者心肌缺血症状最明显。

(三)病变分型

根据畸形血管走行分为以下 4 型。

1.动脉间型

畸形血管走行于主动脉与肺动脉之间。

2.间隔型

畸形血管走行于室间隔内或肺动脉下。

3.肺动脉前型

畸形血管走行于肺动脉主干前。

4.主动脉后型

畸形血管走行于主动脉后。

(四)CTA 表现

(1)冠状动脉异常起源于对侧冠状动脉或冠状窦,行于主动脉和主—肺动脉间或前、后方。
(2)动态评价异常起源的冠状动脉近端在心动周期内的变化。

(五)诊断要点

容积再现图像显示冠状动脉异常起源于对侧冠状动脉或冠状窦。

(六)鉴别诊断

1.冠状动脉瘘

冠状动脉起源于对侧窦或冠状动脉不伴有冠状动脉异常终止,而冠状动脉瘘常终止于肺

动脉及左、右心室等处。

2.冠状动脉闭塞

连续观察横断面图像可见起源于对侧冠状窦或冠状动脉的血管,有助于鉴别。

五、冠状动脉起源于肺动脉

冠状动脉起源于肺动脉是一种严重的冠状动脉先天性异常,也称 Bland-White-Garland 综合征,发生率约为 1/300 000。

(一)病理改变

1.左冠状动脉起源于肺动脉

(1)可分为婴儿型及成人型。

(2)婴儿型:在胚胎发育时期,主动脉压力和血氧饱和度与肺动脉相同,心肌灌注正常。出生后,随着肺动脉压力开始下降并很快低于体循环压力,即可出现左心供血障碍,随着侧支循环建立,血流由右冠状动脉经侧支到左冠状动脉后进入肺动脉,出现"盗血",心肌灌注降低,产生心肌缺血、心肌梗死及心力衰竭。

(3)成人型:两冠状动脉之间建立丰富的侧支循环血管,并将冠状动脉血液引流至肺动脉,产生冠状动脉至肺动脉的盗血现象。

2.右冠状动脉起源于肺动脉

左冠状动脉粗大并伴有侧支循环形成,血流由左冠状动脉经侧支到右冠状动脉后进入肺动脉,形成"盗血",仅少数病例出现心肌缺血和猝死。

(二)CTA 表现

1.左冠状动脉

起自肺动脉最常见。

2.侧支血管

婴儿型侧支血管纤细、稀疏,成人型侧支血管粗大、丰富。

3.其他

左心室扩大、肺动脉扩张及心肌梗死等。

(三)诊断要点

起源于肺动脉的冠状动脉及冠状动脉间的侧支循环。

(四)鉴别诊断

冠状动脉肺动脉瘘:也可见冠状动脉与肺动脉间相连的血管及侧支血管的形成,但是冠状动脉肺动脉瘘可见到正常起源的冠状动脉主干。

六、冠状动脉瘘

冠状动脉瘘是指冠状动脉主干或其分支与任何一个心腔或其他血管之间存在先天性异常通道,为冠状动脉终止异常中最常见的一种。以往冠状动脉造影文献报道其瘘口开口最常位于右心室(45%),而最近 CT 文献报道瘘口开口以肺动脉最常见。

(一)病理改变

(1)部分冠状动脉血流分流入心内,增加心脏负荷。

(2)瘘远端的冠状动脉血流量减少,局部心肌供血不足。

(3)瘘近端冠状动脉血流量增加,易出现血管内膜损伤,发生动脉粥样硬化。

(4)血管迂曲扩张易形成血栓。

(二)临床表现

(1)症状是否出现及轻重程度与瘘口大小、年龄及有无合并其他心内畸形等有关。

(2)瘘口小、分流量少时,可无明显症状及(或)偶在体检时发现心脏杂音。

(3)瘘口大、分流多时,可出现心绞痛、心肌梗死,甚至猝死。

(4)典型体征是在心前区第 3~4 肋间闻及连续性杂音,杂音最响的部位与瘘入心腔的位置有关。

(三)病变分型

根据瘘管开口的位置分为 5 型。Ⅰ型,引流入右心房;Ⅱ型,引流入右心室;Ⅲ型,引流入肺动脉;Ⅳ型,引流入左心房;Ⅴ型,引流入左心室。

(四)CTA 表现

(1)冠状动脉与心腔或大血管直接连接,受累冠状动脉常迂曲扩张,瘘管可呈瘤样改变。

(2)从冠状动脉发出异常侧支血管,走行迂曲并形成血管网,与心腔或血管形成异常沟通。

(3)心腔增大、肺动脉增粗等继发改变。

(五)诊断要点

与心腔或大血管直接连接的冠状动脉或血管网。

(六)鉴别诊断

1.冠状动脉起源于肺动脉

冠状动脉起源于肺动脉亦有冠状动脉与肺动脉相通并且有侧支血管形成,为冠状动脉主干直接起源于肺动脉,对侧冠状动脉增粗。冠状动脉肺动脉瘘虽有异常血管或其分支血管与肺动脉相通,但不伴有冠状动脉起源异常。

2.冠状动脉瘤样扩张或冠状动脉瘤

冠状动脉瘘可伴有冠状动脉瘤样扩张或冠状动脉瘤,主要鉴别点为受累冠状动脉终止异常。

七、冠状动脉瘤或瘤样扩张

冠状动脉瘤是指冠状动脉直径局部超过邻近正常冠状动脉节段或该患者最粗冠状动脉直径的 1.5 倍并累及冠状动脉的长度不足该血管的 50%。瘤样扩张是指受累冠状动脉 50%或以上长度的弥散性扩张。对小于 5 岁的儿童,冠状动脉直径大于 3 mm,5 岁以上患儿冠状动脉直径超过 4 mm 即为冠状动脉瘤。

(一)病理改变

冠状动脉粥样硬化是冠状动脉瘤或瘤样扩张的主要病因。动脉粥样硬化病变累及血管中膜后引起肌—弹性纤维成分破坏,在血管内压力的作用下,薄弱的血管壁向外膨出而形成冠状动脉扩张。日本以川崎病(50%)最常见,亦可见于先天性因素、外伤、医源性因素,如冠状动脉旁路移植术后等。

(二)临床表现

(1)一般无临床症状。

(2)有症状者与其基础病变有关,可表现为心肌缺血、心肌梗死,甚至猝死。

(三)CTA 表现

(1)表现为冠状动脉局部(囊状或梭形)或弥散性瘤样扩张。

(2)可伴有血栓形成、瘤壁钙化等。

(3)冠状动脉旁路移植术后动脉瘤:真性动脉瘤表现为梭形扩张,假性动脉瘤多表现为囊状扩张,常位于吻合口处。

(四)诊断要点

冠状动脉局部或弥散性瘤样扩张。

(五)鉴别诊断

冠状动脉瘤一般诊断较容易,对病因的鉴别诊断主要与先天性冠状动脉瘤、川崎病及动脉粥样硬化性动脉瘤相鉴别

八、川崎病

川崎病是一种急性、自限性、非特异性、全身性血管炎,主要累及全身中小动脉,特别是冠状动脉,是儿童常见的后天性心脏病原因之一。

(一)病理改变

川崎病以免疫系统过度活化及血管内皮系统广泛损害为其特征。其基本病理改变为全身性非特异性血管炎,主要表现为微血管中层弹性纤维破坏,主要累及中小动脉,尤以冠状动脉最易受损,有 $15\%\sim25\%$ 的患者合并冠状动脉瘤。

(二)临床表现

(1)好发于 5 岁以下婴幼儿。

(2)持续性发热、结膜充血、皮疹、口腔溃疡、手足硬性水肿及脱皮、淋巴结肿大等。

(3)冠状动脉受累表现:心绞痛、心肌梗死等。

(三)CTA 表现

(1)冠状动脉瘤、瘤样扩张,是确诊川崎病的依据。

(2)病变血管段血栓形成及钙化。

(四)诊断要点

(1)好发于 5 岁以下婴幼儿,持续性发热、皮疹、淋巴结肿大等临床表现。

(2)冠状动脉瘤、瘤样扩张及狭窄,可伴有血栓形成及钙化,可确诊。

(五)鉴别诊断

病因上须与单纯的冠状动脉瘤等相鉴别,结合临床易于诊断。

九、冠状动脉支架置入术后评估

经皮冠状动脉支架介入治疗是治疗冠状动脉阻塞性病变的主要方法之一。然而,置入支架的再狭窄是临床面临的主要问题。支架内再狭窄定义为支架内、近端和远端 5 mm 范围内的管腔直径狭窄$>50\%$。据报道支架置入后再狭窄的发生率为 $8\%\sim25\%$,术后定期随访非常重要。

(一)病理改变

支架置入术后,由于血管内膜的破坏等使纤维蛋白原及血小板在支架上吸附和沉积,导致

支架内血栓形成,支架内膜增生、血管重构、炎症反应等引起支架内再狭窄。

(二)临床表现

(1)部分患者可无症状。

(2)心绞痛症状的复发,常在支架置入术后的 1~6 个月。

(3)常不伴有急性心肌梗死(急性心肌梗死常发生于急性支架内血栓形成后)。

(三)CTA 表现

1.主要观察

观察支架是否在位,是否有支架位置不良、支架断裂、支架内再狭窄、假性动脉瘤等。

2.支架再狭窄

支架再狭窄的主要表现如下。

(1)内膜增厚或血栓形成:支架内低密度充盈缺损影。

(2)支架两端情况:支架入口和出口处常易出现不同程度狭窄,亦应分析和报道。

(3)冠状动脉管腔狭窄或闭塞,需要观察狭窄的长度。

3.需要注意的问题

评价支架内再狭窄时需采用具有更高分辨率的卷积核及较薄的重建层厚。另外,CT 评估支架内再狭窄的准确性与支架的类型、支架的直径、支架的位置等均有关。

(1)支架类型:金属支架的线束硬化伪影较大,影响支架内再狭窄的诊断。

(2)支架直径:CT 评估直径≤3 mm 支架内再狭窄的诊断能力有限。

(3)支架的位置:由于左冠状动脉主干管径较粗,CT 评估左冠状动脉主干支架内再狭窄相对其他冠状动脉更加可靠。

(四)诊断要点

支架内再狭窄主要表现为支架内充盈缺损及支架两端的管腔狭窄。

(五)鉴别诊断

支架内再狭窄需与支架内急性血栓相鉴别,支架内急性血栓常发生在支架置入术后24 h 以内,常伴有急性心肌梗死,病死率高。

十、冠状动脉旁路移植术后评估

冠状动脉旁路移植术(coronary artery bypass grafting,CABG)是指取患者自身血管(大隐静脉、内乳动脉等)或人造血管建立主动脉与狭窄冠状动脉远端的血流旁路,使主动脉血液通过桥血管供应到狭窄冠状动脉远端,改善心肌的血供。CABG 是外科治疗冠状动脉狭窄性疾病的有效方法之一。

桥血管狭窄或闭塞是冠状动脉旁路移植术后的常见并发症,动脉桥血管的 10 年再狭窄发生率为 5%~10%,静脉桥血管的 10 年再狭窄发生率甚至达 50%。因此,CABG 术后需要定期随访。

(一)病理改变

CABG 后早期(1 个月内)发生桥血管狭窄或闭塞:主要因为手术对冠状动脉及桥血管的机械损伤,使血管发生炎症反应、血栓形成、血管异常再塑等使桥血管发生再狭窄或闭塞。

CABG 1 个月后发生狭窄或闭塞。①静脉桥血管。静脉血管动脉化,静脉血管暴露于高压力的动脉血,使血管内皮细胞发生增生、管壁粥样硬化等。②动脉桥血管。如动脉粥样硬化。

(二)临床表现

反复的心绞痛是最常见的症状,严重者可发生心肌梗死、心力衰竭等。

(三)CTA 表现

1. 主要观察

观察桥血管走行及通畅程度,桥血管再狭窄或闭塞的表现如下。

(1)桥血管血栓栓塞:桥血管内的充盈缺损影。

(2)桥血管动脉粥样硬化斑块。

(3)桥血管管腔狭窄或闭塞:表现为桥血管管腔的狭窄或闭塞,静脉桥血管闭塞有时仅在容积再现图像上表现为主动脉管壁上小的鸟嘴样结构,内乳动脉桥血管完全闭塞时只能看见线样走行的金属夹影而看不见充盈的血管影,桥血管的狭窄最常发生于吻合口处,而闭塞常发生于主动脉一侧的起始处。

2. 桥血管痉挛

桥血管弥散性狭窄而无充盈缺损影,血管与金属夹间的距离增大。

3. 真性动脉瘤及假性动脉瘤

真性动脉瘤表现为梭形扩张,累及桥血管体部,假性动脉瘤表现为囊性扩张,常位于桥血管远端吻合口处。

4. 原有冠状动脉病变的评估

原有冠状动脉常伴有严重的狭窄及钙化,管腔重度狭窄。

5. 心肌梗死

当有桥血管狭窄或闭塞时可伴有心肌梗死,表现为心肌局部呈低密度影。

(四)诊断要点

桥血管狭窄主要表现为桥血管内充盈缺损及桥血管管腔的狭窄或闭塞。

静脉桥闭塞者有时仅表现为主动脉管壁上小的鸟嘴样结构,不确定时注意追问病史和手术记录。

第十七节　心脏 CT 成像

一、正常解剖

心脏由 4 个心腔(即左心室、右心室、左心房及右心房)、2 组房室瓣(二尖瓣和三尖瓣)及 2 组半月瓣(主动脉瓣及肺动脉瓣)组成。

(一)右心房

构成心脏外形的右缘,呈垂直的卵圆形,以界嵴为界分为固有心房和腔静脉窦两部分。固有心房的前部呈钝三角形突出,覆盖在升主动脉右侧,称为右心耳。固有心房左前下方有右心房室口,通向右心室。

（二）右心室

呈斜向前下方的锥形体，以室上嵴为界分为窦部（流入道）和漏斗部（流出道）。窦部是右心室的主要部分，以三尖瓣口与右心房相通。漏斗部即动脉圆锥，位于窦部左上方，向上经肺动脉瓣口通向肺动脉。

（三）左心房

由两部分组成，即左心耳及体部。左心耳位于心脏左前上方，呈圆锥体形。左心房体部房壁光滑，两侧上下有 4 支肺静脉的开口。

（四）左心室

左心室近似圆锥形，以二尖瓣前瓣为界分为窦部（流入道）和主动脉前庭（流出道）。左心室壁分为前壁、侧壁、下壁、后壁、室间隔等，一般将前 4 部分称为左心室游离壁，约占 5/6，其余为室间隔。

（五）房间隔

房间隔是左、右心房的分界结构，走行平面与人体正中矢状面成为 45°。其下部 1/3 组织最薄，仅约 1 mm。位于下腔静脉口的左下方卵圆形浅的凹陷，称卵圆窝。

（六）室间隔

室间隔是左、右心室的分界结构，大部分由心肌组织构成，称为室间隔肌部，仅极小部分为较薄的膜性组织构成，即室间隔膜部。

（七）纤维支架

纤维支架包括纤维环、纤维三角和室间隔膜部等。二尖瓣环、三尖瓣环、肺动脉瓣环和主动脉瓣环分别位于左心房室口、右心房室口、肺动脉瓣口和主动脉瓣口周围。左纤维三角位于二尖瓣环和主动脉环之间，右纤维三角位于二尖瓣环、三尖瓣环和主动脉环之间。

（八）瓣膜

正常的二尖瓣由二尖瓣前叶和后叶组成，瓣根部相连。二尖瓣前叶为主动脉瓣的无冠窦直接延续而来，二尖瓣后叶大小变化很大。三尖瓣由前叶、隔叶和后叶 3 个瓣叶组成，瓣叶间为瓣膜交界处。主动脉瓣由 3 个附着于主动脉的半月瓣（左冠瓣、右冠瓣及后冠瓣）构成。肺动脉瓣包括 3 个半圆形瓣叶和 3 个连合。

二、房间隔缺损

房间隔缺损为临床上常见的先天性心脏畸形，发病率占先天性心脏病的 12%～22%。

（一）病理改变

房间隔缺损是胚胎第 4 周原始心房分隔过程发生异常，在左、右心房间仍残留未闭的房间隔孔，产生左向右，或右向左，或双向血液分流。

（二）临床表现

（1）二孔型房间隔缺损早期阶段可无症状，活动量亦不减少，部分患者心悸气短，生长缓慢，易患呼吸道感染。

（2）出现肺动脉压重度增高者，心房水平出现右向左分流，发展为艾森曼格综合征，患者症状严重，可有活动后昏厥、咯血、发绀等，临床少见。

（3）常于胸骨左缘 2～3 肋间闻及收缩期 2～3 级杂音，性质柔和呈吹风样。可有轻中度肺动脉高压,肺动脉第二音亢进、分裂,重度肺动脉高压伴有肺动脉瓣关闭不全时,出现舒张早期吹风样杂音。

(三)病变分型

1.中央型

缺损位于房间隔中心卵圆窝部位。

2.下腔型

缺损位于房间隔后下方与下腔静脉入口相延续。

3.上腔型

缺损位于上腔静脉入口下方,没有上缘。

4.混合型

有以上 2 种以上类型同时合并存在。

(四)CTA 表现

(1)2 个层面以上显示房间隔连续性中断,对比剂经缺损处沟通左右心房,可直接测量缺损口大小。

冠状面重组图像可显示缺损口的上下径。

(2)右心房、右心室扩大,主肺动脉横径超过同水平升主动脉横径。

(3)可合并肺静脉异位引流。

(五)诊断要点

(1)胸骨左缘第 2～3 肋间闻及收缩期 2～3 级杂音,呈吹风样。

(2)CTA 显示房间隔连续性中断。

三、室间隔缺损

室间隔缺损是最常见的先天性心脏病,约占先天性心脏病的 25%,可单独存在,也可与其他畸形伴存。

(一)病理改变

胚胎第 4 周末,在心室心尖处发生一半月形的肌性隔膜,向心内膜垫方向延伸,形成室间隔肌部。

第 8 周,室间隔肌部和心内膜垫及动脉球嵴三者的结缔组织共同形成一薄膜,即室间隔膜部,将室间孔封闭,形成完整室间隔。

如果室间隔肌部、心内膜垫和分隔大血管的球嵴互相融合之间出现异常,可在室间隔任何部位出现缺损。

(二)病变分型

1.漏斗部室间隔缺损

缺损口仅位于肺动脉瓣下方的干下型缺损和位于室上嵴漏斗间隔内,但与肺动脉瓣稍有一定距离的嵴上型缺损,又称穿嵴型缺损。

2.膜周部室间隔缺损

累及范围自三尖瓣隔瓣下至室上嵴下方,在左心室面缺损口位于主动脉瓣环下方。

3.肌部室间隔缺损

可位于肌部间隔任何部位,大多靠近心尖。可单发或多发。

（三）临床表现

（1）患者发育较差，心悸、气短，易感冒，肺部易感染。

（2）胸骨左缘第 3～4 肋间可闻及收缩期杂音，心前区及心基底部可闻及收缩期震颤。

（3）产生肺动脉高压后，肺动脉第二音亢进、分裂，并常闻及肺动脉瓣区吹风样舒张期杂音。

（四）CTA 表现

（1）直接征象：室间隔连续性中断，可见对比剂通过室间隔连通两心室。横断面图像显示室间隔缺损大小、部位的基本信息。心脏短轴位对漏斗部缺损显示满意。

（2）肺动脉增宽和左、右心室扩大及室壁增厚。

（五）诊断要点

CTA 显示室间隔连续性中断，对比剂通过室间隔连通两心室。

四、心内膜垫缺损

心内膜垫缺损在先天性心脏病中发病率较低，占 3%～5%。

（一）病理改变

胚胎发育第 4 周共同房室管的腹背侧由间质细胞形成一对内膜增厚处，称为心内膜垫，其向上参与心房第一间隔，向下参与心室间隔膜部及周围部分的构成，向左、右分别参与二尖瓣前瓣、三尖瓣隔瓣的形成。心内膜垫缺损是二尖瓣及三尖瓣水平的十字交叉结构的部分缺失或完全缺失。

（二）临床表现

（1）患儿发育差，胸廓隆起，易心悸气短，常患呼吸道感染性疾病。

（2）胸骨左缘第 3～4 肋间可闻及柔和吹风样 3 级收缩期杂音，或伴有震颤，肺动脉瓣区第二音亢进及固定性分裂，除单纯Ⅰ孔型外，于心尖部可闻及全收缩期粗糙的吹风样杂音及第一心音减弱，并可向腋下传导。

（三）病变分型

1.部分型心内膜垫缺损

部分型心内膜垫缺损包括单纯Ⅰ孔型房间隔缺损，Ⅰ孔型房间隔缺损合并二尖瓣裂或三尖瓣裂，左心室—右心房通道，心内膜垫型的室间隔缺损合并房室瓣裂。

2.完全型心内膜垫缺损

完全型心内膜垫缺损包括Ⅰ孔型房间隔缺损、心内膜垫型室间隔缺损和由二尖瓣及三尖瓣裂所形成的共同房室瓣。

3.过渡型心内膜垫缺损

过渡型心内膜垫缺损是介于部分型和完全型心内膜垫缺损之间的中间类型。

（四）CTA 表现

1.部分型

横断面图像示房间隔下部连续性中断，缺损无下缘，直抵房室瓣环。

2.完全型

心脏长轴位或横断面四腔心层面图像可见房室瓣水平十字交叉消失，房室瓣融合为一个共同大瓣口,房、室腔于水平十字处完全交通。共同瓣的下缘为室间隔缺损,上缘为原发孔型房间隔缺损。

3.右心房、右心室增大,肺动脉主干增宽。

4.合并畸形

易合并圆锥动脉干畸形,如法洛四联症(最常见)、右心室双出口、大动脉转位。

(五)诊断要点

原发孔房间隔缺损及室间隔膜部缺损。房室通道者,左心室与右心房之间直接连通。完全型心内膜垫缺损者,心内膜垫结构完全阙如,4个心腔彼此连通。

五、法洛四联症

法洛四联症是一种最常见的发绀型先天性心脏病,发病率占先天性心脏病的10%。

(一)病理改变

特征性病理改变包括室间隔缺损、肺动脉狭窄、主动脉骑跨和右心室肥厚。

(二)临床表现

(1)主要临床表现为发绀,多在出生后4~6个月内出现,杵状指(趾)、气急、喜蹲踞等,严重者可有缺氧性昏厥或惊厥。

(2)胸骨左缘第2~4肋间可闻及较响的收缩期杂音,且多可扪及震颤,肺动脉第二音减弱以至消失。

(三)病变分型

1.轻型四联症

肺动脉瓣狭窄合并室间隔缺损,或为轻度右心室流出道狭窄合并室间隔缺损。

2.典型四联症

肺动脉狭窄、室间隔缺损、主动脉骑跨、右心室肥厚均为典型改变。

3.重症四联症

严重肺动脉发育不全,肺动脉严重狭窄,大量体肺动脉侧支形成。

(四)CTA 表现

1.肺动脉狭窄

狭窄可见于肺动脉主干、肺左动脉和肺动脉及其分支。

2.室间隔缺损

室间隔连续性中断。

3.主动脉骑跨

主动脉根部层面显示主动脉不同程度骑跨于室间隔之上。一个窦在室间隔右侧者,主动脉骑跨约1/3,两个窦在室间隔右侧者,则骑跨约2/3,四联症主动脉骑跨一般不超过75%,约两个窦。

4.右心室壁肥厚

与左心室壁厚度比较,厚度接近或更厚。

5.体—肺动脉侧支循环。

6.并发畸形

外周肺动脉发育异常、冠状动脉畸形、右位主动脉弓、房间隔缺损、永存左上腔静脉等。

(五)诊断要点

室间隔缺损、肺动脉狭窄、主动脉骑跨和右心室肥厚。

六、动脉导管未闭

动脉导管未闭是较常见的先天性心脏病,占先天性心脏病 12%～15%。

(一)病理改变

(1)动脉导管是胎儿时期肺动脉与主动脉之间的生理性血流通道,通常于婴儿出生后 10～20 h呈功能性关闭,大多数在出生后 4 周左右闭合,退化为动脉导管韧带,由于某种原因造成动脉导管未能闭合、持续开放即形成动脉导管未闭。

(2)可单发,也可与其他先天性心脏病并存,如室间隔缺损、主动脉缩窄等,或构成主动脉弓离断、大动脉转位、三尖瓣闭锁等的主要组成部分。

(二)临床表现

(1)分流量较小时可无症状。

(2)分流量较大时,可有活动后心悸、气短,听诊胸骨左缘第 2 肋间听到响亮的连续性机器样杂音,伴震颤,可有周围血管征。

(三)病变分型

1.管型

导管的主动脉与肺动脉端粗细大致相等。

2.漏斗型

导管的主动脉端扩大,至肺动脉端逐渐变细,形似漏斗。

3.窗型

导管短粗或无长度似间隔缺损,较少见。

4.瘤型

导管呈动脉瘤样膨大,最少见。

(四)CTA 表现

1.直接征象

主动脉弓下层面见血管影连通主动脉峡部和肺动脉主干远端近分叉部。

2.间接征象

左心室增大、肺动脉高压、右心室壁肥厚。

3.可合并其他畸形

室间隔缺损、主动脉缩窄和离断。

(五)诊断要点

主动脉峡部与肺动脉主干或左肺动脉间存在沟通管道。

七、单心房

单心房是一种罕见的先天性心脏病,一般为合并复合畸形,是胚胎发育期房间隔的第一隔和第二隔均未发育所致。

(一)病理改变

(1)因胚胎发育期房间隔的第一隔和第二隔未发育,房间隔痕迹不存在,但室间隔完整,故又称二室三腔心或单心房三腔心。一般有两个心耳,两侧心耳形态一致。

(2)可合并左上腔静脉、肺静脉异位引流等。

(二)临床表现

(1)症状和体征与巨大的房间隔缺损和房室管畸形相似,常见哭闹时气急、发绀,早期出现心力衰竭,逐渐出现发绀和杵状指(趾)。

(2)在肺动脉瓣区有喷射性杂音,第二音亢进固定性分裂,心尖区有二尖瓣关闭不全的收缩期杂音。

(三)CTA 表现

1.直接征象

房间隔阙如或全部中断。

2.间接征象

右心房、右心室增大、右心室壁增厚、肺动脉高压。

3.合并畸形

肺静脉异位引流、内脏不定位、双左肺结构,多脾综合征、单心室、右室双出口、肺动脉狭窄或闭塞。

(四)诊断要点

房间隔阙如或全部中断,形成单一心房。

八、左侧三房心

三房心多发生于左侧心房,即一般所指的左侧三房心,是一种少见畸形,发病率占先天性心脏病的 0.1%～0.4%。

(一)病理改变

因胚胎期发育异常,左心房被纤维肌性隔膜分为副房和真房。副房接受全部或部分肺静脉血,真房又称固有心房,包括左心耳与二尖瓣。

(二)临床表现

(1)临床上可无症状,或仅在活动后稍有气促。

(2)出现症状的时间与隔膜孔道大小有关。孔道狭小者,生后不久即可出现重度肺充血和呼吸急促,随之发生严重的肺炎及充血性心力衰竭。孔道较大者,症状出现较迟,在幼儿或儿童期发生,孔道大的病例类似房间隔缺损。

(3)多数病例在心底部可闻及喷射性收缩期杂音和舒张期杂音,有时可听到连续性杂音,这是由于梗阻程度严重,孔道近远端有很高的压力阶差所致。肺动脉瓣第二音亢进,但也可无杂音。

(三)病变分型

分为完全型和部分型。若左、右肺静脉全部引流入背侧副房,则为完全型,否则为部分型。完全型和部分型又各分以下 3 型。

1. Ⅰ型

左心房内纤维肌性隔膜无交通口,合并有房间隔缺损,副房与右心房相通。

2. Ⅱ型

左心房内纤维肌性隔膜有交通口,副房与右心房无交通,不合并房间隔缺损。

3.Ⅲ型

左心房内纤维肌性隔膜有交通口,副房与右心房无交通,合并房间隔缺损。

(四)CTA 表现

(1)左心房腔内有一隔膜将左心房分隔为两个腔。

(2)右心房、右心室增大或心肌肥厚,肺静脉高压。

(五)诊断要点

左心房腔内有一隔膜将左心房分隔为两个腔。

九、单心室

单心室是一组严重复杂类型的先天性心脏病,较为少见,约占先天性心脏病的 1%。

(一)病理改变

单心室又称心室双入口。心脏仅有一个心室腔具有流出道,并经两个口一个共同房室瓣口接受两个心房的血液,而且存在无流入道的残余心腔,残余心腔与大动脉连接者称为输出心腔,与大动脉不连接者称为小梁囊。

(二)临床表现

(1)患儿多有发绀,一般自幼有症状,喜蹲踞。常患感冒、肺炎。

(2)胸骨左缘第 2～4 肋间可闻较粗的收缩期杂音,肺动脉第二音亢进或减弱,无肺动脉狭窄患儿早期出现心力衰竭。

(三)病变分型

1.左心室型单心室

左心室型单心室最常见。主心室腔小梁结构纤细、光滑,室隔面光滑,为形态学左心室结构。

2.右心室型单心室

主心室腔小梁结构粗而明显,室隔面上有隔缘小梁,为形态学右心室结构。

3.心室结构不定型单心室

心室结构不定型单心室罕见,心室腔小梁结构、形态既不像左心室,也不像右心室,也不伴有残留心腔。

(四)CTA 表现

1.直接征象

心室由一个大的主心室腔和一个发育不良的附属心腔构成,可显示室间隔的形态与走行方向。

2.室间隔表现

两心腔之间存在走行方向及形态大小均相对固定的长条状肌性结构,可与形态多变的肌小梁区分。

3.合并心脏畸形

心房异构、单心房、肺静脉异位引流、肺动脉狭窄等。

(五)诊断要点

(1)两组房室瓣或一组共同房室瓣开口于单一心室。

（2）左心室型的主心室内壁光滑，无肌性流出道，输出腔位于主心室前上方；右心室型的主心室内壁粗糙，有肌性流出道，输出腔位于主心室后下方，未定型者，无肌性流出道及输出腔。

十一、右心室双出口

经典的右心室双出口为主动脉和肺动脉均起自形态学右心室，两组半月瓣与房室瓣之间以肌性圆锥结构分隔成为双肌性流出道，而室间隔为左心室唯一出口。

（一）病理改变

胚胎早期原始心管折叠，左、右心室呈顺序排列，从共同心房来的血液先进入右心室，再跨过不完全的室间隔进入左心室及心球，心球形成右心室小梁部、流出道及主动脉、肺动脉根部和近端。

此阶段发育异常或持续存在即形成右心室双出口，表现为自室间隔缺损合并主动脉骑跨到完全性大动脉转位合并室间隔缺损等一系列先天性复杂畸形。

（二）临床表现

（1）临床上均有活动受限，半数以上有蹲踞现象，少数亦有缺氧发作、心力衰竭及咯血史。绝大多数有发绀及杵状指。

（2）胸骨左或右缘（右位心）可闻及较粗的收缩期杂音，伴震颤者近半数。肺动脉第二音可亢进、减弱或与主动脉第二音相似。

（三）病变分型

1.主动脉瓣下室间隔缺损

主动脉瓣下室间隔缺损最常见，缺损位于主动脉瓣下或主动脉圆锥下方，与瓣膜距离取决于主动脉瓣下圆锥长度。

2.肺动脉瓣下室间隔缺损

当肺动脉瓣下无圆锥，肺动脉与二尖瓣纤维连接时，肺动脉增宽并不同程度地骑跨于室间隔上，骑跨大于 50%，在右心室侧则归为右心室双出口，在左心室侧则归为大动脉转位。

3.双关型室间隔缺损

缺损口位于两条动脉干下。

4.无关型室间隔缺损

缺损口远离大动脉瓣。

（四）CTA 表现

（1）主动脉和肺动脉完全起自形态学右心室。

（2）升主动脉位于肺动脉右前方，两组半月瓣位于同一水平或肺动脉瓣水平略高。

（3）室间隔缺损。

（4）大动脉瓣膜下的肌性流出道。

（五）诊断要点

主动脉和肺动脉完全起自形态学右心室，可见大动脉瓣膜下的肌性流出道。

十一、瓣膜疾病

心脏瓣膜病是一种常见的心脏疾病，我国以风湿性瓣膜病最常见。在风湿性心脏瓣膜病中以二尖瓣损害最为常见，主动脉瓣次之。

（一）病理改变

由于心脏瓣膜（包括瓣叶、腱索、乳头肌和瓣环）先天性异常、炎症、退行性变等引起的结构损害，继而进一步纤维化、粘连、短缩、黏液瘤样变性、缺血性坏死等，使单个或多个瓣膜发生急性或慢性狭窄和（或）关闭不全等结构和功能异常时称为心脏瓣膜病。

（二）临床表现

（1）早期可无明显症状。

（2）急性风湿热所致的心脏瓣膜病常侵犯儿童及青少年，初发多在 5～15 岁，3 岁以内婴幼儿极少见。

（三）病变分类

1.先天性瓣膜病变

（1）主动脉瓣：瓣叶发育不全、增厚，瓣缘增厚，瓣叶畸形（二叶、四叶）。

（2）二尖瓣：先天性二尖瓣狭窄。

（3）肺动脉瓣：先天性肺动脉瓣狭窄、发育不全、瓣叶畸形、瓣阙如。

（3）三尖瓣：三尖瓣发育不全、下移畸形、关闭不全。

2.后天性瓣膜病变

（1）风湿性瓣膜病、老年性瓣膜退行性变、二尖瓣脱垂。

（2）其他：感染性心内膜炎、赘生物形成、穿孔。

（四）CTA 表现

1.瓣膜数目、形态

主动脉瓣二叶畸形其收缩时呈一字形，四叶畸形时收缩时呈十字形，舒张时呈口字形。肺动脉瓣以二叶畸形为主。

2.瓣膜增厚、钙化

主动脉瓣下室间隔缺损表现为瓣膜增厚，瓣膜及瓣环钙化。

3.瓣口狭窄

瓣口直径减小。

4.瓣膜关闭不全

动态电影模式可观察瓣膜运动情况。

5.其他并发情况

可出现心房、心室扩大，主动脉瘤样扩张或主动脉瘤；肺动脉增宽。

6.人工瓣膜置换术前和术后

术前全面评估主动脉根部、瓣膜及心腔情况、测量主动脉根部直径，主动脉窦间距，冠脉开口处直径，窦底平面至窦顶平面距离，两冠状动脉开口前后周径等。术后主要观察置换人工瓣膜的形态、位置，有无破损、周围瘘等。

（五）诊断要点

瓣膜增厚、钙化及软组织影；瓣膜狭窄、关闭不全及其他并发情况。

十二、心包积液

正常心包腔内有 15～30 mL 液体，当心包腔内液体的聚集超过 50 mL 则为心包积液，是对各种原因造成的心包损伤的反应。常见原因有心包炎、心力衰竭、肾衰竭、心包肿瘤等。

(一)病理改变

1.急性心包积液

液体迅速增加达 150～200 mL,心包腔内压显著上升,心肌顺应性降低,心输出量减少,严重时发生心脏压塞。

2.慢性心包积液

心包腔内压上升缓慢,当液体集聚到一定程度时出现亚急性或慢性心脏压塞,体循环淤血。

(二)临床表现

(1)积液量较少时无明显症状,偶尔可有持续性胸部钝痛或压迫感。

(2)大量积液时出现呼吸困难、面色苍白、发绀、端坐呼吸等。

(3)体格检查:心界扩大、搏动减弱、心包摩擦音、心音遥远或消失、颈静脉怒张、奇脉等。

(三)CTA 表现

(1)心包厚度大于 3 mm 即为异常。

(2)根据心包低密度带判断心包积液程度。少量心包积液,心包厚度在 5～15 mm;中量心包积液,心包厚度在 15～25 mm;大量心包积液,心包厚度在 25 mm 以上。

(3)心包内液体密度:心包内液体密度的 CT 值与病因有关。漏出液,如低蛋白血症时 CT 值较低,常为 0～20 Hu,渗出液,如感染性心包炎时 CT 值较高;出血时密度更高,可达 100 Hu。少量积液时由于体位液体一般聚在左心房外侧与左心室侧后壁。

(4)心包形态改变:心包增厚、粘连,慢性心包炎时心包可见钙化。

(5)心脏压塞时,肝大、淤血,腔静脉扩张。

(四)诊断要点

心包增厚大于 3 mm 即为异常,为液体密度。心包内液体密度影不难诊断,需寻找心包积液的病因。

(五)鉴别诊断

1.心包增厚

少量心包积液须与心包增厚相鉴别。心包增厚可为结节状或不规则状,分布范围不典型,CT 值较漏出性心包积液高。

2.心包黏液瘤

心包黏液瘤也表现为心包囊性液性密度影,常位于右心膈角处,有一定形状,心包积液分布范围典型且不规则,呈弥散性。

十三、缩窄性心包炎

心脏被致密厚实的纤维化或钙化的心包所包围,使心室舒张期充盈受限而产生的一系列体(肺)循环障碍的疾病,称为缩窄性心包炎。

最常见的原因是结核性心包炎。

(一)病理改变

心包脏层及壁层慢性炎症,纤维素性渗出物沉积,并逐渐机化增厚、挛缩,甚至钙化,压迫心脏和大血管根部,使心脏舒张期充盈受限,右心房、腔静脉压增高及心排出量降低,最终导致全心衰竭。

（二）临床表现

（1）胸闷、呼吸困难、上腹胀满或疼痛。

（2）颈静脉怒张、肝大、脾大、腹腔积液、下肢水肿、心率增快、Kussmaul 征（吸气时颈静脉明显扩张）。

（三）CTA 表现

（1）心包不规则增厚、粘连、钙化，可呈盔甲心。

（2）心室轮廓变形。

（3）心房及静脉淤血，心房体积增大；肺静脉、上腔静脉、下腔静脉、奇静脉管径增宽。

（四）诊断要点

心包增厚、粘连及钙化，心包钙化是确诊依据。

（五）鉴别诊断

限制性心肌病：与缩窄性心包炎临床表现相似，但限制性心肌病的心包无增厚、粘连及钙化。

十四、心包肿瘤

心包肿瘤包括原发性肿瘤和继发性肿瘤。原发性良性肿瘤以心包囊肿、畸胎瘤等多见，原发恶性肿瘤以间皮瘤多见，继发性肿瘤常为转移瘤或心脏周围组织的肿瘤的浸润。

（一）临床表现

（1）早期可无明显症状。

（2）部分患者有发热、胸部疼痛、干咳、体质量减轻等。

（3）早期有心包摩擦音，后可出现心包积液，甚至心脏压塞。

（4）大量心包积液或心脏压塞时出现颈静脉怒张、心音遥远、肝大等。

（二）CTA 表现

1. 良性肿瘤

良性肿瘤常表现为单发、边界清楚的肿块，较少引起心包积液及心腔变形；恶性肿瘤范围较大，边界不清，大多引起心包积液。

2. 心包囊肿

心包囊肿为最常见的心包肿瘤样病变，男性多于女性，右心膈角处多发，体积一般较大，水样密度，薄壁、无分隔，不强化。

3. 畸胎瘤

畸胎瘤多见于儿童及青少年，密度不均，含有脂肪、水、牙齿等密度，可伴有心包积液。

4. 间皮瘤

间皮瘤多为恶性，心包内单发或多发、结节状或弥散性肿块，常同时累及心包脏层及壁层，并伴有心包积液。

5. 转移瘤

有原发肿瘤病史，常表现为多发、大小不等、形态不规则的肿块，常伴有血性心包积液。

（三）诊断要点

（1）无明显原因的心脏压塞。

（2）心包肿块伴或不伴有心包积液。

（四）鉴别诊断

纵隔囊肿:心包囊肿与纵隔内其他囊肿较难鉴别,如若发现有蒂与心包相连有助鉴别。

十五、心肌病

心肌病是一组由于心室的结构改变和心肌壁功能受损所导致心脏功能进行性障碍的病变,其分类较为复杂,临床相对常见的心肌病有以下 4 种。

（一）病理改变

1.肥厚型心肌病

不均匀的心室间隔肥厚为其特征。

2.扩张型心肌病

心室扩张、心肌变薄、纤维瘢痕形成,常伴有附壁血栓。

3.限制型心肌病

心内膜和内层心肌的纤维化为其主要特征,心室流入道及心尖区为主要侵犯部位,房室瓣也常被累及,常伴有附壁血栓形成。

4.致心律失常型右心室心肌病

右心室心肌被脂肪或纤维脂肪组织所置换为其特征,也可累及左心室。

（二）临床表现

1.肥厚型心肌病

肥厚型心肌病多见于青少年,部分患者可无明显症状,也可出现心悸、胸痛、劳力性呼吸困难等,流出道梗阻时胸骨左缘第 3～4 肋间喷射性收缩期杂音。

2.扩张型心肌病

好发于中青年,男多于女,起病缓慢,以心悸、气短起病,晚期呼吸困难,甚至出现端坐呼吸、水肿、肝大等充血性心力衰竭表现,可伴有心律失常及体循环动脉栓塞。

3.限制型心肌病

青年人多见,起病缓慢,早期可有发热、乏力、头晕、气急等症状。

限制型心肌病患者以右心室病变为主者常出现肝大、腹腔积液、颈静脉怒张等右心室功能不全症状,以左心室病变为主者常出现胸痛、呼吸困难等左心室功能不全及肺动脉高压症状;部分合并内脏栓塞。

4.致心律失常型右心室心肌病

反复或持续发生的室性心律失常(常为室性心动过速)为其主要特征,可有心急、气短等症状,晚期表现为心力衰竭,可发生猝死。

（三）CTA 表现

1.肥厚型心肌病

心室壁增厚,多累及左心室及室间隔,室间隔厚度与左心室后壁比值大于 1.3,乳头肌粗大,心室腔缩小变形。

2.扩张型心肌病

左心室腔扩大、心肌变薄,心室横径增长较长径明显;伴有附壁血栓者表现为心室腔内充盈缺损。

3.限制型心肌病

左心室腔缩小,心房增大,附壁血栓形成等。

4.致心律失常型右心室心肌病

心腔扩大,右心室常呈球形扩大,心室壁变薄。

(四)诊断要点

CT 显示心室壁、室间隔厚度及心腔大小。

(五)鉴别诊断

1.不同心肌病间的鉴别

舒张功能受限心肌病包括肥厚型心肌病及限制型心肌病等,前者以室间隔增厚为其特征;收缩功能受限为主的心肌病包括扩张型心肌病及致心律失常型右心室心肌病,后者常以右心室扩张明显,晚期累及左心室时两者鉴别困难。

2.其他引起心肌改变的疾病

肥厚型心肌病须与高血压性心脏病鉴别,后者常伴有高血压病史且心肌呈均匀性增厚,前者以室间隔增厚为著。

扩张型心肌病须与各种原因引起的心力衰竭,如冠心病等相鉴别。限制型心肌病须与缩窄性心包炎相鉴别,后者常伴有心包增厚、粘连及钙化。

十六、心腔血栓

心腔血栓是累及心肌、瓣膜、心内膜的各种疾病的结果,也可以继发于其他系统或全身疾病。

(一)病理改变

各种原因导致的心内膜内皮细胞受损或脱落、血流缓慢或涡流均可导致心腔内血栓形成及增大。

(二)临床表现

(1)心腔内血栓形成一般无明显临床症状。

(2)主要表现为血栓脱落栓塞到其他血管引起的症状,如右心系统血栓脱落导致肺栓塞引起呼吸困难等,左心系统血栓脱落导致脑梗死,下肢栓塞引起头痛、偏瘫、跛行等。

(三)CTA 表现

1.直接征象

心腔内的充盈缺损,增强后无强化,心房颤动患者易在左心耳及左心房内形成血栓;急性心肌梗死、左心室室壁瘤及扩张性心肌病伴有心功能不全的患者易在左心室形成血栓。

2.并发症表现

可合并其他血管内充盈缺损。

(三)诊断要点

依据心腔内充盈缺损不难诊断。

(四)鉴别诊断

1.心脏肿瘤

心脏肿瘤须与心腔内黏液瘤或其他肿瘤相鉴别,心腔内血栓常有瓣膜疾病、心肌梗死等病史,无蒂、不强化。

2.心腔内癌栓

癌栓增强时常可见强化,且常有相关病史。

十七、心腔肿瘤

心腔肿瘤分为原发肿瘤及继发瘤,较为少见,发病率为 0.001%~0.03%。原发良性肿瘤以黏液瘤多见,原发恶性肿瘤以肉瘤多见。继发性肿瘤均为恶性,为恶性肿瘤的转移或周围肿瘤的侵犯。

(一)临床表现

1.右心系统肿瘤

可产生端坐呼吸、下肢水肿等体循环淤血的症状。

2.左心系统肿瘤

可发生心悸、无力、头痛及呼吸困难等症状。

3.左心肿瘤脱落

可产生体循环动脉栓塞症状,右心肿瘤脱落可产生肺动脉栓塞症状。

4.黏液瘤心脏杂音

常随体位改变而改变。

5.全身症状

如发热、体质量减轻等。

(二)CTA 表现

1.黏液瘤

黏液瘤为最常见的心脏肿瘤,常见于成人,女性多于男性。好发于左心房,其次为右心房,多单发,表现为心腔内低密度占位,可有蒂,可伴有出血及钙化。

2.横纹肌瘤

横纹肌瘤常见于小于 1 岁的婴幼儿,好发于室间隔处,常多发,表现为基底部与心肌相连的等密度肿块,增强后明显强化,与心肌强化相同。

3.脂肪瘤

脂肪瘤主要表现为心腔内脂肪密度肿块,不强化,易诊断。

4.纤维瘤

纤维瘤多见于婴幼儿,多为心室壁内肿块,增强后呈延迟强化。

5.血管肉瘤

最常见心脏原发恶性肿瘤。多见于成人,男性多于女性,多发于右心房,表现为心腔内密度不均匀、边界不清肿块影,增强后明显强化。可侵犯周围心肌、心包、上、下腔静脉等引起上、下腔静脉阻塞、心包积液等。

6.横纹肌肉瘤

横纹肌肉瘤多发于儿童,常为壁内性肿瘤,表现为基底部与心肌相连的肿块,密度不均匀,其内可有坏死,与正常心肌分界不清,收缩功能下降。

7.转移瘤

转移瘤多见于老年人,常有原发肿瘤病史,常多发,表现为心腔内占位性病变,与周围正常组织分界不清,增强后有强化,常伴有心包积液。

(三)鉴别诊断

肿瘤良、恶性鉴别:良性肿瘤常单发,边界清楚,无侵袭性生长特点;恶性肿瘤具有侵袭性生长特点,边界模糊,常侵及周围组织。

恶性肿瘤对上腔静脉、心包等侵犯,常表现为上腔静脉内充盈缺损,心包不均匀增厚或心包积液。

第十八节　腹腔脏器动脉 CT 血管成像

一、解剖和变异

(一)正常解剖

腹腔器官及胃肠道的血液由腹主动脉的三大分支供应,即腹腔干、肠系膜上动脉和肠系膜下动脉。

1.腹腔干

(1)腹腔干是腹主动脉发出的第一个无对(奇数)支,为一粗短动脉干,长 2～3 cm,在主动脉裂孔稍下方从腹主动脉前壁发出,分为胃左动脉、脾动脉和肝总动脉。

(2)肝总动脉至十二指肠上部分为肝固有动脉和胃和十二指肠动脉,肝固有动脉入肝后分为肝左动脉和肝右动脉。

2.肠系膜上动脉

(1)肠系膜上动脉于腹腔干稍下方起自腹主动脉前壁,经胰颈部后方下行,越过十二指肠水平段前面进入小肠系膜根部,行向右髂窝。

(2)主要分支有胰十二指肠下动脉、空肠动脉、回肠动脉、回结肠动脉、右结肠动脉、中结肠动脉。

3.肠系膜下动脉

(1)肠系膜下动脉起于第 3 腰椎水平腹主动脉前壁,约位于肠系膜上动脉下方 7 cm,直径通常小于肠系膜上动脉,其与腹主动脉的夹角约为 22°。

(2)主要分支有左结肠动脉、乙状结肠动脉、直肠上动脉。

(二)解剖变异

1.腹腔干

腹腔干变异较多,常见的包括肝脾共干＋胃左动脉＋肠系膜上动脉、肝胃共干＋胃脾共干、腹腔干肠系膜上动脉共干。

2.肠系膜上动脉

肠系膜上动脉常见的解剖变异包括:肝总动脉或肝右动脉起自肠系膜上动脉、肠系膜上动脉与腹腔干共干、脾动脉异位起源于肠系膜上动脉等。迷走肝动脉起源于肠系膜上动脉占肠系膜上动脉血管变异的 60％以上。

3.肠系膜下动脉

主要包括左结肠动脉阙如,功能由乙状结肠动脉分支代偿,左结肠动脉与乙状结肠动脉共干等。

二、腹腔脏器动脉粥样硬化

腹腔脏器动脉粥样硬化多见于 45 岁以上中老年患者,是慢性缺血性肠病最常见的病因。本病往往合并腹主动脉的粥样硬化。

(一)病理改变

好发于腹腔脏器动脉开口段,受累动脉内膜脂质沉着,并伴有单核细胞和平滑肌细胞增生,形成脂质斑块和粥样硬化斑块,斑块表面有纤维帽,动脉中膜受压萎缩、坏死,弹性纤维破坏,外膜炎细胞浸润,管壁增厚、钙化、管腔狭窄。

(二)临床表现

(1) 一般无明显临床症状。

(2)在粥样硬化斑块导致管腔严重狭窄,影响供血器官血流时可出现慢性缺血性肠病的临床表现,如餐后腹痛、畏食和体质量减轻等。

(3)在粥样硬化斑块破裂导致内脏动脉栓塞血流中断时,可出现急腹症的症状和体征。

(4)临床症状与侧支循环血管的建立情况有关。

(三)CTA 表现

(1)病变多累及距腹腔脏器动脉开口 1～3 cm 处。

(2)受累动脉管壁偏心性增厚,伴或不伴钙化。

(3)管腔不同程度狭窄,甚至闭塞,可见侧支循环血管。

(四)诊断要点

受累动脉开口段管壁偏心性增厚,可伴钙化,管腔不同程度狭窄,可伴侧支血管形成。

(五)鉴别诊断

1.腹腔脏器动脉血栓

腹腔脏器动脉血栓表现为管腔内的低密度充盈缺损,管腔狭窄或闭塞。但腹腔脏器动脉血栓范围多较局限,完全栓塞时伴有终末器官的缺血性梗死。

2.腹腔干狭窄闭塞的侧支循环

在腹腔干与肠系膜上动脉之间形成的侧支血管以胰十二指肠动脉弓型、胰背动脉型和肝内型常见。

3.肠系膜上动脉狭窄闭塞的侧支循环

在肠系膜上、下动脉之间形成侧支血管,即 Riolan 弓。

三、腹腔脏器动脉血栓

腹腔脏器动脉血栓临床上较为少见,但急性血栓栓塞常导致严重的外科急腹症。腹腔脏器动脉血栓病情凶险,且由于本病缺乏特异性症状和体征,极易漏诊和误诊,造成治疗延误,病死率可高达 50%。

(一)病因

腹腔脏器动脉血栓栓塞最常发生于肠系膜上动脉,其次为肠系膜下动脉。栓子主要为心源性来源,如风湿性心脏病瓣膜赘生物、心腔内的附壁血栓等。其他来源有脱落的动脉粥样硬化斑块、脓毒血症的细菌栓子。少数情况下也可由主动脉瘤内附壁血栓脱落而导致。

(二)临床表现

(1)血栓致动脉完全栓塞时可出现剧烈腹痛,解痉药不能缓解。

(2)血栓致受累动脉管腔狭窄时可出现缺血性肠病表现,如餐后腹痛、体质量减轻等。

(3)肠系膜下动脉急性栓塞可出现便血等症状。

(三)CTA 表现

1.直接征象

(1)受累动脉管腔内的充盈缺损为本病最直接、最可靠的征象。

(2)最多见的栓塞部位是中结肠动脉开口处。

(3)部分栓塞表现为动脉管腔内偏心性充盈缺损和管腔狭窄,完全栓塞表现为动脉管腔突然截断。

2.间接征象

(1)增强扫描时病变血管供血区域的肠壁不强化或强化程度减弱。

(2)病程早期肠壁变薄。

(3)晚期再灌注以后可出现肠壁增厚、肠管扩张、肠管内气液平面、肠管周围渗出、肠系膜水肿、肠壁积气、腹腔积液等征象。

(4)若同时伴有肾、脾等其他腹腔脏器供血动脉栓塞,可出现肾梗死、脾梗死。

(四)诊断要点

增强扫描腹腔脏器动脉管腔内充盈缺损。

(五)鉴别诊断

1.动脉粥样硬化

粥样硬化斑块也表现为动脉管腔内的充盈缺损,多累及多支血管,病变范围广泛,多伴有钙化。

2.腹腔脏器动脉夹层

腹腔脏器动脉夹层假腔为血栓填充时应注意区别,多可同时伴有破口或出口,范围较长,内缘清楚。

四、腹腔脏器动脉瘤

腹主动脉所属各腹腔脏器动脉及其分支所产生的动脉瘤,即腹腔脏器动脉瘤,临床上少见。腹腔脏器动脉瘤最常位于脾动脉(60%),其次为肝动脉(20%)、肠系膜上动脉(5.5%)、腹腔干(4%)、胃及胃网膜动脉(4%)、小肠动脉(3%)、胰十二指肠及胰动脉(2%)、胃十二指肠动脉(1.5%)和肠系膜下动脉(<1%)。

(一)病理改变

腹腔脏器动脉瘤的病因主要为感染、动脉粥样硬化、先天性动脉中膜发育不良、外伤和结缔组织病等。

按照瘤壁的构成不同分为真性动脉瘤和假性动脉瘤。

(二)临床表现

(1)多无任何临床症状,常在影像学检查或腹部手术时偶然发现。

(2)动脉瘤逐渐增大可出现腹痛或局部触及搏动性肿块,腹部听诊可闻及血管杂音。

(3)动脉瘤破裂时可出现腹痛、出血性休克等症状。

(4)动脉瘤破入空腔脏器时可出现消化道出血的症状。

(三)CTA 表现

(1)受累动脉局部管腔呈梭形或囊状扩张。

(2)伴有血栓形成时,表现为腔内的充盈缺损或管腔变窄。

(3)可有瘤壁钙化。

(4)动脉瘤破裂时可伴腹腔血肿。

(四)诊断要点

受累动脉管腔呈局限性瘤样扩张,伴或不伴血栓形成。

(五)鉴别诊断

1.动脉粥样硬化

动脉粥样硬化严重时,血管可迂曲扩张,酷似梭形动脉瘤,应注意鉴别。

2.腹腔脏器动脉夹层

腹腔脏器动脉夹层可伴有局部管腔的瘤样扩张,但可见撕裂的内膜瓣,应注意鉴别。

五、腹腔脏器动脉夹层

腹腔脏器动脉夹层可为主动脉夹层累及,亦可独立存在。不伴有主动脉夹层的孤立性腹腔脏器动脉夹层,主要发生于肠系膜上、下动脉、腹腔干及其主要分支,其中以肠系膜上动脉和腹腔干受累最常见。

(一)病理改变

病因不明,与高血压、动脉粥样硬化、吸烟、血管炎、外伤、肌纤维发育不良和动脉中膜囊状坏死等因素有关。

病理组织学检查可见动脉中膜纤维发育不良。

(二)临床表现

(1)多无明显临床症状,在体检或影像检查时意外发现。

(2)部分患者可伴有腹痛、恶心、呕吐等症状。

(三)病变分型

腹腔脏器动脉夹层以孤立性肠系膜上动脉夹层最常见,其分型如下。

1. I 型

假腔通畅,可见对比剂进入假腔的入口和出口。

2. II 型

假腔通畅,可见对比剂进入假腔的入口,无出口。

3. IIIa 型

假腔内血栓形成,并伴有一个溃疡状龛影。

4. IIIb 型

假腔内血栓形成,伴有一个以上溃疡状龛影。

5. IV 型

假腔内血栓形成,不伴有溃疡状龛影。

（四）CTA 表现

（1）受累动脉管腔内见线样低密度影，为撕裂的内膜瓣影。

（2）假腔瘤样扩张，甚至形成动脉瘤或假性动脉瘤，或伴有附壁血栓形成。

（3）部分急性期患者可在夹层血管旁见到浸润的脂肪密度影。

（4）可伴受累动脉供血器官或组织的梗死等缺血性改变。

（5）可破裂出血

（五）诊断要点

腹腔脏器动脉腔内线样低密度影，真假腔形成。

（六）鉴别诊断

1. 动脉粥样硬化

动脉粥样硬化所致管壁增厚需要与腹腔脏器动脉夹层时假腔的扩张相鉴别。

2. 腹腔脏器动脉瘤

腹腔脏器动脉夹层的假腔常呈瘤样扩张，特别在部分伴有血栓的患者，内膜瓣显示不清，需要与腹腔脏器动脉瘤相鉴别。

3. 腹腔脏器动脉血栓

Ⅲ型和Ⅳ型腹腔脏器动脉夹层在伴有真腔狭窄时与腹腔脏器动脉血栓形成的鉴别较为困难。夹层的血栓与真腔的分界多清晰、锐利，而单纯腹腔脏器动脉血栓形成时，血栓边缘多毛糙，可资鉴别。

六、中弓韧带综合征

中弓韧带综合征是由腹腔干受中弓韧带压迫导致管腔局限性狭窄、内脏缺血而产生的一组临床影像综合征，又称腹腔干压迫综合征。

（一）病理改变

中弓韧带是膈肌主动脉裂孔旁连接两侧膈肌脚的纤维韧带结构，一般位于腹腔干上方、腰$_1$椎体水平跨越腹主动脉。当中弓韧带位置较低或腹腔干位置较高时，可造成腹腔干近段受压、管腔狭窄，导致血流动力学改变，产生腹腔脏器缺血的相关临床症状。

（二）临床表现

（1）多见于 20～40 岁青年女性。

（2）多表现为间歇性左上腹疼痛和体质量减轻，典型者可表现为餐后腹痛或进食后腹痛加重。

（3）体格检查上腹部有收缩期吹风样杂音。

（三）CTA 表现

（1）腹腔干近段局限性管腔狭窄，甚或闭塞；典型者表现为狭窄段向下呈 U 形或钩状弯曲、凹陷，提示腹腔干受中弓韧带压迫。

（2）可伴有狭窄后扩张。

（3）部分患者伴有侧支血管形成。

（四）诊断要点

（1）多见于 20～40 岁青年女性。

（2）与进食有关的间歇性上腹部疼痛。

（3）腹腔干近段距开口 5 mm 左右处局限性管腔狭窄，常无动脉粥样硬化表现。

（4）矢状面重组图像示腹腔干狭窄段向下呈 U 形或钩状弯曲、凹陷。

（5）深吸气后屏气状态下行 CTA 检查出现血管狭窄更具诊断价值。

（五）鉴别诊断

1.腹腔干动脉粥样硬化

动脉粥样硬化多见于 40 岁以上中老年患者，管腔狭窄多伴有粥样硬化斑块形成，且狭窄血管无 U 形或钩状形态改变。

2.腹腔干夹层

在主动脉夹层累及腹腔干或腹腔干孤立性夹层时，也可出现腹腔干管腔狭窄，但腹腔干夹层者一般可观察到管腔内撕裂的内膜，而中弓韧带综合征无此征象。

七、肝动静脉瘘

肝动静脉瘘是指肝固有动脉与门静脉或肝静脉之间形成的异常吻合，其中以肝动脉-门静脉瘘最为常见，肝动脉-静脉瘘次之。

（一）病因

1.肝肿瘤

肝肿瘤是肝动静脉瘘最常见的病因，如肝细胞癌、肝海绵状血管瘤、胆管细胞癌等。

2.医源性因素

胆道引流术、经皮肝脓肿引流术、穿刺活检等。

3.其他原因

外伤、肝硬化、先天性发育异常等。

（二）临床表现

（1）分流量小的患者可无明显临床症状。

（2）在分流量较大的病例可有门静脉高压症状，原发性肝癌相关的动静脉瘘还伴有肝癌的相关症状，肝功能的损害与病程多不成比例。

（3）外伤患者可有腹痛和消化道出血等表现。

（三）病变分型

1.按病变部位分型

（1）中央型：病变位于肝门部。

（2）周围型：病变位于肝脏边缘。

（3）混合型：中央型和周围型同时存在。

（4）弥散型：少见，表现为肝内早期弥散性异常强化，门静脉早期显影。

2.按分流程度分型

（1）轻度：动脉晚期门静脉 2 级或 2 级以下分支密度增高，病灶周围呈现短暂片状或楔形强化。

（2）中度：动脉晚期门静脉主干和（或）1 级分支或肝静脉密度增高。

（3）重度：动脉早期门静脉主干及分支显影，门静脉主干和（或）1 级分支或肝静脉密度增高。

（四）CTA 表现

1.门静脉提早显影

门静脉主干显影早于脾静脉或肠系膜上静脉,或门静脉分支显影早于主干。

2.肝实质异常强化

动脉期肝实质的一过性楔形、三角形、不规则形片状异常强化,其内可见密度更高的血管影,而门静脉期同一区域的显影密度与正常肝实质相当。

3.原发病变

肝癌、海绵状血管瘤和肝硬化等的 CT 表现。

（五）诊断要点

门静脉提早显影,肝实质异常强化。

（六）鉴别诊断

1.肝脏一过性高灌注

表现为肝动脉期肝实质一过性异常强化,强化的区域在门静脉期或延迟期与周围其他肝实质密度相同,不伴有门静脉提前显影。

2.病因学鉴别诊断

肝动静脉瘘的存在常提示原发性肝癌、肝海绵状血管瘤等病变的存在。应观察动静脉瘘的部位、分流程度、病变的强化特点及有无门静脉癌栓等,可做出恰当的病因诊断。

八、肠系膜上动脉压迫综合征

肠系膜上动脉压迫综合征是指十二指肠水平部或升部受肠系膜上动脉压迫所致的急、慢性肠梗阻,亦称肠系膜上动脉综合征、十二指肠血管压迫综合征、良性十二指肠淤滞症或 Wilkie 综合征。以瘦长体型的中青年多见。

（一）病因及病理改变

先天性或后天性因素造成肠系膜上动脉与腹主动脉的夹角较小使肠系膜上动脉将十二指肠水平部压迫于椎体或腹主动脉而造成肠腔狭窄和梗阻。正常成人该夹角应大于 30°,肠系膜上动脉压迫综合征患者该角度常仅为 8°～16°。

（二）临床表现

(1)病程较长,间歇性反复发作。

(2)主要表现为餐后上腹闷胀、恶心、呕吐,呕吐物含胆汁及所进食物。

(3)可伴腹痛,呕吐后症状减轻或消失。

(4)症状发作与体位有关,患者常可通过改变体位来减轻痛苦,如左侧卧、俯卧等。

（三）CTA 表现

(1)腹主动脉与肠系膜上动脉距离变短,其夹角常小于 20°。

(2)CTA 矢状面重组有助于显示腹主动脉与肠系膜上动脉的夹角。

(3)十二指肠水平段或升段受压,胃及十二指肠近段扩张。

（四）诊断要点

矢状面重组图像显示腹主动脉与肠系膜上动脉夹角小于 20°,伴有十二指肠水平段或升段的受压、管腔变窄,临床表现典型即可诊断。

（五）鉴别诊断

1.十二指肠及其系膜占位

腹膜后肿瘤压迫十二指肠降部，屈氏韧带附近淋巴结肿大，所引起的临床表现与肠系膜上动脉压迫综合征相似，经 CTA 检查不难鉴别。

2.肠系膜血管病变所致急慢性急腹症

CTA 能清晰显示肠系膜动、静脉，对肠系膜上动脉狭窄、闭塞、肠系膜上动脉栓塞、肠系膜上动脉血栓形成、肠系膜上静脉血栓形成进行全面评估，从而与肠系膜上动脉压迫综合征相鉴别。

九、结节性多动脉炎

结节性多动脉炎是一种累及中、小动脉的坏死性血管炎性疾病，可累及皮肤、关节、肾、胃肠道、周围和中枢神经系统等。

（一）病因及病理改变

病因未明，部分学者认为本病与乙型肝炎病毒感染有关。以急性中小动脉的坏死性炎症为特征，血管壁纤维素样坏死，并伴有大量中性粒细胞浸润。由于血管壁弹力层被破坏，血管局部扩张形成动脉瘤。14%～65%的结节性多动脉炎患者伴有胃肠道受累，6%～66%的患者伴有肾受累，16%～56%的患者有肝受累。

（二）临床表现

（1）40 岁以上男性好发。

（2）餐后腹痛是最常见的症状。

（3）也可有不规则发热、体质量降低、肌肉关节痛等非特异性临床症状。

（4）严重者可出现腹膜炎、肠管坏死和出血等并发症。

（5）部分患者可有血清乙肝病毒标记阳性。

（三）CTA 表现

（1）受累腹腔脏器动脉、肾动脉多发动脉瘤，大小不一，严重者呈"串珠状"。

（2）受累动脉可见管腔狭窄、甚至闭塞，可伴有受累器官梗死。

（3）动脉瘤内附壁血栓形成时，表现为局部的充盈缺损。

（四）诊断要点

腹腔脏器动脉多发动脉瘤。

（五）鉴别诊断

1.腹腔脏器动脉瘤

常为孤立性单发，受累动脉管腔局限性扩张。

2.大动脉炎

常见主动脉及其主要分支受累，受累血管壁向心性增厚、管腔狭窄，动脉瘤少见。

十、胃肠道出血

胃肠道出血是一种常见的临床症状，常常需要急诊处理。

根据出血原因和出血量的不同，其预后各异，但在血流动力学不稳定的患者，病死率高达 40%。

（一)病因

（1)按照出血部位不同可分为上消化道出血和下消化道出血,以上消化道出血多见,约占胃肠道出血的 70%。

（2)50%以上由消化性溃疡所致,其他病因有食管胃底静脉曲张、憩室、肿瘤等。

（3)下消化道出血的常见原因主要为憩室、血管病变和肿瘤等。

（二)临床表现

（1)临床表现取决于出血的性质、部位、失血量和速度,也与患者年龄等一般情况有关。

（2)可表现为呕血、黑粪、粪便隐血试验阳性等。

（3)急性大量出血时患者还可出现头晕、心悸、晕厥,甚至休克、死亡。

（三)CTA 表现

（1)表现为胃肠道腔内或腔外对比剂线样外漏。

（2)对比剂在局部呈团块状或旋涡状聚积。

（四)诊断要点

对比剂外漏并在局部聚积形成血肿。

（五)鉴别诊断

依靠典型 CTA 表现对胃肠道出血多较易做出明确诊断。但应在检测到出血的同时,对病因进行鉴别诊断。

十一、肠扭转

小肠扭转是小肠以其系膜为轴心的不正常旋转形成的闭襻性肠梗阻,伴有不同程度的肠系膜上动、静脉的走行异常,是肠梗阻常见原因之一。

（一)病因

肠扭转的发病因素包括解剖因素、物理因素和动力因素等。一般认为解剖因素占主导地位,物理和动力因素为发病的诱因。

1.解剖因素

肠襻及其系膜过长、系膜根部过窄、先天性肠旋转不良、梅克尔憩室等。

2.物理和动力因素

饱餐、蛔虫团、肿瘤、便秘、体位突然改变和腹腔粘连等。

（二)临床表现

（1)早期表现为肠梗阻的各种症状。

（2)病情发展快,可迅速形成绞窄性肠梗阻。

（3)若延误诊断可出现肠穿孔、坏死等严重并发症,出现中毒性休克,甚至死亡。

（三)CTA 表现

1.肠系膜血管走行异常

肠系膜上动脉主干或分支变细、扭曲、反折,肠系膜上静脉主干增粗、扭曲,典型者旋转的肠系膜血管与肠管呈"旋涡征"。

2.肠系膜根部肠系膜上静脉与肠系膜上动脉换位征

伴有肠系膜周围不同程度的渗出,甚至发生肠系膜脂膜炎,小肠肠襻扩张,肠管增厚、肿胀。

3.严重者可合并肠系膜上静脉血栓形成、肠系膜上动脉栓塞。

(四)诊断要点

旋涡征、肠系膜根部肠系膜上静脉与肠系膜上动脉换位征。

(五)鉴别诊断

肠系膜血管旋涡征也可出现在左中上腹占位病变、肠道肿瘤、粘连性肠梗阻、腹部手术等病例中,此时应结合其影像征象及临床信息进行鉴别。

多数肠扭转患者不但存在肠系膜上动脉、静脉扭转,而且多同时伴有肠管扭转,扭转角度大、范围广,肠系膜上动脉变窄,无邻近肠管器质性病变,无腹部手术史。

十二、克罗恩病

克罗恩病又称局限性肠炎,是一种胃肠道的非特异性炎性病变,以末段回肠最常受累。好发于 15～25 岁青少年,亦可见于任何年龄段患者,发病率无性别差异。

(一)病因及病理改变

病理组织学检查以受累肠黏膜表面形成肉芽肿性结节和溃疡为特点,病变晚期由于肠壁的纤维化可导致肠管狭窄。

(二)临床表现

(1)腹痛、腹泻、发热、体质量减轻和腹部包块为典型表现。

(2)部分患者合并肠梗阻和瘘管形成。

(三)CTA 表现

(1)小肠壁局限性、非对称性增厚(>0.3 cm),明显强化,典型者呈"靶征"。

(2)慢性期患者可出现受累肠管系膜侧肠壁挛缩,肠腔狭窄,近段肠道梗阻扩张征象。

(3)肠系膜脂肪组织增生,肠系膜淋巴结肿大。

(4)肠系膜血管分支增多、增粗、迂曲和间距增大,呈"梳子征"。

(四)诊断要点

(1)小肠壁局限性增厚,伴或不伴管腔狭窄。

(2)肠系膜血管呈"梳子征"表现。

(五)鉴别诊断

1.溃疡性结肠炎

肠系膜血管也可出现"梳子征",但溃疡性结肠炎的后期肠管挛缩为向心性;克罗恩病的肠壁挛缩多为偏心性(肠系膜侧)。

2.缺血性肠病

受累肠段肠壁增厚一般>3 mm,增厚的肠壁内有时可见"气泡征",多伴有肠系膜上动脉栓塞或狭窄。

3.放射性肠炎

该病也可出现肠管壁增厚征象,肠系膜血管分支无增多、增粗表现。结合病史诊断。

4.肿瘤性病变

小肠淋巴瘤、腺癌等也可造成肠壁局限性增厚,但一般无肠系膜血管增生的表现。

第十九节　门静脉 CT 血管成像

一、解剖和变异

（一）正常解剖

由肠系膜上静脉、肠系膜下静脉和脾静脉在胰头与胰体交界处后方合成，在肝十二指肠韧带内，沿胆总管和肝固有动脉的后方向右上斜行，至肝门分为左、右两支进入肝左、右叶，在肝内反复分支后汇入肝血窦，再经中央静脉合成肝静脉出肝，最后汇入下腔静脉。

（二）解剖变异

1.门静脉

门静脉解剖变异并不常见，多见于门静脉右支。

（1）A 型：见正常解剖描述。

（2）B 型（三分叉型）：门静脉主干直接分为左支、右前支和右后支。

（3）C 型：门静脉右后支起自门静脉主干。

（4）D 型：门静脉右前支起自门静脉主干。

（5）E 型：缺乏门静脉左支，门静脉主干进入肝实质分出肝右叶的分支后，再转向左侧、跨过脐裂为左半肝供血。

2.属支及侧支循环

门静脉接受很多属支，包括脾静脉、肠系膜上静脉、胃左静脉、胃右静脉、附脐静脉和胆囊静脉。

常见的门—体侧支循环如下。

（1）胃左静脉和食管下静脉（门）与流入奇静脉和半奇静脉的食管属支（体）在食管下段和贲门附近形成吻合。

（2）直肠上静脉（门）与直肠下静脉、直肠中静脉（体）在直肠下段形成吻合。

（3）门静脉左支（门）与腹壁上静脉、腹壁下静脉（体）的分支形成吻合。

（4）门静脉右支（门）与后腹膜静脉（体）之间的吻合。

（5）网膜静脉和直肠静脉（门）与后腹膜静脉（体）之间的吻合。

（6）在连接于门静脉左支与下腔静脉间的静脉导管间形成侧支循环甚少见。

二、门静脉高压

当门静脉系统血流受阻，发生淤滞时，引起门静脉及其属支压力增高，并在临床上出现脾大或脾功能亢进、食管胃底静脉曲张和腹腔积液等表现时，即为门静脉高压。

（一）病变分型及病因

1.肝内型

常见于肝硬化和血吸虫病。

2.肝前型

常见于先天性畸形，如门静脉主干闭锁、狭窄或门静脉血管瘤样变、新生儿脐静脉炎、腹腔内感染及肝动脉与门静脉系统之间动静脉分流形成。

3.肝后型

肝后型又称巴德—吉亚利综合征,由肝静脉和(或)其开口以上的下腔静脉段狭窄或阻塞所致。

(二)CTV 表现

CT 扫描提示门静脉高压主要依据一些间接征象,如门静脉增宽、侧支循环开放、脾大、腹腔积液等。常见的侧支循环如下。

1.食管胃底静脉曲张

食管胃底静脉曲张表现为食管胃底区域团状迂曲扩张的血管。食管静脉曲张可分为食管壁内、壁外及混合型静脉曲张。依据其 CTV 表现可分为 4 型:Ⅰ 型,黏膜下、管壁静脉曲张;Ⅱ 型,黏膜下、管壁及管壁旁静脉曲张同时存在,且前两者曲张程度重于后者;Ⅲ 型,三种静脉曲张同时存在,以食管旁静脉曲张为重;Ⅳ 型,管壁、黏膜下静脉曲张程度与食管旁静脉曲张程度相似。胃冠状静脉、胃短静脉通过食管静脉丛与奇静脉、半奇静脉相吻合。

2.附脐静脉曲张

横断面表现为门静脉脐部至腹前壁直径>2 mm 的圆形或管状结构,典型者在冠状面可见"海蛇头"征。

3.脾肾分流

脾肾分流表现为脾门与左肾静脉间迂曲扩张的血管,汇入左肾静脉处可呈瘤样扩张。

4.胃肾分流

胃肾分流表现为胃底与左肾静脉间迂曲扩张的血管。

5.门静脉右后支与下腔静脉分流

门静脉右后支与下腔静脉分流表现为门静脉右后支迂曲扩张向下腔静脉靠近,自后方进入下腔静脉。

6.其他静脉曲张

椎旁静脉曲张表现为椎体两侧及前方的点状、条状血管影,腹膜后静脉曲张多表现为大量蚯蚓状、蜂窝状细小血管影。

(三)诊断要点

(1)有肝硬化、门静脉血栓形成等病史。

(2)侧支循环开放,如食管胃底静脉曲张、"海蛇头"征等。

三、门静脉血栓

门静脉血栓是指门静脉主干和(或)分支内血栓形成,导致门静脉部分或全部阻塞而引起一系列病理改变和临床表现。常见原因包括门静脉高压、肝硬化、急性胰腺炎等。

(一)临床表现

1.常见临床表现

腹痛、脾大、发热、腹腔积液、出血、体质量减轻等。

2.临床表现与血栓形成的速度和血栓形成的范围有关

急性非肝硬化性门静脉血栓可表现为突发的右上腹或腰部疼痛,完全阻塞的门静脉血栓的重要临床特征是肠淤血,肠壁弥散性增厚或出现肠梗阻。慢性门静脉血栓多无明显临床表现,可表现为门静脉压力进行性升高。

（二)CTV 表现

1.平扫

门静脉管径可增粗,管腔内异常密度影,可出现钙化。

2.增强扫描

栓子多为偏心性充盈缺损,长轴与血管走行方向平行,呈条块状、柴捆状改变,垂直走行且管腔较粗的主干内可出现"阴阳镜"表现。

3.受累管腔多无扩张,管壁多连续光滑。

（三)诊断要点

(1)患者多伴有门静脉高压、肝硬化或胰腺炎。

(2)增强扫描门静脉期示门静脉内低密度充盈缺损。

（四)鉴别诊断

1.门静脉假血栓

门静脉内对比剂充盈不均匀可表现为层状充盈缺损,延迟期图像有助于鉴别。

2.门静脉癌栓

门静脉癌栓常继发于原发性肝细胞肝癌,CT 平扫癌栓密度较血栓低,栓塞多为完全性,栓子呈结节状、团状或不规则状,增强扫描可见不均匀强化,有助于与门静脉血栓鉴别。

四、门静脉癌栓

门静脉癌栓是指癌细胞进入门静脉后在门静脉内附壁生长而形成的门静脉栓子,多继发于原发性肝细胞癌,可引起门静脉高压、肝功能恶化,也是肝内广泛播散及术后复发转移的主要因素。

（一)病变分型

根据癌栓的发展程度(即侵犯不同门静脉部位),将癌栓分为Ⅰ～Ⅳ型,分型级别越高预后越差。

1.Ⅰ型

癌栓累及二级以上门静脉分支。

2.Ⅱ型

癌栓累及一级门静脉分支。

3.Ⅲ型

癌栓累及门静脉主干。

4.Ⅳ型

癌栓累及肠系膜上静脉或下腔静脉。

（二)CTV 表现

1.平扫

平扫多无阳性发现,偶见门静脉管腔内异常密度影,呈低或等密度。

2.增强扫描

栓塞多为完全性,栓子呈结节状、团状或不规则状,癌栓可充满整个门静脉系统而表现为分支型充盈缺损。

动脉期部分癌栓可出现强化,静脉期呈不同范围的充盈缺损。

3.受累门静脉管腔可扩张

部分可出现管壁强化,表现为血管壁粗细不均线状、波浪状或花边状强化。

4.间接征象

门静脉海绵状变性、肝动脉门静脉瘘、肝脏血流灌注异常等。

(三)诊断要点

(1)患者多伴有原发性肝癌等恶性肿瘤病史。

(2)门静脉内充盈缺损,增强扫描栓子及门静脉管壁可见强化。

(四)鉴别诊断

1.门静脉血栓

门静脉血栓多伴有门静脉高压、肝硬化或胰腺炎;CT 平扫血栓密度较癌栓高,栓子多为偏心性充盈缺损,垂直走行且管腔较粗的主干内可出现典型的"阴阳镜"表现。增强扫描栓子及门静脉管壁不强化,可与门静脉癌栓鉴别。

2.肝门部胆管癌

肝门部胆管癌多伴有肝内胆管扩张,呈枯树枝状;而门静脉癌栓常不伴有肝内胆管扩张,门静脉期成像显示门静脉内充盈缺损有助于鉴别。

五、门静脉海绵样变性

各种原因引起门静脉主干和(或)分支完全或部分栓塞后,可于阻塞处门静脉主干或肝内分支周围、肝门区及肝十二指肠韧带处形成大量侧支循环,大体标本切面呈海绵状血管瘤样改变,故称为门静脉海绵样变性。

(一)临床表现

1.常见原因

门静脉先天异常、门静脉血管瘤、门静脉栓塞、肝静脉阻塞性疾病、门静脉炎、手术、血栓等。

2.主要症状

并发慢性门静脉高压的表现,如曲张静脉引起的出血、脾大、肠缺血引起的腹痛。

3.肝功能不同程度改变

(二)病变分型

根据门静脉阻塞的位置不同,可分 3 型。

1.Ⅰ型

肝门部门静脉主干狭窄或消失。

2.Ⅱ型

Ⅰ型合并肝内门静脉左、右分支狭窄或闭塞。

3.Ⅲ型

病变仅发生于肝内门静脉左分支或右分支,而肝外门静脉主干未受累,内径未见增宽。

(三)CTV 表现

1.直接征象

门静脉走行区结构紊乱,正常结构部分或全部消失,沿病变门静脉走行区出现多条迂曲扩张的侧支血管。

2.间接征象

可以表现为肝动脉分支增粗、肝动脉期的一过性异常灌注、肝形态的改变及"假胆管癌"征。

3.入肝侧支血管

扩张的胆管静脉丛、扩张的胆囊壁静脉丛。

4.离肝侧支血管

曲张的胃左静脉等。

(四)诊断要点

门静脉主干和(或)分支栓塞或显示不清,门静脉走行区紊乱的侧支循环影。

(五)鉴别诊断

1.肝门部胆管癌

胆管癌无胆管周围静脉丛扩张征象,于胆管腔可发现软组织肿块,中度延迟强化,伴梗阻部位以上胆管扩张,扩张程度较重,有助于鉴别。

2.肿瘤滋养血管

多起自肝固有动脉,与门静脉主干伴行并逐渐深入到门静脉癌栓内。

六、门静脉瘤

门静脉瘤是一种罕见的血管疾病,其是指门静脉主干或其属支直径超过正常界限(1.4 cm),并局限性扩张呈囊状或梭形。

先天性门静脉瘤可能是门静脉局部血管壁先天性肌发育不良或胚胎期原始右脐肠静脉未闭或憩室残留并增大而形成,后天性门静脉瘤多与肝病或非肝病引起的门静脉高压密切相关,创伤、胰腺炎、肿瘤、手术等也可导致门静脉瘤发生。

(一)病理改变

门静脉瘤壁的内膜和中膜变薄,结构破坏。

(二)临床表现

多无明显临床症状,或仅有轻微上腹部不适,部分患者可出现右上腹痛、发热等。

(三)病变分型

(1)根据发生的部位分为肝内型和肝外型门静脉瘤。肝外型稍多于肝内型。

(2)肝内型发生于门静脉肝内段。

(3)肝外型发生于门静脉主干至脾静脉与肠系膜上静脉汇合处,最常发生于肠系膜上静脉与脾静脉交汇处,其次是门静脉主干。

(四)CTV 表现

门静脉或其分支瘤样扩张,伴血栓形成时可见不规则低密度充盈缺损,伴或不伴有钙化。

(五)诊断要点

(1)传统诊断标准:肝内门静脉局限性扩张,横径>1.5 cm,或肝外门静脉局限性扩张,横径>2 cm。

(2)现在多认为门静脉局限性扩张呈梭形或囊状,并超过正常门静脉内径可诊断为门静脉瘤。

(六)鉴别诊断

1.门静脉高压

门静脉高压时门静脉增宽为整体均匀增宽,而门静脉瘤为局限性瘤状或不均匀扩张。

2.腹腔脏器动脉瘤

结合 CT 横断面增强图像、多平面重组图像及容积再现图像可以准确地显示动脉瘤瘤体的形态、大小及其与周围组织的关系,有助于动脉瘤的准确定位及与门静脉瘤的鉴别。

3.邻近部位的血肿

外伤后邻近动脉瘤或夹层破裂产生的血肿常推压门静脉或与门静脉不相关,增强扫描不强化,可资鉴别。

第二十节 肾 CT 血管成像

一、肾动脉解剖和变异

(一)正常解剖

(1)肾动脉大多数于第 1～2 腰椎椎体水平起于腹主动脉,位于肠系膜上动脉开口的下方,在肾静脉后上方横行向外,经肾门入肾。一般左肾动脉起点较右肾动脉高,右肾动脉长于左肾动脉。

(2)肾动脉 1 级分支的起点以在肾动脉中点远侧(近肾门侧)为多见,在肾窦内次之,在肾动脉中点近侧少见。

肾动脉 1 级分支以二支型多见,多分为前、后两支。在肾窦内,前支走行于肾盂前方,发出上段、上前段、下前段和下段动脉,后支行于肾盂后方,入肾后延为后段动脉。少数 1 级分支呈上、下分布。

(3)肾段动脉之间无或很少有吻合支存在,如某一肾段动脉闭塞,相应供血区的肾实质即可发生梗死。肾段动脉在肾实质内延续为叶间动脉,达肾皮质时延续为弓状动脉。

(4)肾动脉还发出许多小分支,如肾上腺动脉、输尿管动脉、肾包膜动脉及分布在附近体壁的小支动脉。有时还发出性腺动脉和膈下动脉。肾动脉发出的这些小分支相互之间直接或间接吻合,是肾动脉建立侧支循环的潜在通道。

(二)解剖变异

1.肾副动脉

肾副动脉最常见、最重要的肾动脉变异,约见于 1/3 的人群,可单侧或双侧出现,可起源于腹主动脉至髂动脉的任何位置。肾副动脉是肾移植术前需了解的主要肾动脉变异。因为肾段之间无吻合支,因此所有被遗漏肾副动脉的意外切断将导致移植肾的梗死。

2.肾动脉过早分支

距离腹主动脉＜1.5 cm 的肾动脉分支为过早分支。肾动脉过早分支对于肾移植手术供肾切除具有重要意义,因为成功的吻合要求肾动脉开口与其第一分支相距至少 1.5 cm。

3.其他少见的变异

腔静脉前右肾动脉、肾动脉高位起源等。

二、肾静脉解剖和变异

（一）正常解剖

（1）肾内小叶静脉汇入弓形静脉，再流至叶间静脉，最后汇入肾盂周围静脉丛，由此再汇合成肾静脉主干分别汇入下腔静脉。

（2）左肾静脉长度约为右肾静脉的 3 倍。右肾静脉短而直，出肾门后直接汇入下腔静脉。左肾静脉出肾门后于肠系膜上动脉根部与腹主动脉形成的夹角内横跨腹主动脉前方，再汇入下腔静脉。

（3）两侧肾静脉属支不同。右肾静脉收纳右侧性腺静脉；左肾静脉收纳左侧性腺静脉、左肾上腺静脉、左输尿管静脉及左腰升静脉的血液。

（4）肾内静脉与肾内动脉不同，无节段性且有广泛吻合，单支栓塞不影响血液回流。

（二）解剖变异

1.肾副静脉

右侧较左侧多见。

2.主动脉后左肾静脉

左肾静脉走行于腹主动脉后方汇入下腔静脉。

3.环主动脉左肾静脉

左肾静脉分为两支环绕腹主动脉后汇入下腔静脉。

4.左肾静脉汇合较晚

左肾静脉汇合较晚，于肠系膜上动脉左侧汇合向右汇入下腔静脉。

5.左肾静脉行程较长

变异类型相对较多，这些解剖变异在活体肾移植前应给予提示，因为出现这些变异将导致左肾摘除困难或者不能保证有足够长的静脉血管进行吻合。

三、肾动脉粥样硬化

肾动脉粥样硬化是全身动脉粥样硬化的一部分，可同时伴有其他器官的动脉粥样硬化，如心、脑或眼底改变，但与全身性动脉粥样硬化的严重程度不一定平行。肾动脉粥样硬化所致肾动脉狭窄占肾动脉狭窄发病原因的 60％～70％。

（一）病理改变

病理特征是在肾动脉内膜下发生脂质沉积，形成粥样斑块，最终致动脉硬化，病变多位于肾动脉起始部及分叉处。

（二）临床表现

（1）好发于 50 岁以上人群。

（2）一般无明显临床症状，也可引起肾血管性高血压。

（三）CTA 表现

1.粥样硬化斑块

多位于肾动脉起始部或近端 1/3，呈偏心性分布，较大斑块突入管腔可表现为充盈缺损，亦可见管壁钙化。

2.肾动脉管腔狭窄或闭塞

狭窄段之后可出现梭形扩张。

3.受累肾体积缩小、肾皮质变薄和强化减弱

长期肾缺血所致。

4.腹主动脉常同时可见动脉粥样硬化表现。

(四)诊断要点

(1)肾动脉偏心性分布的粥样斑块,钙化多见,管腔狭窄或闭塞,多位于肾动脉起始部或近端 1/3。

(2)多伴有腹主动脉及其他器官的粥样硬化病变。

(五)诊断要点

(1)肾动脉偏心性分布的粥样斑块,钙化多见,管腔狭窄或闭塞,多位于肾动脉起始部或近端 1/3。

(2)多伴有腹主动脉及其他器官的粥样硬化病变。

(六)鉴别诊断

1.肾动脉纤维肌性发育不良

肾动脉纤维肌性发育不良多见于青中年女性,典型表现为肾动脉中远段串珠样狭窄。

2.大动脉炎

大动脉炎多见于年轻女性,管壁环形增厚,常有其他大血管受累表现,继发侧支循环形成。

3.肾动脉先天发育不良

一般为肾动脉全段纤细伴肾发育不良。

4.慢性肾盂肾炎

肾动脉主干无狭窄,肾内动脉普遍变细并常相互靠拢或呈卷曲状,肾实质萎缩伴外形不规则,无肾动脉狭窄后扩张及侧支循环表现。

四、肾动脉纤维肌性发育不良

肾动脉纤维肌性发育不良是一种不明原因的节段性、非动脉粥样硬化性、非炎症性血管疾病。

(一)病理改变

主要病理改变为动脉壁中层纤维化、增厚,血管腔变窄,邻近未受累部分管腔扩张,形成狭窄与扩张交替的串珠样改变。

(二)临床表现

(1)好发于青中年女性。

(2)高血压,是青少年肾血管性高血压的常见原因。

(3)上腹部或背部肋脊角处可闻及血管杂音。

(4)常合并低血钾。

(三)CTA 表现

1.管腔狭窄

多位于肾动脉中或远端 1/3,多为向心性狭窄,常伴狭窄后扩张。

2.串珠样改变

多发节段性狭窄。

3.主动脉或其他动脉无狭窄及扩张等异常表现。

（四）诊断要点

（1）青中年女性。

（2）多累及肾动脉中远段,串珠样肾动脉狭窄。

（五）鉴别诊断

1.肾动脉粥样硬化

40 岁以上多见,管壁不均匀增厚,钙化常见,常位于肾动脉近段开口,管腔偏心性狭窄。

2.结节性多动脉炎

好发于 30～50 岁男性,以腹腔脏器动脉和肾动脉多发小动脉瘤为特征性表现。

3.大动脉炎

青年女性多发,多支大血管受累,病变多位于肾动脉开口部或近段,管壁环形增厚,管腔狭窄甚至闭塞,继发侧支循环形成。

五、肾动脉瘤

肾动脉瘤是肾动脉壁的异常膨出,形成局限性扩张,可能与动脉粥样硬化、纤维肌性发育不良、大动脉炎、感染及创伤等有关。

（一）病理改变

肾动脉壁局部薄弱,结构破坏后形成永久性的异常扩张和膨出。

（二）临床表现

（1）可无明显临床症状,也可表现为高血压、腰痛或血尿等。

（2）动脉瘤破裂时,表现为同侧腰腹部突发疼痛,伴头晕、恶心、面色苍白、四肢厥冷等。

（三）病变分型

（1）根据其形态常分为囊状和梭形动脉瘤,囊状动脉瘤最为常见。

（2）根据所在部位分为肾外动脉瘤和肾内动脉瘤:前者主要发生在肾动脉主干和 1 级分支,后者多发生在肾内 2～3 级或以下小动脉。动脉粥样硬化性肾动脉瘤及先天性肾动脉瘤多位于肾动脉主干及其较大分支;纤维肌性发育不良性动脉瘤多位于肾动脉中远端;感染和创伤性动脉瘤常发生于较小的肾动脉。

（3）根据瘤壁结构分为真性动脉瘤、假性动脉瘤和肾动脉夹层。

（四）CTA 表现

1.瘤壁钙化

平扫时于肾内或肾旁稍高密度肿块,边缘可见弧形钙化。

2.管腔扩张

管腔局限性瘤样扩张。

3.无血栓形成者

增强扫描明显均匀强化,强化程度高于肾实质,接近于腹主动脉。

4.瘤内血栓形成

呈低密度充盈缺损,需结合 CTA 原始图像。

5.梭形动脉瘤

表现为肾动脉节段性扩张、伸长、迂回,一般无钙化。

6.肾动脉夹层

多为主动脉夹层累及肾动脉,可见撕裂的内膜瓣。

(五)诊断要点

管腔局限性瘤样扩张,与邻近腹主动脉强化模式相同。

(六)鉴别诊断

1.肾动静脉畸形

肾动静脉畸形也可表现为肾动脉局部瘤样扩张,但常会同时出现肾动、静脉沟通异常。

2.肾肿瘤

多为发生于肾实质内的肿块,增强后强化程度一般低于正常肾实质强化。

3.肾内血肿

急性期平扫多为高密度肿块影,慢性期为等或低密度影,但增强后均无强化。

4.肾结石、肾门淋巴结钙化

CT增强与肾动脉无关。

六、肾动静脉畸形

肾动静脉畸形是肾动静脉间的异常交通,发病率约为 0.04%。

根据病因可将肾动静脉畸形分为获得性(70%～75%)、先天性(14%～27%)和特发性(3%～5%)三种。获得性肾动静脉畸形多因创伤、肿瘤、炎症或医源性等因素所致。

(一)病理改变

肾动静脉畸形由增粗的供血动脉、畸形血管团和迂回扩张的引流静脉组成,供血动脉与引流静脉之间多为异常毛细血管床。先天性肾动静脉畸形是先天的肾盂黏膜下固有层的动静脉主干及叶间血管的异常连接,这些血管扩大,扭曲成团状、结节状或丛状,某些部位常缺少弹性纤维。

(二)临床表现

(1)多于青中年发病或有肾外伤、肾肿瘤、医源性因素等病史。

(2)静脉曲张型:临床上绝大多数无症状,少数患者可有腰肋部疼痛,曲张的瘘道破裂时可有血尿。

(3)动脉瘤型:除原发病表现外,常有心血管方面的临床表现,主要为充血性心力衰竭,也可见腰腹部血管杂音、血压增高等。

(二)病变分型

(1)按照发生部位分为肾内型和肾外型。

(2)按照临床症状分为静脉曲张型和动脉瘤型。前者多为先天性,瘘口相对较小,多位于肾外。后者多为后天性,常继发于手术、外伤、肾肿瘤等,瘘口较大,瘘道较短,动静脉分流量较大。

(三)CTA表现

1.动脉瘤型

该型表现为单支迂回扩张的动脉与静脉直接相通。

2. 静脉曲张型

该型表现为迂回扩张的强化血管团,患侧肾动脉增粗,可见粗大的引流静脉早期显影。

3. 间接征象

静脉曲张型者肾静脉与周围组织间密度对比高,这是由于对比剂未经正常循环途径而直接进入肾静脉,造成肾静脉内血流增加所致。

(四)诊断要点

(1)多于青中年发病或有肾外伤、肾肿瘤、医源性因素等病史。

(2)迂回、扩张的强化血管团,患侧动脉增粗,并可见粗大的引流静脉早期显影。

(3)单支迂回扩张的动脉与静脉直接相通。

(五)鉴别诊断

典型者诊断较容易,应与肾动脉瘤鉴别,肾动脉瘤不与肾静脉沟通,无肾静脉早期显影。

七、肾静脉血栓

肾静脉血栓指肾静脉主干和(或)分支内血栓形成,导致肾静脉部分或全部阻塞而引起一系列病理改变和临床表现。

(一)病理改变

1. 急性

肾外观肿大、色泽深红,肾静脉主干及分支可见血栓,镜下肾间质高度水肿,肾小球毛细血管襻扩张淤血,可有微血栓形成。

2. 慢性

慢性可出现肾小管萎缩和肾间质纤维化。

(二)临床表现

1. 常见原因

一是血液高凝状态,常见有肾病综合征、脱水、妊娠等;二是静脉壁受损,常见有肾细胞癌侵犯肾静脉、邻近病变压迫肾静脉、外伤等。

2. 可见单或双肾静脉,累及主干或分支

可伴其他血管(下腔静脉、肺动脉等)血栓。

3. 急性肾静脉血栓

典型"三联症",即剧烈腹痛或腰痛、肉眼血尿、肾功能突然恶化。

4. 慢性肾静脉血栓

临床症状常不明显,仅为蛋白尿持续不缓解或增加,常伴镜下血尿,可有肾功能受损,如血肌酐升高、肾小管功能障碍。

5. 下腔静脉血栓

可有下肢水肿和腹壁静脉侧支循环形成。

6. 肺栓塞

大多数肾静脉血栓患者并存肺栓塞,且肺栓塞可为首发症状。

(三)CTV 表现

1. 急性肾静脉血栓

肾外形增大,肾静脉内充盈缺损,可延伸到下腔静脉。

2.慢性肾静脉血栓

肾静脉纤细或充盈不均匀,可见钙化,肾周可见侧支血管。

3.肾静脉属支

精索静脉、卵巢静脉、腰升静脉等异常增粗迂回。

(四)诊断要点

(1)患者多伴有血液高凝状态或肾静脉受压。

(2)急性肾静脉血栓:肾静脉内低密度充盈缺损。

(3)慢性肾静脉血栓:肾静脉纤细,肾周侧支血管影。

(五)鉴别诊断

肾静脉癌栓:常继发于肾恶性肿瘤,尤其是肾癌。

CTV上受累段血管常增粗,管腔内不规则充盈缺损并有不均匀强化,有助于与肾静脉血栓鉴别。

八、肾静脉癌栓

肾静脉癌栓是指恶性肿瘤(主要是肾癌)侵及肾静脉主干和(或)分支,导致肾静脉部分或全部阻塞而引起一系列病理改变和临床表现。

(一)病理改变

1.急性

肾脏体积增大、充血、水肿,肾静脉主干及分支可见癌栓,肾静脉明显增粗,镜下肾间质高度水肿,肾小球毛细血管襻扩张淤血。

2.慢性

慢性可出现肾小管萎缩和肾间质纤维化。

(二)临床表现

(1)以原发肿瘤本身症状为主。

(2)腰痛、乏力、体质量减轻,以及出现腹部包块、间歇无痛肉眼血尿等。

(三)病变分型

根据癌栓在肾静脉中的延伸长度,可将其分为5型。①0型,即肾静脉内型,癌栓未超过肾静脉。②Ⅰ型,即肾静脉型,癌栓超出肾静脉距离<2 cm。③Ⅱ型,即肝下型,癌栓超过肾静脉2 cm但位于肝门下腔静脉下。④Ⅲ型,癌栓达到肝后段下腔静脉,但在横膈以下。⑤Ⅳ型,即膈上型,癌栓超过横膈水平,可累及右心房。

(四)CTV 表现

1.平扫

肾静脉扩张变粗,形态不规整。

2.增强扫描

增强扫描可见肾肿瘤,肾静脉内低密度类圆形或长条状充盈缺损,可见强化。

3.癌栓

癌栓可累及下腔静脉,甚至达右心房,根据其累及的范围进行分型。

4.其他

可见生殖静脉异常增粗迂回。

（五）诊断要点

（1）患者多有肾癌病史或其他肾恶性肿瘤病史。

（2）肾静脉内低密度充盈缺损,密度不均匀,增强扫描可有强化。

（六）鉴别诊断

1.肾静脉血栓

常有以肾病、外伤等病史,多伴有血液高凝状态或肾静脉受压;增强扫描癌栓一般不强化,有助于与肾静脉癌栓鉴别。

2.肿瘤侵及肾静脉

大的肾脏肿块可累及肾静脉,增强与肿瘤强化一致。

九、肾盂输尿管连接部狭窄

肾盂输尿管连接部狭窄是临床上较为常见的一类尿路梗阻性病变,临床表现无特异性,严重者可因梗阻积水导致肾功能丧失。

肾盂输尿管连接部狭窄的病变原因包括肾盂输尿管交界处发育异常、异位血管压迫、腔外肿块压迫、腹膜后炎症等,分别具有不同的治疗方案及临床预后。其中,异位血管类型占所有患者的 $39\%\sim79\%$ 。

（一）病理改变

异位血管导致肾盂输尿管连接部狭窄,从而使得尿液由肾盂排入输尿管受阻,导致集合系统进行性扩张,初期是肾盂肌层肥厚和肾小球滤过率减少,最后是肾实质破坏,肾功能减退。

（二）临床表现

1.临床表现

无特异性,一般仅有患侧腰背痛或无明显的临床症状。

2.病程进展

隐匿,一般发现较晚。

（三）病变分型

（1）49%的儿童肾盂输尿管连接部狭窄和 29%的成人肾盂输尿管连接部狭窄是由于异位血管压迫造成的,异位血管可以是肾动脉、副肾动脉、肾静脉、肾动脉瘤及肾动脉畸形等。

（2）95%的异位血管位于肾盂输尿管交界前方,5%异位血管位于其后方。

（三）CT 表现

（1）患侧肾盂肾盏积水、扩张,于肾门区可见突然变细的输尿管影。

（2）严重时可导致患肾功能减低甚至丧失,表现为增强后强化程度降低及肾皮质变薄。

（3）肾皮质期及实质期于狭窄处可见异位的血管影。

（四）诊断要点

1.CT 尿路成像

CT 尿路成像显示患侧肾盂、肾盏不同程度的扩张、积水,于肾门区可见突然变细的输尿管影。

2.CT 血管成像

CT 血管成像示皮质期及实质期肾盂输尿管连接部狭窄处异位的血管影。

（五）鉴别诊断

1.输尿管肿瘤

可见输尿管梗阻端的腔内肿块,皮质期明显强化,排泄期显示腔内的充盈缺损影。

2.输尿管痉挛

可有短暂的输尿管狭窄表现,但无明显肾盂积水征象。

3.肾盂旁囊肿

位于肾窦内,呈水样密度,与肾实质分界清楚,排泄期可见肾盂肾盏呈受压改变。

十、胡桃夹综合征

胡桃夹综合征,又称"左肾静脉压迫综合征",是指走行于腹主动脉和肠系膜上动脉之间的左肾静脉受到挤压而致管腔狭窄,造成左肾静脉高压和扩张而引起的一系列临床症状。

（一）病理改变

左肾静脉受压,使肾及其周围静脉淤血,造成肾盏薄壁静脉破裂出血,出现血尿,还可影响肾间质的血液供应,导致肾小管重吸收功能下降,出现蛋白尿。同时,左睾丸静脉(男)或左卵巢静脉(女)及部分盆腔静脉由于回流受阻而淤血。

（二）临床表现

(1)好发于体型较瘦的青少年,男性多见。

(2)非肾小球性血尿,蛋白尿。

(3)生殖静脉淤血:男性可有左侧精索静脉曲张,女性可出现腰痛、盆腔不适和月经增多等。

（三）病变分型

1.前胡桃夹综合征

左肾静脉走行于腹主动脉和肠系膜上动脉之间,受到挤压而致管腔狭窄,造成左肾静脉高压和扩张而引起的一系列临床症状。

2.后胡桃夹综合征

左肾静脉走行于腹主动脉与脊柱间(主动脉后型左肾静脉)并受到两者的挤压。

（四）CTA 表现

(1)正常情况,腹主动脉与肠系膜上动脉间的夹角为 $45°\sim60°$。如此夹角$<20°$,可造成左肾静脉受压。

(2)CTA 显示左肾静脉在穿过腹主动脉及肠系膜上动脉夹角时受压变窄,其远端管径扩张。以矢状面重组图像显示最佳。

(3)左肾淤血造成左肾体积较右肾增大。

(4)可伴侧支循环血管形成及左肾静脉属支曲张。

（五）诊断要点

(1)好发于青少年,临床有血尿、蛋白尿、生殖静脉淤血症状。

(2)CTA 显示肠系膜上动脉与腹主动脉夹角$<20°$,左肾静脉明显受压。

（六）鉴别诊断

一般结合年龄、典型临床症状及 CTA 表现即可确诊。

第二十一节　上肢 CT 血管成像

一、解剖和变异

（一）正常解剖

1. 上肢动脉

上肢动脉起自锁骨下动脉，越过第 1 肋后续于腋动脉穿行于腋窝。腋动脉在背阔肌下缘易名为肱动脉，行于肱二头肌内侧沟，在桡骨颈高度分为桡动脉和尺动脉，分别沿前臂桡侧和尺侧下降。至手掌，两动脉的末端和分支吻合，桡动脉掌浅支与尺动脉终支形成掌浅弓，尺动脉掌深支与桡动脉终支形成掌深弓。

主要分支如下。

（1）腋动脉：主要分支有胸上动脉、胸肩峰动脉、胸外侧动脉、肩峰下动脉、旋肱后动脉、旋肱前动脉。

（2）肱动脉：主要分支有肱深动脉、尺侧上副动脉、尺侧下副动脉。

（3）桡动脉和尺动脉。

（4）手部动脉：主要为尺、桡动脉的终末支，与骨间前、后动脉吻合。

（5）肘关节网：位于肘关节周围，由桡侧副动脉、尺侧上下动脉与桡侧返动脉、尺侧返动脉、骨间动脉相互吻合而成。

2. 上肢静脉

分浅、深静脉，之间有很多交通支。

（1）上肢浅静脉：头静脉、贵要静脉、肘正中静脉及其属支。

（2）上肢深静脉：上肢深静脉通常为两条，通常沿同名动脉两侧上行，最后汇合成一条腋静脉。

（二）解剖变异

1. 腋动脉

主要表现在各分支起点的变化及各分支间组合共干的不同，以肩胛下动脉的变异多见。

2. 肱动脉

肱动脉主干单干型 79%，亦可见双干型和过渡型。

3. 桡动脉和尺动脉

桡动脉和尺动脉高位分出、反关脉（桡动脉行于腕关节背侧）。

4. 正中动脉

多起自尺动脉，有时起自骨间动脉或桡动脉。

二、上肢动脉粥样硬化

上肢动脉粥样硬化是动脉硬化性血管疾病中较少见的一种，是全身动脉粥样硬化在肢体的局部表现，最常见的部位在锁骨下动脉起始部。

（一）病理改变

上肢动脉内膜脂质沉积，形成粥样斑块，使动脉管壁增厚变硬、失去弹性和管腔缩小。

(二)临床表现

1.中老年人多见

患者常伴有糖尿病、高血脂、吸烟等危险因素,锁骨下动脉狭窄患病率约为 1.9%,并随年龄增长而增加。

2.上肢动脉缺血

无脉征、双上肢动脉血压相差 $>$ 15 mmHg、上肢间歇性疼痛、不全性麻痹、上肢末端动脉栓塞缺血表现。

3.锁骨下动脉盗血综合征

锁骨下动脉起始段或头臂干上狭窄或闭塞,由于虹吸作用(盗血)引起患侧椎动脉中的血流逆行进入锁骨下动脉,导致椎-基底动脉供血不足,出现脑缺血和患侧上肢缺血性的症候。

(三)CTA 表现

1.血管管壁增厚

不均匀,常可见钙化。

2.上肢动脉管腔狭窄

可为环形或偏心性狭窄,范围局限或广泛。

3.管腔狭窄程度

轻度 $<$ 50%,中度 50%~74%,重度 75%~99%,100% 狭窄为闭塞。

4.侧支循环血管

侧支循环血管表现为狭窄或闭塞血管周围迂回、增粗的小血管。

(四)诊断要点

(1)中老年人,有上肢动脉缺血或同时伴脑缺血的表现,伴有严重的基础性疾病。

(2)上肢血管管壁多发不规则增厚,管腔不同程度狭窄并可见钙化,多伴有主动脉粥样硬化表现。

(五)鉴别诊断

1.血管痉挛

一般有明确病史,如上肢外伤、出血等。

2.大动脉炎

好发于中、青年女性,多发大动脉受累,管壁环形增厚,管腔不同程度狭窄伴或不伴有侧支循环形成,结合临床病史有助于鉴别。

3.上肢动脉栓塞

起病急,症状明显,可发生于任何年龄,血管多光滑整齐。

三、上肢动脉栓塞

上肢动脉栓塞是周围动脉血栓的一种,血管被血栓或栓子堵塞,继而造成远端发生急性缺血,表现为急性缺血性疼痛和坏死,其发生率远低于下肢动脉。

(一)病理改变

上肢动脉腔内被进入血管内的栓子(如血栓、空气、脂肪、癌栓等)堵塞,早期动脉血管痉挛,后发生内皮细胞变性,动脉壁退行性改变;动脉腔内继发血栓形成,严重缺血后,可发生组织坏死、肌及神经功能丧失。

（二）临床表现

1.可发生于任何年龄

患者常有吸烟、高血压、高血脂、高血糖等危险因素。

2.急性动脉栓塞

出现"5P"征，即疼痛（pain）、苍白（pallor）、无脉（pulselessness）、麻痹（paralysis）和感觉异常（paresthesia）。

3.急性动脉血栓形成

急性动脉血栓形成与急性动脉栓塞相似，若发生在动脉硬化的基础上，多伴有慢性缺血，有一定的侧支循环形成，其症状与体征一般较急性动脉栓塞轻。

（三）CTA 表现

1.血管连续性中断

栓塞处强化血管不显影，管腔充盈缺损，远端可因未完全闭塞的通道或细小侧支循环建立使得对比剂通过而显影，但多纤细、模糊。

2.侧支循环血管

发生慢性缺血基础上时多伴有一定的侧支循环形成。

（四）诊断要点

血管连续性中断，血管管腔内充盈缺损，可伴侧支循环形成。

（五）鉴别诊断

动脉粥样硬化所致的管腔闭塞：多见于中老年人，伴全身多发大血管粥样硬化。起病缓慢，临床症状轻。CTA 表现为血管管壁多发不规则增厚，范围广泛。

四、上肢动脉瘤

上肢动脉瘤发生率较低，占外周动脉瘤的 1‰ 左右。通常认为是血管壁局部薄弱引起的，主要原因包括动脉粥样硬化、创伤、感染、结缔组织病等，也可为血管先天发育异常引起的上肢血管壁局限性扩张膨出。

（一）病理改变

上肢真性动脉瘤瘤壁由动脉血管壁的内膜、中膜、外膜三层构成；假性动脉瘤的瘤壁为纤维组织构成，瘤腔内常有血栓形成。

（二）临床表现

（1）可发生于任何年龄，青年人常有创伤、感染等病史。

（2）主要表现为局部搏动性肿物、压迫症状、瘤体远端肢体栓塞症状，少数病例可出现瘤体破裂、出血，甚至威胁生命。

（三）CTA 表现

1.真性动脉瘤

上肢动脉局部梭形或囊状异常扩张，形态较规则，瘤腔内对比剂分布均匀；增强扫描时母体血管与动脉瘤同时显影，动脉瘤壁常可见不规则钙化。

2.假性动脉瘤

动脉局部囊状扩张，位于母体血管一侧，形态多不规则，常可见附壁血栓。增强扫描时早期瘤腔部分充盈,延迟扫描瘤腔内对比剂充盈整个瘤腔,一般无钙化。

(四)诊断要点

(1)临床上典型的搏动性肿块表现。

(2)CTA 显示上肢动脉局限瘤样扩张。

(五)鉴别诊断

1.外伤后血肿

外伤后血肿须与假性动脉瘤相鉴别,假性动脉瘤呈渐进性强化方式,血肿无强化。

2.上肢动静脉瘘

可显示供血动脉、迂回扩张的引流静脉及血管巢,而动脉瘤无此表现。

五、上肢动静脉瘘

上肢动静脉瘘是由于血管发育畸形等先天性因素或外伤等后天性因素,使得动脉不经毛细血管网而直接与静脉沟通而形成的。

(一)病理改变

1.先天性动静脉瘘

(1)干状动静脉瘘,动静脉主干间有一个或多个细小瘘口,伴浅静脉扩张或曲张、震颤及杂音。

(2)瘤样动静脉瘘,动静脉主干的分支间存在瘘口,伴有局部血管瘤样扩大的团块。

(3)混合型,兼有两者病理改变。

2.外伤性动静脉瘘

(1)直接瘘,毗邻的动静脉同时损伤并形成交通。

(2)间接瘘,动静脉创口间存在血肿,在血肿机化后形成囊形或管状的动静脉间的交通。

(二)临床表现

1.急性

可在外伤后立即出现,外伤局部有血肿,绝大多数有震颤和杂音。大多数患者在动静脉瘘远端的肢体仍能扪及动脉搏动,但比健侧弱。

2.慢性

患肢肿胀、麻木、疼痛、乏力,在搏动性肿块局部有嗡嗡声。心力衰竭可有胸闷、心悸、气急。

常见体征有瘘区“机器样”杂音和震颤,脉率加快,心脏扩大和心力衰竭,局部皮温升高,静脉功能不全。

(三)CTA 表现

动静脉瘘的 CTA 表现与其病理学改变密切相关,CTA 上可清晰显示动静脉间的异常交通,瘘口近端动脉扩张。

部分患者可见动脉瘤形成;瘘口附近可见扩张、早显的粗大静脉;瘘口周围见大量迂回、紊乱的血管影,部分患者可见浅表静脉曲张。

(四)诊断要点

(1)上肢动静脉瘘主要临床表现:患肢发热、多汗、疼痛、肿胀、肢体增粗。

(2)CTA 显示增粗的供血动脉、迂回扩张的引流静脉及侧支血管,增强扫描见静脉早显。

(五)鉴别诊断

1.外伤后血肿

平扫呈高密度,局部无搏动及杂音,增强一般无强化,与平扫密度相近。

2.上肢动静脉畸形

典型的动静脉畸形由供血动脉、异常动静脉血管团和引流静脉组成,而动静脉瘘通常见不到异常血管团,而是动静脉的直接沟通。

六、胸廓出口综合征

胸廓出口综合征指臂丛神经与锁骨下动、静脉在胸廓出口处和在胸小肌与肩胛喙突附着处受到卡压引起的综合征。病因包括颈肋、异常的第 1 胸肋、前斜角肌肥厚、中斜角肌止点异常、Sibson 筋膜束、肋锁关节异常和臂外展过度等。

(一)病理解剖

在胸廓出口有多处部位可发生神经血管束压迫,包括斜角肌间三角、肋锁间隙、胸肌下通道、肱骨头前区、正中神经根通道、腋窝,前三个部位较为常见。

(二)临床表现

1.发病年龄

常发生于 15~60 岁的人群,以 20~40 岁女性发病率最高。

2.臂丛神经受压

主要表现为臂丛神经下干受压的症状,患侧肩部及上肢疼痛、无力;严重者可出现前臂及手部尺侧的感觉异常,甚至出现肌肉瘫痪。

3.血管受压

多无严重血运障碍,可出现上肢套状感觉异常,患肢上举时感发冷,颜色苍白,桡动脉搏动减弱,患肢远端水肿,发绀等。Adson 征及 Roos 征等试验常为阳性。

(三)CTA 表现

(1)锁骨下动脉、腋动静脉受压,并能清晰显示受压原因、部位及严重程度。

(2)通过提供高分辨率解剖图像可显示骨性或软组织异常。

(四)诊断要点

中青年女性多见,有臂丛神经和血管受压表现,Adson 征、Roos 征等试验常为阳性。影像学检查可显示骨性或软组织异常,CTA 及 CTV 检查可显示腋动静脉受压。

(五)鉴别诊断

典型的临床表现、症状加体征,结合影像学表现可做出诊断,临床上须与以下疾病相鉴别,如颈椎病、肘管综合征、腕管综合征,但上述病症无腋动脉、静脉受压表现。

第十二章 颅脑疾病的 MRI 诊断

第一节 颅脑先天畸形

一、Chiari I 型畸形

(一)病理和临床

Chiari 畸形(chiari malformation)即小脑扁桃体下疝畸形,属先天性后颅窝畸形,表现为小脑扁桃体及下蚓部疝入颈部椎管内,一般分为 4 型,Chiari I 型为最轻而常见的类型,常合并颈段脊髓空洞症、脑积水、颅颈交界区畸形、环枕融合畸形、环椎枕化等,一般无其他脑畸形与脊髓脊膜膨出。

多见于大龄儿童和成人。轻者无症状,可有感觉障碍、肢体乏力、步态不稳等症状。

(二)诊断要点

(1)小脑扁桃体下端变尖呈舌形,由枕骨大孔向下疝入椎管超过 5 mm(正常<3 mm,3~5 mm 为可疑),以矢状位显示最佳。

(2)一般无延髓及第四脑室变形和下疝。

(3)可合并脊髓空洞症,大多数限于颈段,呈管状或"腊肠样"长 T_1、长 T_2 信号,部分 T_2WI 高信号空洞中可见梭形或斑片状低信号,为脑脊液流空现象。

(4)可合并脑积水、颅颈交界区畸形、环枕融合畸形、环椎枕化等。

(二)特别提示

Chiari I 型畸形的第四脑室与延髓位置正常或延髓轻度下移,此为与其他类型的 Chiari 畸形的鉴别点。

二、Dandy-Walker 综合征

(一)病理和临床

Dandy-Walker 综合征(Dandy-Walker syndrome)属于后颅窝先天发育异常,病因不明。病理改变主要有第四脑室正中孔和侧孔的闭锁而引起小脑蚓部不发育或发育不全、后颅窝囊肿与扩大的四脑室相通。约有 50%可合并胼胝体发育不良、灰质异位、脑裂畸形、多小脑回畸形、无脑回畸形及脑膨出等中枢神经系统其他畸形。

临床可表现发育迟缓、头围增大、癫痫、脑积水等相关症状。

(二)诊断要点

(1)矢状位上见后颅窝巨大囊肿,呈脑脊液信号,并与扩大的第四脑室相通。

(2)小脑蚓部阙如或发育不良。

(3)小脑幕、窦汇及横窦上移,超过人字缝。

(4)脑干可发育不良,并且受压向斜坡方向推移。

（5）幕上脑室呈不同程度扩张。

（二）特别提示

与颅后窝巨大蛛网膜囊肿鉴别时应注意观察小脑蚓部发育情况。

三、灰质异位

（一）病理和临床

灰质异位（gray matter heterotopia）是指在胚胎发育过程中成神经细胞未能及时地移动到皮层，导致神经元在异常部位的聚集和停留，包括室管膜下、白质内或皮层下。可发生在单侧或双侧，局限或弥散，可对称或不对称。灰质异位可合并脑裂畸形、胼胝体发育不全或其他先天性异常。

多见于年轻人，临床最常见的症状是癫痫尤其是顽固性癫痫，其次为智力发育障碍。

（二）诊断要点

（1）局灶型表现为深部白质或皮质下白质内结节状或板层状灰质信号影，弥散型灰质异位常表现为皮质下白质内与皮质平行的环状灰质信号影，脑表面的脑回形态多正常。

（2）T_1WI 及 T_2WI 均与脑灰质信号相同，可与正常灰质相连，周围无水肿，无占位效应，注射对比剂后不强化。

（3）室管膜下型表现为位于室管膜下光滑卵圆形结节状或团块状灰质信号影，团块状病灶可突向侧脑室使之受压变形。

（三）特别提示

异位的灰质在 T_1WI 及 T_2WI 均与脑灰质信号相同，且增强后不强化，这是与其他病变鉴别的关键。

四、结节性硬化

（一）病理和临床

结节性硬化（tuberous sclerosis）是一种常染色体显性遗传的神经皮肤综合征，特征为多器官系统可见错构瘤或结节，属斑痣性错构瘤病，其中脑部是最常受累的部位。

儿童及少年多见，典型的临床三联症为：面部皮脂腺瘤、智力低下和癫痫。

（二）诊断要点

（1）皮质、皮质下结节常见于幕上，皮质结节 T_1WI 呈低号，T_2WI 呈高信号，注射对比剂后一般不强化。

（2）室管膜下结节钙化部分在 T_1WI 呈低或高信号，T_2WI 明显低信号，非钙化部分 T_1WI 呈中等信号，T_2WI 呈高信号，注射对比剂后室管膜下结节可出现强化，强化形式为环形、圆形、片状。

（3）可见白质内长 T_1、长 T_2 信号的脱髓鞘斑。

（4）常伴发室管膜下巨细胞型星形细胞瘤，好发于室间孔。呈长 T_1、长 T_2 信号，注射对比剂后明显强化，可压迫室间孔导致梗阻性脑积水。

（三）特别提示

结节性硬化的室管膜下结节常出现特征性的钙化结节，因此诊断时应注意结合 CT 表现。

五、脑裂畸形

(一)病理和临床

脑裂畸形(schizencephaly)是最严重的神经元移行异常,病理表现为大脑半球内出现衬有灰质的横行裂隙状缺损,从脑表面向内延伸至侧脑室室管膜下,贯穿大脑半球,可发生在大脑半球的任何部位,单侧或双侧均可发生,分为开唇型和闭唇型两种,常伴发灰质异位、多小脑回畸形、透明隔阙如或胼胝体发育不全等。

临床表现为癫痫、运动障碍、智力低下及发育迟缓等症状。

(二)诊断要点

(1)从脑表面延伸到室管膜下区的裂隙,可宽窄不一,其内呈脑脊液信号,T_1WI 呈低信号,T_2WI 呈高信号,裂隙可双侧或单侧,可对称或不对称。

(2)开唇型:呈跨大脑半球的宽大脑脊液信号的裂隙,与蛛网膜下隙或脑室相通,裂隙两侧衬以与邻近部位皮质相连的灰质层。

(3)闭唇型:裂隙呈狭缝状,边缘衬以厚薄不一的皮质,MR 各序列上与灰质信号相同,侧脑室外侧壁可见局限性峰状突起与裂隙相连。

(三)特别提示

脑裂畸形与脑穿通畸形重要鉴别点在于前者裂隙的周围可见异位的灰质,而后者没有。

六、脑膨出

(一)病理和临床

脑膨出(cephalocele)是由于胚胎 3~4 周时神经管闭合障碍引起,在颅骨和硬脑膜缺损的基础上出现颅内结构的疝出。根据疝出的内容不同分为脑膜膨出和脑膜脑膨出。膨出多位于中线,以枕部膨出多见。

出生时大多即可发现,包块常随年龄增大而长大,哭吵时大小可有变化。

(二)诊断要点

(1)脑膜膨出,脑膜与脑脊液疝出颅外,脑膜呈等信号,脑脊液呈明显长 T_1、长 T_2 信号。

(2)脑膜脑膨出,脑组织疝出颅外,局部脑组织、脑室受牵拉变形,向患侧移位;合并脑室膨出时,脑组织信号中见脑脊液信号影。

(3)增强扫描可判断硬脑膜静脉窦是否进入脑膨出部分。

(三)特别提示

颅底部的脑膨出应注意与鼻咽部肿块鉴别,防止误诊鼻咽肿瘤而活检导致脑脊液鼻漏,引发医疗纠纷。

七、胼胝体发育不全

(一)病理和临床

胼胝体发育不全(dysgenesis of the corpus callosun,DCC)是指胼胝体完全阙如和部分发育不全,属于胚胎期背部中线结构发育不良的一种形式,是最常见的颅脑畸形。胼胝体的发育不全表现为部分胼胝体阙如或全部胼胝体及周围结构的阙如。缺血、缺氧等可导致胼胝体发育不全。胼胝体发育不全常合并其他先天发育异常,如胼胝体脂肪瘤、半球间裂囊肿、灰质异位、脑裂畸形等。

临床一般无症状，伴有其他颅内畸形的可有视觉或交叉触觉障碍，重者可有智力低下、癫痫等。

（二）诊断要点

（1）正中矢状面可直接显示胼胝体完全阙如或部分阙如。

（2）胼胝体完全阙如，胼胝体、扣带回及扣带沟均阙如，邻近的脑回呈放射状排列，三脑室上抬，与纵裂池相通，双侧侧脑室呈分离状平行排列，枕角常明显扩大。

（3）胼胝体部分阙如，两侧侧脑室前角分离，变平直，呈倒"八"字形或新月形，为膝部阙如；大脑半球纵裂前部向后靠近第三脑室前壁，为嘴部阙如。

（4）合并胼胝体脂肪瘤表现为胼胝体上方带状短 T_1、高信号影，T_2WI 呈中等高信号。

（三）特别提示

重度脑积水及外伤后可引起胼胝体变薄，但不缩短。

第二节　脑血管疾病

一、动静脉畸形

（一）病理和临床

动静脉畸形（arteriovenous malformation，AVM）属较常见的颅内血管畸形，可发生于脑的任何部位。由供血动脉、动脉的分支以及粗大的引流静脉组成的复杂的畸形血管团，有时可见动脉与静脉直接相通。

AVM 可见于任何年龄，男性略多于女性，最常见的临床表现为头痛、癫痫和继发颅内出血。

（二）诊断要点

（1）AVM 中的绝大多数血管成分在 T_1WI 和 T_2WI 均因流空现象而呈明显低信号，畸形血管迂曲成团，多位于大脑表面。回流静脉由于血流缓慢，在 T_1WI 表现为低信号，而在 T_2WI 则表现为高信号。

（2）无占位效应，周围脑组织可有不同程度萎缩。

（3）AVM 伴有出血时呈不同期龄的血肿表现或蛛网膜下隙出血。

（4）AVM 伴有血栓形成时，信号混杂，表现为在 T_1WI 低信号区内见等或高信号，T_2WI 则为高信号。

（5）注射对比剂后呈团状强化。

（6）MRA 可以在大部分患者中发现供血动脉的来源及引流静脉的方向。

（三）特别提示

AVM 特征性 MRI 表现为迂曲成团的流空血管影，体积较小的微血管畸形可在破裂后自毁，MRI 不能检出。

二、高血压性脑出血

(一)病理和临床

高血压性脑出血(hypertension cerebral hemorrhage)是高血压伴发的小动脉病变。由于各种原因引起血压急剧升高,导致小动脉破裂出血,是脑内出血常见的原因,发生率约占脑出血的 40%,80% 发生在幕上,以基底核区最常见,另有 20% 发生在幕下。

临床上发病年龄常在 50 岁以上,男女发病率相近,有高血压病史,突然出现偏瘫、失语和不同程度的意识障碍。

(二)诊断要点

(1)超急性期(24 h 内)血肿表现为 T_1WI 等或略低信号,T_2WI 高信号。

(2)急性期(出血后 24 h~2 d)血肿表现为 T_1WI 等信号,T_2WI 低信号,周围水肿表现为长 T_1、长 T_2 信号。

(3)亚急性早期(出血后 3~6 d)T_1WI 表现为血肿周边呈高信号、中心呈等信号,T_2WI 仍表现为低信号,其周围水肿带呈长 T_1、长 T_2 信号。

(4)亚急性晚期(出血后 1~2 周)血肿表现为 T_1WI 和 T_2WI 均呈高信号。

(5)慢性早期(出血后 3 周至 30 d)血肿在 T_1WI 和 T_2WI 仍呈高信号,而在 T_2WI 上其外围有一低信号环。

(6)慢性晚期(超过 30 d)血肿信号在 T_1WI 逐渐降低,开始于中央部分,最终呈长 T_1、长 T_2 信号。

(7)2 周后的血肿在注射对比剂后可有环形强化。

(三)特别提示

MRI 虽非检查和诊断高血压脑出血的首选手段,但是在某些特定情况下(如临床怀疑脑梗死或出血量较小等)此类患者行 MRI 检查的例子不在少数。因此,掌握血肿不同时期的MRI 特点尤为重要。

三、海绵状血管瘤

(一)病理和临床

海绵状血管瘤(cavernous angioma)是一种较常见的脑血管畸形。可发生于脑内任何部位,约 77% 位于幕上,以额叶和颞叶最常见,约 23% 位于幕下。可单发,亦可多发。病理上海绵状血管瘤由丛状、薄壁的血管窦样结构组成,其间有神经纤维分隔,瘤体内因反复少量出血致正铁血红蛋白残留、含铁血黄素沉积、血栓及钙化形成、反应性胶质增生。

本病可发生于任何年龄,以 20~40 岁多见,临床表现主要有脑出血及癫痫,部分患者可无临床症状。

(二)诊断要点

(1)脑内圆形或类圆形病灶,边界清楚。

(2)大多数病灶 T_1WI 呈高、低或高、等、低混合信号,形似"爆米花"。

(3)T_2WI 呈以高信号为主的混合信号,绝大多数病灶周围有一低信号环,称为"黑环征",具有一定的特征性。

(4)血栓及反复少量出血所残留的正铁血红蛋白在所有成像序列中均呈高信号,含铁血黄素及钙化在所有成像序列中呈明显低信号,胶质增生呈长 T_1 长 T_2 信号。

(5)注射对比剂后呈不同程度强化。

(6)病灶周围常无水肿,占位效应不明显,若有急性期出血例外。

(7)MRA 常无阳性发现。

(三)特别提示

海绵状血管瘤 T_2WI 表现较具特征性。此外,CT 平扫可见特征性的圆形或类圆形钙化,诊断时可结合 CT 表现。

四、颅内静脉窦血栓形成

(一)病理和临床

颅内静脉窦血栓形成(intracranial venous sinus thrombosis)是脑血管病的一种特殊类型,根据病变性质分炎症性和非炎症性两种。病理上可见病变部位静脉充血,静脉窦内血栓形成,严重者蛛网膜下隙可有血液,可有脑水肿与出血性脑梗死,炎性血栓还可有附近区域脑膜炎或脑脓肿。

临床表现常不典型,局灶性神经症状有偏瘫、脑神经麻痹等;全身症状有发热、头痛、呕吐、意识障碍等。

(二)诊断要点

(1)闭塞的静脉窦内流空效应消失,表现为 T_1WI 和 T_2WI 呈等信号或高信号。

(2)可有脑沟、脑池变浅或消失等脑肿胀表现。

(3)注射对比剂后,闭塞的静脉窦轴位断面中心不强化而周围强化,形似希腊字母"δ",即"Delta"征,此为特征性表现。

(4)病变区域出现多发小出血灶和(或)梗死灶,脑沟或脑裂有时出现 SAH。

(5)MR 静脉造影(MRV)显示相应的静脉窦闭塞。

(三)特别提示

早期诊断是提高本病生存率及预后的关键,此时正确诊断的关键在于能否考虑到本病;若临床拟诊本病时,应行增强扫描及 MRV 检查。

五、颅内动脉瘤

(一)病理和临床

颅内动脉瘤(intracranial aneurysm)可发生于任何年龄,是引起自发性蛛网膜下隙出血最常见的原因,分为 3 种类型:囊状动脉瘤、梭形动脉瘤、夹层动脉瘤。其中以囊状动脉瘤最常见,约占动脉瘤的 90%,一般位于动脉侧壁、动脉分叉处或动脉顶端的局部凸出,好发部位依次为大脑前动脉和前、后交通动脉、大脑中动脉。

未破裂动脉瘤一般无临床症状,动脉瘤破裂后引起颅内出血,表现为突发剧烈头痛、恶心、呕吐和精神症状。

(二)诊断要点

(1)无血栓形成的动脉瘤因流空效应 T_1WI、T_2WI 表现为明显低信号。

(2)动脉瘤内有血栓形成时,其信号随血栓形成的时间不同而发生变化,血栓内的正铁血红蛋白在所有序列中均呈高信号。

（3）较大的动脉瘤内快速流动的血液表现为流空信号，慢速的部分 T_1WI 呈低或等信号，T_2WI 呈高信号。

（4）注射对比剂后部分动脉瘤瘤壁及机化血栓可强化。

（5）脑动脉瘤破裂时可伴发脑内血肿，根据出血的部位可帮助判断出血的动脉瘤。

（6）磁共振血管成像（MRA）可显示较大的动脉瘤。

（三）特别提示

（1）当动脉瘤内有血栓形成时 MRI 上信号复杂，易造成误诊。

（2）颅内动脉瘤的诊断"金标准"是 DSA 检查。

六、脑梗死

（一）病理和临床

脑梗死（brain infarction）是指因血管阻塞而造成的脑组织缺血性坏死或软化，常见原因包括动脉硬化、栓子栓塞以及血液病、血管炎等基础病变。

病理上于 12～24 h 后肉眼可见坏死脑组织肿胀、变性，镜下见神经元肿胀、细胞核和细胞质固缩、深染。

脑梗死大多发生在 40 岁以上，患者常有高血压病史。脑梗死起病急，因梗死部位不同而出现相应症状和体征，绝大多数患者出现各种不同程度的脑部损害，如偏瘫、偏身感觉障碍及偏盲等。

（二）诊断要点

（1）脑实质内片状或楔形，并与血管分布一致的异常信号影，灰白质肿胀，分界消失，可有轻度占位效应。

（2）腔隙性脑梗死多位于基底核、内囊区、侧脑室旁白质及脑桥内，直径多小于 15 mm，无占位效应。

（3）超急性期（发病 6 h 以内）T_1WI、T_2WI 及 FLAIR 序列阴性，DWI 呈高信号，PWI 呈低灌注区。

（4）急性期（发病后 6～72 h）T_1WI 呈低信号，T_2WI 呈高信号，FLAIR 序列呈高信号，DWI 呈高信号，PWI 呈低灌注区。

（5）亚急性期（发病后 72 h～10 d）T_1WI 呈低信号，T_2WI 呈高信号，FLAIR 序列呈高信号，而 DWI 呈信号下降趋势。

（6）慢性期（发病后 11 d 至数月）T_1WI 呈低信号，T_2WI 呈高信号，FLAIR 序列呈低信号，DWI 呈低信号。

（7）注射对比剂后，可呈脑回状、片状或线状强化。

（8）大面积脑梗死 MRA 可见动脉狭窄、闭塞、中断等征象。

（三）特别提示

（1）DWI 序列是诊断早期脑梗死最敏感的序列。

（2）出血性脑梗死是在脑梗死区内并发出血，一般发生在脑梗死后 1 周左右。

（3）当脑内尤其是基底核区发生对称性的梗死征象时，须排除其他疾病的存在（如静脉窦血栓、中毒、代谢性疾病等）。

七、烟雾病

（一）病理和临床

烟雾病（Moyamoya disease）又称脑底异常血管网症,是由于多种原因引起颈内动脉的虹吸段及大脑前、中动脉的近端严重狭窄或闭塞,导致脑底出现代偿性异常毛细血管网,形成多而广泛的侧支循环通路及穿支动脉扩张。烟雾病的病理改变包括:脑底部大血管阻塞致脑梗死、脑软化;异常血管网形成;血管破裂致脑出血及蛛网膜下隙出血。

临床主要有脑缺血性和出血性表现两类,前者以儿童多见,主要表现为头痛、呕吐及感觉障碍等;后者以成人多见,多以蛛网膜下隙出血或脑室出血发病,表现为突发剧烈头痛、意识障碍等。

（二）诊断要点

（1）双侧基底核区可见增粗的穿支动脉扩张形成异常血管网,呈网状低信号或无信号区。

（2）部分病例伴有不同程度的脑萎缩及脑室扩大。

（3）MRA 可显示大动脉狭窄、闭塞的情况及异常的血管网和侧支循环的全貌。

（4）脑梗死表现为颈内动脉分布区多发长 T_1、长 T_2 异常信号灶。

（5）脑出血呈不同期龄的血肿表现或蛛网膜下隙出血表现,亚急性期出血呈短 T_1、长 T_2 高信号影。

（三）特别提示

MRI 结合 MRA 可诊断本病,诊断有困难者,可行 DSA 检查。

第三节　颅脑外伤

一、弥散性轴索损伤

（一）病理和临床

弥散性轴索损伤（diffuse axonal injury,DAI）又称脑白质剪切伤,是由于头颅受到突然加速（减速）力、旋转力的作用,引起皮质、髓质相对运动而导致相应部位的撕裂及轴索损伤。好发于脑的中央,以大脑半球白质剪切伤为多见。

临床上病情一般较严重,常出现原发性昏迷,昏迷时间可长可短,有的患者可持续昏迷,同时可有偏瘫、颈项强直等体征。

（二）诊断要点

（1）双侧大脑半球皮质、髓质交界处、胼胝体及脑干内单发或多发点状或片状异常信号影。

（2）没有出血的病灶,T_1WI 呈低信号,T_2WI 呈高信号,FLAIR 序列呈高信号,DWI 上呈明显高信号。

（3）有出血的病灶,急性期为 T_1WI 等信号和 T_2WI 低信号;亚急性期为 T_1WI、T_2WI 和 FLAIR 序列均为高信号;慢性期为 T_1WI 低信号,T_2WI 高信号,FLAIR 序列呈高信号。

(三)特别提示

DAI 临床症状要早于 CT、MRI 阳性发现,有时与 CT、MRI 表现不相称。DWI 有利于病灶检出,评价严重程度。

二、外伤性硬脑膜下积液

(一)病理和临床

外伤性硬脑膜下积液(traumatic subdural fluid accumulation)又称为外伤性硬脑膜下水瘤,占颅脑外伤的 0.5%~1%,是由于头部着力时脑在颅腔内移动,造成脑表面、视交叉池或外侧裂池等处蛛网膜撕裂并形成一个活瓣,脑脊液经破口进入硬脑膜下腔而不能回流,形成大量的液体潴留。

根据其病程不同,分为急性、亚急性和慢性三种类型,其中慢性硬脑膜下积液多在外伤后数月甚至数年后形成。

(二)诊断要点

(1)单侧或双侧硬脑膜下示新月状异常信号影,信号与脑脊液相似,呈明显长 T_1、长 T_2 信号,FLAIR 序列呈明显低信号。

(2)硬脑膜下积液占位效应比硬脑膜下血肿轻。

(3)硬脑膜下积液者相应部位的脑沟常不消失。

(4)增强像上硬脑膜下积液的内膜不强化。

(三)特别提示

硬脑膜下积液与慢性硬脑膜下血肿鉴别的关键在于前者于 FLAIR 序列呈明显低信号,而后者一般呈明显高信号。

三、硬脑膜外血肿

(一)病理和临床

硬脑膜外血肿(EDH)多因头部直接受外力打击,产生颅骨骨折或颅骨局部变形致使脑膜中动脉或后动脉破裂,血液进入硬脑膜与颅骨内板间形成。少数病例属静脉破裂引起。血肿多见于幕上,且为单侧,幕下相对少见。

典型临床表现为外伤后原发性昏迷—中间清醒期—再昏迷,可有神经系统局灶症状,如中枢性面瘫、轻偏瘫、运动性失语等。

(二)诊断要点

(1)颅骨内板下呈"双凸透镜"或梭形的异常信号影,边界锐利、清楚。

(2)急性期,血肿 T_1WI 呈等或低信号,T_2WI 呈低信号;亚急性期,T_1WI 和 T_2WI 均呈高信号;慢性期 T_1WI 呈低信号,T_2WI 呈高信号。

(3)血肿内缘可见低信号的硬脑膜。

(4)依血肿体积大小,呈现程度不同的占位效应。

(三)特别提示

(1)EDH 可跨越硬脑膜反折如大脑镰和天幕,但不会跨越硬脑膜附着点如颅缝。

(2)发生在大脑镰和天幕等特殊部位的 EDH 需与 SAH 鉴别。

四、硬脑膜下血肿

（一）病理和临床

硬脑膜下血肿（subdural hematoma，SDH）发生于硬脑膜与蛛网膜之间，大多是由于外伤撕裂了横跨硬脑膜下的静脉形成，可为单侧或双侧。1/3 患者合并骨折，发生对冲性硬脑膜下血肿时骨折可位于血肿对侧。根据血肿形成的时间和临床表现可分为急性、亚急性和慢性三型。

常见临床表现有昏迷、脑疝和颅内压增高，其中急性硬脑膜下血肿病情多较重且发展迅速，而亚急性硬脑膜下血肿症状常出现较晚。慢性硬脑膜下血肿多见于老年人，且不少患者仅有轻微的外伤史，常在伤后数周才出现临床症状。

（二）诊断要点

（1）颅骨内板下呈新月形或弧形的异常信号影。

（2）急性期 T_1WI 呈等或低信号，T_2WI 呈低信号，亚急性期 T_1WI 和 T_2WI 均呈高信号，慢性早期的信号强度与亚急性期相仿，晚期信号强度与脑脊液相仿。

（3）血肿可跨越硬脑膜附着点如颅缝，但不跨越硬脑膜反折如大脑镰和天幕。

（三）特别提示

SDH 范围较广，而硬脑膜外血肿常较局限。MR 对少量 SDH 的诊断较 CT 敏感。

第四节　颅内肿瘤

一、星形细胞瘤

（一）病理和临床

胶质细胞瘤是颅内最常见的肿瘤，约占全部颅内肿瘤的 40%。星形细胞瘤（astrocytoma）是胶质细胞瘤中发病率最高的一种，占胶质瘤的 30%～50%，可发生于脑内任何部位和任何年龄。成人多见于幕上，儿童多见于小脑，按照肿瘤的分化和间变程度，将星形细胞瘤分为Ⅰ～Ⅳ级，其中Ⅰ级为良性，Ⅱ级为良恶性过渡，Ⅲ级为恶性。

以 20～40 岁最多见，临床症状和体征随肿瘤大小、部位不同而异。常有颅内压增高症状，如头痛、呕吐、视力减退，发生于大脑半球者常见症状有癫痫发作、精神改变、对侧肢体偏瘫和同向偏盲等。发生在小脑者常有步态不稳、眼球震颤等。

（二）诊断要点

（1）瘤体多数在 T_1WI 呈稍低信号，T_2WI 呈高信号，信号可均匀一致，亦可不均匀。

（2）发生在幕上者以实性较多，幕下者以囊性多见，囊变呈明显长 T_1、长 T_2 信号。

（3）Ⅰ级星形细胞瘤常位于皮质及皮质下白质，与脑实质分界较清，占位效应不明显，周围水肿无或轻微，增强绝大多数肿瘤无强化，少数可出现轻微强化。

（4）Ⅱ级星形细胞瘤具有Ⅰ级和Ⅲ、Ⅳ级肿瘤部分特点，信号多不均匀，增强后多数病灶出现形态不一、程度不同的强化,少数病灶不强化。

(5)Ⅲ、Ⅳ级星形细胞瘤病灶常较大,边界不清,周围水肿及占位表现明显,瘤内常有坏死、囊变及出血,增强后呈不均匀明显强化,部分病灶呈典型的环形或花环状强化,有时可见附壁结节。

(三)特别提示

(1)星形细胞瘤的信号强度变化无特异性,而部位、形态及强化特征常能提示正确的诊断。

(2)常规 MR 对本病的术前分级、治疗后复发或残存的诊断及疗效的监测等价值有限,须结合 MRS、PWI、DWI、ECT 等技术。

二、少突胶质细胞瘤

(一)病理和临床

少突胶质细胞瘤(oligodendroglioma)起源于少突胶质细胞,占颅内胶质瘤的 1%～9%,属较良性的胶质瘤。绝大多数位于大脑半球,以额叶最常见,其次为顶叶、颞叶。肿瘤无包膜,具有浸润性,但有膨胀性生长的趋势。瘤内常伴有不同特征的钙化,可伴有出血、囊变和坏死。

好发于成人,年龄为 30～50 岁,男性多见,男女比例约为 2:1。肿瘤生长非常缓慢,病程较长,常以癫痫发作为首发症状,颅内压增高症状常出现较晚。

(二)诊断要点

(1)良性少突胶质细胞瘤边界较为清楚,占位效应不明显,周围脑组织无水肿或仅有轻度水肿,恶性或偏恶性肿瘤灶周水肿明显,水肿与肿瘤边界不清。

(2)肿瘤表现为长 T_1、长 T_2 信号,囊变呈明显长 T_1、长 T_2 信号,钙化在 T_1WI 及 T_2WI 均表现为低信号,恶性者瘤内钙化不明显,瘤内出血比较少见,亚急性期出血在 T_1WI 及 T_2WI 均表现为高信号。

(3)增强像上,一般无强化或仅见轻度强化,恶性者强化明显。

(三)特别提示

少突胶质细胞瘤的典型特征是瘤内有大片而不规则常为弯曲的条带状钙化,因此,诊断时应注意结合 CT 检查。

三、脑膜瘤

(一)病理和临床

脑膜瘤(meningioma)是颅内最常见的脑外肿瘤,起源于蛛网膜帽细胞,凡有蛛网膜颗粒或蛛网膜绒毛的部位均可发病。多见于幕上,以大脑凸面、矢状窦及大脑镰旁最多见。脑室内脑膜瘤以侧脑室三角区最常见。

脑膜瘤多为球形或分叶形肿块,生长缓慢,有包膜,分界清晰,质地较硬,少数脑膜瘤呈扁平状或丘状,质地较软。脑膜瘤血运丰富,少数可有囊变、出血或钙化,常侵犯颅骨致其增厚、变薄或破坏。

脑膜瘤多见于中年人,其中女性的发病率是男性的 2 倍。脑膜瘤患者的临床表现主要取决于肿瘤所在的部位。大脑凸面脑膜瘤常有急性脑缺血或癫痫。位于额顶区矢状窦旁脑膜瘤除癫痫外还可出现对侧下肢软瘫或感觉障碍;嗅沟脑膜瘤早期可出现嗅觉障碍;蝶骨嵴脑膜瘤可出现一侧视力减退、眼球固定和眼球突出等;颅底部脑膜瘤可使脑神经发生功能障碍。后颅凹脑膜瘤往往造成慢性颅内压增高。鞍上区脑膜瘤常有颞侧偏盲。

(二)诊断要点

1.脑膜瘤本身的 MR 表现

大多数脑膜瘤的信号与脑灰质相似，T_1WI 呈等信号，少数表现为低信号，T_2WI 呈高、等或低信号。肿瘤内部出现钙化、出血时信号不均匀，坏死、囊变少见。增强后绝大多数脑膜瘤呈明显强化。

2.肿瘤位于脑外的征象

主要包括白质塌陷征；广基底与脑膜相连，增强后，脑膜基底处的脑膜和肿瘤表面的脑膜强化，即"脑膜尾征"；假包膜征，表现为肿瘤为低信号环所包绕；邻近的脑沟、脑池增宽。

3.邻近结构的继发表现

大多数脑膜瘤伴有周围脑组织水肿，呈长 T_1、长 T_2 信号改变，当脑膜瘤包绕颅内较大血管时，如鞍旁脑膜瘤包绕颈内动脉时，会显示流空信号的血管影。

4.出现如下征象时常提示恶性脑膜瘤可能

瘤内有明显囊变；增强后，肿瘤不强化或呈轻、中度强化；肿瘤边缘不规则，边界不清，肿瘤位于脑外的征象不明显。

(三)特别提示

(1)绝大多数脑膜瘤具有典型的 MR 表现，大多可做出正确诊断，少数脑膜瘤不出现上述典型特征。

(2)"脑膜尾征"诊断本病的敏感性、特异性仅为 $70\%\sim80\%$，脑皮质静脉受压增强时可构成假的"脑膜尾征"，故应强调综合影像、综合分析。

(3)有无脑水肿以及水肿的程度、范围与肿瘤的恶性程度并无肯定相关性。

四、室管膜瘤

(一)病理和临床

室管膜瘤（ependymal tumours）起源于室管膜或室管膜残余部位，占颅内肿瘤的 $1.24\%\sim5.64\%$，多属偏良性肿瘤，脑室系统与大脑半球均可发生，以第四脑室最为常见，病理上肿瘤多为实质性，常伴钙化、出血及囊变，囊变常为大囊。

主要发生于小儿及青少年。临床表现因肿瘤所在部位而异。第四脑室肿瘤病程较短，早期即可出现颅内高压征象，如头痛、呕吐、视盘水肿；发生于侧脑室者阻塞孟氏孔造成脑室积水时，出现颅内高压征象；发生于脑实质内者常以癫痫为首发症状。

(二)诊断要点

(1)位于脑室内的肿瘤实质部分表现为长 T_1、长或等 T_2 信号，囊变为明显长 T_1、长 T_2 信号，亚急性期出血呈短 T_1、长 T_2 高信号影，含铁血黄素、瘤内血管及钙化在 T_1WI 及 T_2WI 上均表现为低信号。

(2)位于第四脑室内的室管膜瘤，外周或一侧常包绕一薄层脑脊液，常造成梗阻性脑积水，有时还可通过第四脑室各孔向外生长。侧脑室内室管膜瘤常位于孟氏孔附近，引起一侧或双侧侧脑室积水，第三脑室内室管膜瘤常位于第三脑室偏后部，造成肿瘤与丘脑分界不清。

(3)脑实质内室管膜瘤一般紧邻脑室，有时可部分突入脑室，肿瘤内囊变发生率较高，瘤周伴有水肿。

(4)增强像上,肿瘤的实体部分常出现强化,囊变部分不强化。

（三）特别提示

儿童和青少年在典型部位发现有囊变和钙化的脑室内肿瘤,应想到本病的可能。脑实质内的室管膜瘤与偏恶性的胶质瘤影像学表现很相似,有时单纯依靠 CT 及 MRI 很难区别。

五、髓母细胞瘤

（一）病理和临床

髓母细胞瘤(medullblastoma)起源于后髓帆的原始外胚层细胞,好发于小脑蚓部,占颅内肿瘤的 1.84%～6.54%,主要发生于小儿,肿瘤恶性程度较高,可经脑脊液播散转移,病理上肿瘤境界较清楚,较少发生大片坏死,囊变、出血及钙化均少见。

男性发病多于女性,最常见的临床症状为头痛、呕吐,少数偏离中线生长的肿瘤可有步态不稳、共济失调及眼球震颤等小脑症状。

（二）诊断要点

(1)后颅凹中线处显示边界相对较清楚的类圆形肿块,T_1WI 呈低信号,T_2WI 呈稍高或等信号,周围有时环绕长 T_2 高信号水肿带。

(2)肿瘤内部信号一般较均匀,若有小的囊变、坏死,则呈明显长 T_1、长 T_2 信号。

(3)第四脑室变形或消失,残存四脑室多位于肿瘤前上方。

(4)增强像上,肿瘤的实质部分多呈明显均匀强化,少数肿瘤实质部分可呈不均匀片状强化,坏死、囊变无强化。若沿脑脊液种植转移至脑室壁、脑池及椎管处,则显示为条状、结节状或脊髓内点、片状强化灶。

（三）特别提示

髓母细胞瘤的生长部位是较具特征性的表现,正中矢状位图像是显示上述特点的关键所在。另外,肿瘤周围的脑脊液残留主要在前方或上方,而绝不会在后方。

六、颅咽管瘤

（一）病理和临床

颅咽管瘤(craniopharyngioma)起源于胚胎时期 Rathke 囊鳞状上皮的残留,以鞍上最为多见,少数发生于鞍内,为鞍区第二常见的良性肿瘤。病理上肿瘤边界清楚,具有纤维包膜。多数为囊性,少数为实性或囊实性。囊液成分复杂,由不同数量的胆固醇结晶、角蛋白、正铁血红蛋白组成。肿瘤内钙化常见。

任何年龄均可发病,但以 20 岁以下居多,约占 50%。常见临床表现为内分泌紊乱及颅内压增高的症状,如压迫视交叉还可引起视力与视野的改变。

（二）诊断要点

(1)鞍上池内肿块,呈椭圆形、圆形或不规则形,边界清楚。

(2)囊性颅咽管瘤的 MR 表现较为复杂,大部分病变在 T_1WI 及 T_2WI 与脑脊液信号相似,也可因含有少量蛋白而信号强度略高于脑脊液;如囊液内含较高浓度的蛋白、胆固醇或正铁血红蛋白时,T_1WI 及 T_2WI 均呈明显高信号;少数囊性病变内含角蛋白、钙质或骨小梁等,而在 T_1WI 及 T_2WI 均呈低信号表现。

(3)实性或囊实性颅咽管瘤的实性部分呈等 T_1 长或短 T_2 信号。

(4)增强像上,实性部分明显强化,囊壁呈环形强化。

(5)肿瘤较大时可压迫第三脑室引起梗阻性脑积水,瘤周水肿的发生率很低。

(三)特别提示

颅咽管瘤的壳状钙化是其特征性表现,MR 对其显示欠敏感,诊断时应注意结合 CT 表现。另外,没有钙化或无囊变的颅咽管瘤有时与垂体瘤难以鉴别,此时应注意仔细观察腺垂体是否存在。

七、听神经瘤

(一)病理和临床

听神经瘤(acoustic neurinoma)起源于听神经的前庭支内耳道段的神经鞘膜,是桥小脑角区最常见的肿瘤。听神经瘤生长缓慢,不浸润邻近结构。绝大多数为单侧发病,肿瘤呈圆形或结节状,具有包膜,瘤内常有囊变、坏死。

男性略多于女性,任何年龄均可发病,以 30～50 岁的成人多发,首发症状常为耳鸣、听力减退。

(二)诊断要点

(1)桥小脑角区圆形或类圆形肿块,多以内听道为中心生长。

(2)肿瘤信号均匀一致时,T_1WI 呈稍低信号,T_2WI 呈高信号,当内部出现坏死、囊变时,信号不均匀,少数情况下,肿瘤内可伴发出血,亚急性期出血在 T_1WI、T_2WI 上均呈明显高信号。

(3)增强像上,肿瘤多呈不均匀明显强化或呈环状强化,有时,同侧听神经可见增粗并明显强化,形成"瓶塞征"。增强后局部无"脑膜尾征"。

(4)第四脑室受压变形、移位或闭塞。

(三)特别提示

(1)听神经瘤常伴有内听道扩大,CT 骨窗可清楚显示,诊断时应注意结合 CT。有时内听道可正常,但听神经瘤仍以其开口为中心。

(2)位于内听道的微小听神经瘤易漏诊,需仔细观察,最好做增强检查。

(3)本病双侧发生或合并其他部位的肿瘤(如脑膜瘤)时,常称为神经纤维瘤病。

八、三叉神经瘤

(一)病理和临床

三叉神经瘤(trigeminal neurinoma)起源于三叉神经半月神经节或三叉神经根,占颅内肿瘤的 0.2%～1%,为仅次于听神经瘤的脑神经瘤。属良性肿瘤,生长缓慢,有包膜,瘤内可有坏死、囊变和出血,其生长部位可在中颅凹及后颅凹。

青壮年多见,男性略多于女性,首发症状多为三叉神经痛、面部麻木、咀嚼无力。

(二)诊断要点

(1)肿瘤多呈圆形或卵圆形,位于中颅凹或后颅凹,累及以上两个部位时,呈哑铃状。

(2)肿瘤 T_1WI 呈低或等信号,T_2WI 呈高信号,如有囊变则呈明显长 T_1、长 T_2 信号,亚急性期出血呈短 T_1、长 T_2 高信号影。

(3)瘤周无水肿。

(4)肿瘤较大时可出现明显占位征象,邻近组织结构受压,严重时可发生脑积水。

(5)增强像上,呈均匀或环形强化。

（三）特别提示

跨中、后颅窝生长,呈哑铃状,是三叉神经瘤的形态特征。位于后颅凹的三叉神经瘤常位于三叉神经根附近,岩骨尖多有破坏,而内听道不扩大,这是其与听神经瘤鉴别的关键。

九、恶性淋巴瘤

（一）病理和临床

脑内恶性淋巴瘤(malignant lymphoma)是原发于淋巴网状细胞系统的一类肿瘤,约占颅内肿瘤的1%,均为非霍奇金淋巴瘤。

淋巴瘤的生长部位多位于中线和旁中线处,肿瘤沿血管周围间隙呈浸润性生长,常无固定形态,可为单发或多发的圆形病灶,亦可为边界不清浸润或弥散分布的病灶,肿瘤可侵犯脑实质与脑膜。男女发病率大致相等,好发于中、老年人。

临床表现根据肿瘤所在部位而异,无特征性,病程较短。

（二）诊断要点

(1)位于大脑深部如基底核区、丘脑、脑室周围的单发或多发圆形病灶,边界大多清楚,占位效应及周围水肿均较轻。

(2)T_1WI及T_2WI上信号强度与脑灰质相仿,有时淋巴瘤呈明显的长T_1、长T_2信号,肿瘤本身很少有出血、坏死及钙化。

(3)因肿瘤在病理上细胞密度高,故DWI上常为高信号。

(4)增强像上,肿瘤常呈明显均匀的团状样或"拳头状"强化,有时肿瘤表现为不均匀的强化或带缺口的环形强化,有一定的特征性。

（三）特别提示

淋巴瘤对放疗、皮质类固醇治疗敏感,及时诊断较为重要,试验性放化疗可作为鉴别诊断方法之一。

十、垂体瘤

（一）病理和临床

垂体瘤(pituitary tumour)起源于腺垂体,生长于鞍内,是鞍区最常见的肿瘤,发病率较高,占颅内肿瘤的10%～20%,仅次于胶质瘤和脑膜瘤。根据肿瘤是否分泌激素将其分为功能性腺瘤和非功能性腺瘤两类。前者包括生长激素瘤、泌乳素瘤、促肾上腺皮质激素瘤及促甲状腺激素瘤等。肿瘤直径小于1 cm者,称为微腺瘤;大于1 cm者,称为大腺瘤。

女性较多见。临床表现最具特征性的症状为内分泌症状,如内分泌亢进症状(泌乳综合征、肢端肥大症和巨人症等),有些无功能性腺瘤长到较大时,压迫和破坏了分泌性细胞时,可引起内分泌低下症状,如甲状腺功能低下等,其他临床常见症状为头痛、视力减退和双颞侧偏盲等。

（二）诊断要点

1.垂体大腺瘤

(1)鞍内肿块,常引起邻近骨破坏,蝶鞍扩大,鞍底下陷,可突破鞍隔向鞍上生长,向下突入蝶窦,向两侧旁生长可侵犯海绵窦。

(2)实性垂体大腺瘤信号较均匀,在 T_1WI、T_2WI 均呈等信号,信号强度与脑灰质相似或稍低。较大的垂体瘤内部可出现出血、坏死、囊变,亚急性期出血 MR 上 T_1WI、T_2WI 均呈高信号,坏死、囊变区 T_1WI 呈低信号,T_2WI 呈高信号,信号接近于脑脊液。囊变液性成分不一致时,可出现两种信号强度形成的界面,即"液-液平面"。

(3)肿瘤向鞍上生长时,有时由于突破鞍隔形成"哑铃状""葫芦状"等表现,或称"束腰征"。较大的肿瘤向上生长时还可突入第三脑室前部,引起梗阻性脑积水。

(4)增强像上,除坏死、囊变和钙化之外,瘤体呈不同程度强化。

2.垂体微腺瘤

(1)垂体微腺瘤一般都需要用冠状面和矢状面薄层扫描(层厚小于 3 mm),除常规增强外,还需进行动态增强扫描。

(2)多数微腺瘤常见局灶性长 T_1、T_2 信号,即 T_1WI 呈低信号,T_2WI 呈高信号。

(3)冠状位示垂体增大、垂体上缘膨隆、垂体柄偏移、鞍底下陷等间接征象。

(4)注射对比剂后即刻扫描,动态增强显示为病灶延迟强化,在增强的早期病灶信号强度低于周围明显强化的正常垂体,形成鲜明对比,以冠状位观察最有诊断意义。

(三)特别提示

(1)鞍区脑膜瘤有时与垂体大腺瘤难以鉴别,应结合腺垂体是否存在及肿瘤的生长方式、强化程度等才能做出准确诊断。

(2)垂体微腺瘤一般不存在鉴别诊断问题,但经常存在漏诊及过度诊断问题,应注意结合临床表现和实验室检查有无内分泌异常,仍有困难者可随诊观察。

十一、脑内转移瘤

(一)病理和临床

脑内转移瘤(metastatic tumours)占颅内肿瘤的 $4\%\sim10\%$,多见于中、老年人,原发癌中以肺癌最多见。转移瘤大多为多发,少数为单发,与周围组织分界清楚,肿瘤中心常发生坏死、囊变和出血,瘤周水肿明显。

临床表现主要有头痛、恶心、呕吐、共济失调和视盘水肿等,与肿瘤占位效应有关。

(二)诊断要点

(1)绝大多数脑内转移瘤位于大脑半球灰质或灰白质交界处,多发结节灶是转移瘤的重要特征之一,少数可为单发。

(2)典型的转移瘤在 T_1WI 呈低或等信号,T_2WI 呈高或等信号,原发灶为胃肠道恶性肿瘤的转移瘤具有特征性的表现是 T_2WI 呈低信号。

(3)大多数转移瘤中心部分常发生坏死、囊变和出血,尤以瘤内出血为转移瘤另一特征,在 T_1WI 及 T_2WI 上均表现为高信号。

(4)灶周常伴明显水肿且水肿与瘤灶不成比例,为转移瘤又一重要特征。

(5)增强扫描绝大多数转移瘤呈环形或结节状明显强化。

(三)特别提示

(1)MRI 增强扫描是检查脑转移瘤最敏感的方法。

(2)老年患者小脑占位应先想到转移瘤可能。

(3)单发转移瘤与胶质瘤鉴别困难,瘤体周边水肿区 MRS 对鉴别有一定价值。除了征象分析外,病程长短等临床资料对鉴别有重要帮助。

十二、生殖细胞瘤

(一)病理和临床

生殖细胞瘤(germinoma)起源于胚胎移行过程中的生殖细胞,占颅内肿瘤的 $0.4\% \sim 2\%$,好发于松果体区,其次为鞍区、第三脑室、基底核区,大多数呈浸润性生长,具有高度恶性特征,并可顺脑脊液种植播散,少有出血、坏死或囊变。

12 岁以内为发病高峰期。临床症状与肿瘤所在部位有关,位于松果体区和第三脑室后部的肿瘤因梗阻性脑积水造成不同程度的颅内压增高征象,如头痛、呕吐等,主要症状是上视障碍和性早熟,可有头痛、恶心、呕吐、视力减退等颅内压增高征象,以及下丘脑的功能障碍和垂体功能低下的症状。

(二)诊断要点

(1)松果体区或鞍区边界清楚的圆形、类圆形或不规则形肿块,可有分叶,位于基底核区的肿瘤可呈片状。

(2)大多数肿瘤信号较均匀,T_1WI 呈等或稍低信号,T_2WI 呈等或高信号,一般无出血、坏死或囊变。

(3)增强后,肿瘤呈均匀的明显强化,具有恶性特征的生殖细胞常沿脑室蔓延生长,注射对比剂后呈明显强化。

(4)松果体区及鞍区的生殖细胞瘤常可引起梗阻性脑积水。

(三)特别提示

位于鞍区或其他部位的生殖细胞瘤有时与其他肿瘤鉴别比较困难,生殖细胞瘤对放射治疗极其敏感,必要时可行试验性放射治疗。

十三、血管母细胞瘤

(一)病理和临床

血管母细胞瘤(haemangioblastoma)又称血管网织细胞瘤,约占颅内肿瘤的 2.3%,15% 左右有家族史,系常染色体显性遗传。本病多数为单发,小部分为多发,绝大多数位于后颅窝,为成年人后颅窝第二常见肿瘤。有 $10\% \sim 13\%$ 并发红细胞增多症,25% 伴有 VonHippel-Lindau 综合征。病理上肿瘤边界清楚,大多数可见囊变及血管丰富的壁结节,壁结节与囊肿大小成反比,少数为实质性。血管母细胞瘤富含血管,常见明显的血管蒂及引流静脉。

临床症状多为缓慢进行性的颅内压增高,伴有小脑功能障碍,如头痛、共济失调、恶心、呕吐、眼球震颤等。

(二)诊断要点

(1)肿瘤多数为囊性,少数为实性;常为单发,少数为多发;多位于小脑半球,少数位于小脑蚓部、脑干及桥小脑角区。

(2)囊性者囊腔一般较大,囊液一般呈长 T_1、长 T_2 信号,壁结节较小,与囊液相比,T_1WI 呈相对高信号,T_2WI 呈相对低信号,周围无或有轻微水肿。增强后壁结节明显强化,囊壁很少强化。

（3）实性者瘤体大多为圆形或椭圆形，在 T_1WI 常呈等信号，在 T_2WI 为高信号，周围可见明显水肿，增强后瘤体明显强化。

（4）瘤体内或周边有时可见匍行状或蚯蚓状流空血管影。

（5）肿瘤较大时，可压迫第四脑室导致阻塞性脑积水。

（三）特别提示

血管母细胞瘤典型表现为囊腔、壁结节及肿瘤血管，具有"大囊小结节"的特点。

十四、胆脂瘤

（一）病理和临床

胆脂瘤又称表皮样囊肿（epidermoid cyst），占颅内肿瘤的 1.39％，是一种源于皮肤外胚层的先天性肿瘤，为胚胎早期神经管闭合时皮肤外胚层的残留部分发展而成。

胆脂瘤为良性肿瘤，生长缓慢，有包膜，多为囊性，也可为实性，好发于桥小脑角、鞍区及脑室系统。

男性略多于女性，临床症状随肿瘤部位不同各异。位于桥小脑角区者可累及第Ⅶ、Ⅷ、Ⅸ对脑神经，表现为面瘫、听力障碍等，位于鞍区者则可出现视力下降。

（二）诊断要点

（1）胆脂瘤边界清楚，形态多不规则，有匍行生长的特点，常可沿邻近蛛网膜下隙生长，占位效应轻微。

（2）绝大多数胆脂瘤 T_1 加权像信号略高于脑脊液，T_2 加权像信号略低于脑脊液，信号强度不均匀，少数胆脂瘤因含液态胆固醇在 T_1 加权像上呈高信号。

（3）增强像上胆脂瘤大多数不强化，少数囊壁呈轻度环形强化。

（三）特别提示

胆脂瘤在 DWI 序列中呈明显的高信号，此点可作为与其他囊性病变鉴别的重要依据。

十五、蛛网膜囊肿

（一）病理和临床

蛛网膜囊肿（arachnoid cyst）是指脑脊液被包裹在蛛网膜所形成的袋状结构而形成的囊肿，约占颅内非外伤性肿物的 1％，以中颅窝最为常见。有先天性和后天性两种，前者多为蛛网膜发育异常所致，多见于儿童；后者多由外伤、感染、蛛网膜下隙出血等引起的蛛网膜下隙广泛粘连所致。

临床上通常无症状，少数患者有头痛、癫痫及面部痉挛，位于小脑延髓池的较大蛛网膜囊肿可导致阻塞性脑积水。

（二）诊断要点

（1）多位于中颅窝、鞍上池、后颅窝、桥小脑角池及大脑凸面等处，病灶呈圆形、长圆形或球形，位于脑实质之外。

（2）T_1WI、T_2WI 信号强度与脑脊液一致，FLAIR 序列呈明显低信号，边界清楚锐利。

（3）无瘤周水肿，相应部位的脑组织常伴受压、移位。

（4）注射对比剂后无强化征象。

（三）特别提示

蛛网膜囊肿在 DWI 序列中呈明显的低信号，此点可作为与表皮样囊肿鉴别的重要依据。

第五节　颅内感染性疾病

一、单纯疱疹病毒性脑炎

（一）病理和临床

单纯疱疹病毒性脑炎（herpes simplex encephalitis）是最常见的病毒性脑炎，病理改变主要见于大脑和脑干，急性期引起广泛脑组织坏死、水肿及出血，后期可引起脑萎缩和不同程度钙化。

多见于成年人，无性别差异。临床表现主要为头痛、发热、脑膜刺激征、昏迷和行为异常，病情发展迅速，病死率较高。

（二）诊断要点

（1）病变部位主要累及双侧颞叶及额叶的下部，一般不累及豆状核，左右常不对称，病变部位脑组织明显肿胀，有占位效应。

（2）急性期病变 T_1WI 呈低信号，T_2WI 呈明显高信号，如有亚急性出血，T_1WI 及 T_2WI 均为高信号，晚期可见脑软化及脑萎缩表现。

（3）增强像上，病变呈各种不同的强化，可为脑回样、斑片样、多环形或线样强化。

（4）MRI 上较为特征性的表现是病变在豆状核外侧缘处突然移行为正常信号，一般不累及苍白球。

（三）特别提示

单纯疱疹病毒性脑炎起病突然，常伴有发热，有时与其他类型脑炎难以鉴别，诊断上要结合病史和实验室检查。

二、结核性脑膜炎

（一）病理和临床

结核性脑膜炎（tuberculous meningitis）是由于结核感染引起的软脑膜与蛛网膜的广泛炎症，常见于脑基底池。结核感染引起的渗出物导致脑膜脑炎、局限性脑梗死以及脑积水。

多见于青少年和老年人。临床表现常有低热、头痛和脑膜刺激征，病情加重时可出现意识障碍，直至昏迷。

（二）诊断要点

（1）脑膜脑炎，T_1WI 可见脑基底池闭塞，信号增高，以鞍上池最多见，次为环池与侧裂池，T_2WI 呈高信号，FLAIR 序列呈明显高信号。

（2）增强像上，脑基底池脑膜明显增厚、强化，有时可见其他蛛网膜下隙亦受累。伴有脑内肉芽肿或结核球形成时，可见结节状或环形强化灶。

（3）脑梗死主要发生在大脑中动脉皮质分布区与基底核区，呈长 T_1、长 T_2 信号。

（4）早期即可发生脑积水，多为交通性脑积水，亦可为梗阻性脑积水。

（三）特别提示

结核性脑膜炎的 MRI 表现与其他类型的脑膜炎相似，必须结合临床及脑脊液检查才能做出定性诊断。

三、脑囊虫病

（一）病理和临床

脑囊虫病（cysticercosis of brain）是由于猪绦虫的囊尾蚴寄生于人的颅内所造成的疾病。病理上脑囊虫的囊尾蚴囊肿常为圆形或类圆形，囊壁内层是虫体本身的体壁，为白色半透明薄膜，内膜上有一小白色的囊虫头节突起，外膜是周围组织的反应。当虫体死亡或液化时，腔内为暗褐色混浊液体，内含大量蛋白质。囊虫死后通常可发生钙化。

临床表现随囊虫侵入数目、所在部位不同和病期不同而不同，症状比较复杂。一般常见症状为癫痫发作，蛛网膜下隙和脑室内囊虫可引起交通性或梗阻性脑积水而出现颅内高压症状。按照囊尾蚴寄生于颅内引起受累部位的不同可分为 4 型：脑实质型、脑室型、脑膜型、混合型，其中以脑实质型最为常见。

（二）诊断要点

（1）根据 MR 影像学特征，可将脑囊虫病分为 4 期：活动期、退变死亡期、非活动期、混杂期。

（2）活动期：囊虫头节是该期的典型标志，以脑实质内者显示最清楚，表现为小圆形长 T_1、长 T_2 信号，囊状病变内见逗点状稍短 T_1、短 T_2 信号。活囊虫很少有强化及水肿，增强像上囊虫头节一般不强化。

（3）退变死亡期：典型的标志是头节消失，虫体胀大变形，周围有炎性水肿，脑实质内退变囊虫表现为广泛的脑水肿，呈长 T_1、长 T_2 信号，占位效应明显，少数可形成囊虫性脑内小脓肿。增强后呈多个小环状或结节状强化。脑室内及脑沟退变囊虫表现为囊肿形成，部分可导致脑积水。

（4）非活动期：囊虫死亡后机化、钙化，位于蛛网膜下隙者致粘连、脑膜增厚，脑实质钙化于 T_1WI 及 T_2WI 均呈极低信号影。

四、脑裂头蚴病

（一）病理和临床

脑裂头蚴病（cerebral sparganosis）是由于孟氏迭宫绦虫幼虫寄生人体脑组织内引起的一种寄生虫病，主要因局部接触蛙肉或喝生水、食用未煮熟的蛙肉而感染。裂头蚴在人体内保持幼虫状态，幼虫虫体是实体，无体腔，并具有移行的特点。病理上脑内可见新旧不一的多发性脓肿，外周是炎性肉芽组织，在新鲜的脓腔内可见虫体断面。

临床症状依裂头蚴寄生脑内的部位而异，主要表现为癫痫、头痛、轻偏瘫，部分伴有肢体无力或视力减退等症状。

（二）诊断要点

（1）脑裂头蚴病影像学表现的病理基础是由于裂头蚴幼虫在脑组织内穿行，形成了坏死隧道,虫体内的蛋白酶能溶解周围组织,引起炎症反应。

(2)MRI 表现为脑内大片长 T_1、长 T_2 信号影,常伴相邻脑室扩大,表现为负占位效应,此征象可作为脑裂头蚴病与脑肿瘤鉴别的重要依据。

(3)增强扫描病灶呈迂曲的条带状强化,即所谓的"隧道壁强化",亦可呈结节状强化。

(4)部分病例随访时可见强化灶的形态及位置随时间变化,即具有游走性的特点。

(三)特别提示

"隧道壁强化"及负占位效应是脑裂头蚴病的较具特征性 MRI 征象。部分病例需依赖立体定向活检或手术病理证实。

第十三章 胆囊疾病的 MRI 诊断

一、解剖

胆囊是一个靠肝脏下表面肝左右叶之间叶间裂内的卵圆形囊性器官。尽管胆囊大小和形态随禁食状态而发生变化，但一般长约为 10 cm，直径为 3～5 cm。正常胆囊容积大约为 50 mL。正常胆囊壁厚为 2～3 mm，由柱状上皮组成。胆囊通过胆囊管与胆管相连，胆囊管长为 2～4 cm，管径为 1～5 mm，以同心褶皱为特征称为 Heister 螺旋形瓣膜。胆囊管通常与肝门和 Vater 壶腹间的肝外胆管中途相连。解剖变异，例如胆囊管内侧位插入，发生率接近 20%。

二、正常表现

胆囊的功能是储存和浓缩胆汁。正因为如此，胆囊腔 T_1 加权随着胆汁的浓缩表现各异。

一般而言，胆盐在禁食状态下 T_1 加权成像上信号强度增加，而胆盐和蛋白浓缩影响 T_1 加权信号强度的程度。由于胆汁为静态液体内容物，胆囊内容物表现 T_2 加权成像上高信号。

三、影像学技术

应采用与腹部其他影像学序列相似方式行胆囊 MRI。如果有可能，患者应禁食至少 4 h，让胆囊充分扩张。另外，利用增加肝胆分泌的新型对比剂能提供有关胆囊和胆管功能的信息有限。

四、胆囊先天/发育异常

1.副胆囊、异位胆囊和胆囊发育不全

发育期间前肠存在迷走分支时，常可能引起胆囊异常。这些异常通常是有更多异常（如：肺和心）的典型内脏异位综合征的一部分。在尸检中偶然看到胆囊先天和发育异常，此异常仅与临床术前计划相关。

五、胆结石

胆结石是最常见的广泛胆囊疾病，人群 10% 患病。风险因素包括肥胖、妊娠、体质量迅速减轻和雌激素，女性患病常为男性的 2 倍。绝大多数常无症状，但偶尔发生疼痛（胆绞痛）。胆结石也通常是急性和慢性胆囊炎的原因。

胆结石表现为胆囊腔内充盈缺损。胆囊内部坚硬结构易于弛豫导致无信号，T_2 加权图像上在明亮背景下显示极佳。

胆结石的两个主要类型以影像学表现略有不同为特点。胆固醇结石常较为多变（80%），在所有脉冲序列低到无信号。

色素性结石 T_2 加权图像上呈低信号，但表现多种 T_1 信号取决于水合程度。无论组成如何，MRI 对发现胆结石的敏感性接近 100%。

六、胆囊弥散性疾病

1.胆囊炎

(1)急性:胆囊的急性炎症绝大多数病例是由胆囊管梗阻所致。影像学检查时,当 T_2 加权图像上显示无信号,即可证实胆囊和(或)胆囊管内胆结石。相关影像学表现包括囊壁增厚($>3\ mm$)、囊壁充血(经钆图像上强化证实),偶尔钆注入后瞬时图像上相邻肝脏短暂充血。胆囊周围炎症改变和积液在 T_2 加权和对比后图像上显示极佳。偶尔,胆囊壁内外脓肿形成。急性胆囊炎病例的其余部分是急性无结石性胆囊炎,常与胆囊运动减低、血流减少或细菌感染有关。

(2)慢性:在慢性胆囊炎,胆囊壁轻度强化,对比剂注入后延迟图像上最为显著,胆囊壁内纤维化。此外,胆囊常很小和(或)收缩,无邻近肝脏充血。胆囊壁可有钙化,形成瓷胆囊。

(3)坏疽:坏疽或坏死性胆囊炎是急性胆囊炎的一种严重类型,病死率升高。老年人患心血管病和糖尿病患者发生坏疽性胆囊炎的风险性升高,因此更可能需要开腹胆囊切除术。对比剂注入后图像上黏膜部分未强化提示坏疽性胆囊炎。

2.胆囊非特异性水肿

非特异性水肿在肝、胰腺或胆道疾病情况下出现,表现为胆囊壁弥散性增厚。常见病因包括肝硬化、低蛋白血症、高血压(体静脉和门静脉两者)和肾衰竭。胆囊壁表现正常强化,无附近肝脏充血。

3.胆囊腺肌增生症

胆囊腺肌增生症(adenomyomatosis)是以局部(最常见在底部)、弥散或节段形式发生的良性病变。上皮和肌成分增生导致黏膜外翻进入增厚的胆囊壁形成腔内憩室(也称为罗-阿窦,Rokitansky-Aschoff 窦)。尽管无潜在恶性,但腺肌增生症和胆囊癌可有相似表现(胆囊壁增厚,腔内肿块和胆结石)。因此,诊断模棱两可时,建议密切随访或胆囊切除。

七、胆囊局灶性病变

1.胆囊息肉

"胆囊息肉"包括几种性质不同病变,按照其病因和潜在恶性将其进行分类。基于壁息肉样病变在增生性胆囊疾病情况下发生(名词常包括一个增生和退变谱,包括胆囊壁和胆固醇沉着以及腺肌增生症)。以胆固醇息肉、腺肌增生症为代表的这些病变表现增生的上皮息肉向内生长,不强化,无潜在恶性。就胆固醇息肉而言,反相位图像上信号衰减表明胞质内存在脂质。息肉样病变测量大小不足 5 mm,几乎都为胆固醇息肉。

腺瘤为另一种良性息肉样病变,通常偶发。胆囊腺瘤在形态学上息肉样比无蒂的更常见,通常由上皮排列的腺体组织和内部中央纤维血管组成。大部分病变强化,且直径大小不到 2 cm。由于腺瘤与第三类息肉病变——胆囊癌(有侵袭性特点例如转移性侵犯或生长证实除外)鉴别不可靠,因此随访(超声)确保病变不超过 15 mm。

2.胆囊癌

胆囊癌主要发生于 60~80 岁,女性占大部分(3:1)。早期肿瘤无症状,偶尔在良性病变手术时发现。疾病晚期常表现食欲减退、体质量减轻、腹痛和黄疸。提示胆囊癌的 MRI 表现包括肿块突入胆囊腔或完全替代囊腔、局灶性或弥散性胆囊壁增厚和局部器官软组织侵犯(特别是肝脏)。信号特点包括相对肝脏 T_1 低信号和 T_2 高信号,不均质乏血供强化。

3.转移瘤

胆囊其他恶性病变累及不如胆囊癌常见。不过,偶尔发生黑色素瘤和乳腺癌胆囊转移,但罕见。

参 考 文 献

[1] 吴恩惠,冯敢生.医学影像学[M].第6版.北京:人民卫生出版社,2008.

[2] 王振常.医学影像学[M].北京:人民卫生出版社,2007.

[3] 袁聿德,陈本佳.医学影像检查技术[M].第2版.北京:人民卫生出版社,2009.

[4] 郭启勇.实用放射学[M].第3版.北京:人民卫生出版社,2007.

[5] 金征宇.医学影像学[M].北京:人民卫生出版社,2005.

[6] 白人驹,张雪林.医学影像诊断学[M].第3版.北京:人民卫生出版社,2010.

[7] 赵世光.影像医学[M].北京:人民卫生出版社,2010.

[8] 康维强.临床实践手册:心血管影像[M].北京:人民卫生出版社,2007.

[9] 沈天真,陈星荣.神经影像学[M].上海:上海科学技术出版社,2004.

[10] 段承祥,杨世云.盆腔疾病影像鉴别诊断[M].北京:化学工业出版社,2008.

[11] 曾蒙苏.腹部影像诊断必读[M].北京:人民军医出版社,2007.

[12] 程庚哲,苑志新.体部磁共振成像 Body MRI[M].北京:人民军医出版社,2012.

[13] 陈文彬,潘祥林.诊断学[M].第7版.北京:人民卫生出版社,2008.

[14] 卢光明.CT诊断与鉴别诊断[M].南京:东南大学出版社,2003.

[15] 李松年.现代全身CT诊断学[M].北京:中国医药科技出版社,2001.

[16] 郭启勇.介入放射学[M].北京:人民卫生出版社,2010.